青海省死因谱及死亡模式的变迁
1975-2020

Trends in cause-of-death and death mode in Qinghai province (1975-2020)

周敏茹 主编

清华大学出版社
北京

内 容 简 介

本书全面系统阐述了1975—2020年青海省居民死因谱及死亡模式的变迁过程。全书分"绪论""调查地区人口、死亡情况及死亡原因分析""几种重点疾病死亡情况分析""青海省调查地区的期望寿命、疾病负担和慢性病早死概率"等章节，并将青海省不同时期的地区别、性别、年龄别、死因别死亡率附在书中，客观呈现了不同时期影响青海省居民健康的主要疾病及变化趋势。本书可为政府制定相关卫生政策发挥积极的作用，也将为青海省医疗卫生行业的科研人员开展相关疾病研究提供科学依据。

本书封面贴有清华大学出版社防伪标签，无标签者不得销售。
版权所有，侵权必究。举报：010-62782989，beiqinquan@tup.tsinghua.edu.cn。

图书在版编目（CIP）数据

青海省死因谱及死亡模式的变迁：1975—2020 / 周敏茹主编 . —北京：清华大学出版社，2023.5
ISBN 978-7-302-63517-8

Ⅰ. ①青… Ⅱ. ①周… Ⅲ. ①居民—死亡—调查研究—青海— 1975–2020 Ⅳ. ① R195

中国国家版本馆 CIP 数据核字（2023）第 086172 号

责任编辑：孙　宇
封面设计：王晓旭
责任校对：李建庄
责任印制：宋　林

出版发行：清华大学出版社
　　　　网　　　址：http://www.tup.com.cn，http://www.wqbook.com
　　　　地　　　址：北京清华大学学研大厦 A 座　　邮　　编：100084
　　　　社　总　机：010-83470000　　邮　　购：010-62786544
　　　　投稿与读者服务：010-62776969，c-service@tup.tsinghua.edu.cn
　　　　质量反馈：010-62772015，zhiliang@tup.tsinghua.edu.cn
印 装 者：北京博海升彩色印刷有限公司
经　　销：全国新华书店
开　　本：210mm×285mm　　印　张：18.75　　字　数：456 千字
版　　次：2023 年 7 月第 1 版　　　　　　　　印　次：2023 年 7 月第 1 次印刷
定　　价：168.00 元

产品编号：102477-01

编委会

主　　　编： 周敏茹

副 主 编： 许志华　沙琼玥

专家委员会：（按姓氏笔画排名）

马永成　马福昌　韦文会　艾溪涛　许志华　李砚明　李晓萍
沙琼玥　岳建宁　周素霞　周敏茹　郭　鹏　郭淑玲

编委会成员：（按姓氏笔画排名）

土玛尼吉　才仁卓玛　才昂加　久美南杰　马　珍　马　萍
马小媛　马玉德　马永成　马吉民　马丽娟　马承才　马海滨
马福昌　王小庆　王生福　王国新　王怡翔　韦文会　扎西旺毛
车　吉　长　梅　仁青看卓　方富玲　甘仁娟　艾溪涛　石　霞
旦增卓玛　代青巴忠　尼玛才让　尕桑扎西　邢永杰　朱集顺
仲学相　仲晓春　多杰当周　刘成刚　刘尧萍　祁凤娟　祁宏梅
许志华　严启兰　李子晔　李生芳　李伟玲　李砚明　李福林
杨志刚　杨青文　岗措吉　何秀萍　何青豫　辛冬梅　辛菊圆
沙琼玥　宋亚瑢　张　林　张　蕾　张文彩　张易平　张金梅
张海明　陈材正　范　宁　范顺治　卓么措　卓根措　岳建宁
金措吉　周　珉　周　桑　周玉伟　周素霞　周敏茹　陕国清
参美吉　胡广宇　星　吉　钟海琼　贺永庆　索南东周　柴贵德
徐　铭　徐文强　徐莉立　郭　鹏　郭方明　郭淑玲　常冀红
彭丽雅　韩　蕊　韩小花　韩俊义　景　强　焦付新　温　静
富　宗　雷志英　鲍缇夕　蔡芝锋　端　阳　薛天伟　薛守鹏
魏　青　魏迎玲

序

青海省地处青藏高原，全省平均海拔超过4000米，辽阔的地域环境、高原缺氧以及寒冷的自然气候会对居民健康造成一定影响，同时20世纪70年代青海省经济发展还较为缓慢，无疑给疾病预防控制工作带来了可以想象的难度。

然而就是在如此不利的条件下，40余年来，得益于该省社会经济的快速发展，青海省各族居民生产生活方式发生了可喜的改变。由于全省迅速普及实施了儿童计划免疫，认真贯彻了《中华人民共和国传染病防治法》和《中华人民共和国母婴保健法》，逐步将第一大类疾病有效控制；近年来又受益于中央扶贫工作的开展，贫困人口不断减少，人均期望寿命进一步延长，青海省也加入了全国人口老龄化的进程。其结果是，该省居民死因谱和死亡模式发生了沧桑之变，胜利地跨越了公共卫生的初级发展阶段，跟上了全国前进的步伐。该书以详实的数据和信息为此提供了佐证。

据我了解，该书主编周敏茹，1986年从山西医学院毕业后来到青海省卫生防疫站工作，经历十余年传染病疫情监测、暴发疫情处置等传染病防治工作。2003年以后任青海省疾控中心慢性非传染性疾病预防控制所所长，领导了全省慢性非传染性疾病预防控制工作的启蒙与发展，并成功地主持了多项流行病学调查研究工作。30多年来，周敏茹不忘初心，始终服务于青海省疾病预防控制工作的第一线，这种坚韧不拔、为人民奉献的精神值得学习，她是青海省公共卫生进步的最佳见证人。

该书科学合理地编制了青海省不同时期、不同地区居民的死因谱及死亡模式，客观阐述了青海省疾病预防控制工作取得的成就和存在的问题。然而需要指出的是，青海省和全国的第一大类疾病有效控制，并不意味着该类疾病不会卷土重来。2019年年末突发公共卫生事件的暴发流行，其经验和教训，提醒我们必须长期坚持对传染病、慢性非传染性疾病的两线作战，努力为保卫人民健康做出更大贡献。

中国疾病预防控制中心研究员
国家卫生健康委员会高级别专家组成员
中国现场流行病学培训项目创始者
2023年6月

前 言

居民死亡率、死亡原因及其变化趋势，是反映一个国家或地区居民健康状况的重要指标，是制定社会卫生政策、评价卫生工作质量和效果的科学依据，也是研究人口自然变动规律的一项重要内容。由于受社会经济的发展水平、人口年龄结构、地区饮食结构、居住环境及医疗卫生服务等诸多因素的影响，加之高原缺氧及寒冷等特殊的自然地理环境，青海省不同时期、不同地区居民的死因谱、死亡模式与其他省份有着明显的不同，省内也存在着明显的地区差异。

青海省曾于1975年、2006年、2015年及2020年开展了4次死因回顾性调查，并于2004年逐步在全省范围内建立了死因监测系统。1975年的死因回顾性调查是青海省史无前例的一项大规模流行病学调查，此次调查范围覆盖所有县区，而此次调查数据也清楚描绘了当时青海省各地区人口中各种死因，包括传染病和寄生虫病、恶性肿瘤、心血管疾病、脑血管疾病、消化系统疾病、泌尿生殖系统疾病、精神疾病、神经系统疾病等的死亡率水平及其分布特征。为了揭示社会经济发展、环境变化与主要疾病发生的关系，合理配置青海省卫生资源，完善疾病防治对策，建立全省死因监测数据库，笔者团队又于2006年、2015年及2020年分别开展了三次死因回顾性调查工作，其中2006年调查地区为西宁市城中区、湟源县，海东地区平安县，海北州门源县，海南州贵德县，果洛州玛沁县及海西州格尔木市；2015年调查地区为西宁市城北区，海东市互助县、循化县，海北州门源县，海南州贵德县，黄南州同仁县及玉树州称多县；2020年调查地区为西宁市城北区、城东区、湟中区，海东市平安区、互助县、循化县，海北州门源县、海晏县，海南州贵德县、同德县，黄南州同仁市、河南县，果洛州玛沁县、达日县，玉树州玉树市、称多县，海西州格尔木市、都兰县、德令哈市。4次死因回顾性调查工作为建立和完善青海省死因监测系统，提高死因监测工作质量发挥了积极作用。

通过对青海省1975年、2006年、2015年及2020年4次死因回顾性调查数据分析发现，45年来青海省居民死亡模式及死因谱发生了很大变化。三大类疾病的死亡模式为传染性疾病、营养及母婴疾病（第一大类疾病）1975—2020年死亡率下降了90.38%，是下降速度最快的一类疾病；慢性非传染性疾病（第二大类疾病）死亡率持续上升，45年来死亡率上升了60.25%，成为危害居民健康的主要疾病；伤害（第三大类疾病）45年来死亡率呈现出先上升后下降的态势，其中1975—2006年期间明显上升，此后则逐年下降。1975—2020年的45年间死因谱变化特点为传染病由1975年的第一位下降至2020年的第八位、死亡率下降了92.45%。此外，产科疾病和围生期疾病死亡率及死因顺位均明显下降；脑血管病由1975年的第八位上升至2020年的第三位、死亡率上升了304.87%；恶性肿瘤由1975年的第五位上升至2020年的第二位、死亡率上升了73.87%；内分泌与营养代谢病由1975年的第十五位上升至2020年的第七位、死亡率上升了610.50%；心脏病上升幅度较不明显，但其中的病种构成却发生了很大变化，1975年以肺源性心脏病为主变，2006年以后则以冠心病为主。

本书的编撰是基于青海省4次死因回顾性调查数据。每一次调查都是在全省各级卫生行政部门的领导下，由全省各级疾控机构负责组织实施，并在各级医疗卫生机构人员的大力配合下完成的，凝聚了广大医务人员的汗水和心血，全省数以千计的调查员参加了调查，在此表示由衷的感谢。

由于编者水平有限，书中不足之处在所难免，敬请读者批评指正。

编　者

2023年4月

目　录

第1章　绪　论 ………………………………………………………………………………… 1
  1.1　背景 …………………………………………………………………………………… 1
  1.2　资料来源 ……………………………………………………………………………… 1
    1.2.1　抽样方法及调查地区 ………………………………………………………… 2
    1.2.2　调查时间、内容 ……………………………………………………………… 3
    1.2.3　现场调查的质量控制 ………………………………………………………… 3
  1.3　调查数据的质量评价 ………………………………………………………………… 4
    1.3.1　2020年死者生前最高诊断单位构成 ………………………………………… 4
    1.3.2　2020年死者生前最高诊断依据构成 ………………………………………… 5
    1.3.3　2006—2020年调查数据质量分析比较 ……………………………………… 6
  1.4　疾病编码 ……………………………………………………………………………… 7
    1.4.1　1975年疾病编码采用CCD1编码，56种疾病分类编码 …………………… 7
    1.4.2　2006年、2015年及2020年疾病编码采用ICD10编码 …………………… 8
  1.5　参考文献 ……………………………………………………………………………… 8

第2章　调查地区人口、死亡情况及死亡原因分析 ………………………………………… 9
  2.1　1975—2020年调查地区人口及死亡情况 …………………………………………… 9
    2.1.1　1975—2020年调查地区人口数 ……………………………………………… 9
    2.1.2　1975—2020年调查地区人口年龄结构 ……………………………………… 9
    2.1.3　1975—2020年调查地区死亡人口年龄分布 ………………………………… 10
  2.2　1975—2020年调查地区人口死亡率 ………………………………………………… 11
    2.2.1　1975—2020年调查地区总死亡情况 ………………………………………… 11
    2.2.2　1975—2020年调查地区分年龄性别死亡率 ………………………………… 12
  2.3　调查地区三大类疾病死亡情况 ……………………………………………………… 13
    2.3.1　2020年三大类疾病总死亡情况 ……………………………………………… 13
    2.3.2　2020年不同地区三大类疾病死亡情况 ……………………………………… 15

2.3.3　1975—2020年三大类疾病死亡情况及变化趋势 ············· 15
2.4　居民死因谱 ····························· 18
　　2.4.1　2020年居民总死因谱情况 ····················· 18
　　2.4.2　2020年不同地区居民死因谱 ···················· 20
　　2.4.3　2020年不同年龄各系统疾病死亡情况 ················ 22
　　2.4.4　1975—2020年死因谱及其变化情况 ················· 23

第3章　几种重点疾病死亡情况 ························· 27

3.1　传染病和寄生虫病 ·························· 27
　　3.1.1　2020年总死亡情况 ······················· 27
　　3.1.2　2020年不同地区死亡情况 ···················· 29
　　3.1.3　不同时期死亡情况 ······················· 30
3.2　恶性肿瘤 ······························ 32
　　3.2.1　2020年总死亡情况 ······················· 32
　　3.2.2　2020年不同地区死亡情况 ···················· 34
　　3.2.3　不同时期死亡情况 ······················· 36
3.3　内分泌及营养代谢病 ························· 38
　　3.3.1　2020年总死亡情况 ······················· 38
　　3.3.2　2020年不同地区死亡情况 ···················· 38
　　3.3.3　不同时期死亡情况 ······················· 38
3.4　心脏病 ······························· 39
　　3.4.1　2020年总死亡情况 ······················· 39
　　3.4.2　2020年不同地区死亡情况 ···················· 40
　　3.4.3　不同时期死亡情况 ······················· 42
3.5　脑血管病 ······························ 43
　　3.5.1　2020年总死亡情况 ······················· 43
　　3.5.2　2020年不同地区死亡情况 ···················· 44
　　3.5.3　不同时期死亡情况 ······················· 45
3.6　呼吸系统疾病 ···························· 46
　　3.6.1　2020年总死亡情况 ······················· 46
　　3.6.2　2020年不同地区死亡情况 ···················· 48
　　3.6.3　不同时期死亡情况 ······················· 49
3.7　消化系统疾病 ···························· 51
　　3.7.1　2020年总死亡情况 ······················· 51

		3.7.2 2020年不同地区死亡情况	53
		3.7.3 不同时期死亡情况	54
	3.8	伤害	56
		3.8.1 2020年总死亡情况	56
		3.8.2 2020年不同地区死亡情况	58
		3.8.3 不同时期死亡情况	59
第4章	期望寿命、疾病负担和慢性病早死概率		61
	4.1	2020年期望寿命	61
		4.1.1 2020年调查地区总期望寿命	61
		4.1.2 2020年不同地区总期望寿命	62
		4.1.3 2020年各地区分年龄、性别期望寿命	63
	4.2	2020年去死因期望寿命	64
		4.2.1 2020年调查地区总去死因期望寿命	64
		4.2.2 2020年不同地区去死因期望寿命	65
	4.3	2020年疾病负担	66
		4.3.1 2020年调查地区总疾病负担	66
		4.3.2 2020年不同地区疾病负担	67
	4.4	四类慢性病早死概率	68
		4.4.1 不同地区四类慢性病早死概率	68
		4.4.2 各类慢性病早死概率	68
第5章	不同时期地区别、性别、年龄别、死因别死亡率		70
	5.1	2020年地区别、性别、年龄别、死因别死亡率	71
	5.2	2015年地区别、性别、年龄别、死因别死亡率	131
	5.3	2006年地区别、性别、年龄别、死因别死亡率	191
	5.4	1975年地区别、性别、年龄别、死因别死亡率	251

第 1 章

绪　论

居民死亡率、死亡原因及期望寿命的变化是反映居民健康状况的重要指标之一，是制定卫生政策、评价卫生工作质量和效果的科学依据，也是研究人口自然变动规律的一个重要内容。随着不同时期社会经济发展和城乡居民生活水平的提高，以及人口的年龄结构、饮食习惯、生活方式、环境状况等的重大变化，居民的死因谱、死亡模式也随之发生了改变。本书对青海省 1975 年、2006 年、2015 年及 2020 年四次死因回顾性调查数据进行了分析，总结了青海省 40 多年来死因谱和死亡模式变迁情况，以期可为青海省卫生规划的制定提供科学依据。

1.1　背景

20 世纪 70 年代中期，为了摸清和掌握我国居民癌症的发病情况和分布规律，评价癌症防治研究工作的质量和效果，在原卫生部领导下，由全国肿瘤防治研究办公室具体组织实施，在全国 29 个省（区、市）8.5 亿人口中开展了死亡情况（全死因）调查，即全国第一次人口死亡原因调查。该次调查覆盖了青海省当时所有市、州、县的全人群，通过此次调查清楚地描绘了当时青海省及各地人口中全死因情况，特别是癌症的死亡率水平及其地理分布。

21 世纪以来，随着青海省经济社会的快速增长，城乡居民生活水平、饮食营养、环境状况等发生了实质性变化，尤其是城镇化、人口老龄化和生活方式的变化等诸多因素影响，城乡居民健康行为和疾病模式随之改变。为了满足不同时期疾病预防控制和卫生工作需要，青海省于 2006 年参加了由原卫生部和科技部组织的居民死亡原因调查工作，即全国第三次人口死亡原因调查，2015 年及 2020 年原青海省卫生计生委及青海省卫生健康委又分别选择全省不同地区组织开展了死因回顾性调查工作。

1.2　资料来源

资料来源于 1975 年、2006 年、2015 年及 2020 年全省四次死因回顾性调查数据，调查方法、内容、时间及质控如下。

1.2.1 抽样方法及调查地区

1）样本的抽取原则

除1975年为青海省全省全人口调查外，2006年、2015年及2020年三次调查样本县（区）的抽取是依据自然环境、经济发展、人口结构等多个指标的综合因子为标识，采用分层随机整群抽样方法进行抽取。经拟合优度检验，三次调查的样本对青海省居民的人口社会学特征分布均具有较好的代表性。为便于分析不同时期不同地区的居民死因情况，四次调查的调查地区可分为城市地区（简称城市）、农村地区（简称农村）和牧业区（简称牧区）三类地区，其中城市包括西宁市城东区、城中区、城北区及城西区；农村包括西宁市湟中区（县）、大通县、湟源县，海东市六县（区）；牧区包括除上述地区以外的所有地区。

2）调查地区

（1）1975年调查地区：调查覆盖全省所有县（区）。

（2）2006年调查地区：西宁市城中区、湟源县，海东地区平安县，海北州门源县，海南州贵德县，海西州格尔木市及果洛州玛沁县。

（3）2015年调查地区：西宁市城北区，海东市互助县、循化县，海北州门源县，海南州贵德县，黄南州同仁县及玉树州称多县。

（4）2020年调查地区：西宁市城北区、城东区、湟中区，海东市平安区、互助县、循化县，海北州门源县、海晏县，海南州贵德县、同德县，黄南州同仁市、河南县，果洛州玛沁县、达日县，玉树州玉树市、称多县，海西州格尔木市、都兰县、德令哈市。

3）人口年龄结构的拟合优度检验

1975年调查是对全省全人口的调查，故无须做拟合优度检验。2006年、2015年及2020年是抽样调查，因此需做拟合优度检验。拟合优度检验公式为 $x^2=\sum(Si-Pi)^2/Pi$，其中 Si 为样本地区分年龄人口构成，Pi 为全省人口普查分年龄人口构成。将2006年分性别、年龄人口构成与全省2000年人口普查分性别、年龄人口构成进行比较，将2015年及2020年分性别、年龄人口构成均与全省2010年人口普查分性别、年龄人口构成进行比较，结果 x^2 值均<3.84、P>0.05，说明样本与总体无显著性差别（表1-1）。

表1-1 2006年、2015年及2020年样本地区人口年龄结构与全省普查人口年龄结构拟合优度检验

年龄组（岁）	2006年 $(Si-Pi)^2/Pi$ 值			2015年 $(Si-Pi)^2/Pi$ 值			2020年 $(Si-Pi)^2/Pi$ 值		
	合计	男性	女性	合计	男性	女性	合计	男性	女性
0~	0.01	0.01	0.01	0.00	0.00	0.00	0.00	0.00	0.00
1~	0.01	0.02	0.01	0.00	0.00	0.00	0.01	0.02	0.00
5~	0.07	0.07	0.07	0.01	0.00	0.01	0.01	0.01	0.02
10~	0.07	0.06	0.07	0.03	0.02	0.03	0.09	0.08	0.10
15~	0.07	0.07	0.06	0.00	0.00	0.00	0.13	0.13	0.13
20~	0.08	0.10	0.06	0.00	0.00	0.00	0.01	0.01	0.01
25~	0.01	0.01	0.03	0.00	0.00	0.00	0.07	0.06	0.07
30~	0.07	0.06	0.07	0.00	0.00	0.00	0.16	0.17	0.16

续表

年龄组（岁）	2006年 (Si-Pi)²/Pi 值			2015年 (Si-Pi)²/Pi 值			2020年 (Si-Pi)²/Pi 值		
	合计	男性	女性	合计	男性	女性	合计	男性	女性
35~	0.15	0.15	0.16	0.01	0.01	0.00	0.02	0.02	0.03
40~	0.10	0.11	0.08	0.00	0.01	0.00	0.00	0.00	0.00
45~	0.01	0.02	0.01	0.00	0.00	0.00	1.06	1.09	1.04
50~	0.00	0.00	0.00	0.03	0.02	0.03	0.00	0.00	0.01
55~	0.00	0.00	0.01	0.02	0.02	0.02	0.00	0.00	0.00
60~	0.01	0.01	0.01	0.01	0.01	0.01	0.00	0.00	0.00
65~	0.00	0.00	0.00	0.00	0.00	0.00	0.03	0.03	0.04
70~	0.00	0.01	0.00	0.00	0.00	0.00	0.04	0.03	0.05
75~	0.00	0.00	0.01	0.00	0.00	0.00	0.10	0.08	0.11
80~	0.00	0.00	0.01	0.00	0.00	0.00	0.04	0.04	0.05
85~				0.16	0.24	0.00	0.01	0.01	0.02
$\chi^2 = \sum (Si-Pi)^2/Pi$	0.66	0.70	0.65	0.27	0.35	0.13	1.79	1.78	1.85

1.2.2 调查时间、内容

1）调查时间

（1）1975年：调查地区1973—1975年所有死亡病例。

（2）2006年：调查地区2004—2005年所有死亡病例。

（3）2015年：调查地区2013—2014年所有死亡病例。

（4）2020年：调查地区2019年内所有死亡病例。

2）调查内容

（1）死者死亡情况：调查地区调查时间内常住人口中全部死者的死亡原因及相关信息包括死者的一般情况（姓名、性别、出生日期、民族、婚姻、文化程度、职业等）、死亡原因（直接死因、间接死因、根本死因以及其他重要医学情况）、死亡日期、死亡地点、疾病诊断依据及疾病最高诊断单位等内容。

（2）人口资料：①人口数及构成：调查地区调查当年及前一年每年年末分性别、年龄别的常住人口数。②出生人数：调查地区调查时间内公安、计划生育和卫生等部门掌握的每年出生人数。

（3）社会经济、文化、卫生等信息：调查地区调查时间内社会经济、人群健康、卫生资源、卫生服务等资料。

1.2.3 现场调查的质量控制

为了每次调查的顺利实施并保证调查质量，对调查的每一个环节都采取严格的质量控制措施，使调查数据尽可能客观反映真实情况。质量控制贯穿整个调查过程，包括设计阶段的质量控制、调查人员的质量控制、现场调查的质量控制、资料整理录入阶段和资料汇总（除1975年调查数据）、统计、分析的质量控制。在整个调查过程中，现场调查质量控制尤其重要，各调查环节均严格把关，发现问题及时解决，使现场调查系统误差控制在最小范围内。

质量控制指标：

（1）调查人员经过培训和考核，培训合格率达到100%；

（2）调查表当天审核率达到100%；

（3）全部完成调查后抽查2%进行再入户调查的总符合率达到95%及以上，根本死因符合率达到95%；

（4）根本死因编码正确率达到98%；

（5）抽取5%现有"死因网络直报"数据进行质量评价，根本死因符合率达到80%以上；

（6）调查表录入错误率低于5‰；

（7）粗死亡率符合当地人口和社会经济水平，一般不低于5.5‰；

（8）老死项目填写合理，老死比例不超过总死亡的1%。

1.3 调查数据的质量评价

1.3.1 2020年死者生前最高诊断单位构成

1）2020年不同地区死者生前最高诊断单位构成

2020年死者生前最高诊断单位构成以三级医院为主（占50.85%），二级及以上医院累计构成为83.79%，与2019年国家水平（84.41%）基本接近。各地区最高诊断单位均以三级医院为主，其中城市（73.50%）明显高于农村（43.52%）和牧区（46.99%）（表1-2）。

表1-2 2020年青海省调查地区死者生前最高诊断单位构成（%）

死者生前最高诊断单位	合计		城市		农村		牧区	
	构成	累计构成	构成	累计构成	构成	累计构成	构成	累计构成
三级医院	50.85	50.85	73.50	73.50	43.52	43.52	46.99	46.99
二级医院	32.94	83.79	14.20	87.70	40.51	84.03	34.31	81.30
乡镇卫生院/社区卫生服务中心	3.42	87.21	0.35	88.05	2.64	86.67	6.05	87.35
村卫生室	2.22	89.43	0.71	88.76	3.66	90.33	1.36	88.71
其他医疗卫生机构	0.97	90.40	0.33	89.09	0.44	90.77	1.96	90.67
未就诊	9.60	100.00	10.91	100.00	9.23	100.00	9.33	100.00

2）2020年不同系统疾病死者最高诊断单位构成

最高诊断单位产科疾病以二级医院为主，脑血管病三级医院与二级医院基本接近，损伤和中毒以未就诊最高，其余系统疾病最高诊断单位均以三级医院为主（表1-3）。

表 1-3　2020 年青海省调查地区不同系统疾病死者最高诊断单位构成（%）

疾病分类	三级医院	二级医院	乡镇卫生院/社区卫生服务中心	村卫生室	其他医疗卫生机构	未就诊	总计
传染病	59.00	31.00	2.75	1.75	2.25	3.25	100.00
恶性肿瘤	78.12	17.97	0.75	0.22	0.38	2.57	100.00
血液造血及免疫病	58.33	33.33	0.00	0.00	8.33	0.00	100.00
内分泌及营养代谢病	60.61	29.22	1.73	1.52	0.87	6.06	100.00
精神和行为障碍	52.38	25.40	3.17	4.76	1.59	12.70	100.00
神经系统疾病	65.24	21.95	0.61	3.66	0.00	8.54	100.00
心脏病	44.40	37.23	4.17	2.97	0.71	10.52	100.00
脑血管病	40.60	40.79	3.58	3.26	1.17	10.59	100.00
呼吸系统疾病	45.87	39.98	5.33	2.27	1.43	5.13	100.00
消化系统疾病	56.79	28.68	3.58	1.32	1.13	8.49	100.00
肌肉骨骼系统疾病	58.70	30.43	6.52	2.17	0.00	2.17	100.00
泌尿生殖系统疾病	67.02	26.60	2.13	2.13	1.06	1.06	100.00
产科疾病	30.00	60.00	0.00	0.00	0.00	10.00	100.00
围生期疾病	44.10	34.16	3.73	3.11	1.24	13.66	100.00
先天异常	62.07	32.18	1.15	0.00	0.00	4.60	100.00
损伤和中毒	27.72	31.26	4.09	2.60	1.34	32.99	100.00
寄生虫病	48.00	34.67	14.67	0.00	1.33	1.33	100.00

1.3.2　2020 年死者生前最高诊断依据构成

1）2020 年不同地区死者最高诊断依据构成

2020 年死者生前最高诊断依据构成以临床+理化为主（占 55.44%），低于 2019 年国家水平（69.66%）；临床+理化及以上累计构成为 61.23%，其中城市、农村和牧区分别为 75.16%、56.24% 和 59.47%，城市地区明显高于农牧区（表 1-4）。

表 1-4　2020 年青海省调查地区死者最高诊断依据构成（%）

死者生前最高诊断依据	合计		城市		农村		牧区	
	构成	累计构成	构成	累计构成	构成	累计构成	构成	累计构成
尸检	0.21	0.21	0.15	0.15	0.23	0.23	0.23	0.23
病理	5.15	5.36	6.71	6.86	6.06	6.29	3.21	3.44
手术	0.43	5.79	0.41	7.27	0.45	6.74	0.41	3.85
临床+理化	55.44	61.23	67.89	75.16	49.50	56.24	55.62	59.47
临床	26.64	87.87	12.72	87.88	31.61	87.85	28.42	87.89
死后推断	9.06	96.93	10.35	98.23	10.02	97.87	7.20	95.09
不详	3.07	100.00	1.77	100.00	2.13	100.00	4.91	100.00

2）2020 年不同系统疾病死者最高诊断依据构成

产科疾病、寄生虫病、损伤和中毒最高诊断依据以临床为主，其余系统疾病最高诊断依据均以临床+理化为主；此外，恶性肿瘤病理诊断依据（16.03%）明显高于其他系统疾病，但明显低于2019年国家水平（29.92%）（表1-5）。

表1-5　2020年青海省调查地区不同系统疾病死者最高诊断依据构成（%）

疾病分类	尸检	病理	手术	临床+理化	临床	死后推断	不详	总计
传染病	0.25	3.75	0.00	65.75	23.50	4.50	2.25	100.00
恶性肿瘤	0.00	16.03	0.97	69.25	10.39	1.82	1.53	100.00
血液造血及免疫病	0.00	0.00	4.17	66.67	29.17	0.00	0.00	100.00
内分泌及营养代谢病	0.00	2.38	0.43	63.64	25.54	5.84	2.16	100.00
精神和行为障碍	0.00	0.00	0.00	50.79	33.33	12.70	3.17	100.00
神经系统疾病	0.00	2.44	1.22	62.20	24.39	7.93	1.83	100.00
心脏病	0.10	2.41	0.23	52.66	30.90	10.83	2.87	100.00
脑血管病	0.00	2.35	0.25	52.14	30.90	11.28	3.07	100.00
呼吸系统疾病	0.00	2.82	0.00	56.12	33.07	5.80	2.19	100.00
消化系统疾病	0.19	3.21	1.32	62.45	22.08	8.30	2.45	100.00
肌肉骨骼系统疾病	0.00	2.17	2.17	69.57	17.39	2.17	6.52	100.00
泌尿生殖系统疾病	0.00	5.32	0.00	69.68	21.28	2.66	1.06	100.00
产科疾病	0.00	0.00	0.00	30.00	60.00	0.00	10.00	100.00
围生期疾病	0.00	0.00	0.00	49.07	34.78	9.32	6.83	100.00
先天异常	0.00	2.30	1.15	70.11	20.69	2.30	3.45	100.00
损伤和中毒	2.36	1.50	0.47	29.21	32.13	27.24	7.09	100.00
寄生虫病	0.00	8.00	2.67	40.00	48.00	1.33	0.00	100.00

1.3.3　2006—2020年调查数据质量分析比较

1）2006—2020年不同时期死者生前最高诊断单位构成

2020年与2015年死者生前最高诊断单位为二级及以上者分别为83.79%和75.76%，2006年死者生前最高诊断单位为县级及以上者为75.60%。2020年二级（县级）及以上医院构成比明显高于2015年及2006年（表1-6）。

表1-6　2006—2020年青海省调查地区死者生前最高诊断单位构成（%）

死者生前最高诊断单位	2020年 构成	2020年 累计构成	2015年 构成	2015年 累计构成	死者生前最高诊断单位	2006年 构成	2006年 累计构成
三级医院	50.85	50.85	44.77	44.77	省级医院	28.11	28.11
二级医院	32.94	83.79	30.99	75.76	地市级医院	13.08	41.19
					县级医院	34.41	75.60
乡镇卫生院/社区卫生服务中心	3.42	87.21	2.46	78.22	卫生院	7.89	83.49
村卫生室	2.22	89.43	5.35	83.57	村卫生室	1.68	85.17
其他医疗卫生机构	0.97	90.40	3.68	87.25	私人诊所	0.49	85.66
未就诊	9.60	100.00	12.75	100.00	未就诊	11.07	96.73
					不详	3.27	100.00

2）2006—2020年不同时期死者生前最高诊断依据构成

死者生前最高诊断依据2006年以临床为主，2015年和2020年均以临床+理化为主。死者生前最高诊断依据为临床＋理化的构成比逐年升高，病理的构成比以2020年最高，死后推断的构成比无明显变化（表1-7）。

表1-7 2006—2020年青海省调查地区死者最高诊断依据构成（％）

死者生前最高诊断依据	2020年		2015年		2006年	
	构成	累计构成	构成	累计构成	构成	累计构成
尸检	0.21	0.21	0.47	0.47	0.42	0.42
病理	5.15	5.36	3.30	3.77	4.16	4.58
手术	0.43	5.79	0.56	4.33	1.34	5.92
临床＋理化	55.44	61.23	51.33	55.66	32.21	38.13
临床	26.64	87.87	31.94	87.60	47.76	85.89
死后推断	9.06	96.93	9.43	97.03	9.95	95.84
不详	3.07	100.00	2.97	100.00	4.16	100.00

1.4 疾病编码

1.4.1 1975年疾病编码采用CCD1编码，56种疾病分类编码

1）三大类疾病编码

（1）传染病、母婴疾病和营养缺乏性疾病：17～21，27，36，39，49～50，52～54。

（2）慢性非传染性疾病：1～16，26，28～35，37～38，40～48，51。

（3）伤害：22～25。

2）各系统疾病编码

（1）传染病：17～19。

（2）恶性肿瘤：1～16。

（3）血液造血器官及免疫疾病：28。

（4）内分泌营养和代谢疾病：26～27，36。

（5）精神和行为障碍：29。

（6）神经系统疾病：30。

（7）心血管系统疾病：31～34，37。

（8）脑血管系统疾病：38。

（9）呼吸系统疾病：39～42。

（10）消化系统疾病：43～46。

（11）泌尿生殖系统疾病：47～48。

（12）产科疾病：49～50。

（13）围生期疾病：52～54。

（14）先天异常：35，51。

（15）伤害：22～25。

（16）寄生虫病：20～21。

1.4.2　2006年、2015年及2020年疾病编码采用ICD10编码

1）三大类疾病编码

（1）传染病、母婴疾病和营养缺乏性疾病：A00～B99，G00～G04，N70～N73，J00～J06，J10～J18，J20～J22，H65～H66，O00～O99，P00～P96，E00～E02，E40～E46，E50，D50～D53，D64.9，E51～E64。

（2）慢性非传染性疾病：C00～C97，D00～D48，D55～D64（不包括D64.9），D65～D89，E03～E07，E10～E16，E20～E34，E65～E88，F01～F99，G06～G98，H00～H61，H68～H93，I00～I99，J30～J98，K00～K92，N00～N64，N75～N98，L00～L98，M00～M99，Q00～Q99。

（3）伤害：V01～Y89。

2）各系统疾病编码

（1）传染病：A00～A99，B00～B49，B90～B94，B99。

（2）恶性肿瘤：C00～C97。

（3）血液造血器官及免疫疾病：D50～D89。

（4）内分泌营养和代谢疾病：E00～E90。

（5）精神和行为障碍：F00～F99。

（6）神经系统疾病：G00～G99。

（7）心脏病：I05～I09，I11，I20～I27，I30～I52。

（8）脑血管病：I60～I69。

（9）呼吸系统疾病：J00～J99。

（10）消化系统疾病：K00～K93。

（11）肌肉骨骼和结缔组织疾病：M00～M99。

（12）泌尿生殖系统疾病：N00～N99。

（13）产科疾病：O00～O99。

（14）围生期疾病：P00～P96。

（15）先天异常：Q00～Q99。

（16）伤害：V01～Y89。

（17）寄生虫病：B50～B89。

1.5　参考文献（文中国家水平均参考以下文献）

［1］国家卫生健康委统计信息中心, 中国疾病预防控制中心慢性非传染性疾病预防控制中心. 中国死因监测数据集(2019) [M]. 北京: 中国科学技术出版社, 2020.

［2］陈竺. 全国第三次死因回顾抽样调查报告[M]. 北京: 中国协和医科大学出版社, 2008.

第 2 章

调查地区人口、死亡情况及死亡原因分析

2.1 1975—2020 年调查地区人口及死亡情况

2.1.1 1975—2020 年调查地区人口数

1975 年累计调查人口数为 984.68 万人，累计出生人口数为 27.66 万人，出生率为 28.09‰；2006 年累计调查人口数为 161.34 万人，累计出生人口数为 2.28 万人，出生率为 14.13‰；2015 年累计调查人口数为 249.39 万人，累计出生人口数为 3.24 万人，出生率为 12.99‰；2020 年累计调查人口数为 273.24 万人，累计出生人口数为 2.97 万人，出生率为 10.87‰（表 2-1）。

表 2-1 1975—2020 年青海省调查地区人口及出生情况（万人）

年份	人口情况				出生情况				出生率（‰）
	合计	男	女	性别比	合计	男	女	性别比	
2020 年	273.24	140.27	132.97	1.05	2.97	1.53	1.44	1.06	10.87
2015 年	249.39	128.78	120.61	1.07	3.24	1.69	1.55	1.09	12.99
2006 年	161.34	83.23	78.11	1.07	2.28	1.19	1.09	1.09	14.13
1975 年	984.68	508.15	476.53	1.07	27.66	13.98	13.67	1.02	28.09

2.1.2 1975—2020 年调查地区人口年龄结构

1975 年青海省少年儿童系数、老年人口系数及老少比三项指标表明当时青海省是一个年轻型的人口类型；2006 年青海省少年儿童系数在老年型人口范围，老年人口系数及老少比均在成年型人口类型范围，说明当时是一个成年型的人口类型，有向老年型人口类型过渡的趋势；2015 年三项指标表明青海省已基本步入老年型人口类型；2020 年三项指标则表明青海省已全面步入老龄化（表 2-2，图 2-1）。

表 2-2　1975—2020 年青海省调查地区人口年龄结构

		少年儿童系数	老年人口系数	老少比
国际通用标准	年轻型人口	40% 以上	4% 以下	15% 以下
	成年型人口	30%~40%	4%~7%	15%~30%
	老年型人口	30% 以下	7% 以上	30% 以上
4 次调查人口年龄结构（%）	2020 年	19.48	7.64	39.25
	2015 年	20.35	6.50	31.94
	2006 年	24.77	4.57	18.45
	1975 年	43.39	3.07	7.07

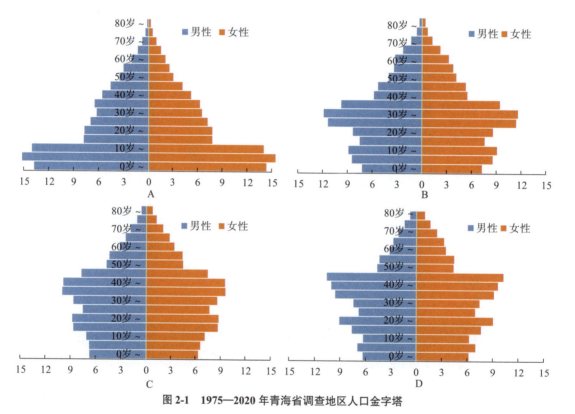

图 2-1　1975—2020 年青海省调查地区人口金字塔

A. 1975 年青海省查地区人口金字塔；B. 2006 年青海省调查地区人口金字塔；C. 2015 年青海省调查地区人口金字塔；D. 2020 年青海省调查人口地区人口金字塔。

2.1.3　1975—2020 年调查地区死亡人口年龄分布

0 岁组死亡构成：1975 年高达 39.04%，2006 年以后迅速下降，2006 年、2015 年及 2020 年其构成分别为 6.61%、4.28% 及 2.90%；60 岁及以上年龄死亡构成随着年代的推移迅速上升，1975 年、2006 年、2015 年及 2020 年分别为 26.59%、59.77%、67.96% 及 71.76%；总而言之，1975—2020 年小年龄组死亡构成逐年下降，大年龄组死亡构成逐年上升（表 2-3，图 2-2）。

表 2-3　1975—2020 年青海省调查地区分年龄组死亡人数及死亡构成

年龄分组（岁）	2020 年 人数（人）	构成（%）	2015 年 人数（人）	构成（%）	2006 年 人数（人）	构成（%）	1975 年 人数（人）	构成（%）
合计	16 766	100.00	14 567	100.00	8 968	100.00	80 063	100.00
0~	487	2.90	624	4.28	593	6.61	31 258	39.04
5~	120	0.72	70	0.48	91	1.01	4970	6.21
10~	89	0.53	59	0.41	70	0.78	1785	2.23
15~	125	0.75	126	0.86	100	1.12	1266	1.58
20~	127	0.76	160	1.10	158	1.76	1752	2.19
25~	160	0.95	202	1.39	181	2.02	1572	1.96
30~	205	1.22	232	1.59	274	3.06	1634	2.04
35~	287	1.71	367	2.52	350	3.90	2029	2.53
40~	462	2.76	548	3.76	307	3.42	2485	3.10
45~	784	4.68	688	4.72	384	4.28	2888	3.61
50~	977	5.83	645	4.43	524	5.84	3236	4.04
55~	910	5.43	947	6.50	577	6.43	3904	4.88
60~	1227	7.32	1316	9.03	886	9.88	5005	6.25
65~	1739	10.37	1607	11.03	1195	13.33	5059	6.32
70~	2119	12.64	2112	14.50	1259	14.04	5175	6.46
75~	2609	15.56	2153	14.78	961	10.72	3430	4.28
80~	4339	25.88	2711	18.61	1058	11.80	2615	3.27

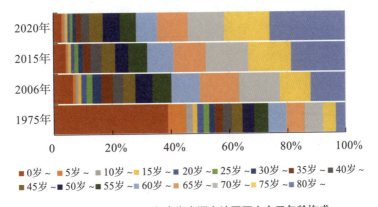

图 2-2　1975—2020 年青海省调查地区死亡人口年龄构成

2.2　1975—2020 年调查地区人口死亡率

2.2.1　1975—2020 年调查地区总死亡情况

2020 年粗死亡率（以下简称死亡率）为 613.60/10 万，与 1975 年（813.09/10 万）相比下降了 24.53%；其中 1975—2006 年是下降速度最快的时期，下降了 31.64%，2006 年以后死亡率逐年持续升高;调查发现1975年男女性死亡率基本接近,1975—2006年男性下降速度明显低于女性,自2006年后男性上升速度又明显低于女性,2006年及以后男性死亡率均明显高于女性。

标化死亡率(本书均以2010年全国标准人口对死亡率进行调整)由1975年的1158.59/10万下降至2020年的812.49/10万,45年间下降了29.87%;其中下降速度最快的时期是2006—2015年,而2015—2020年下降速度则有所放缓;男女性标化死亡率变化趋势有所不同,男性标化死亡率于2006年最高,此后则逐年下降;女性标化死亡率则逐年下降。4次调查男性标化死亡率均明显高于女性(表2-4,图2-3)。

表2-4 1975—2020年青海省调查地区死亡率及标化死亡率(1/10万)

年份	合计		男性		女性	
	死亡率	标化死亡率	死亡率	标化死亡率	死亡率	标化死亡率
2020年	613.60	812.49	684.82	955.11	538.48	677.81
2015年	584.11	841.75	669.44	998.76	492.99	689.82
2006年	555.85	1032.47	655.74	1226.98	449.39	837.72
1975年	813.09	1158.59	820.45	1196.12	805.24	1121.33
死亡率及标化死亡率变化趋势(%)						
1975—2020年	-24.53	-29.87	-16.53	-20.15	-33.13	-39.55
2015—2020年	5.05	-3.48	2.30	-4.37	9.23	-1.74
2006—2015年	5.08	-18.47	2.09	-18.60	9.70	-17.66
1975—2006年	-31.64	-10.89	-20.08	2.58	-44.19	-25.29

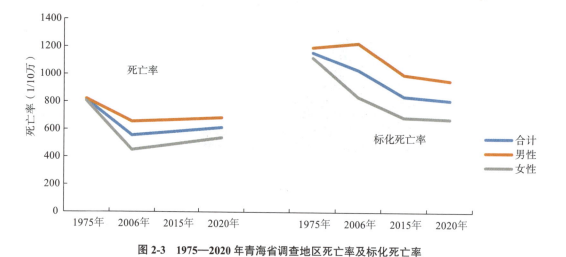

图2-3 1975—2020年青海省调查地区死亡率及标化死亡率

2.2.2 1975—2020年调查地区分年龄性别死亡率

调查发现,不同时期青海省年龄别死亡率基本呈现出相同特点,呈"√"形,即0~4岁组出现小高峰,10~14岁组降至最低,15岁之后随着年龄的增加死亡率持续增加。1975—2020年,70岁之前除个别年龄组外,各年龄组死亡率基本呈下降趋势;70岁及75岁年龄组死亡率均以2006年最高,此后逐年下降;80岁组死亡率则以2020年最高(表2-5)。

表 2-5 1975—2020 年青海省调查地区分年龄组死亡率（1/10 万）

年龄组（岁）	2020 年	2015 年	2006 年	1975 年
0 ~	284.90	476.29	506.36	2 260.45
5 ~	63.09	41.96	66.21	329.36
10 ~	52.03	33.28	48.26	129.26
15 ~	60.04	58.27	81.97	164.91
20 ~	71.26	73.05	98.53	229.40
25 ~	85.19	106.73	115.51	224.93
30 ~	100.87	107.80	144.44	260.17
35 ~	112.10	150.09	225.75	322.37
40 ~	171.96	226.19	336.06	466.20
45 ~	275.24	364.14	448.05	665.22
50 ~	792.00	558.12	796.44	987.11
55 ~	753.59	856.65	1 002.15	1 391.49
60 ~	1 353.17	1 593.64	1 690.23	2 397.21
65 ~	2 132.70	2 412.44	3 280.26	3 520.43
70 ~	3 414.33	4 273.05	6 073.62	5 810.04
75 ~	6 287.50	7 344.86	9 006.56	7 477.33
80 ~	18 260.25	16 145.55	17 965.70	11 223.18

2.3 调查地区三大类疾病死亡情况

2.3.1 2020 年三大类疾病总死亡情况

2020 年调查地区居民死亡率为 613.60/10 万，与全国水平（674.51/10 万）相比降低了 9.03%；经年龄调整后标化死亡率为 812.49/10 万，与全国水平（518.41/10 万）相比增加了 56.73%；由此说明青海省死亡率低于全国水平主要与人口老龄化程度较低有关，而标化死亡率高于全国，说明青海省居民健康水平明显低于全国水平。男性死亡率及标化死亡率均高于女性。

传染病、母婴疾病和营养缺乏性疾病（以下称第一大类）死亡率及标化死亡率分别为 37.99/10 万及 43.34/10 万；死亡率高于全国水平 68.02%，标化死亡率高于全国水平 157.52%。调查数据表明，与全国水平相比，第一大类对青海省居民的健康危害仍较为严重，是值得注意的公共卫生问题。

慢性非传染性疾病（以下称第二大类）死亡率及标化死亡率分别为 515.67/10 万及 700.21/10 万，死亡率低于全国水平，标化死亡率高于全国水平 53.91%；说明青海省慢性非传染性疾病死亡率低于全国水平主要与青海省人口老龄化程度低于全国水平有关，随着青海省人口老龄化的逐渐加剧，慢性非传染性疾病对青海省的健康危害将日益加剧。

伤害（以下称第三大类）死亡率与全国基本接近，而标化死亡率明显高于全国 25.79%，可能与青海省伤害的救治能力明显低于全国有关（表 2-6，图 2-4、图 2-5）。

表2-6 2020年青海省调查地区三大类疾病死亡率、标化死亡率及其构成情况

疾病分类	合计 死亡率(/10万)	合计 构成比(%)	男性 死亡率(/10万)	男性 构成比(%)	女性 死亡率(/10万)	女性 构成比(%)	全国2019年 死亡率(1/10万)	本省与全国相比(%)
死亡率								
合计	613.60	100.00	684.82	100.00	538.48	100.00	674.51	-9.03
第一大类	37.99	6.19	40.71	5.94	35.12	6.52	22.61	68.02
第二大类	515.67	84.04	560.56	81.86	468.31	86.97	596.65	-13.57
第三大类	46.48	7.57	69.08	10.09	22.64	4.20	46.25	0.50
其他	13.47	2.20	14.47	2.11	12.41	2.30	9.00	49.67
标化死亡率								
合计	812.49	100.00	955.11	100.00	677.81	100.00	518.41	56.73
第一大类	43.34	5.33	48.44	5.07	38.55	5.69	16.83	157.52
第二大类	700.21	86.18	810.60	84.87	598.44	88.29	454.94	53.91
第三大类	49.89	6.14	74.75	7.83	24.02	3.54	39.66	25.79
其他	19.05	2.34	21.32	2.23	16.8	2.48	6.98	172.92

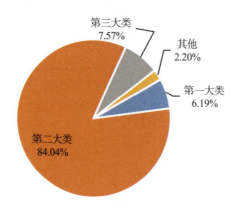

图2-4 2020年青海省调查地区三大类疾病死因构成

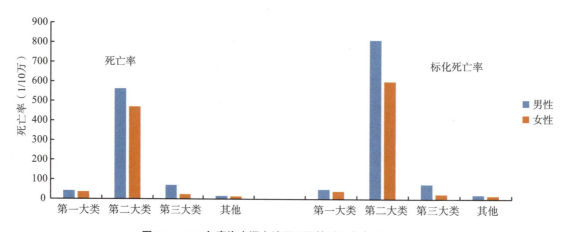

图2-5 2020年青海省调查地区不同性别三大类疾病死亡率

2.3.2 2020年不同地区三大类疾病死亡情况

青海省不同地区总死亡率以农村最高、城市次之、牧区最低,而标化死亡率城市则明显低于农村和牧区。不同地区三大类疾病死亡模式明显不同,第一大类疾病死亡率牧区明显高于农村和城市,其标化死亡率为66.82/10万,分别是城市和农村的2.56倍及2.14倍,说明在牧区第一大类疾病是较为严重的公共卫生问题,应引起有关部门的高度重视。第二大类疾病死亡率及标化死亡率均以农村最高,其标化死亡率为740.55/10万,明显高于城市(638.92/10万)和牧区(713.57/10万),因此,在农村开展慢性非传染性疾病综合防治工作已迫在眉睫。第三大类死亡率及标化死亡率仍然以农村最高,其标化死亡率(62.89/10万)明显高于牧区(50.64/10万),是城市(23.66/10万)的2.66倍,因此,农村地区的伤害预防控制工作也应加强(表2-7,图2-6、图2-7)。

表2-7 2020年青海省不同调查地区三大类疾病死亡率、标化死亡率及其构成情况

疾病分类	城市 死亡率(1/10万)	城市 构成比(%)	农村 死亡率(1/10万)	农村 构成比(%)	牧区 死亡率(1/10万)	牧区 构成比(%)
死亡率						
合计	607.79	100.00	647.95	100.00	580.08	100.00
第一大类	21.57	3.55	26.28	4.06	59.13	10.19
第二大类	540.20	88.88	556.64	85.91	459.07	79.14
第三大类	22.47	3.70	58.62	9.05	46.22	7.97
其他	23.55	3.87	6.41	0.99	15.66	2.70
标化死亡率						
合计	720.79	100.00	842.56	100.00	853.25	100.00
第一大类	26.14	3.63	31.27	3.71	66.82	7.83
第二大类	638.92	88.64	740.55	87.89	713.57	83.63
第三大类	23.66	3.28	62.89	7.46	50.64	5.93
其他	32.07	4.45	7.85	0.93	22.22	2.60

2.3.3 1975—2020年三大类疾病死亡情况及变化趋势

1975—2020年青海省第一大类疾病(传染病、母婴疾病和营养缺乏性疾病)死亡率由394.77/10万下降至37.99/10万,45年间下降了90.38%;其中1975—2006年下降了83.69%,2006—2015年又下降了39.86%,这两个时期是第一大类疾病死亡率下降速度最快的时期,2015—2020年虽然死亡率仅下降了1.91%,但基本维持在低流行水平;1975—2020年标化死亡率由297.13/10万下降至43.34/10万,45年间下降了85.41%;调查数据还表明1975年第一大类疾病死亡率高于第二大类疾病死亡率,死因构成占48.55%,说明20世纪70年代青海省第一大类疾病所造成的健康危害十分严重;1978年,国家正式提出并实施计划免疫,加之爱国卫生运动的大力开展及母婴保健工作的加强等,使第一大类疾病死亡率及标化死亡率快速下降,由此说明,青海省传染病预防控制、营养改善及母婴保健工作取得了显著成绩。

青海省死因谱及死亡模式的变迁（1975—2020）

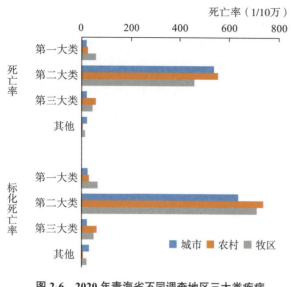

图 2-6　2020 年青海省不同调查地区三大类疾病死亡率及标化死亡率

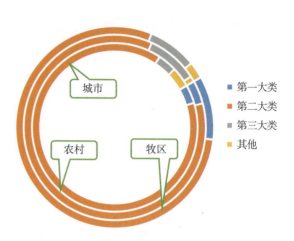

图 2-7　2020 年青海省不同调查地区三大类疾病死因构成

1975—2020 年第二大类疾病（慢性非传染性疾病）的死亡率逐年上升，死亡率由 1975 年的 321.79/10 万上升至 2020 年的 515.67/10 万，45 年间上升了 60.25%，且死因构成由 1975 年的 39.57% 上升至 2020 年的 84.04%，说明慢性病的健康危害不断加剧；但标化死亡率于 2006 年达到最高峰，2015 年后呈逐年下降趋势；说明慢性病死亡率的逐年上升主要与人口老龄化相关，而标化死亡率的下降则说明随着青海省经济发展、医疗制度改革及诊疗水平的提高，慢性病对居民健康的危害逐渐得到了控制。

第三大类疾病（伤害）死亡率经历了先上升后下降的趋势，总体上 1975—2020 年死亡率及标化死亡率分别下降了 6.23% 及 14.32%，其中 1975—2006 年则呈现出快速上升趋势，无论死亡率及标化死亡率均大幅度增加，其原因可能与 20 世纪 80 年代我国实行改革开放政策、经济社会快速发展、各种工农业伤害和道路伤害明显增加等因素有关；自 2006 年以来第三大类疾病死亡率及标化死亡率均明显下降，可能与道路交通状况的不断改善以及伤害救治能力的提高等因素有关（表 2-8，图 2-8～图 2-13）。

表 2-8　1975—2020 年青海省调查地区三大类疾病死亡率及标化死亡率变化情况（1/10 万）

年份	合计		第一大类		第二大类		第三大类		其他	
	死亡率	标化死亡率	死亡率	标化死亡率	死亡率	标化死亡率	死亡率	标化死亡率	死亡率	标化死亡率
2020 年	613.60	812.49	37.99	43.34	515.67	700.21	46.48	49.89	13.47	19.05
2015 年	584.11	841.75	38.73	44.70	481.50	726.42	57.46	61.71	6.42	8.91
2006 年	555.85	1032.47	64.40	84.92	408.21	836.45	71.59	87.12	11.65	23.98
1975 年	813.09	1158.59	394.77	297.13	321.79	719.02	49.57	58.23	46.96	84.21

续表

年份	合计 死亡率	标化死亡率	第一大类 死亡率	标化死亡率	第二大类 死亡率	标化死亡率	第三大类 死亡率	标化死亡率	其他 死亡率	标化死亡率
1975—2020年变化趋势										
1975—2020年	−24.53	−29.87	−90.38	−85.41	60.25	−2.62	−6.23	−14.32	−71.32	−77.38
2015—2020年	5.05	−3.48	−1.91	−3.04	7.10	−3.61	−19.11	−19.15	109.81	113.80
2006—2015年	5.08	−18.47	−39.86	−47.36	17.95	−13.15	−19.74	−29.17	−44.89	−62.84
1975—2006年	−31.64	−10.89	−83.69	−71.42	26.86	16.33	44.42	49.61	−75.19	−71.52

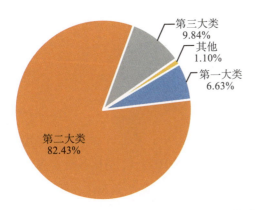

图2-8 2015年青海省调查地区三大类疾病死因构成

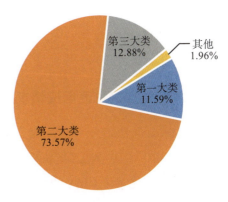

图2-9 2006年青海省调查地区三大类疾病死因构成

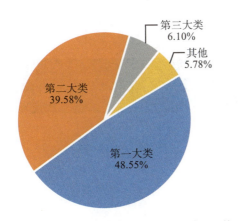

图2-10 1975年青海省调查地区三大类疾病死因构成

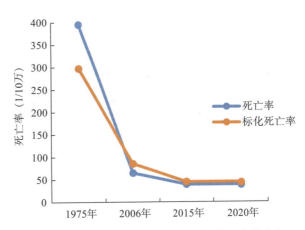

图2-11 1975—2020年青海省调查地区第一大类疾病变化情况

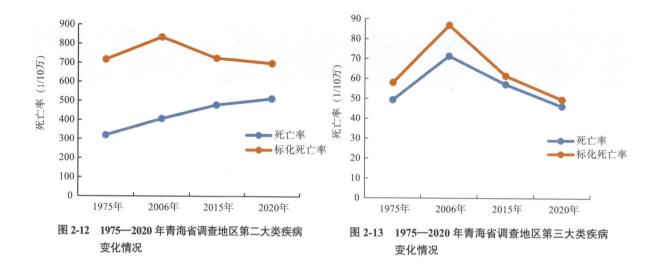

图 2-12　1975—2020 年青海省调查地区第二大类疾病变化情况

图 2-13　1975—2020 年青海省调查地区第三大类疾病变化情况

2.4　居民死因谱

2.4.1　2020 年居民总死因谱情况

2020 年调查地区居民的前十位死因分别是心脏病（144.01/10 万）、恶性肿瘤（116.89/10 万）、脑血管病（115.47/10 万）、呼吸系统疾病（92.08/10 万）、伤害（46.48/10 万）、消化系统疾病（19.40/10 万）、内分泌及营养代谢病（16.91/10 万）、传染病（14.64/10 万）、泌尿生殖系统疾病（6.88/10 万）及神经系统疾病（6.00/10 万），前十位疾病占总死亡的 94.32%；男性前十位疾病死因顺位与全人群完全相同，前十位疾病占总死亡的 94.87%；女性死因顺位则略有不同，与全人群相比不同的是第二位是脑血管病、第三位是恶性肿瘤、第十位是围生期疾病，余则均相同，前十位疾病占总死亡率的 93.70%。除寄生虫病、肌肉和骨骼系统疾病及产科疾病外，各系统疾病标化死亡率均为男性高于女性（表 2-9，图 2-14 ~ 图 2-19）。

表 2-9　2020 年青海省调查地区死亡率、死因顺位及标化死亡率（1/10 万）

疾病名称	合计			男性			女性		
	死亡率	死因顺位	标化死亡率	死亡率	死因顺位	标化死亡率	死亡率	死因顺位	标化死亡率
合计	613.60		812.49	684.82		955.11	538.48		677.81
心脏病	144.01	1	207.83	145.65	1	226.96	142.29	1	190.38
恶性肿瘤	116.89	2	145.59	140.80	2	186.08	91.68	3	108.09
脑血管病	115.47	3	158.01	124.55	3	180.02	105.89	2	137.05
呼吸系统疾病	92.08	4	129.70	97.74	4	150.91	86.11	4	111.68
伤害	46.48	5	49.89	69.08	5	74.75	22.64	5	24.02
消化系统疾病	19.40	6	24.55	22.31	6	28.63	16.32	6	20.33
内分泌与营养代谢病	16.91	7	22.08	17.75	7	24.70	16.02	7	19.51
传染病	14.64	8	17.02	17.04	8	20.29	12.11	8	13.71

续表

疾病名称	合计			男性			女性		
	死亡率	死因顺位	标化死亡率	死亡率	死因顺位	标化死亡率	死亡率	死因顺位	标化死亡率
泌尿生殖系统疾病	6.88	9	8.97	7.56	9	10.79	6.17	9	7.43
神经系统疾病	6.00	10	6.99	7.20	10	8.75	4.74	11	5.30
围生期疾病	5.89	11	4.83	6.42	11	5.16	5.34	10	4.46
先天异常	3.18	12	2.90	3.42	12	3.07	2.93	13	2.72
寄生虫病	2.89	13	3.17	2.42	14	2.65	3.38	12	3.66
精神和行为障碍	2.31	14	3.11	2.50	13	3.52	2.11	15	2.73
肌肉骨骼系统疾病	1.68	15	2.13	1.21	16	1.55	2.18	14	2.61
血液造血及免疫病	0.88	16	1.01	1.14	15	1.36	0.60	17	0.70
产科疾病	0.37	17	0.37	0.00		0.00	0.75	16	0.76
其他	12.37	18	17.03	11.90		17.09	12.86		16.77
死因不明	5.27	19	7.31	6.13		8.83	4.36		5.90

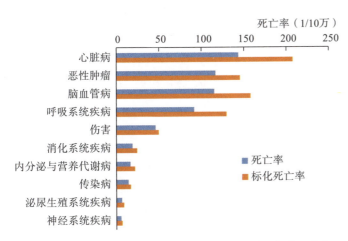

图 2-14　2020 年青海省调查地区前十种疾病死亡率及标化死亡率

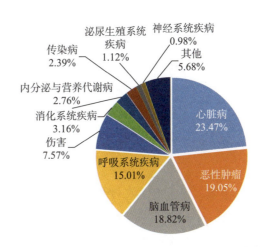

图 2-15　2020 年青海省调查地区前十种疾病死因构成

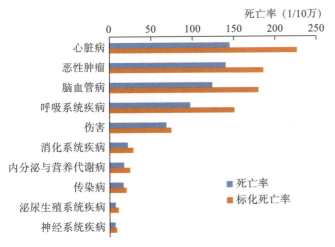

图 2-16　2020 年青海省调查地区男性前十种疾病死亡率及标化死亡率

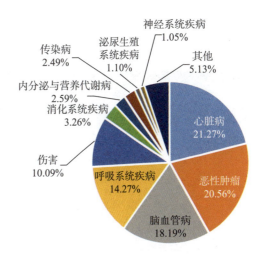

图 2-17　2020 年青海省调查地区男性前十种疾病死因构成

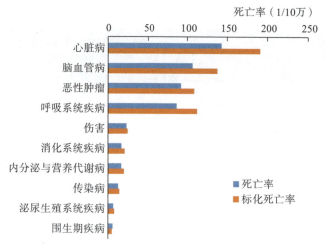

图 2-18 2020 年青海省调查地区女性前十种疾病死亡率及标化死亡率

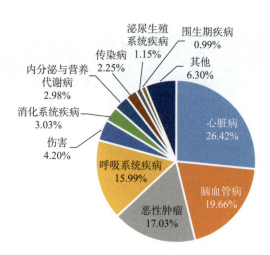

图 2-19 2020 年青海省调查地区女性前十种疾病死因构成

2.4.2 2020 年不同地区居民死因谱

不同地区前十位疾病均有所不同。心脏病在不同地区均是第一位，标化死亡率城市明显高于农村和牧区；恶性肿瘤在城市和牧区是第二位、在农村是第三位，标化死亡率以牧区最高、农村次之、城市最低；脑血管病在城市是第三位、在农村是第二位、在牧区是第四位，标化死亡率以农村最高、牧区次之、城市最低；呼吸系统疾病在城市和农村是第四位、在牧区是第三位，农村和牧区死亡率及标化死亡率明显高于城市；内分泌与营养代谢病在城市是第五位、在农村和牧区分别为第七位和第八位，标化死亡率城市明显高于农村和牧区；伤害在城市是第六位、在农村和牧区是第五位，标化死亡率农村和牧区明显高于城市；消化系统疾病在城市是第七位、在农村和牧区是第六位，标化死亡率牧区明显高于农村和城市；泌尿生殖系统疾病在城市是第八位、在农村和牧区均是第十位，标化死亡率牧区略高于城市和农村；传染病在城市是第九位、在农村是第八位、在牧区是第七位，标化死亡率牧区明显高于农村，且农村和牧区标化死亡率均数倍于城市；神经系统疾病在城市是第十位、在农村是第九位、在牧区则是十位以后，标化死亡率农村明显高于城市；此外，围生期疾病在牧区是第九位，在城市和农村均是十位以后。见表2-10，图2-20～图2-25。

表 2-10 2020 年青海省不同调查地区前十位死因死亡率及标化死亡率（1/10 万）

死因顺位	城市			农村			牧区		
	疾病	死亡率	标化死亡率	疾病	死亡率	标化死亡率	疾病	死亡率	标化死亡率
	合计	607.79	720.79	合计	647.95	842.56	合计	580.08	853.25
1	心脏病	186.78	231.36	心脏病	149.23	212.96	心脏病	115.88	189.94
2	恶性肿瘤	114.51	123.80	脑血管病	140.32	188.90	恶性肿瘤	109.14	159.69
3	脑血管病	106.42	124.66	恶性肿瘤	125.35	148.68	呼吸系统疾病	98.33	152.10
4	呼吸系统疾病	73.52	96.54	呼吸系统疾病	95.42	133.78	脑血管病	93.77	149.01
5	内分泌与营养代谢病	30.92	34.43	伤害	58.62	62.89	伤害	46.22	50.64

续表

死因顺位	城市			农村			牧区		
	疾病	死亡率	标化死亡率	疾病	死亡率	标化死亡率	疾病	死亡率	标化死亡率
6	伤害	22.47	23.66	消化系统疾病	17.73	21.73	消化系统疾病	21.54	31.41
7	消化系统疾病	18.70	20.07	内分泌与营养代谢病	15.15	19.04	传染病	20.60	25.99
8	泌尿生殖系统疾病	7.37	8.29	传染病	13.90	16.11	内分泌与营养代谢病	11.39	17.09
9	传染病	4.85	5.14	神经系统疾病	7.84	9.47	围生期疾病	11.01	8.26
10	神经系统疾病	4.67	5.24	泌尿生殖系统疾病	6.06	8.12	泌尿生殖系统疾病	7.50	10.73

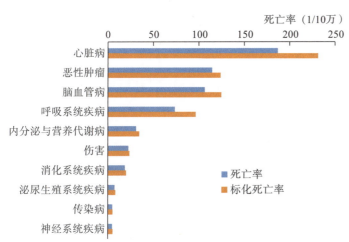

图 2-20　2020 年青海省调查地区城市前十种疾病死亡率及标化死亡率

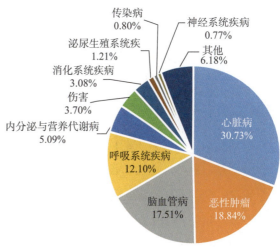

图 2-21　2020 年青海省调查地区城市前十种疾病死亡构成

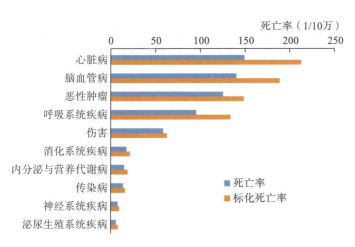

图 2-22　2020 年青海省调查地区农村前十种疾病死亡率及标化死亡率

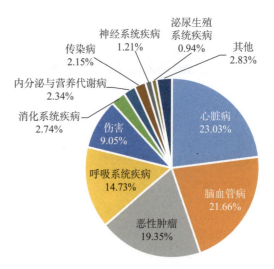

图 2-23　2020 年青海省调查地区农村前十种疾病死亡构成

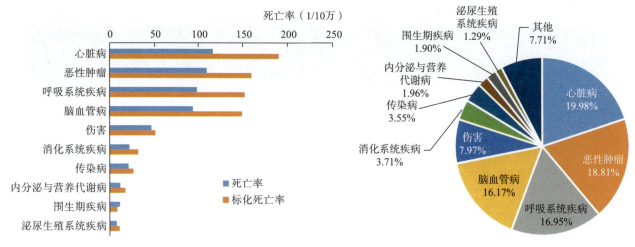

图 2-24　2020 年青海省调查地区牧区前十种疾病死亡率及标化死亡率

图 2-25　2020 年青海省调查地区牧区前十种疾病死亡构成

2.4.3　2020 年不同年龄各系统疾病死亡情况

不同年龄死因顺位明显不同，2020 年 0 岁组前两位死因分别是围生期疾病和呼吸系统疾病，1~4 岁组前两位死因分别是伤害和呼吸系统疾病，5~44 岁组第一位死因均是伤害且其死亡率明显高于其他系统疾病，45~64 岁组前三位死因分别是恶性肿瘤、心脏病和脑血管疾病，65 岁及以上组前三位死因分别是心脏病、脑血管疾病和呼吸系统疾病。不同系统疾病年龄趋势明显不同，心脏病死亡率 0 岁组较高，5~14 岁组降至最低，至 45 岁及以上年龄组迅速升高；恶性肿瘤及脑血管病 45 岁以前死亡率较低，45 岁及以上年龄组死亡率快速增加；呼吸系统疾病死亡率 0 岁组较高，5~44 岁组降至最低，65 岁及以上组迅速增加；伤害死亡率年龄趋势较不明显；消化系统疾病 0 岁组较高，5~14 岁组降至最低，65 岁及以上组迅速增加；内分泌及营养代谢病 65 岁之前死亡率较低，至 65 岁及以上组增加速度较快；传染病 65 岁之前年龄趋势不明显，65 岁及以上组死亡率增长较快（表 2-11，图 2-26）。

表 2-11　2020 年青海省调查地区不同年龄各系统疾病死亡率（1/10 万）

疾病名称	合计	0 岁	1~4 岁	5~14 岁	15~44 岁	45~64 岁	65 岁~
合计	613.60	989.90	107.62	57.85	99.59	629.08	5173.83
心脏病	144.01	14.56	3.66	1.66	11.01	116.04	1459.84
恶性肿瘤	116.89	5.82	2.20	2.21	15.67	182.53	878.58
脑血管病	115.47	2.91	0.00	0.83	7.80	110.06	1130.91
呼吸系统疾病	92.08	259.12	24.89	7.75	4.37	46.80	965.24
伤害	46.48	46.58	29.28	23.53	36.82	63.75	109.64
消化系统疾病	19.40	8.73	2.20	1.11	3.28	27.44	146.03
内分泌与营养代谢病	16.91	0.00	1.46	0.28	1.39	16.95	156.56
传染病	14.64	11.65	8.05	7.75	5.32	22.11	70.38
泌尿生殖系统疾病	6.88	2.91	0.73	0.28	1.53	8.88	52.19
神经系统疾病	6.00	11.65	8.05	4.71	2.84	4.68	30.64

续表

疾病名称	合计	0岁	1~4岁	5~14岁	15~44岁	45~64岁	65岁~
围生期疾病	5.89	468.75	0.00	0.00	0.00	0.00	0.00
先天异常	3.18	113.55	11.71	0.83	1.31	1.61	0.48
寄生虫病	2.74	0.00	1.46	0.28	1.90	4.20	9.58
精神和行为障碍	2.31	0.00	0.00	0.55	0.95	2.42	15.80
肌肉骨骼系统疾病	1.68	0.00	0.00	0.00	0.73	1.45	12.93
血液造血及免疫病	0.88	2.91	0.00	0.00	0.66	1.45	6.22
产科疾病	0.37	0.00	0.00	0.00	0.73	0.00	0.00
其他	12.52	37.85	8.05	4.15	2.26	12.91	91.93
死因不明	5.27	2.91	5.86	1.94	1.02	5.81	36.87

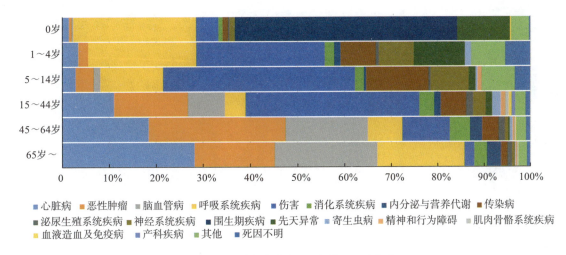

图 2-26　2020 年青海省不同年龄组死因构成

2.4.4　1975—2020 年死因谱及其变化情况

2020 年前五位疾病分别是心脏病、恶性肿瘤、脑血管病、呼吸系统疾病及伤害，2015 年前五位疾病分别是心脏病、脑血管病、恶性肿瘤、呼吸系统疾病及伤害，2006 年前五位疾病分别是恶性肿瘤、呼吸系统疾病、脑血管病、伤害及心脏病，1975 年前五位疾病分别是传染病、呼吸系统疾病、心脏病、消化系统疾病及恶性肿瘤。可以看出，1975—2020 年青海省居民的死因谱发生了很大变化，其中产科疾病、传染病及围生期疾病标化死亡率分别下降了 97.14%、89.70% 及 79.64%，且产科疾病死因顺位由第十位下降到第十七位、传染病由第一位下降到第八位、围生期疾病由第六位下降到第十一位，上述三种系统疾病均属第一大类疾病，说明青海省第一次卫生革命取得了显著成绩。而 1975—2020 年的 45 年间内分泌与营养代谢病标化死亡率上升了 592.16%，死因顺位从第十五位上升到第七位；脑血管病标化死亡率上升了 96.85%，死因顺位从第八位上升到第三位；2020 年前十位死因中，除伤害是第五位、传染病是第八位，其余均为慢性非传染性疾病，由此说明慢性非传染性疾病已逐渐成为危害人们健康的主要公共卫生问题（表 2-12，图 2-27 ~ 图 2-34）。

表 2-12 1975—2020 年调查地区不同系统病死亡率及标化死亡率（1/10 万）

疾病名称	2020 年			2015 年			2006 年			1975 年		2020 年与 1975 年相比（%）	
	死亡率	死因顺位	标化死亡率	死亡率	死因顺位	标化死亡率	死亡率	死因顺位	标化死亡率	死亡率	标化死亡率	死亡率	标化死亡率
合计	613.60		812.49	584.11		841.75	555.85		1032.47	813.09	1158.59	-24.53	-29.87
心脏病	144.01	1	207.83	119.25	1	193.02	62.72	5	142.58	97.02	254.31	48.43	-18.28
恶性肿瘤	116.89	2	145.59	105.62	3	144.41	112.06	1	200.42	67.23	142.09	73.87	2.46
脑血管病	115.47	3	158.01	114.76	2	172.42	94.21	3	198.68	28.52	80.27	304.87	96.85
呼吸系统疾病	92.08	4	129.70	89.86	4	140.95	107.35	2	236.65	152.51	155.25	-39.62	-16.46
伤害	46.48	5	49.89	57.46	5	61.71	71.59	4	87.12	49.57	58.23	-6.23	-14.32
消化系统疾病	19.40	6	24.55	28.07	6	38.57	17.29	8	30.72	75.26	127.54	-74.22	-80.75
内分泌与营养代谢病	16.91	7	22.08	12.71	7	19.00	11.40	9	21.01	2.38	3.19	610.50	592.16
传染病	14.64	8	17.02	11.51	8	13.59	25.72	6	39.12	193.79	165.24	-92.45	-89.70
泌尿生殖系统疾病	6.88	9	8.97	6.90	10	9.86	8.99	10	18.76	14.61	31.90	-52.91	-71.88
神经系统疾病	6.00	10	6.99	10.79	9	16.61	5.14	11	6.47	2.93	3.98	104.78	75.63
围生期病	5.89	11	4.83	6.78	11	5.36	17.54	7	12.72	58.84	23.72	-89.99	-79.64
先天异常	3.18	12	2.90	2.89	12	2.53	2.54	12	1.88	6.28	3.31	-49.36	-12.39
寄生虫病	2.89	13	3.17	1.80	14	2.04	0.50	17	0.54	1.59	2.92	81.76	8.56
精神和行为障碍	2.31	14	3.11	0.64	17	0.80	0.68	16	1.71	2.98	5.76	-22.48	-46.01
肌肉骨骼系统疾病	1.68	15	2.13	2.04	13	2.66	2.48	13	4.30	—	—		
血液造血及免疫病	0.88	16	1.01	1.12	15	1.42	1.24	15	1.81	2.76	3.74	-68.12	-72.99
产科疾病	0.37	17	0.37	1.04	16	0.97	1.92	14	1.80	9.86	12.93	-96.25	-97.14
其他	12.37		17.03	7.74		11.65	1.70		3.23	20.84	37.35	-40.64	-54.40
死因不明	5.27		7.31	3.13		4.18	10.78		22.95	26.12	46.86	-79.82	-84.40

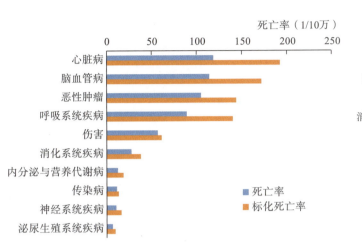

图 2-27　2015 年青海省调查地区前十种疾病死亡率及标化死亡率　　图 2-28　2015 年青海省调查地区前十种疾病死因构成

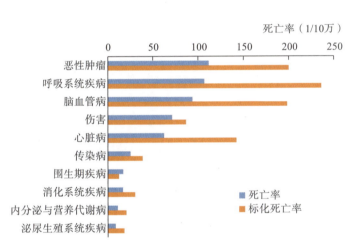 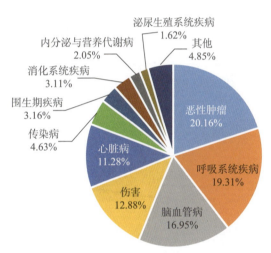

图 2-29　2006 年青海省调查地区前十种疾病死亡率及标化死亡率　　图 2-30　2006 年青海省调查地区前十种疾病死因构成

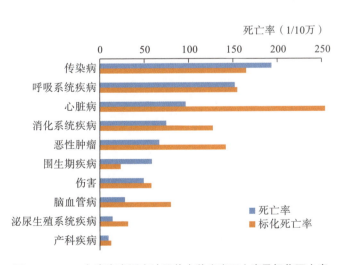 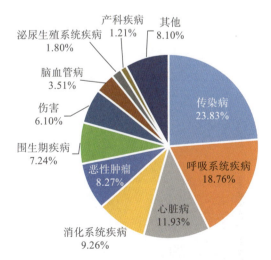

图 2-31　1975 年青海省调查地区前十种疾病死亡率及标化死亡率　　图 2-32　1975 年青海省调查地区前十种疾病死因构成

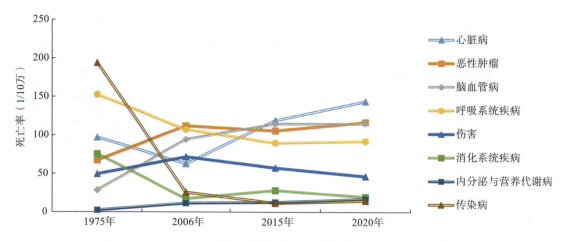

图 2-33　1975—2020 年青海省调查地区几种主要系统疾病死亡率变化趋势

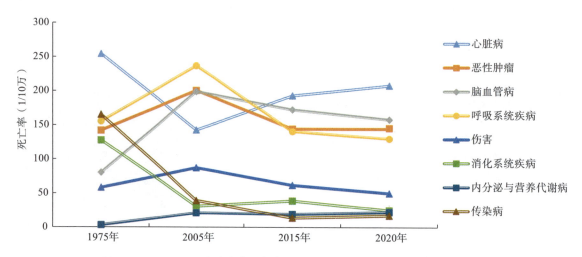

图 2-34　1975—2020 年青海省调查地区几种主要系统疾病标化死亡率变化趋势

第 3 章

几种重点疾病死亡情况

3.1 传染病和寄生虫病

3.1.1 2020年总死亡情况

2020年传染病和寄生虫病死亡率为17.79/10万,其中男性19.68/10万、女性15.79/10万,男性高于女性;标化死亡率为20.44/10万,其中男性23.14/10万、女性17.68/10万,男性高于女性。前三位死因分别为病毒性肝炎(7.21/10万)、结核病(4.87/10万)及包虫病又称棘球蚴病(2.89/10万),男女性死因顺位相同;除包虫病和脑膜炎外其余病种死亡率及标化死亡率男性均大于女性。与全国相比,青海省传染病和寄生虫病标化死亡率明显高于全国平均水平,高出全国水平2.56倍;其中病毒性肝炎、结核病、脑膜炎及感染性腹泻均数倍于全国平均水平;艾滋病低于全国平均水平;包虫病青海省死亡率为2.89/10万,全国则低于0.01/10万,青海省明显高于全国平均水平(表3-1,图3-1~图3-6)。

表3-1 2020年青海省调查地区传染病和寄生虫病死亡率及标化死亡率(1/10万)

疾病名称	合计			男性			女性			2019年全国标化死亡率	与全国相比(%)
	死亡率	死因顺位	标化死亡率	死亡率	死因顺位	标化死亡率	死亡率	死因顺位	标化死亡率		
合计	17.79		20.44	19.68		23.14	15.79		17.68	5.74	256.10
病毒性肝炎	7.21	1	8.72	8.70	1	10.49	5.64	1	6.75	2.20	296.36
结核病	4.87	2	5.56	5.13	2	6.30	4.59	2	4.99	1.69	228.99
包虫病	2.89	3	3.17	2.42	3	2.65	3.38	3	3.66		
脑膜炎	1.39	4	1.42	1.35	4	1.34	1.43	4	1.48	0.20	610.00
感染性腹泻	0.48	5	0.54	0.64	5	0.81	0.30	5	0.31	0.08	575.00
败血症	0.48	5	0.56	0.64	5	0.79	0.30	5	0.34		
艾滋病	0.29	7	0.27	0.57	7	0.52	0.00		0.00	0.50	-46.00
其他	0.18		0.19	0.21		0.24	0.15		0.16		

青海省死因谱及死亡模式的变迁（1975—2020）

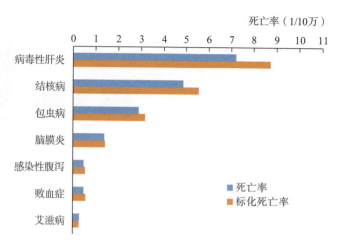

图 3-1　2020 年青海省调查地区几种主要传染病和寄生虫病死亡率及标化死亡率

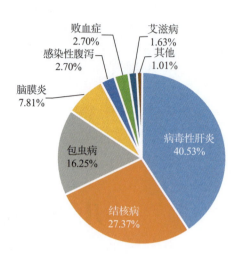

图 3-2　2020 年青海省调查地区几种主要传染病和寄生虫病死因构成

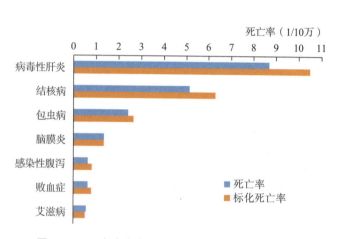

图 3-3　2020 年青海省调查地区男性几种主要传染病和寄生虫病死亡率及标化死亡率

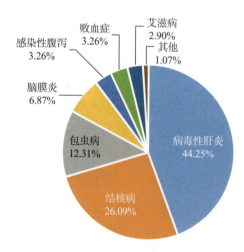

图 3-4　2020 年青海省调查地区男性几种主要传染病和寄生虫病死因构成

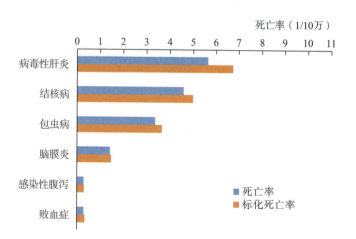

图 3-5　2020 年青海省调查地区女性几种主要传染病和寄生虫病死亡率及标化死亡率

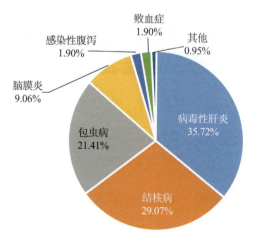

图 3-6　2020 年青海省调查地区女性几种主要传染病和寄生虫病死因构成

3.1.2 2020年不同地区死亡情况

传染病和寄生虫病在青海省有着明显不同的地域特点。总体而言，城市传染病标化死亡率明显低于农村，而农村又明显低于牧区。病毒性肝炎在城市和农村居第一位、在牧区居第二位，但标化死亡率农村和牧区均数倍于城市；败血症在城市居第二位、在农村和牧区分别居第五位和第六位，标化死亡率城市明显高于农村和牧区；结核病在城市居第三位、在农村居第二位、在牧区则居第一位，标化死亡率牧区是农村的3.44倍、是城市的17.28倍；艾滋病城市明显高于农村和牧区，但总体死亡率均很低；脑膜炎牧区标化死亡率明显高于城市和农村；感染性腹泻死亡率在各地均很低；包虫病在牧区居第三位，且标化死亡率是农村的13.83倍、是城市的37.72倍（表3-2，图3-7～图3-12）。

表3-2 2020年青海省不同调查地区传染病和寄生虫病死亡率及标化死亡率（1/10万）

疾病名称	城市 死亡率	城市 死因顺位	城市 标化死亡率	农村 死亡率	农村 死因顺位	农村 标化死亡率	牧区 死亡率	牧区 死因顺位	牧区 标化死亡率
合计	5.03		5.37	14.61		16.88	27.90		34.78
病毒性肝炎	2.34	1	2.40	9.27	1	10.83	7.59	2	10.75
败血症	0.90	2	1.11	0.27	5	0.26	0.47	6	0.52
结核病	0.54	3	0.66	2.67	2	3.31	9.49	1	11.41
艾滋病	0.54	4	0.42	0.27	5	0.29	0.19	7	0.16
脑膜炎	0.36	5	0.33	0.98	3	0.91	2.37	4	2.56
感染性腹泻	0.18	6	0.22	0.27	5	0.27	0.85	5	0.98
包虫病	0.18	6	0.22	0.53	4	0.60	6.83	3	8.30
其他	0.00		0.00	0.36		0.41	0.09		0.09

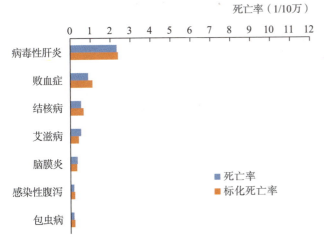

图3-7 2020年青海省调查地区城市主要传染病和寄生虫病死亡率及标化死亡率

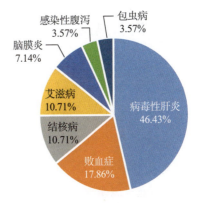

图3-8 2020年青海省调查地区城市主要传染病和寄生虫病死因构成

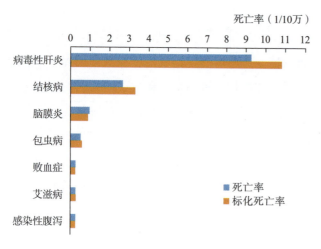

图3-9　2020年青海省调查地区农村主要传染病和寄生虫病死亡率及标化死亡率

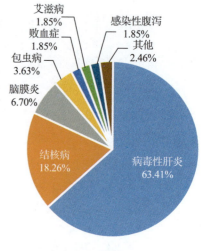

图3-10　2020年青海省调查地区农村主要传染病和寄生虫病死因构成

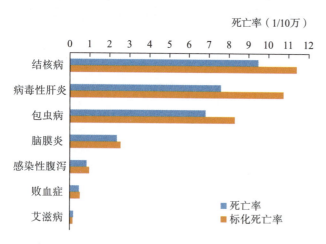

图3-11　2020年青海省调查地区牧区主要传染病和寄生虫病死亡率及标化死亡率

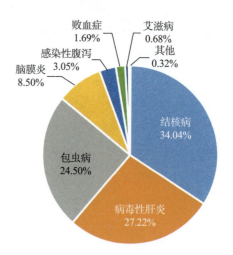

图3-12　2020年青海省调查地区牧区主要传染病和寄生虫病死因构成

3.1.3　不同时期死亡情况

1975—2020年传染病和寄生虫病死亡率及标化死亡率均呈大幅度下降趋势，45年间死亡率下降了90.89%，标化死亡率下降了87.84%，其中结核病标化死亡率下降了90.28%，由于其他传染病未分类统计，故无法分析。2006—2020年病毒性肝炎始终居第一位，其中2006—2015年的这一时期其死亡率及标化死亡率均明显下降，但2015—2020年死亡率及标化死亡率反而有所上升；自2006年以来结核病始终居第二位，1975—2015年死亡率及标化死亡率持续下降，2015—2020年则有所回升；包虫病自2006年以来死亡率和标化死亡率呈逐年上升趋势，可能与近年来包虫病筛查力度加大使其发现率明显升高有关；脑膜炎和感染性腹泻均呈逐年下降趋势（表3-3，图3-13、图3-14）。

表3-3　1975—2020年青海省调查地区传染病和寄生虫病死亡率、标化死亡率（1/10万）

疾病名称	2020年		2015年		2006年		1975年		2020年与1975年相比（%）	
	死亡率	标化死亡率	死亡率	标化死亡率	死亡率	标化死亡率	死亡率	标化死亡率	死亡率	标化死亡率
合计	17.79	20.44	14.23	16.60	28.70	42.86	195.38	168.16	−90.89	−87.84
病毒性肝炎	7.21	8.72	5.21	6.65	13.64	21.43	−	−		
结核病	4.87	5.56	3.13	3.73	7.19	11.36	36.60	57.21	−86.69	−90.28
包虫病	2.89	3.17	1.80	2.04	0.50	0.54				
脑膜炎	1.39	1.42	1.36	1.40	3.47	3.94				
感染性腹泻	0.48	0.54	0.52	0.46	3.35	4.92	−	−		
其他	0.95	1.02	2.20	2.32	0.56	0.67	158.78	110.95		

注：1975年数据仅对结核病进行了分类，其他病种则无法进行分类分析。

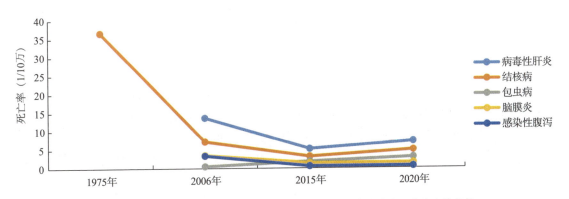

图3-13　1975—2020年青海省调查地区主要传染病和寄生虫病死亡率变化趋势

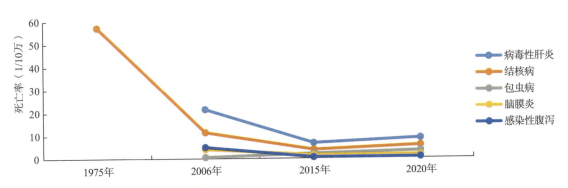

图3-14　1975—2020年青海省调查地区主要传染病和寄生虫病标化死亡率变化趋势

3.2 恶性肿瘤

3.2.1 2020年总死亡情况

2020年恶性肿瘤死亡率为116.89/10万,其中男性140.80/10万、女性91.68/10万,男性高于女性;标化死亡率为145.59/10万,其中男性186.08/10万、女性108.09/10万,男性高于女性。前六位死因分别为胃癌(31.04/10万)、肝癌(21.45/10万)、肺癌(16.87/10万)、结直肠癌(7.39/10万)、食管癌(6.55/10万)、胰腺癌(4.39/10万);男女性死因顺位有所不同,男性前三位与全死因相同,第四到六位分别为食管、结直肠癌及胰腺癌,女性前四位与全死因相同,第五、六位分别为乳腺癌及宫颈癌。除女性特有的病种、脑瘤、胆囊/胆道癌及甲状腺癌外,基本上各病种死亡率及标化死亡率均是男性高于女性。

与全国相比,恶性肿瘤标化死亡率高于全国15.96%,标化死亡率高于全国水平的癌种分别为胃癌、前列腺癌、肝癌、皮肤癌、胰腺癌、宫颈癌及结直肠癌,分别高于全国164.05%、43.97%、33.92%、30.00%、18.78%、15.74%及2.68%;标化死亡率低于全国水平的癌种分别为肺癌、白血病、子宫体癌、卵巢癌、乳腺癌、食管癌及膀胱癌,分别低于全国41.06%、39.20%、16.33%、15.18%、14.11%、9.09%及3.23%(表3-4,图3-15~图3-20)。

表3-4 2020年青海省调查地区恶性肿瘤死亡率及标化死亡率(1/10万)

疾病名称	合计			男性			女性			全国 2019年	与全国相比(%)
	死亡率	死因顺位	标化死亡率	死亡率	死因顺位	标化死亡率	死亡率	死因顺位	标化死亡率		
合计	116.89		145.59	140.80		186.08	91.68		108.09	125.55	15.96
胃癌	31.04	1	39.37	41.28	1	55.47	20.23	1	24.47	14.91	164.05
肝癌	21.45	2	25.86	29.30	2	36.01	13.16	2	15.64	19.31	33.92
肺癌	16.87	3	21.20	20.82	3	28.78	12.71	3	14.55	35.97	-41.06
结直肠癌	7.39	4	9.59	8.55	5	11.45	6.17	4	7.72	9.34	2.68
食管癌	6.55	5	8.20	9.34	4	12.49	3.61	8	4.23	9.02	-9.09
胰腺癌	4.39	6	5.44	4.78	6	6.50	3.99	7	4.50	4.58	18.78
脑瘤	2.89	7	3.27	2.78	7	3.22	3.01	9	3.26		
乳腺癌	2.34	8	2.74	0.14	16	0.14	4.66	5	5.31	3.19	-14.11
宫颈癌	2.12	9	2.50				4.36	6	4.96	2.16	15.74
白血病	1.83	10	1.97	2.07	9	2.19	1.58	12	1.75	3.24	-39.20
胆囊胆道癌	1.61	11	2.02	0.93	12	1.25	2.33	10	2.74		
前列腺癌	1.39	12	2.03	2.71	8	4.49				1.41	43.97
膀胱癌	1.10	13	1.50	1.92	10	2.66	0.23	17	0.39	1.55	-3.23
淋巴癌	1.06	14	1.19	1.14	11	1.30	0.98	14	1.10		

续表

疾病名称	合 计			男 性			女 性			全国 2019年	与全国相比（%）
	死亡率	死因顺位	标化死亡率	死亡率	死因顺位	标化死亡率	死亡率	死因顺位	标化死亡率		
卵巢癌	0.84	15	0.95				1.73	11	1.90	1.12	−15.18
肾癌	0.77	16	0.94	0.86	13	1.08	0.68	15	0.80		
子宫体癌	0.70	17	0.82				1.43	13	1.63	0.98	−16.33
骨癌	0.59	18	0.81	0.86	13	1.42	0.30	18	0.32		
皮肤癌	0.59	18	0.78	0.71	15	0.92	0.45	16	0.59	0.60	30.00
甲状腺癌	0.18	20	0.25	0.14	16	0.22	0.23	19	0.28		
鼻咽癌	0.11	21	0.13	0.14	16	0.17	0.08	20	0.10		
喉癌	0.07	22	0.07	0.14	16	0.15	0.00		0.00		
其他	11.02		13.93	12.19		16.19	9.78		11.85		

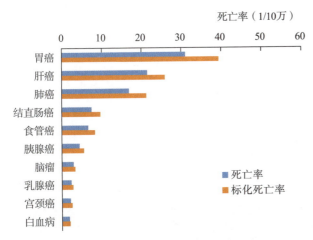

图 3-15　2020 年青海省调查地区前十种恶性肿瘤死亡率及标化死亡率

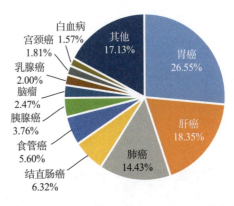

图 3-16　2020 年青海省调查地区前十种恶性肿瘤死因构成

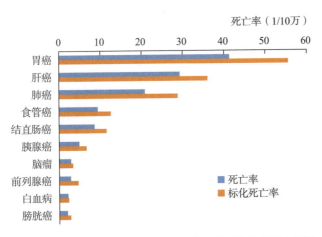

图 3-17　2020 年青海省调查地区男性前十种恶性肿瘤死亡率及标化死亡率

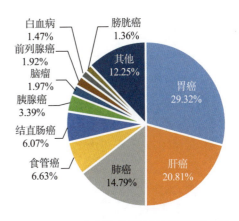

图 3-18　2020 年青海省调查地区男性前十种恶性肿瘤死因构成

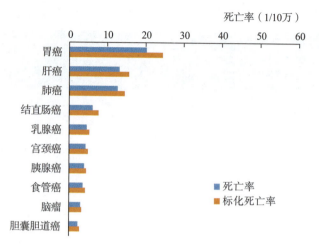

图 3-19　2020年青海省调查地区女性前十种恶性肿瘤死亡率及标化死亡率

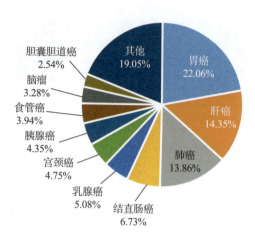

图 3-20　2020年青海省调查地区女性前十种恶性肿瘤死因构成

3.2.2　2020年不同地区死亡情况

恶性肿瘤死亡率以农村最高、城市次之、牧区最低，标化死亡率则以牧区最高、农村次之、城市最低；不同地区恶性肿瘤死因顺位有所不同。城市前六位癌症分别为肺癌、胃癌、肝癌、结直肠癌、胰腺癌和食管癌，农村前六位癌症分别为胃癌、肝癌、肺癌、结直肠癌、食管癌和胰腺癌，牧区前六位癌症分别为胃癌、肝癌、肺癌、食管癌、结直肠癌和脑瘤。部分癌症有明显不同的地域特点，其中肺癌、结直肠癌、前列腺癌、胆囊/胆道癌、乳腺癌标化死亡率以城市最高，胃癌、食管癌、白血病标化死亡率以农村最高，肝癌、宫颈癌及脑瘤标化死亡率以牧区最高（表3-5，图3-21～图3-26）。

表3-5　2020年青海省不同调查地区前十种恶性肿瘤死亡率（1/10万）

死因顺位	城市疾病名称	死亡率	标化死亡率	农村疾病名称	死亡率	标化死亡率	牧区疾病名称	死亡率	标化死亡率
	合计	114.51	123.80	合计	125.35	148.68	合计	109.14	159.69
1	肺癌	22.29	23.63	胃癌	39.38	48.05	胃癌	28.95	44.23
2	胃癌	18.16	19.41	肝癌	23.43	26.58	肝癌	23.35	33.30
3	肝癌	13.84	14.95	肺癌	16.21	19.23	肺癌	14.71	22.29
4	结直肠癌	10.43	11.73	结直肠癌	8.73	10.77	食管癌	5.79	9.09
5	胰腺癌	8.09	8.61	食管癌	8.46	9.98	结直肠癌	4.37	6.62
6	食管癌	4.13	4.31	胰腺癌	4.10	4.72	脑瘤	2.94	3.40
7	胆囊胆道癌	3.42	3.43	脑瘤	2.94	3.27	胰腺癌	2.75	4.03
8	乳腺癌	3.06	3.08	乳腺癌	2.49	2.85	宫颈癌	2.75	3.75
9	前列腺癌	3.06	4.09	白血病	2.32	2.43	白血病	1.90	2.14
10	脑瘤	2.70	2.90	宫颈癌	2.05	2.35	乳腺癌	1.80	2.45
	其他	25.33	27.66	其他	15.24	18.45	其他	19.83	28.39

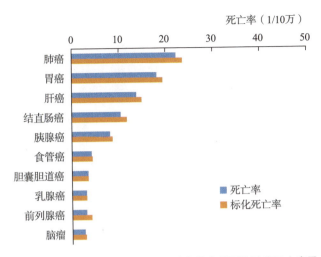

图 3-21　2020 年青海省调查地区城市前十种恶性肿瘤死亡率及标化死亡率

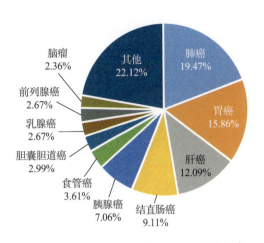

图 3-22　2020 年青海省调查地区城市前十种恶性肿瘤死因构成

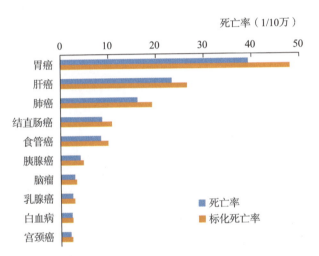

图 3-23　2020 年青海省调查地区农村前十种恶性肿瘤死亡率及标化死亡率

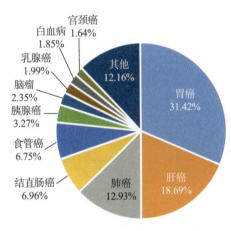

图 3-24　2020 年青海省调查地区农村前十种恶性肿瘤死因构成

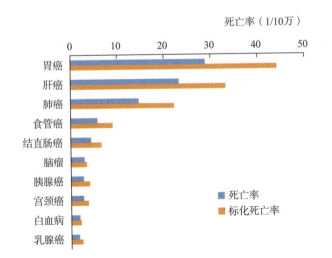

图 3-25　2020 年青海省调查地区牧区前十种恶性肿瘤死亡率及标化死亡率

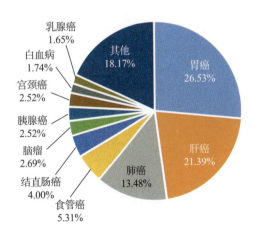

图 3-26　2020 年青海省调查地区牧区前十种恶性肿瘤死因构成

3.2.3 不同时期死亡情况

1975—2020年恶性肿瘤死亡率上升了73.87%，而标化死亡率仅上升了2.46%，由此说明45年来青海省恶性肿瘤死亡率的上升主要与人口老龄化有关。不同时期恶性肿瘤死因顺位明显不同，胃癌始终居第一位，1975—2020年死亡率及标化死亡率分别下降了14.04%及49.51%，标化死亡率下降尤为明显；肝癌死因顺位由1975年的第三位上升至2006年及以后的第二位，且死亡率及标化死亡率45年来分别上升了224.51%及97.40%；肺癌由1975年的第六位上升至2006年及以后的第三位，且死亡率及标化死亡率45年来分别上升了617.87%及335.32%，是上升速度最快的癌种。2020年与1975年相比标化死亡率上升幅度由高到低依次为肺癌、脑瘤、乳腺癌、肝癌、结直肠癌、膀胱癌、白血病及淋巴癌，标化死亡率分别上升了335.32%、140.44%、126.45%、97.40%、73.42%、53.06%、51.54%及1.17%；标化死亡率下降幅度由高到低依次为鼻咽癌、食管癌、宫颈癌和胃癌，下降幅度依次为88.89%、61.95%、60.06%及49.51%（图3-27、图3-28，表3-6）。

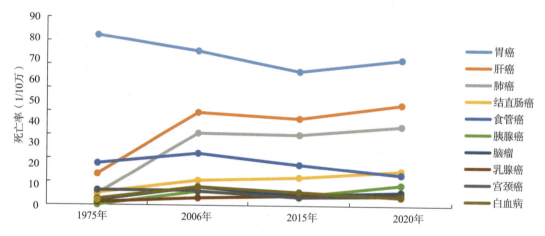

图3-27　1975—2020年青海省调查地区前十种恶性肿瘤死亡率变化情况

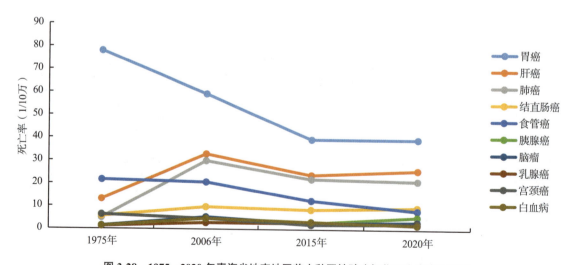

图3-28　1975—2020年青海省地查地区前十种恶性肿瘤标化死亡率变化情况

表 3-6　1975—2020 年青海省不同时期恶性肿瘤死亡率及标化死亡率（1/10 万）

疾病名称	2020 年			2015 年			2006 年			1975 年			2020 年与 1975 年相比(%)	
	死亡率	死因顺位	标化死亡率	死亡率	死因顺位	标化死亡率	死亡率	死因顺位	标化死亡率	死亡率	死因顺位	标化死亡率	死亡率	标化死亡率
合计	116.89		145.59	105.62		144.41	112.06		200.42	67.23		142.09	73.87	2.46
胃癌	31.04	1	39.37	28.51	1	39.36	32.79	1	59.11	36.11	1	77.98	-14.04	-49.51
肝癌	21.45	2	25.86	18.49	2	23.80	19.71	2	32.83	6.61	3	13.10	224.51	97.40
肺癌	16.87	3	21.20	15.04	3	22.01	15.31	3	29.87	2.35	6	4.87	617.87	335.32
结直肠癌	7.39	4	9.59	5.93	4	8.58	5.27	5	9.69	2.55	5	5.53	189.80	73.42
食管癌	6.55	5	8.20	8.66	5	12.55	11.03	4	20.57	8.87	2	21.55	-26.16	-61.95
胰腺癌	4.39	6	5.44	2.00	6	2.65	2.91	9	5.09	—		—	—	—
脑瘤	2.89	7	3.27	2.17	7	2.68	3.84	7	5.28	1.00	8	1.36	189.00	140.44
乳腺癌	2.34	8	2.74	2.09	8	2.46	1.55	13	2.77	0.59	11	1.21	296.61	126.45
宫颈癌	2.12	9	2.50	1.76	10	2.06	2.98	8	4.64	3.13	4	6.26	-32.27	-60.06
白血病	1.83	10	1.97	2.85	9	3.25	3.90	6	4.66	1.28	7	1.30	42.97	51.54
胆囊胆道癌	1.61	11	2.02	1.72	11	2.37	1.67	11	3.43	—		—	—	—
前列腺癌	1.39	12	2.03	0.84	13	1.41	0.93	15	3.18	—		—	—	—
膀胱癌	1.10	13	1.50	0.72	15	1.10	1.43	14	3.33	0.32	12	0.98	243.75	53.06
淋巴癌	1.06	14	1.19	0.80	14	1.16	1.74	10	2.61	0.80	9	1.17	32.50	1.71
卵巢癌	0.84	15	0.95	0.40	16	0.45	0.43	20	0.72	—		—	—	—
肾癌	0.77	16	0.94	0.32	18	0.41	0.81	16	1.52	—		—	—	—
子宫体癌	0.70	17	0.82	0.40	16	0.49	—		—	—		—	—	—
骨癌	0.59	18	0.81	1.00	12	1.18	1.61	12	2.62	—		—	—	—
皮肤癌	0.59	18	0.78	0.32	18	0.51	0.31	21	0.70	—		—	—	—
甲状腺癌	0.18	20	0.25	0.12	22	0.16	0.74	17	1.52	—		—	—	—
鼻咽癌	0.11	21	0.13	0.28	20	0.38	0.74	17	1.34	0.64	10	1.17	-82.81	-88.89
喉癌	0.07	22	0.07	0.28	20	0.38	0.56	19	0.97	—		—	—	—
其他	11.02		13.93	10.91		15.02	1.80		3.97	2.98		5.64	—	—

3.3 内分泌及营养代谢病

3.3.1 2020年总死亡情况

2020年内分泌及营养代谢病死亡率为16.91/10万，标化死亡率为22.08/10万。其中主要死因为糖尿病，糖尿病死亡率及标化死亡率分别为15.30/10万及19.94/10万，标化死亡率较全国相比增加了57.26%；死亡率及标化死亡率男性均高于女性（表3-7）。

表3-7 2020年青海省不同调查地区内分泌及营养代谢病死亡率及标化死亡率（1/10万）

疾病名称	合计		男性		女性		全国2019年标化死亡率	与全国相比（%）
	死亡率	标化死亡率	死亡率	标化死亡率	死亡率	标化死亡率		
合计	16.91	22.08	17.75	24.70	16.02	19.51		
糖尿病	15.30	19.94	16.25	22.66	14.29	17.31	12.68	57.26
其他	1.61	2.14	1.50	2.03	1.73	2.20		

3.3.2 2020年不同地区死亡情况

内分泌及营养代谢病城市明显高于农村和牧区。其中糖尿病标化死亡率城市分别是农村和牧区的1.85倍和2.22倍（表3-8）。

表3-8 2020年青海省不同调查地区内分泌及营养代谢病死亡率（1/10万）

疾病名称	城市		农村		牧区	
	死亡率	标化死亡率	死亡率	标化死亡率	死亡率	标化死亡率
合计	30.92	34.43	15.15	19.04	11.39	17.09
糖尿病	28.94	32.22	13.99	17.37	9.49	14.52
其他	1.98	2.22	1.16	1.67	1.90	2.58

3.3.3 不同时期死亡情况

1975—2020年内分泌与营养代谢病死亡率及标化死亡率分别上升了610.50%及592.16%，其中糖尿病死亡率及标化死亡率分别上升了1721.43%及1045.98%（表3-9）。

表3-9 1975—2020年青海省不同时期内分泌及营养代谢病死亡率及标化死亡率（1/10万）

疾病名称	2020年		2015年		2006年		1975年		2020年与1975年相比（%）	
	死亡率	标化死亡率	死亡率	标化死亡率	死亡率	标化死亡率	死亡率	标化死亡率	死亡率	标化死亡率
合计	16.91	22.08	12.71	19.00	11.40	21.01	2.38	3.19	610.50	592.16
糖尿病	15.30	19.94	10.87	16.08	10.85	20.27	0.84	1.74	1721.43	1045.98
其他	1.61	2.14	1.84	2.92	0.55	0.74	1.54	1.45	4.55	4.758

3.4 心脏病

3.4.1 2020年总死亡情况

2020年心脏病死亡率及标化死亡率分别为144.01/10万及207.83/10万,男女性死亡率基本接近,而标化死亡率男性略高于女性。第一为缺血性心脏病,占56.69%,死亡率及标化死亡率男性均高于女性,标化亡率高于全国21.31%;第二为高血压及其并发症,死亡率男性略低于女性,标化死亡率男性略高于女性,标化死亡率高于全国77.09%;第三至第四位分别为肺源性心脏病及心脏性猝死,均明显高于全国水平（<1.12/10万）;风湿性心脏病死亡率及标化死亡率男性均低于女性,标化死亡率高于全国41.94%（表3-10,图3-29~图3-34）。

表3-10 2020年青海省调查地区心脏病死亡率、标化死亡率及其变化情况（1/10万）

疾病名称	合计 死亡率	合计 死因顺位	合计 标化死亡率	男性 死亡率	男性 死因顺位	男性 标化死亡率	女性 死亡率	女性 死因顺位	女性 标化死亡率	全国2019年标化死亡率	与全国相比（%）
合计	144.01		207.83	145.65		226.96	142.29		190.38		
缺血性心脏病	81.65	1	117.68	84.19	1	130.40	78.97	1	106.02	97.01	21.31
高血压及其并发症	20.86	2	30.53	20.60	2	33.26	21.13	2	28.34	17.24	77.09
肺源性心脏病	14.60	3	21.03	14.54	3	22.73	14.67	3	19.36		
心脏性猝死	7.69	4	10.88	8.84	4	13.30	6.47	4	8.66		
风湿性心脏病	3.15	5	4.40	2.00	5	3.47	4.36	5	5.28	3.10	41.94
其他	16.07		23.31	15.47		23.78	16.70		22.72		

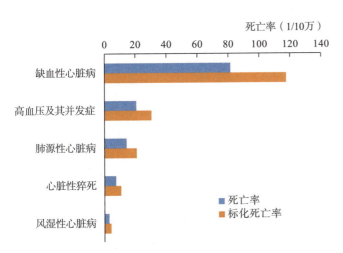

图3-29 2020年青海省调查地区几种主要心脏病死亡率及标化死亡率

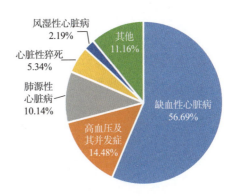

图3-30 2020年青海省调查地区几种主要心脏病死因构成

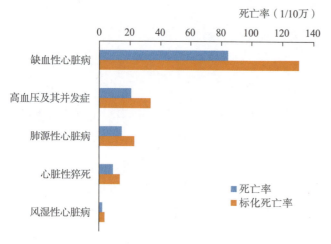

图 3-31 2020 年青海省调查地区男性几种主要心脏病死亡率及标化死亡率

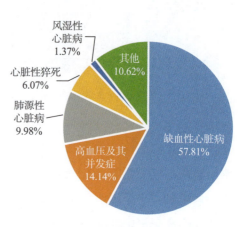

图 3-32 2020 年青海省调查地区男性几种主要心脏病死因构成

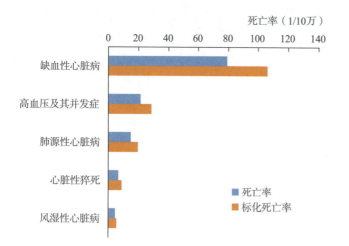

图 3-33 2020 年青海省调查地区女性几种主要心脏病死亡率及标化死亡率

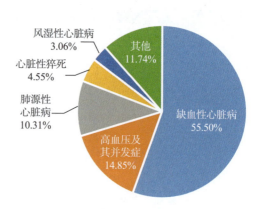

图 3-34 2020 年青海省调查地区女性几种主要心脏病死因构成

3.4.2 2020 年不同地区死亡情况

城市心脏病死亡率及标化死亡率均明显高于农村和牧区。各地区心脏病死因顺位有所不同，但缺血性心脏病均是第一位死因，其死亡率及标化死亡率均是农村最高、城市次之、牧区最低；高血压及其并发症均是第二位死因，其死亡率及其化死亡率城市明显高于农村和牧区；心脏性猝死在城市是第三位，在农村和牧区都是第四位，其死亡率及其化死亡率城市明显高于农村和牧区；肺源性心脏病在城市是第四位，在农村和牧区都是第三位，但其死亡率及标化死亡率城市略高于农村和牧区；风湿性心脏病在各地均是第五位，其死亡率及标化死亡率均以农村最高（表 3-11，图 3-35 ~ 图 3-40）。

表 3-11　2020 年青海省不同调查地区心脏病死亡率及标化死亡率（1/10 万）

疾病名称	城 市			农 村			牧 区		
	死亡率	死因顺位	标化死亡率	死亡率	死因顺位	标化死亡率	死亡率	死因顺位	标化死亡率
合计	186.78		231.36	149.23		212.96	115.88		189.94
缺血性心脏病	88.45	1	110.00	94.17	1	134.41	64.73	1	106.71
高血压及其并发症	37.75	2	46.55	15.68	2	22.59	17.46	2	29.20
心脏性猝死	21.03	3	26.37	4.37	4	5.53	4.18	4	6.33
肺源性心脏病	19.77	4	24.82	14.70	3	19.99	11.77	3	19.64
风湿性心脏病	3.60	5	3.98	4.01	5	5.64	1.99	5	3.38
其他	16.18		19.64	16.30		24.80	15.75		24.68

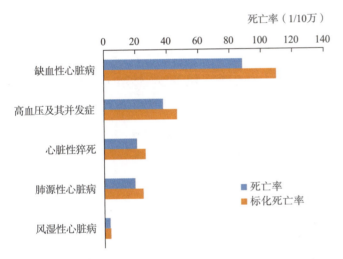

图 3-35　2020 年青海省调查地区城市几种主要心脏病死亡率及标化死亡率

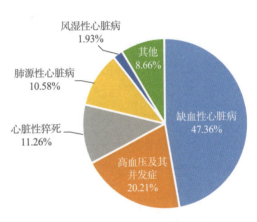

图 3-36　2020 年青海省调查地区城市几种主要心脏病死因构成

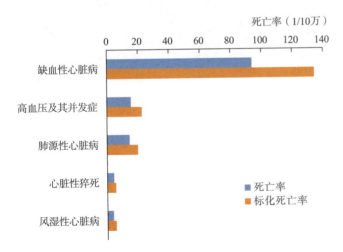

图 3-37　2020 年青海省调查地区农村几种主要心脏病死亡率及标化死亡率

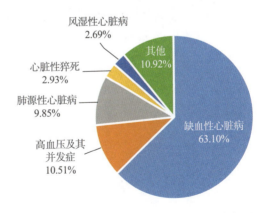

图 3-38　2020 年青海省调查地区农村几种主要心脏病死因构成

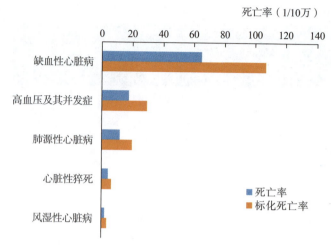

图 3-39　2020 年青海省调查地区牧区几种主要心脏病死亡率及标化死亡率

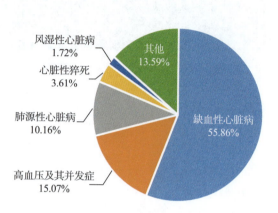

图 3-40　2020 年青海省调查地区牧区几种主要心脏病死因构成

3.4.3　不同时期死亡情况

1975—2020 年心脏病死亡率上升了 48.43%；标化死亡率下降了 18.28%。1975—2020 年心脏病病种构成发生了很大变化，缺血性心脏病由第四位上升至第一位，死亡率及标化死亡率分别上升了 1029.32% 及 449.91%；高血压及其并发症由第三位上升至第二位，死亡率及标化死亡率分别上升了 137.32% 及 18.70%；肺源性心脏病由第一位下降至第三位，死亡率及标化死亡率分别下降了 74.96% 及 86.62%；心脏性猝死 2015 年之前未统计，2015—2020 年无论是死亡率及标化死亡率均明显上升；风湿性心脏病由第二位下降至第五位，死亡率及标化死亡率分别下降了 80.89% 及 87.32%（表 3-12，图 3-41、图 3-42）。

表 3-12　1975—2020 年青海省调查地区心脏病死亡率及标化死亡率（1/10 万）

疾病名称	2020 年			2015 年			2006 年			1975 年			2020 年与 1975 年相比（%）	
	死亡率	死因顺位	标化死亡率	死亡率	死因顺位	标化死亡率	死亡率	死因顺位	标化死亡率	死亡率	死因顺位	标化死亡率	死亡率	标化死亡率
合计	144.01		207.83	119.25		193.02	62.72		142.58	97.02		254.31	48.43	-18.28
缺血性心脏病	81.65	1	117.68	59.26	1	97.36	40.91	1	96.29	7.23	4	21.40	1 029.32	449.91
高血压及其并发症	20.86	2	30.53	12.51	3	20.62	2.23	4	5.44	8.79	3	25.72	137.32	18.70
肺源性心脏病	14.60	3	21.03	29.67	2	47.37	10.10	2	22.17	58.3	1	157.23	-74.96	-86.62
心脏性猝死	7.69	4	10.88	5.21	4	7.19	—		—	—		—		
风湿性心脏病	3.15	5	4.40	2.85	5	4.25	5.08	3	9.55	16.48	2	34.71	-80.89	-87.32
其他	16.07		23.31	9.74		16.24	4.40		9.13	6.22		15.25		

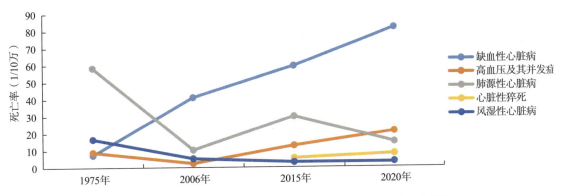

图3-41 1975—2020年青海省调查地几种主要心脏病死亡率变化趋势

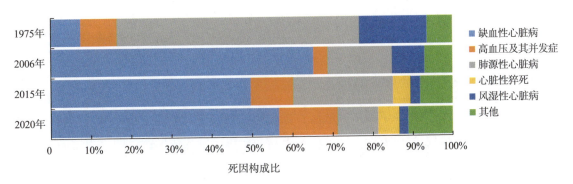

图3-42 1975—2020年青海省调查地区几种主要心脏病死因构成

3.5 脑血管病

3.5.1 2020年总死亡情况

2020年脑血管病死亡率及标化死亡率分别为115.47/10万及158.01/10万,男性死亡率及标化死亡率均明显高于女性。以脑出血最为常见(占72.58%),其次为脑梗死(占21.48%),男女性死因顺位一致。标化死亡率与全国相比,高于全国39.63%(表3-13、图3-43、图3-44)。

表3-13 2020年青海省调查地区脑血管病死亡率及标化死亡率(1/10万)

疾病名称	合计			男性			女性			全国2019年标化死亡率	与全国相比(%)
	死亡率	死因顺位	标化死亡率	死亡率	死因顺位	标化死亡率	死亡率	死因顺位	标化死亡率		
合计	115.47		158.01	124.55		180.02	105.89		137.05	113.16	39.63
脑出血	83.81	1	113.04	91.47	1	129.82	75.73	1	96.91		
脑梗死	24.81	2	35.16	25.59	2	39.16	23.99	2	31.56		
脑卒中(未分类)	3.92	3	5.67	4.21	3	6.22	3.61	3	5.08		
其他	2.93		4.14	3.28		4.82	2.56		3.49		

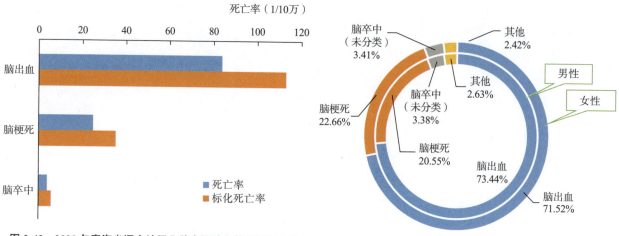

图 3-43 2020 年青海省调查地区几种主要脑血管病死亡率及标化死亡率

图 3-44 2020 年青海省调查地区几种主要脑血管病分性别死因构成

3.5.2 2020 年不同地区死亡情况

脑血管病死亡率农村明显高于城市和牧区，标化死亡率以农村最高、牧区次之、城市最低。不同调查地区死因顺位相同。脑出血城市明显低于农村和牧区，脑梗死城市又明显高于农村和牧区，脑卒中死亡率以农村最高（表 3-14，图 3-45、图 3-46）。

表 3-14 2020 年青海省不同调查地区脑血管病死亡率及标化死亡率（1/10 万）

疾病名称	城 市			农 村			牧 区		
	死亡率	死因顺位	标化死亡率	死亡率	死因顺位	标化死亡率	死亡率	死因顺位	标化死亡率
合计	106.42		124.66	140.32		188.90	93.77		149.01
脑出血	58.06	1	66.28	106.91	1	142.21	72.79	1	115.06
脑梗死	42.96	2	51.67	27.89	2	38.99	11.96	2	19.03
脑卒中（未分类）	3.06	3	4.12	5.17	3	7.31	3.04	3	5.01
其他	2.34		2.6	0.36		0.38	5.98		9.91

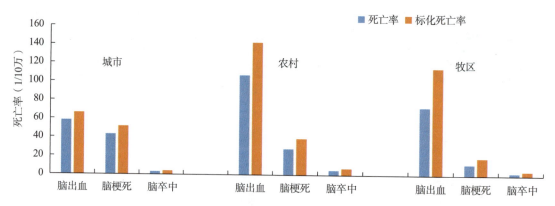

图 3-45 2020 年青海省不同调查地区几种主要脑血管病死亡率及标化死亡率

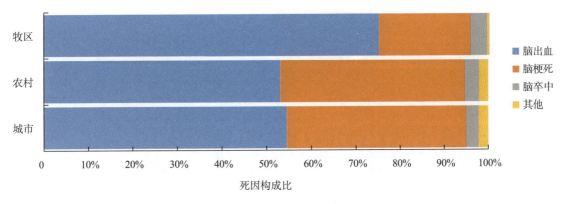

图 3-46　2020 年青海省不同调查地区几种主要脑血管病死因构成

3.5.3　不同时期死亡情况

1975 年脑血管病死亡率及标化死亡率分别为 28.52/10 万及 80.27/10 万，均处于较低水平；1975—2020 年死亡率持续上升，总体上升了 304.87%；标化死亡率先上升后下降，其中 1975—2006 年是上升幅度最快的时期，2006 年以后则持续下降。分类分析发现 2006—2020 年脑出血死亡率仅上升了 4.81%，而标化死亡下降了 30.62%；脑梗死无论是死亡率或标化死亡率均有较大程度的上升（表 3-15，图 3-47、图 3-48）。

表 3-15　2006—2020 年青海省调查地区脑血管病死亡率及标化死亡率（1/10 万）

疾病名称	2020 年			2015 年			2006 年			2020 年与 2006 年相比（%）	
	死亡率	死因顺位	标化死亡率	死亡率	死因顺位	标化死亡率	死亡率	死因顺位	标化死亡率	死亡率	标化死亡率
合计	115.47		158.01	114.76		172.42	94.21		198.68	22.57	-20.47
脑出血	83.81	1	113.04	95.95	1	143.23	79.96	1	162.93	4.81	-30.62
脑梗死	24.81	2	35.16	13.67	2	21.41	9.05	2	22.08	174.14	59.24
脑卒中（未特指出血或梗死）	3.92	3	5.67	2.29	3	3.44	5.21	3	13.67	-24.76	-58.52
其他	2.93		4.14	2.85		4.32					

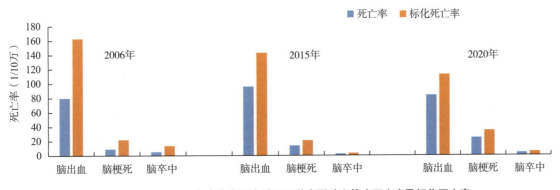

图 3-47　2006—2020 年青海省调查地区几种主要脑血管病死亡率及标化死亡率

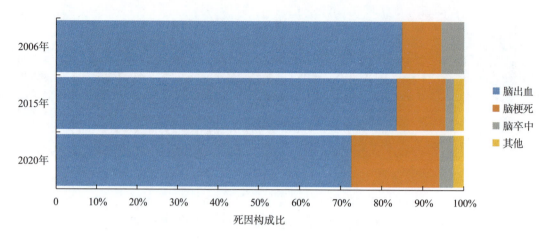

图 3-48 2006—2015 年青海省调查地区几种主要脑血管病死因构成

3.6 呼吸系统疾病

3.6.1 2020 年总死亡情况

2020 年呼吸系统疾病死亡率及标化死亡率分别为 92.08/10 万及 129.70/10 万，男性高于女性，其中主要以慢性阻塞性肺疾病为主（占 78.78%），肺炎居第二位（占 13.15%）。与全国相比呼吸系统疾病标化死亡率高于全国 229.10%，其中慢性阻塞性肺疾病、肺炎及哮喘和标化死亡率分别高于全国 262.01%、111.00% 及 30.11%（表 3-16，图 3-49～图 3-54）。

表 3-16 2020 年青海省调查地区呼吸系统疾病死亡率及标化死亡率（1/10 万）

疾病名称	合计			男性			女性			全国2019年标化死亡率	与全国相比（%）
	死亡率	死因顺位	标化死亡率	死亡率	死因顺位	标化死亡率	死亡率	死因顺位	标化死亡率		
合计	92.08		129.70	97.74		150.91	86.11		111.68	39.41	229.10
慢性阻塞性肺疾病	72.54	1	103.86	76.78	1	121.12	68.06	1	89.36	28.69	262.01
肺炎	12.11	2	15.15	13.12	2	18.16	11.06	2	12.68	7.18	111.00
哮喘	0.88	3	1.21	0.71	3	1.08	1.05	3	1.33	0.93	30.11
尘肺病	0.33	4	0.38	0.50	4	0.57	0.15	4	0.18		
其他	6.22		9.10	6.63		9.98	5.79		8.13		

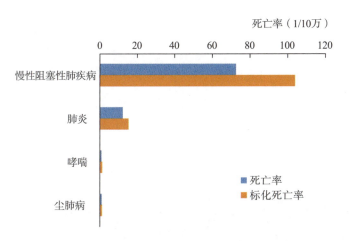

图 3-49　2020 年青海省调查地区几种主要呼吸系统疾病死亡率及标化死亡率

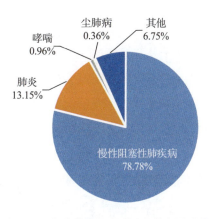

图 3-50　2020 年青海省调查地区几种主要呼吸系统疾病死因构成

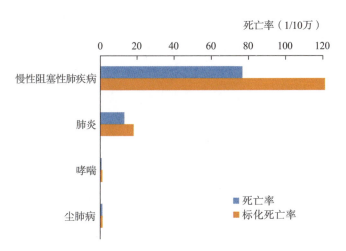

图 3-51　2020 年青海省调查地区男性几种主要呼吸系统疾病死亡率及标化死亡率

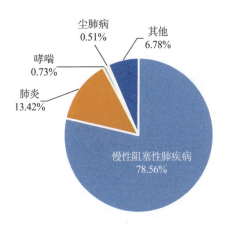

图 3-52　2020 年青海省调查地区男性几种主要呼吸系统疾病死因构成

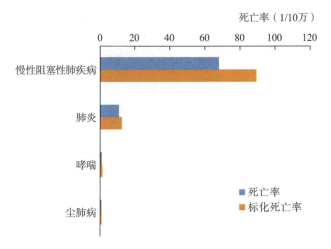

图 3-53　2020 年青海省调查地区女性几种主要呼吸系统疾病死亡率及标化死亡率

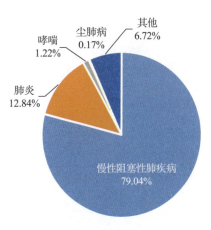

图 3-54　2020 年青海省调查地区女性几种主要呼吸系统疾病死因构成

3.6.2 2020年不同地区死亡情况

城市呼吸系统疾病死亡率和标化死亡率明显低于农村和牧区，农村和牧区死亡率基本接近，但标化死亡率牧区明显高于农村；其中慢性阻塞性肺疾病死亡率和标化死亡率城市明显低于农村和牧区；肺炎死亡率及标化死亡率均以牧区最高、城市次之、农村最低；支气管哮喘及尘肺病死亡率均很低（表3-17，图3-55～图3-60）。

表3-17 2020年青海省不同调查地区呼吸系统疾病死亡率及标化死亡率（1/10万）

疾病名称	城市			农村			牧区		
	死亡率	死因顺位	标化死亡率	死亡率	死因顺位	标化死亡率	死亡率	死因顺位	标化死亡率
合计	73.52		96.54	95.42		133.78	98.33		152.10
慢性阻塞性肺疾病	47.10	1	63.11	83.30	1	117.62	74.50	1	122.62
肺炎	11.51	2	14.39	6.68	2	8.63	18.22	2	21.48
支气管哮喘	1.44	3	1.44	0.89	3	1.33	0.57	3	0.79
尘肺病	0.18	4	0.22	0.62	4	0.66	0.09	4	0.09
其他	13.30		17.38	3.92		5.54	4.94		7.12

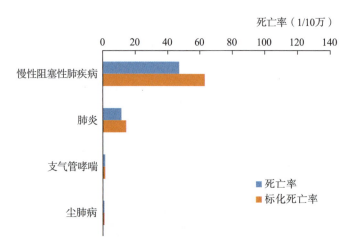

图3-55 2020年青海省调查地区城市几种主要呼吸系统疾病死亡率及标化死亡率

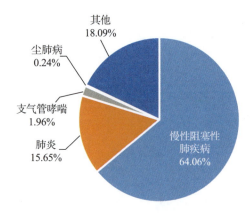

图3-56 2020年青海省调查地区城市几种主要呼吸系统疾病死因构成

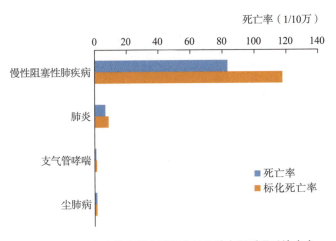

图 3-57　2020 年青海省调查地区农村几种主要呼吸系统疾病死亡率及标化死亡率

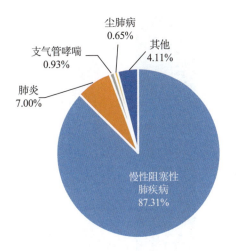

图 3-58　2020 年青海省调查地区农村几种主要呼吸系统疾病死因构成

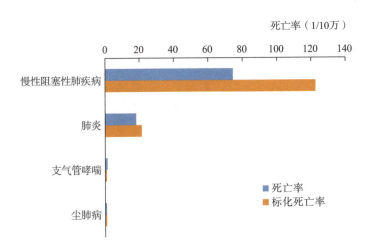

图 3-59　2020 年青海省调查地区牧区几种主要呼吸系统疾病死亡率及标化死亡率

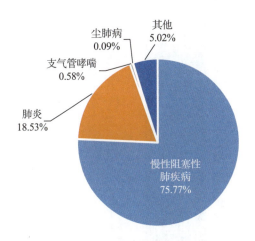

图 3-60　2020 年青海省调查地区牧区几种主要呼吸系统疾病死因构成

3.6.3　不同时期死亡情况

1975—2020 年呼吸系统疾病死亡率及标化死亡率分别下降了 39.62% 及 16.46%。分病种分析发现慢性阻塞性肺疾病 1975—2020 年死亡率及标化死亡率分别上升了 343.13% 及 120.79%，其中，1975—2006 年死亡率及标化死亡率均快速上升，2006—2015 年死亡率及标化死亡率均明显下降，2015—2020 年死亡率变化较小，但标化死亡率持续下降；肺炎 1975 年死亡率高达 126.39/10 万，是呼吸系统疾病死因顺位第一的疾病，1975—2020 年死亡率及标化死亡率分别下降了 90.42% 及 82.61%，而 1975—2006 年是下降幅度较大的时期，之后下降幅度减缓（表 3-18、图 3-61、图 3-62）。

表 3-18　1975—2020 年青海省调查地区呼吸系统疾病死亡率及标化死亡率（1/10 万）

疾病名称	2020 年			2015 年			2006 年			1975 年			2020 年与 1975 年相比（%）	
	死亡率	死因顺位	标化死亡率	死亡率	死因顺位	标化死亡率	死亡率	死因顺位	标化死亡率	死亡率	死因顺位	标化死亡率	死亡率	标化死亡率
合计	92.08		129.70	89.86		140.95	107.35		236.65	152.51		155.25	-39.62	-16.46
慢性阻塞性肺疾病	72.54	1	103.86	70.40	1	115.29	89.62	1	205.75	16.37	2	47.04	343.13	120.79
肺炎	12.11	2	15.15	13.91	2	17.90	14.44	2	24.26	126.39	1	87.14	-90.42	-82.61
哮喘	0.88	3	1.21	0.60	3	0.96	1.49	3	3.22	—		—		—
尘肺病	0.33	4	0.38	0.48	4	0.48	0.68	4	1.28	0.18	3	0.34	83.33	11.76
其他	6.22		9.10	4.45		6.31	1.12		2.14	9.57		20.74		

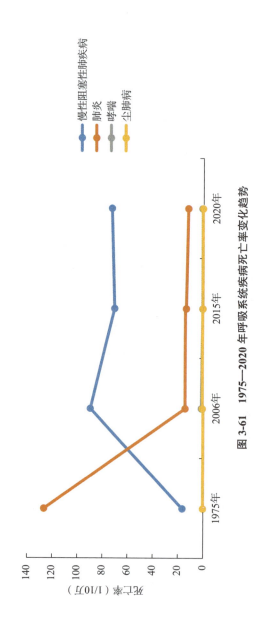

图 3-61　1975—2020 年呼吸系统疾病死亡率变化趋势

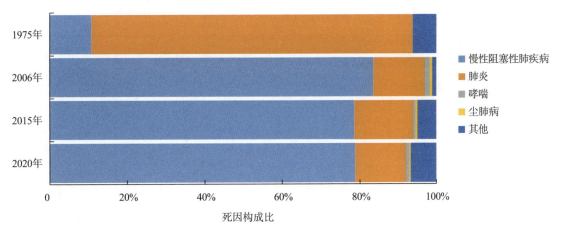

图 3-62　1975—2020 年青海省调查地区呼吸系统疾病死因构成

3.7　消化系统疾病

3.7.1　2020 年总死亡情况

2020 年消化系统疾病死亡率及标化死亡率分别为 19.40/10 万及 24.55/10 万，其中主要以消化性溃疡及肝硬化为主，分别占 35.28% 及 32.28%，男女性均以消化性溃疡及肝硬化为主。除胆囊疾病和胰腺炎女性略高于男性，其余均是男性高于女性。与全国相比，消化系统疾病标化死亡率高于全国 113.48%，其中肝硬化高于全国 92.97%，消化性溃疡高于全国 380.00%，阑尾炎高于全国 342.86%（表 3-19，图 3-63、图 3-68）。

表 3-19　2020 年青海省调查地区消化系统疾病死亡率及标化死亡率（1/10 万）

疾病名称	合计			男性			女性			全国2019年标化死亡率	与全国相比（%）
	死亡率	死因顺位	标化死亡率	死亡率	死因顺位	标化死亡率	死亡率	死因顺位	标化死亡率		
合计	19.40		24.55	22.31		28.63	16.32		20.33	11.50	113.48
消化性溃疡	6.84	1	8.88	7.70	2	10.23	5.94	1	7.54	1.85	380.00
肝硬化	6.26	2	7.41	7.98	1	9.38	4.44	2	5.30	3.84	92.97
胆囊疾病	1.46	3	2.12	1.14	3	1.84	1.80	3	2.39		
胰腺炎	1.06	4	1.25	1.00	5	1.21	1.13	4	1.28		
肠梗阻	0.91	5	1.19	1.14	4	1.46	0.68	5	0.93		
阑尾炎	0.22	6	0.31	0.36	6	0.57	0.08	6	0.10	0.07	342.86
其他	2.64		3.40	2.99		3.93	2.26		2.80		

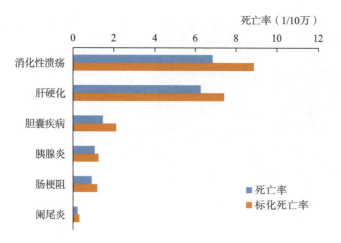

图 3-63　2020 年青海省调查地区几种主要消化系统疾病死亡率及标化死亡率

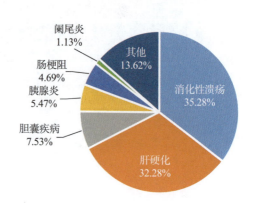

图 3-64　2020 年青海省调查地区几种主要消化系统疾病死因构成

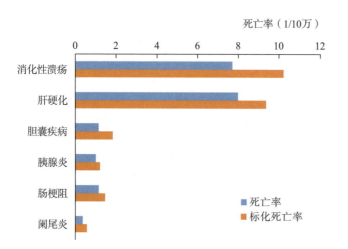

图 3-65　2020 年青海省调查地区男性几种主要消化系统疾病死亡率及标化死亡率

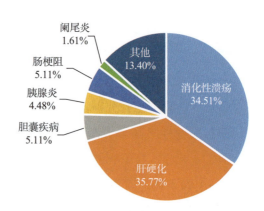

图 3-66　2020 年青海省调查地区男性几种主要消化系统疾病死因构成

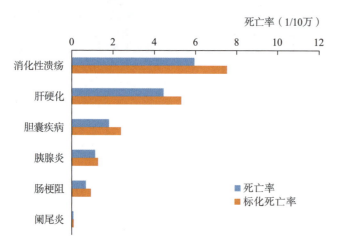

图 3-67　2020 年青海省调查地区女性几种主要消化系统疾病死亡率及标化死亡率

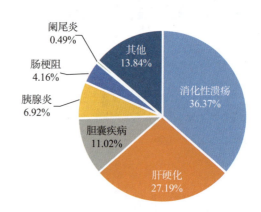

图 3-68　2020 年青海省调查地区女性几种主要消化系统疾病死因构成

3.7.2 2020年不同地区死亡情况

消化系统疾病死亡率及标化死亡率牧区略高于农村和城市；其中肝硬化以牧区最高、城市次之、农村最低，消化性溃疡农村最高、牧区次之、城市最低，胆囊疾病城市明显高于农村和牧区，肠梗阻农村和城市明显高于牧区，胰腺炎以牧区最高（表3-20，图3-69~图3-74）。

表3-20 2020年青海省调查地区消化系统疾病死亡率及标化死亡率（1/10万）

疾病名称	城市			农村			牧区		
	死亡率	死因顺位	标化死亡率	死亡率	死因顺位	标化死亡率	死亡率	死因顺位	标化死亡率
合计	18.70		20.07	17.73		21.73	21.54		31.41
肝硬化	7.19	1	7.25	4.10	2	4.63	8.07	1	11.06
消化性溃疡	3.42	2	3.64	9.18	1	11.51	6.17	2	9.64
胆囊疾病	2.88	3	3.64	0.80	4	1.09	1.42	3	2.22
肠梗阻	1.08	4	1.00	1.16	3	1.53	0.57	5	0.86
胰腺炎	0.90	5	0.77	0.80	4	0.92	1.42	3	1.96
阑尾炎	0.00		0.00	0.27	6	0.43	0.28	6	0.39
其他	3.24		3.79	1.43		1.62	3.61		5.29

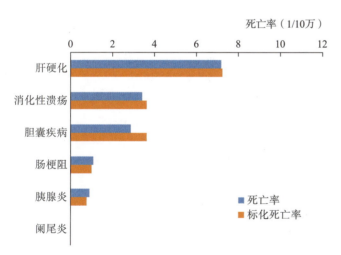

图3-69 2020年青海省调查地区城市几种主要消化系统疾病死亡率及标化死亡率

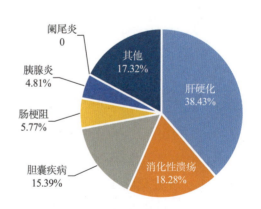

图3-70 2020年青海省调查地区城市几种主要消化系统疾病死因构成

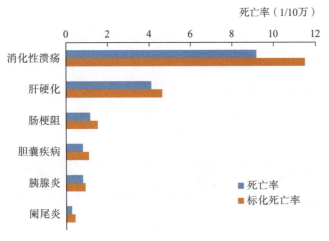

图 3-71　2020 年青海省调查地区农村几种主要消化系统疾病死亡率及标化死亡率

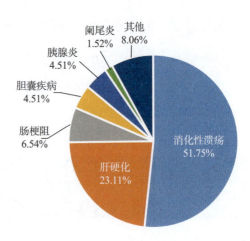

图 3-72　2020 年青海省调查地区农村几种主要消化系统疾病死因构成

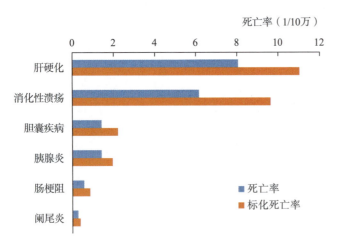

图 3-73　2020 年青海省调查地区牧区几种主要消化系统疾病死亡率及标化死亡率

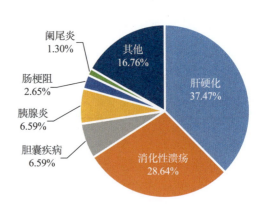

图 3-74　2020 年青海省调查地区牧区几种主要消化系统疾病死因构成

3.7.3　不同时期死亡情况

1975—2020 年消化系统疾病死亡率及标化死亡率呈大幅度下降，分别下降了 74.22% 及 80.75%；其中消化性溃疡除 2015 年外，均是第一位死因，死亡率及标化死亡率分别下降了 62.44% 及 78.85%；肝硬化除 2015 年外，均是第二位死因，死亡率及标化死亡率分别下降了 48.35% 及 70.30%；胆囊疾病由 2006 年的第四位上升至 2015 年及以后的第三位，死亡率及标化死亡率均以 2015 年最高；胰腺炎死亡率及标化死亡率变化幅度较小；肠梗阻 1975—2020 年死亡率及标化死亡率分别下降了 88.06% 及 90.15%，死因顺位也有所下降（表 3-21，图 3-75、图 3-76）。

第3章·几种重点疾病死亡情况

表3-21 1975—2020年青海省调查地区消化系统疾病死亡率及标化死亡率（1/10万）

疾病名称	2020年			2015年			2006年			1975年			2020年与1975年相比(%)	
	死亡率	死因顺位	标化死亡率	死亡率	死因顺位	标化死亡率	死亡率	死因顺位	标化死亡率	死亡率	死因顺位	标化死亡率	死亡率	标化死亡率
合计	19.40		24.55	28.07		38.57	17.29		30.72	75.26		127.54	−74.22	−80.75
消化性溃疡	6.84	1	8.88	7.30	2	10.55	6.76	1	13.11	18.21	1	41.99	−62.44	−78.85
肝硬化	6.26	2	7.41	10.67	1	13.94	3.72	2	6.47	12.12	2	24.95	−48.35	−70.30
胆囊疾病	1.46	3	2.12	2.00	3	3.00	1.24	4	2.66	—		—	—	—
胰腺炎	1.06	4	1.25	1.40	5	2.03	1.05	5	1.78	—		—	—	—
肠梗阻	0.91	5	1.19	1.80	4	2.46	1.61	3	2.50	7.62	3	12.08	−88.06	−90.15
阑尾炎	0.22	6	0.31	0.28	6	0.41	0.74	6	1.12	—		—	—	—
其他	2.64		3.4	4.61		6.19	2.17		3.08	37.32		48.52		

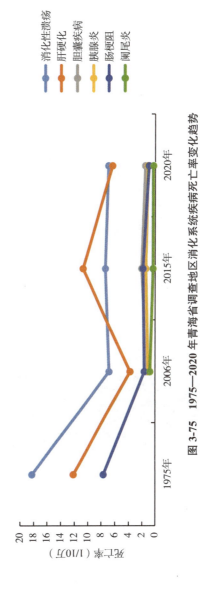

图3-75 1975—2020年青海省调查地区消化系统疾病死亡率变化趋势

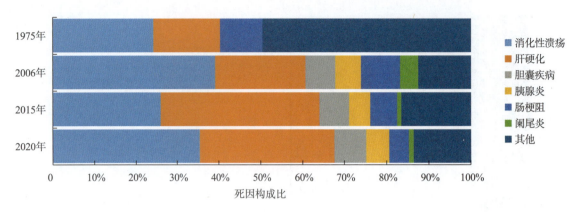

图 3-76 1975—2020 年青海省调查地区消化系统疾病死因构成

3.8 伤害

3.8.1 2020 年总死亡情况

2020 年伤害死亡率及标化死亡率分别为 46.48/10 万及 49.89/10 万，前六种伤害分别为道路交通事故、意外跌落、自杀、意外中毒、意外窒息及溺水，死亡率分别为 18.30/10 万、8.12/10 万、6.40/10 万、6.08/10 万、2.20/10 万及 1.57/10 万。男女性死因顺位略有不同，除火灾外，各种伤害男性均明显高于女性。与全国相比，伤害标化死亡率高于全国 25.79%，其中道路交通伤害高于全国 53.17%，自杀高于全国 27.39%，意外中毒高于全国 158.37%，他杀高于全国 57.58%；溺水低于全国 48.15%，火灾低于全国 66.67%（表 3-22，图 3-77 ~ 图 3-82）。

表 3-22 2020 年青海省调查地区伤害死亡率及标化死亡率（1/10 万）

疾病名称	合计			男性			女性			全国 2019 年标化死亡率	与全国相比（%）
	死亡率	死因顺位	标化死亡率	死亡率	死因顺位	标化死亡率	死亡率	死因顺位	标化死亡率	死亡率	标化死亡率
合计	46.48		49.89	69.08		74.75	22.64		24.02	39.66	25.79
道路交通事故	18.30	1	19.30	27.59	1	29.72	8.50	1	8.53	12.60	53.17
意外跌落	8.12	2	9.86	11.26	2	13.36	4.81	2	6.10		
自杀	6.40	3	6.79	8.84	4	9.82	3.84	3	3.78	5.33	27.39
意外中毒	6.08	4	6.33	9.70	3	10.01	2.26	4	2.45	2.45	158.37
意外窒息	2.20	5	2.16	3.21	5	3.22	1.13	5	1.05		
溺水	1.57	6	1.54	2.57	6	2.47	0.53	6	0.56	2.97	−48.15
砸死和碰撞死	1.17	7	1.28	1.92	7	2.10	0.38	7	0.41		
触电	0.73	8	0.70	1.43	8	1.34	0.00		0.00		
他杀	0.55	9	0.52	0.71	9	0.69	0.38	8	0.35	0.33	57.58
火灾	0.18	10	0.17	0.14	10	0.14	0.23	9	0.21	0.51	−66.67
其他	1.17		1.23	1.71		1.88	0.58		0.58		

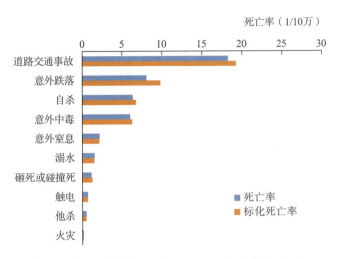

图 3-77 2020年青海省调查地区几种主要伤害死亡率及标化死亡率

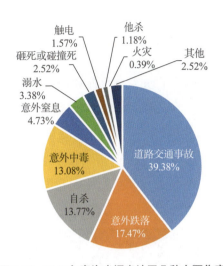

图 3-78 2020年青海省调查地区几种主要伤害死因构成

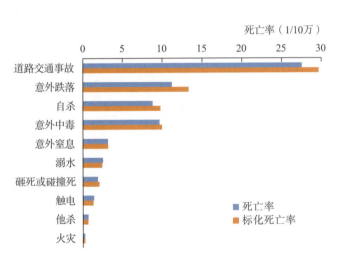

图 3-79 2020年青海省调查地区男性几种主要伤害死亡率及标化死亡率

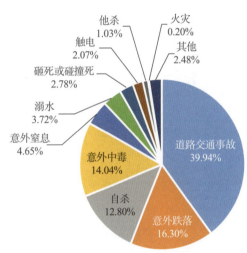

图 3-80 2020年青海省调查地区男性几种主要伤害死因构成

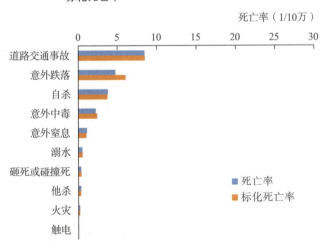

图 3-81 2020年青海省调查地区女性几种主要伤害死亡率及标化死亡率

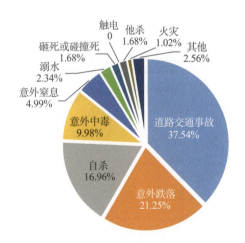

图 3-82 2020年青海省调查地区女性几种主要伤害死因构成

3.8.2 2020年不同地区死亡情况

伤害死亡率及标化死亡率农村明显高于牧区，牧区又明显高于城市；其中道路交通事故在各地均是第一位死因，农村和牧区死亡率及标化死亡率均数倍于城市；意外跌落及意外中毒农村明显高于城市和牧区；自杀在牧区是第二位死因、在城市和农村分别是第三位和第四位死因，其死亡率牧区明显高于农村、农村又明显高于城市；意外窒息农村明显高于城市和牧区；溺水牧区略高于农村，农村又略高于城市（表3-23，图3-83~图3-88）。

表3-23 2020年青海省不同调查地区伤害死亡率及标化死亡率（1/10万）

疾病名称	城 市			农 村			牧 区		
	死亡率	死因顺位	标化死亡率	死亡率	死因顺位	标化死亡率	死亡率	死因顺位	标化死亡率
合计	22.47		23.66	58.62		62.89	46.22		50.64
道路交通事故	7.55	1	7.45	20.94	1	22.65	21.16	1	22.18
意外跌落	5.57	2	6.54	11.40	2	13.23	5.98	3	8.29
意外中毒	2.70	3	2.91	10.33	3	10.62	3.32	4	3.53
自杀	2.70	3	2.77	5.88	4	6.47	8.92	2	9.39
意外窒息	1.62	5	1.55	3.03	5	2.86	1.61	6	1.70
溺水	1.26	6	1.19	1.60	7	1.58	1.71	5	1.70
砸死和碰撞死	0.36	7	0.34	1.69	6	1.78	1.04	7	1.39
他杀	0.36	7	0.41	0.71	9	0.69	0.47	8	0.44
触电	0.18	9	0.13	1.51	8	1.51	0.19	9	0.16
火灾	0.00		0.00	0.27	10	0.24	0.19	10	0.17
其他	0.18		0.38	1.25		1.26	1.61		1.68

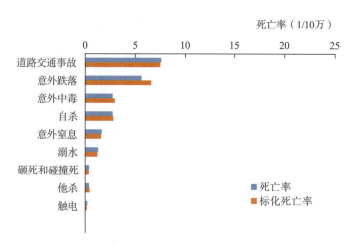

图3-83 2020年青海省调查地区城市几种主要伤害死亡率及标化死亡率

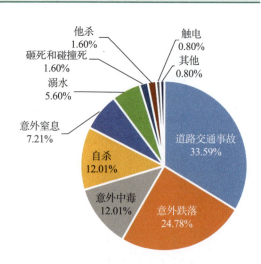

图3-84 2020年青海省调查地区城市几种主要伤害死因构成

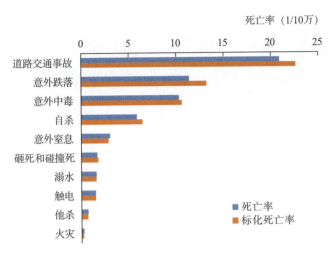

图 3-85 2020 年青海省调查地区农村几种主要伤害死亡率及标化死亡率

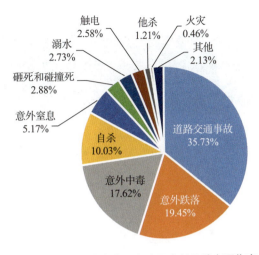

图 3-86 2020 年青海省调查地区农村几种主要伤害死因构成

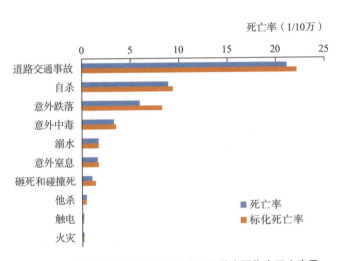

图 3-87 2020 年青海省调查地区牧区几种主要伤害死亡率及标化死亡率

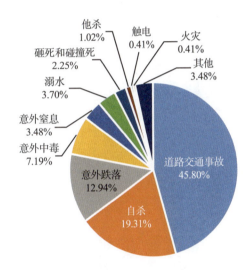

图 3-88 2020 年青海省调查地区牧区几种主要伤害死因构成

3.8.3 不同时期死亡情况

1975 年死亡率及标化死亡率分别为 49.57/10 万及 58.23/10 万。1975—2020 年伤害总死亡率及标化死亡率均呈现先出先上升后下降趋势，2006—2020 年伤害死亡率及标化死亡率呈现出逐年下降趋势。从单病种分析可以发现，死亡率及标化死亡率下降速度从高到低前三位的伤害分别为他杀、砸死和碰撞死及道路交通事故；意外窒息则是上升速度最快的伤害（表 3-24，图 3-89、图 3-90）。

表 3-24 2006—2020 年调查地区伤害死亡率、标化死亡率及其变化情况（1/10 万）

疾病名称	2020 年			2015 年			2006 年			2020年与2006年相比（%）	
	死亡率	死因顺位	标化死亡率	死亡率	死因顺位	标化死亡率	死亡率	死因顺位	标化死亡率	死亡率	标化死亡率
伤害	46.48		49.89	57.46		61.71	71.59		87.12	-35.07	-42.73
道路交通事故	18.30	1	19.30	22.49	1	24.28	31.05	1	36.02	-41.06	-46.42
意外跌落	8.12	2	9.86	6.01	2	7.16	8.12	3	12.54	0.00	-21.37
自杀	6.40	3	6.79	4.65	4	5.04	8.93	2	11.44	-28.33	-40.65
意外中毒	6.08	4	6.33	9.30	3	9.64	6.07	4	8.03	0.16	-21.17
意外窒息	2.20	5	2.16	2.33	5	2.43	1.05	8	1.15	109.52	87.83
溺水	1.57	6	1.54	2.73	6	2.68	2.48	7	2.26	-36.69	-31.86
砸死和碰撞死	1.17	7	1.28	2.73	7	2.75	4.65	5	5.36	-74.84	-76.12
触电	0.73	8	0.70	0.64	9	0.66	0.62	9	0.76	17.74	-7.89
他杀	0.55	9	0.52	0.76	8	0.72	3.41	6	3.39	-83.87	-84.66
火灾	0.18	10	0.17	0.28	10	0.29	0.19	10	0.17	-5.26	0.00
其他	1.17		1.23	5.53		6.06	5.02		6.01		

注：1975 年伤害未做分类分析，故无法做单病种分析。

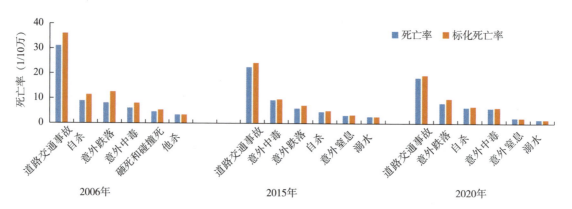

图 3-89 2006—2020 年青海省调查地区前六种伤害死亡率及标化死亡率

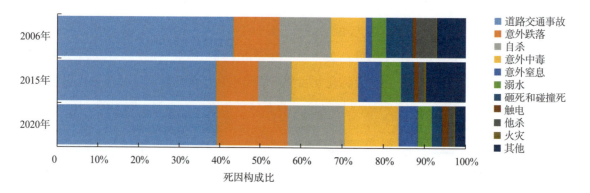

图 3-90 2006—2020 年青海省调查地区伤害死因构成

第4章

期望寿命、疾病负担和慢性病早死概率

4.1 2020 年期望寿命

4.1.1 2020 年调查地区总期望寿命

2020 年调查地区居民平均期望寿命为 73.97 岁，其中男性 71.90 岁、女性 76.27 岁，女性高于男性 4.37 岁。各年龄组期望寿命女性均高于男性，随着年龄的增加男女期望寿命差值逐渐缩小；30 岁以前差值在 4 岁以上；30～54 岁组差值在 3 岁以上，55～69 岁组差值在 1 岁以上，至 85 岁组差值缩小为 0.72 岁（表 4-1，图 4-1）。

表 4-1 2020 年青海省调查地区居民简略期望寿命（岁）

年龄组	合计	男性	女性	差值
0～	73.97	71.90	76.27	4.37
1～	73.83	71.86	76.00	4.14
5～	70.14	68.18	72.31	4.13
10～	65.35	63.38	67.53	4.15
15～	60.52	58.55	62.69	4.14
20～	55.69	53.74	57.85	4.11
25～	50.83	48.89	52.97	4.08
30～	46.03	44.16	48.11	3.95
35～	41.25	39.41	43.28	3.87
40～	36.47	34.69	38.43	3.74
45～	31.77	30.06	33.62	3.56
50～	27.17	25.59	28.88	3.29
55～	23.17	21.83	24.56	2.73
60～	18.96	17.80	20.13	2.33
65～	15.11	14.26	15.95	1.69
70～	11.54	11.04	12.01	0.97
75～	8.22	7.83	8.60	0.77

续表

年龄组	合计	男性	女性	差值
80 ~	5.36	5.08	5.61	0.53
85 ~	3.49	3.09	3.81	0.72

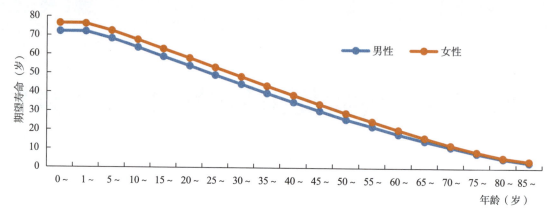

图 4-1　2020 年青海省调查地区男女性期望寿命

4.1.2　2020 年不同地区总期望寿命

居民期望寿命以城市地区最高（77.22 岁），农村次之（73.91 岁），牧区最低（72.26 岁）；各地区期望寿命均是女性高于男性，其中农村和牧区男女性均相差 4.63 岁，城市男女性相差 3.50 岁（表 4-2，图 4-2）。

表 4-2　2020 年青海省不同调查地区期望寿命（岁）

地区	合计	男性	女性	男女差值
全省	73.97	71.90	76.27	4.37
城市	77.22	75.42	78.92	3.50
农村	73.91	71.72	76.35	4.63
牧区	72.26	70.09	74.72	4.63

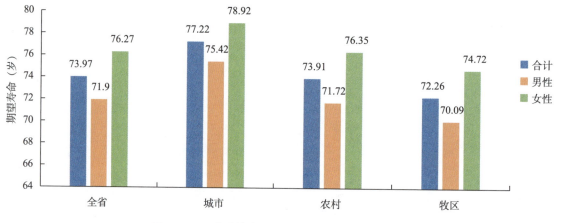

图 4-2　2020 年青海省不同调查地区分性别期望寿命

4.1.3 2020年各地区分年龄、性别期望寿命

75岁之前城市各年龄组期望寿命均高于农村和牧区，75岁及之后城市期望寿命低于农村和牧区，且随着年龄的增加差值逐渐加大；农村0岁及1岁组期望寿命明显高于牧区，之后两地区期望寿命基本接近。此外，城市、农村0岁组期望寿命均高于1岁组；而牧区0岁组期望寿命低于1岁组，其原因主要是婴儿死亡率较高，因此，在该地区降低婴儿死亡率是提高平均期望寿命的关键（表4-3，图4-3）。

表4-3 2020年青海省不同调查地区各年龄组平均期望寿命（岁）

年龄组	城市 合计	城市 男性	城市 女性	农村 合计	农村 男性	农村 女性	牧区 合计	牧区 男性	牧区 女性
0~	77.22	75.42	78.92	73.91	71.72	76.35	72.26	70.09	74.72
1~	76.64	74.87	78.30	73.34	71.22	75.71	72.69	70.71	74.95
5~	72.75	71.05	74.33	69.54	67.47	71.84	69.18	67.13	71.50
10~	67.82	66.15	69.36	64.64	62.57	66.96	64.54	62.47	66.88
15~	62.89	61.26	64.39	59.79	57.69	62.12	59.75	57.68	62.09
20~	57.92	56.29	59.42	54.91	52.82	57.23	55.04	53.01	57.34
25~	52.96	51.35	54.44	50.04	47.98	52.33	50.23	48.21	52.53
30~	48.06	46.49	49.49	45.27	43.30	47.47	45.46	43.47	47.70
35~	43.12	41.56	44.53	40.54	38.61	42.69	40.71	38.77	42.90
40~	38.20	36.67	39.59	35.78	33.94	37.82	35.97	34.06	38.12
45~	33.33	31.83	34.68	31.10	29.39	32.99	31.31	29.46	33.38
50~	28.60	27.18	29.86	26.51	24.96	28.20	26.79	25.03	28.74
55~	24.28	23.04	25.32	22.61	21.37	23.91	22.88	21.30	24.56
60~	19.98	18.92	20.79	18.40	17.37	19.47	18.74	17.29	20.23
65~	16.10	15.39	16.52	14.54	13.77	15.33	14.91	13.77	16.01
70~	12.23	12.26	12.18	10.97	10.44	11.49	11.46	10.59	12.24
75~	8.07	8.09	8.03	8.25	7.86	8.62	8.31	7.56	8.94
80~	4.65	4.76	4.51	5.63	5.46	5.77	5.69	4.98	6.26
85~	2.70	2.63	2.78	3.81	3.56	4.01	3.81	3.08	4.31

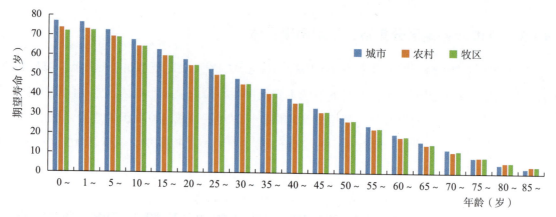

图 4-3 2020 年青海省不同调查地区分年龄组期望寿命

4.2　2020 年去死因期望寿命

4.2.1　2020 年调查地区总去死因期望寿命

去死因期望寿命可以表明某种死因对居民生命的影响程度。本次调查发现对居民期望寿命影响较大的前五种疾病分别为心脏病、恶性肿瘤、脑血管病、呼吸系统疾病和伤害，去除以上这几种疾病后居民期望寿命分别可以增加 2.46 岁、2.14 岁、1.96 岁、1.73 岁和 1.16 岁，其余疾病对期望寿命的影响均不超过 1 岁。除产科疾病外，各种疾病对男性期望寿命的影响均大于女性（表 4-4，图 4-4）。

表 4-4　2020 年青海省调查地区各系统疾病去死因期望寿命（岁）

疾病名称	合计		男性		女性	
	去死因期望寿命	去死因后可增加的寿命	去死因期望寿命	去死因后可增加的寿命	去死因期望寿命	去死因后可增加的寿命
心脏病	76.43	2.46	74.13	2.23	78.97	2.70
恶性肿瘤	76.11	2.14	74.32	2.42	78.03	1.76
脑血管病	75.93	1.96	73.86	1.96	78.20	1.93
呼吸系统疾病	75.70	1.73	73.61	1.71	77.99	1.72
伤害	75.13	1.16	73.49	1.59	76.90	0.63
围生期疾病	74.38	0.41	72.33	0.43	76.65	0.38
消化系统疾病	74.31	0.34	72.26	0.36	76.56	0.29
传染病	74.30	0.33	72.24	0.34	76.57	0.30
内分泌营养代谢病	74.24	0.27	72.16	0.26	76.53	0.26
先天异常	74.14	0.17	72.07	0.17	76.43	0.16
神经系统疾病	74.13	0.16	72.08	0.18	76.40	0.13
泌尿生殖系统疾病	74.10	0.13	72.02	0.12	76.39	0.12
寄生虫病	74.03	0.06	71.95	0.05	76.34	0.07
精神障碍	74.02	0.05	71.94	0.04	76.31	0.04

续表

疾病名称	合计		男性		女性	
	去死因期望寿命	去死因后可增加的寿命	去死因期望寿命	去死因后可增加的寿命	去死因期望寿命	去死因后可增加的寿命
肌肉骨骼疾病	74.01	0.04	71.92	0.02	76.31	0.04
血液造血免疫疾病	74.00	0.03	71.93	0.03	76.29	0.02
产科疾病	73.98	0.01	71.90	0.00	76.29	0.02

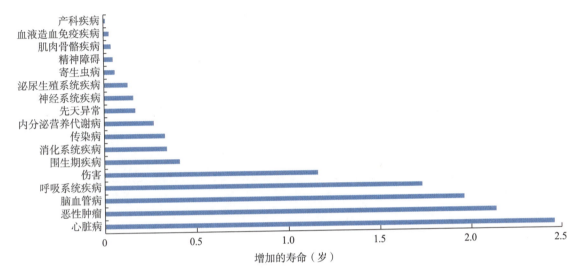

图 4-4　2020 年青海省调查地区去除各系统疾病后可增加的寿命

4.2.2　2020 年不同地区去死因期望寿命

去死因期望寿命各地有所不同，减少寿命 1 岁以上的病种城市为心脏病（2.51 岁）、恶性肿瘤（1.71 岁）及脑血管病（1.40 岁）；农村为心脏病（2.62 岁）、脑血管病（2.39 岁）、恶性肿瘤（2.19 岁）、呼吸系统疾病（1.61 岁）及伤害（1.40 岁）；牧区为呼吸系统疾病（2.36 岁）、恶性肿瘤（2.33 岁）、心脏病（2.23 岁）、脑血管病（1.87 岁）及伤害（1.19 岁）（表 4-5，图 4-5）。

表 4-5　2020 年青海省不同调查地区去死因期望寿命（岁）

疾病名称	城市		农村		牧区	
	去死因期望寿命	去死因后可增加的寿命	去死因期望寿命	去死因后可增加的寿命	去死因期望寿命	去死因后可增加的寿命
心脏病	79.73	2.51	76.53	2.62	74.49	2.23
恶性肿瘤	78.93	1.71	76.10	2.19	74.59	2.33
脑血管病	78.62	1.40	76.30	2.39	74.13	1.87
呼吸系统疾病	78.04	0.82	75.52	1.61	74.62	2.36
伤害	77.77	0.55	75.31	1.40	73.45	1.19
内分泌营养代谢病	77.61	0.39	74.13	0.22	72.48	0.22
围生期疾病	77.53	0.31	74.07	0.16	72.94	0.68

续表

疾病名称	城市 去死因期望寿命	城市 去死因后可增加的寿命	农村 去死因期望寿命	农村 去死因后可增加的寿命	牧区 去死因期望寿命	牧区 去死因后可增加的寿命
消化系统疾病	77.47	0.25	74.20	0.29	72.70	0.44
神经系统疾病	77.33	0.11	74.11	0.20	72.40	0.14
泌尿生殖系统疾病	77.33	0.11	74.01	0.10	72.41	0.15
先天异常	77.33	0.11	74.02	0.11	72.49	0.23
传染病	77.29	0.07	74.19	0.28	72.76	0.50
血液造血免疫疾病	77.24	0.02	73.94	0.03	72.29	0.03
精神障碍	77.24	0.02	73.96	0.05	72.31	0.05
肌肉骨骼疾病	77.24	0.02	73.94	0.03	72.30	0.04
产科疾病	77.23	0.01	73.92	0.01	72.28	0.02
寄生虫病	77.22	0.00	73.92	0.01	72.41	0.15

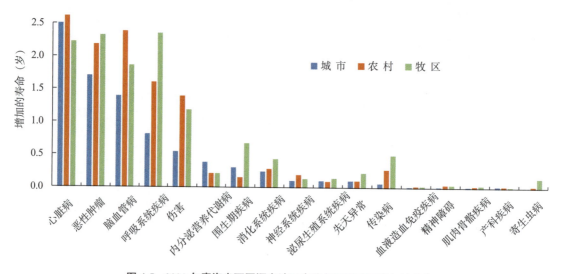

图 4-5 2020 年青海省不同调查地区去除各死因后可增加的寿命

4.3 2020 年疾病负担

4.3.1 2020 年调查地区总疾病负担

潜在期望寿命损失年（YPLL）是评价疾病负担的重要方法，本次调查计算了潜在减寿年数、潜在减寿率（PYLLR）及平均潜在减寿年数（AYPLL）。本次调查预期寿命设 1 岁为下限，75 岁为上限。调查发现 YPLL 前六位疾病分别为伤害（3.91 万人年）、恶性肿瘤（3.53 万人年）、心脏病（2.21 万人年）、脑血管病（2.09 万人年）、呼吸系统疾病（1.45 万人年）及传染病（0.87 万人年）；男性前六位与全人群完全一致；女性恶性肿瘤是第一位，伤害是第二位，其余顺位一致。YPLLR 顺位与YPLL完全一致，前六位疾病分别为伤害（14.84‰）、恶性肿瘤（13.39‰）、心脏病（8.40‰）、脑血管病（7.93‰）、呼吸系统疾病（5.53‰）及传染病（3.31‰）。AYPLL前六位疾病分别为先天异常（50.9人年）、产科疾病（44.5人年）、神经系统疾病（36.4人年）、伤害（34.2人年）、寄生虫病（29.7人年）及血液造血免疫疾病（28.0人年）（表4-6）。

表4-6 2020年青海省调查地区总YPLL、YPLLR及AYPLL

疾病名称	合计			男性			女性		
	YPLL（人年）	YPLLR（‰）	AYPLL（人年）	YPLL（人年）	YPLLR（‰）	AYPLL（人年）	YPLL（人年）	YPLLR（‰）	AYPLL（人年）
伤害	39 072.5	14.84	34.2	29 681.0	21.92	33.5	9 391.5	7.35	36.8
恶性肿瘤	35 258.5	13.39	15.5	21 869.0	16.15	15.2	13 389.5	10.47	16.1
心脏病	22 123.0	8.40	13.8	13 880.0	10.25	14.6	8 243.0	6.45	12.7
脑血管病	20 885.0	7.93	12.7	13 630.0	10.06	13.6	7 255.0	5.67	11.3
呼吸系统疾病	14 548.0	5.53	14.0	8 503.0	6.28	13.8	6 045.0	4.73	14.4
传染病	8 702.0	3.31	27.1	5 150.0	3.80	26.4	3 552.0	2.78	28.2
消化系统疾病	6 248.5	2.37	17.9	4 166.5	3.08	18.4	2 082.0	1.63	16.9
神经系统疾病	4 402.0	1.67	36.4	2 805.5	2.07	36.0	1 596.5	1.25	37.1
内分泌营养代谢病	3 449.0	1.31	13.3	2 077.0	1.53	13.6	1 372.0	1.07	12.8
先天异常	2 442.0	0.93	50.9	1 184.0	0.87	47.4	1 258.0	0.98	54.7
泌尿生殖系统疾病	2 267.0	0.86	19.1	1 294.5	0.96	19.6	972.5	0.76	18.4
寄生虫病	1 899.0	0.72	29.7	899.0	0.66	30.0	1 000.0	0.78	29.4
精神障碍	990.0	0.38	26.1	595.0	0.44	24.8	395.0	0.31	28.2
肌肉骨骼疾病	657.5	0.25	21.2	215.0	0.16	17.9	442.5	0.35	23.3
血液造血免疫疾病	615.0	0.23	28.0	347.5	0.26	31.6	267.5	0.21	24.3
产科疾病	445.0	0.17	44.5				445.0	0.35	44.5

4.3.2 2020年不同地区疾病负担

城市YPLL前三位疾病是恶性肿瘤（0.46万人年）、心脏病（0.42万人年）及脑血管病（0.32万人年），农村YPLL前三位疾病是伤害（1.91万人年）、恶性肿瘤（1.62万人年）及心脏病（1.00万人年），牧区YPLL前三位疾病是伤害（1.70万人年）、恶性肿瘤（1.44万人年）及呼系统疾病（0.80万人年）；城市YPLLR前三位疾病是恶性肿瘤（8.70‰）、心脏病（7.83‰）及脑血管病（5.91‰），农村YPLLR前三位疾病是伤害（17.70‰）、恶性肿瘤（14.99‰）及心脏病（9.22‰），牧区YPLLR前三位疾病是伤害（16.65‰）、恶性肿瘤（14.15‰）及呼吸系统疾病（7.84‰）；城市APYL前三位疾病是先天异常（39.6人年）、产科疾病（37.5人年）及伤害（30.8人年），农村AYPLL前三位疾病是先天异常（41.8人年）、产科疾病（40.0人年）及神经系统疾病（36.3人年），牧区AYPLL前三位疾病是先天异常（59.9人年）、产科疾病（49.5人年）及神经系统疾病（43.3人年）（表4-7）。

表 4-7 2020 年青海省不同调查地区 YPLL、YPLLR 及 AYPLL

疾病名称	城市			农村			牧区		
	YPLL（人年）	YPLLR（‰）	AYPLL（人年）	YPLL（人年）	YPLLR（‰）	AYPLL（人年）	YPLL（人年）	YPLLR（‰）	AYPLL（人年）
恶性肿瘤	4 642.5	8.70	12.8	16 202.0	14.99	14.9	14 414.0	14.15	17.5
心脏病	4 177.5	7.83	12.7	9 960.0	9.22	13.2	7 985.5	7.84	15.4
脑血管病	3 155.0	5.91	13.2	9 940.0	9.20	11.4	7 790.0	7.65	14.6
伤害	2 986.0	5.60	30.8	19 133.5	17.70	32.2	16 953.0	16.65	37.8
呼吸系统疾病	1 065.0	2.00	10.2	5 496.5	5.09	11.1	7 986.5	7.84	18.2
内分泌营养代谢病	942.5	1.77	12.2	1 157.5	1.07	11.0	1 349.0	1.32	17.3
消化系统疾病	777.5	1.46	13.6	2 210.0	2.04	16.0	3 261.0	3.20	21.0
泌尿生殖系统疾病	407.5	0.76	16.3	699.5	0.65	17.5	1 160.0	1.14	21.5
神经系统疾病	394.5	0.74	21.9	2 360.5	2.18	36.3	1 647.0	1.62	43.3
传染病	362.5	0.68	19.1	2 736.0	2.53	22.2	5 603.5	5.50	31.3
先天异常	277.0	0.52	39.6	668.5	0.62	41.8	1 496.5	1.47	59.9
精神障碍	75.0	0.14	18.8	372.5	0.34	21.9	542.5	0.53	31.9
肌肉骨骼疾病	72.5	0.14	14.5	302.5	0.28	23.3	282.5	0.28	21.7
血液造血免疫疾病	52.5	0.10	17.5	282.5	0.26	31.4	280.0	0.27	28.0
产科疾病	37.5	0.07	37.5	160.0	0.15	40.0	247.5	0.24	49.5
寄生虫病	0.0			142.5	0.13	28.5	1 756.5	1.72	29.8

4.4 四类慢性病早死概率

早死概率被 WHO 推荐为各国家评价慢性病控制水平的重要指标，根据寿命表法，计算 30~69 岁人群死于心脑血管疾病、恶性肿瘤、慢性呼吸系统疾病及糖尿病的可能性（概率）。

4.4.1 不同地区四类慢性病早死概率

本次调查四类慢性病早死概率为 19.65%，其中男性为 24.94%、女性为 14.19%。从地区上看，从高到低依次为农村（20.95%）、牧区（20.80%）及城市（15.39%），各地区早死概率男性均明显高于女性。2020 年与 2015 年相比早死概率下降了 5.80%，其中牧区下降幅度最大（11.07%），其次为农村（5.07%），城市最低（4.17%）（表 4-8，图 4-6）。

4.4.2 各类慢性病早死概率

从不同疾病看，2020 年心脑血管疾病的早死概率最高（10.16%），其次是恶性肿瘤（7.64%），再次是慢性呼吸系统疾病（2.39%），最低是糖尿病（0.77）；心脑血管疾病以农村略高，恶性肿瘤及慢性呼吸系统疾病以牧区略高，糖尿病以城市较高。2020年与2015年相比慢性呼吸系统疾病及心脑血管疾病早死概率分别下降了19.80%及9.45%，恶性肿瘤及糖尿病分别上升了1.73%及16.67%（表4-9，图4-7、图4-8）。

表4-8　2020年青海省不同调查地区四类慢性病早死概率（%）

地　区	2020年			2015年	与2015年相比（%）
	合计	男性	女性		
全省	19.65	24.94	14.19	20.86	−5.80
城市	15.39	21.78	10.04	16.06	−4.17
农村	20.95	25.84	15.71	22.07	−5.07
牧区	20.80	25.86	15.26	23.39	−11.07

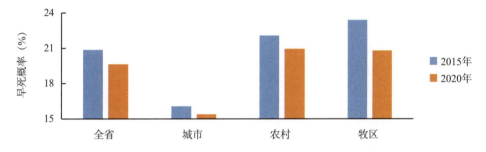

图4-6　2015—2020年青海省不同调查地区四类慢性病早死概率

表4-9　2020年青海省调查地区四类慢性病早死概率（%）

疾病名称	2020年				2015年	与2015年相比
	全省	城市	农村	牧区		
心脑血管疾病	10.16	8.44	10.90	10.35	11.22	−9.45
恶性肿瘤	7.64	5.89	8.09	8.30	7.51	1.73
慢性呼吸系统疾病	2.39	0.69	2.83	2.96	2.98	−19.80
糖尿病	0.77	1.12	0.65	0.71	0.66	16.67

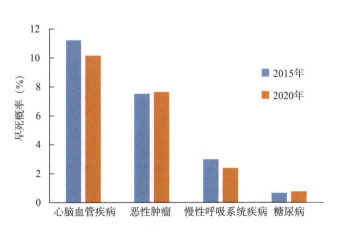

图4-7　2015—2020年青海省调查地区四类慢性病早死概率

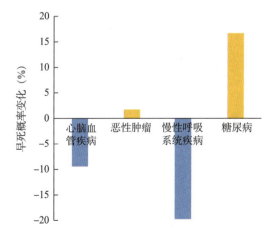

图4-8　2015—2020年青海省调查地区四类慢性病早死概率变化情况

第5章

不同时期地区别、性别、年龄别、死因别死亡率

5.1 2020年地区别、性别、年龄别、死因别死亡率

第5章·2020年地区别、性别、年龄别、死因别死亡率

表5-1 2020年青海省死因回顾性调查分死因年龄别死亡率（城乡合计、男女合计）（1/10万）

疾病名称	合计	0岁～	1岁～	5岁～	10岁～	15岁～	20岁～	25岁～	30岁～	35岁～	40岁～	45岁～	50岁～	55岁～	60岁～	65岁～	70岁～	75岁～	80岁～	85岁～	标化率（2000年）	标化率（2010年）
全死因	613.60	989.90	107.62	63.09	52.03	60.04	51.26	85.19	100.87	112.10	171.96	275.24	792.00	753.59	1 353.17	2 132.70	3 414.33	6 287.50	14 160.07	28 686.45	599.74	812.49
Ⅰ.传染病、母婴疾病和营养缺乏性疾病	37.99	727.87	31.48	14.72	12.86	8.17	6.86	5.86	8.36	10.55	16.00	17.55	47.83	35.61	49.63	68.68	114.40	221.71	410.44	1 148.05	36.48	43.34
一、传染病和寄生虫病	17.79	17.47	9.52	7.36	9.35	4.80	5.25	4.79	4.92	8.59	14.89	15.10	43.77	27.33	36.39	47.83	70.90	98.81	175.90	238.56	17.04	20.44
1.病毒性肝炎	7.21	0.00	0.00	0.00	0.00	0.00	0.40	0.00	1.48	1.56	5.58	7.72	25.13	18.22	25.37	25.75	33.84	33.74	76.22	104.37	6.70	8.72
2.结核病	4.87	0.00	2.20	3.68	4.68	3.36	2.02	2.66	0.98	3.12	3.35	2.11	11.35	0.00	6.62	11.04	20.95	33.74	52.77	74.55	4.90	5.56
3.脑膜炎	1.39	2.91	4.39	2.10	3.51	0.96	0.81	0.00	0.00	0.78	1.12	0.35	0.00	1.66	0.00	3.68	3.22	4.82	5.86	14.91	1.42	1.42
4.感染性腹泻	0.48	2.91	1.46	1.05	0.58	0.00	0.00	0.53	0.00	0.39	0.00	0.00	0.00	0.00	0.00	1.23	0.00	2.41	11.73	14.91	0.51	0.54
5.败血症	0.48	5.82	0.00	0.00	0.00	0.00	0.40	0.00	0.00	0.00	0.37	0.35	0.81	0.00	1.10	1.23	3.22	2.41	5.86	14.91	0.44	0.56
6.艾滋病	0.29	0.00	0.00	0.00	0.00	0.00	0.81	0.00	0.00	0.78	0.74	1.05	0.81	0.00	0.00	1.23	0.00	0.00	0.00	0.00	0.23	0.27
7.包虫病	2.89	5.82	1.46	0.53	0.00	0.48	1.61	1.60	2.46	1.95	3.35	3.51	5.67	4.97	3.31	4.91	8.06	16.87	23.45	14.91	2.67	3.17
8.其他	0.18	0.00	0.00	0.00	0.58	0.00	0.00	0.00	0.00	0.00	0.37	0.00	0.00	0.00	0.00	0.00	1.61	4.82	0.00	0.00	0.18	0.19
二、呼吸道感染	13.25	241.65	20.50	7.36	3.51	2.88	0.81	0.53	1.48	1.17	1.17	2.46	3.24	8.28	12.13	17.17	41.89	113.27	222.81	849.86	13.12	16.73
1.下呼吸道感染	12.11	230.01	19.77	6.31	3.51	2.88	0.81	0.53	1.48	1.17	1.17	2.46	2.43	5.80	11.03	17.17	35.45	101.22	211.08	745.49	11.99	15.15
2.上呼吸道感染	1.13	11.65	0.73	1.05	0.00	0.00	0.00	0.00	0.00	0.00	0.00	0.00	0.81	2.48	1.10	0.00	6.45	12.05	11.73	104.37	1.13	1.58
三、妊娠、分娩和产褥期并发症	0.37	0.00	0.00	0.00	0.00	0.48	0.81	0.53	1.48	0.78	0.37	0.37	0.00	0.00	0.00	0.00	0.00	0.00	0.00	0.00	0.40	0.37
1.妊娠高血压综合征	0.07	0.00	0.00	0.00	0.00	0.48	0.00	0.00	0.00	0.00	0.00	0.00	0.00	0.00	0.00	0.00	0.00	0.00	0.00	0.00	0.06	0.07
2.产后出血	0.11	0.00	0.00	0.00	0.00	0.00	0.00	0.00	0.00	0.00	0.00	0.00	0.00	0.00	0.00	0.00	0.00	0.00	0.00	0.00	0.15	0.11
3.羊水栓塞	0.11	0.00	0.00	0.00	0.00	0.00	0.40	0.53	0.00	0.00	0.00	0.00	0.00	0.00	0.00	0.00	0.00	0.00	0.00	0.00	0.10	0.11
4.其他	0.07	0.00	0.00	0.00	0.00	0.00	0.40	0.00	0.49	0.78	0.00	0.00	0.00	0.00	0.00	0.00	0.00	0.00	0.00	0.00	0.08	0.07

续表

疾病名称	合计	0岁~	1岁~	5岁~	10岁~	15岁~	20岁~	25岁~	30岁~	35岁~	40岁~	45岁~	50岁~	55岁~	60岁~	65岁~	70岁~	75岁~	80岁~	85岁~	标化率(2000年)	标化率(2010年)
四、围生期疾病	5.89	468.75	0.00	0.00	0.00	0.00	0.00	0.00	0.00	0.00	0.00	0.00	0.00	0.00	0.00	0.00	0.00	0.00	0.00	0.00	5.20	4.83
1.早产	1.90	151.40	0.00	0.00	0.00	0.00	0.00	0.00	0.00	0.00	0.00	0.00	0.00	0.00	0.00	0.00	0.00	0.00	0.00	0.00	1.68	1.56
2.产伤和窒息	3.26	259.12	0.00	0.00	0.00	0.00	0.00	0.00	0.00	0.00	0.00	0.00	0.00	0.00	0.00	0.00	0.00	0.00	0.00	0.00	2.88	2.67
3.其他	0.73	58.23	0.00	0.00	0.00	0.00	0.00	0.00	0.00	0.00	0.00	0.00	0.00	0.00	0.00	0.00	0.00	0.00	0.00	0.00	0.65	0.60
五、营养缺乏	0.70	0.00	1.46	0.00	0.00	0.00	0.00	0.00	0.49	0.00	0.00	0.00	0.81	0.00	1.10	3.68	1.61	9.64	11.73	59.64	0.72	0.98
1.缺铁性贫血	0.29	0.00	0.00	0.00	0.00	0.00	0.00	0.00	0.49	0.00	0.00	0.00	0.00	0.00	1.10	2.45	0.00	4.82	0.00	29.82	0.31	0.42
2.其他	0.40	0.00	1.46	0.00	0.00	0.00	0.00	0.00	0.00	0.00	0.00	0.00	0.81	0.00	0.00	1.23	1.61	4.82	11.73	29.82	0.41	0.57
Ⅱ.慢性非传染性疾病	515.67	186.33	32.95	17.35	10.52	22.09	18.57	39.93	45.27	59.37	105.33	199.76	635.54	641.79	1 213.11	1 972.04	3 174.25	5 863.36	13 198.48	26 032.50	503.84	700.21
一、恶性肿瘤	116.89	5.82	2.20	3.15	1.17	4.32	4.84	13.84	16.73	19.14	31.64	71.62	231.03	226.08	406.94	586.22	700.91	1 096.52	1 829.38	2 311.02	110.79	145.59
1.胃癌	31.04	0.00	0.00	0.53	0.00	0.48	0.81	3.19	2.95	3.52	4.47	14.39	54.31	53.83	109.18	169.24	230.41	279.55	775.31	39.37	29.70	39.37
2.肝癌	21.45	0.00	0.00	0.00	0.58	0.00	0.00	3.73	4.92	2.34	10.42	20.71	61.61	45.55	89.33	94.43	87.01	175.92	527.70	208.74	20.10	25.86
3.肺癌	16.87	0.00	0.00	0.00	0.00	0.00	0.00	0.00	0.00	2.34	3.35	8.43	21.89	33.95	59.55	95.66	109.57	187.99	257.99	328.02	15.82	21.20
4.食管癌	6.55	0.00	0.00	0.00	0.00	0.00	0.00	0.00	0.49	0.00	0.00	0.35	6.49	9.94	26.47	44.15	59.62	86.76	310.76	119.28	6.20	8.20
5.结直肠癌	7.39	0.00	0.00	0.00	0.00	0.00	0.00	0.53	0.00	0.78	0.00	2.46	13.78	13.25	14.34	38.02	51.56	79.53	175.90	208.74	7.10	9.59
6.胰腺癌	4.39	0.00	0.00	0.00	0.00	0.00	0.00	0.00	0.98	0.78	1.49	1.76	10.54	14.08	13.23	23.30	32.23	43.38	46.91	59.64	4.17	5.44
7.乳腺癌	2.34	0.00	0.00	0.00	0.00	0.48	0.00	0.00	1.48	0.00	1.86	0.37	7.30	3.31	9.93	9.81	9.67	9.64	17.59	29.82	2.20	2.74
8.宫颈癌	2.12	0.00	0.00	0.00	0.00	0.00	0.40	1.60	0.98	1.56	1.12	1.86	5.67	3.31	8.82	7.36	9.67	9.64	23.45	14.91	2.05	2.50
9.子宫体癌	0.70	0.00	0.00	0.00	0.00	0.00	0.00	0.00	0.00	0.78	0.00	1.05	1.62	0.83	3.31	1.23	3.22	4.82	17.59	0.00	0.64	0.82
10.卵巢癌	0.84	0.00	0.00	0.00	0.00	0.00	0.00	0.00	0.49	0.39	0.00	1.40	0.81	3.31	3.31	3.68	4.83	4.82	5.86	0.00	0.73	0.95
11.前列腺癌	1.39	0.00	0.00	1.46	0.00	0.00	0.00	0.00	0.00	0.00	0.00	0.35	0.81	0.00	3.31	2.45	8.06	26.51	46.91	104.37	1.38	2.03
12.脑瘤	2.89	0.00	1.46	0.00	0.00	0.48	1.21	0.53	1.56	1.56	2.23	5.62	8.11	4.97	8.82	12.26	6.45	12.05	23.45	29.82	2.65	3.27
13.白血病	1.83	2.91	0.73	1.58	0.58	0.48	0.81	1.06	1.97	0.39	2.23	1.76	4.05	3.31	5.51	2.45	4.83	7.23	5.86	0.00	1.76	1.97

续表

疾病名称	合计	0岁~	1岁~	5岁~	10岁~	15岁~	20岁~	25岁~	30岁~	35岁~	40岁~	45岁~	50岁~	55岁~	60岁~	65岁~	70岁~	75岁~	80岁~	85岁~	标化率（2000年）	标化率（2010年）
14. 膀胱癌	1.10	0.00	0.00	0.00	0.00	0.00	0.00	0.00	0.00	0.00	0.00	0.00	0.35	4.05	1.66	3.31	4.91	1.61	16.87	23.45	44.73	1.08	1.50
15. 鼻咽癌	0.11	0.00	0.00	0.00	0.00	0.00	0.00	0.00	0.00	0.00	0.00	0.00	0.00	0.00	0.83	0.00	0.00	1.61	2.41	0.00	0.00	0.09	0.13
16. 胆囊及胆道癌	1.61	0.00	0.00	0.00	0.00	0.00	0.48	0.00	0.00	0.00	0.00	0.37	0.70	0.81	3.31	1.10	11.04	11.28	24.10	29.32	44.73	1.49	2.02
17. 肾癌	0.77	0.00	0.00	0.00	0.00	0.00	0.00	0.00	0.00	0.00	0.00	0.37	1.05	1.62	0.00	3.31	2.45	0.00	12.05	29.32	0.00	0.70	0.94
18. 骨癌	0.59	0.00	0.00	0.00	0.00	0.00	0.48	0.00	0.00	0.00	0.00	0.00	0.00	0.00	1.66	3.31	2.45	1.61	7.23	11.73	29.82	0.58	0.81
19. 皮肤癌	0.59	0.00	0.00	0.00	0.00	0.00	0.96	0.40	0.53	0.49	1.17	0.37	0.70	2.43	3.31	1.10	2.45	0.00	4.82	0.00	29.82	0.56	0.78
20. 淋巴癌	1.06	0.00	0.00	0.00	0.00	0.00	0.00	0.00	0.53	0.00	0.00	0.00	1.40	2.43	1.66	3.31	1.23	4.83	7.23	11.73	0.00	0.98	1.19
21. 喉癌	0.07	0.00	0.00	0.00	0.00	0.00	0.00	0.00	0.00	0.00	0.00	0.00	0.00	0.00	0.00	0.00	1.23	0.00	0.00	0.00	0.00	0.08	0.07
22. 甲状腺癌	0.18	0.00	0.00	0.00	0.00	0.00	0.00	0.00	0.00	0.49	0.39	0.00	0.00	0.81	0.00	1.10	0.00	0.00	0.00	11.73	0.00	0.19	0.25
23. 其他	11.02	2.91	0.00	0.00	0.00	0.48	0.48	0.81	2.66	0.98	1.56	4.47	4.91	21.89	24.02	35.29	56.41	62.84	93.99	164.17	283.29	10.52	13.93
二、其他肿瘤	4.87	8.73	8.05	0.53	0.00	1.44	0.81	2.13	0.00	1.56	1.49	3.51	10.54	5.80	17.65	14.72	20.95	55.43	41.04	178.92	4.69	6.14
三、糖尿病	15.30	0.00	0.00	0.00	0.00	0.48	0.40	0.53	0.00	0.78	2.61	5.27	15.40	23.19	41.91	66.23	112.79	212.07	375.26	447.29	14.50	19.94
四、内分泌紊乱	0.88	0.00	0.00	0.00	0.58	0.00	0.00	0.53	0.00	0.00	0.00	2.23	0.00	1.62	0.00	1.10	6.13	3.22	2.41	11.73	44.73	0.86	1.11
五、神经系统和精神障碍疾病	8.05	11.65	8.05	6.83	2.92	2.88	2.42	6.92	1.97	2.73	4.47	3.86	9.73	9.11	11.03	17.17	27.39	48.20	152.45	268.38	8.06	9.84
1. 神经系统疾病	5.75	11.65	8.05	5.78	2.92	2.88	2.02	5.86	0.98	1.95	2.23	2.46	6.49	4.97	8.82	12.26	20.95	31.33	105.54	119.28	5.78	6.73
2. 精神障碍	2.31	0.00	0.00	1.05	0.00	0.00	0.40	1.06	0.98	0.78	2.23	1.40	3.24	4.14	2.21	4.91	6.45	16.87	46.91	149.10	2.28	3.11
六、心脑血管疾病	259.48	17.47	3.66	3.68	1.17	6.24	5.25	9.05	19.68	22.65	43.55	83.55	273.19	291.50	522.74	886.68	1 588.73	3 140.14	7 593.08	16 460.41	256.48	365.84
1. 缺血性心脏病	81.65	0.00	0.00	0.00	0.00	0.48	2.02	2.66	6.89	9.77	10.42	26.68	80.25	87.78	149.98	262.45	475.33	949.51	2 562.30	5 904.28	81.51	117.68
2. 高血压及其并发症	20.86	0.00	0.00	0.53	0.00	0.00	0.00	0.53	1.56	1.56	2.98	4.21	12.97	14.08	40.80	68.68	106.35	301.24	686.02	1 625.17	20.88	30.53
3. 肺源性心脏病	14.60	0.00	0.73	0.53	0.00	0.48	0.40	0.00	0.00	0.49	0.74	2.81	17.02	12.42	28.67	52.73	75.73	207.25	439.75	1 028.78	14.62	21.03
4. 风湿性心脏病	3.15	0.00	0.00	0.53	0.00	0.00	0.00	0.00	0.53	0.00	0.39	0.00	1.05	0.81	3.31	7.72	9.81	24.17	38.56	87.95	193.83	3.12	4.40
5. 心脏性猝死	7.69	2.91	0.00	0.00	0.00	0.00	0.00	1.21	1.06	0.49	1.95	3.35	3.86	12.16	5.80	18.75	13.49	30.61	81.94	240.40	506.93	7.61	10.88

续表

疾病名称	合计	0岁~	1岁~	5岁~	10岁~	15岁~	20岁~	25岁~	30岁~	35岁~	40岁~	45岁~	50岁~	55岁~	60岁~	65岁~	70岁~	75岁~	80岁~	85岁~	标化率（2000年）	标化率（2010年）
6. 脑出血	83.81	0.00	0.00	0.53	0.58	3.36	0.81	2.13	3.94	6.25	19.73	32.30	111.87	125.05	196.30	333.58	583.29	963.97	1 999.41	3 936.19	81.14	113.04
7. 脑梗死	24.81	0.00	0.00	0.00	0.00	0.00	0.00	0.53	2.46	0.39	2.23	4.91	15.40	14.08	41.91	83.39	170.80	354.26	932.28	1 446.25	24.52	35.16
8. 脑卒中（未特指出血或梗死）	3.92	0.00	0.00	0.00	0.00	0.00	0.00	0.53	0.49	0.00	0.00	0.35	4.05	5.80	7.72	14.72	25.78	38.56	140.72	253.47	3.96	5.67
9. 其他	18.99	14.56	2.93	2.10	0.58	2.40	0.81	0.53	3.44	1.56	4.09	7.37	18.64	23.19	30.88	47.83	96.68	204.84	504.25	1 565.53	19.12	27.45
七、主要呼吸系统疾病	78.83	17.47	4.39	2.10	1.75	0.96	0.40	1.06	2.95	4.69	7.44	10.18	40.53	43.89	138.96	291.88	557.51	1 045.91	2 661.98	5 397.35	78.55	112.97
1. 慢性阻塞性肺疾病	72.54	5.82	2.20	0.53	1.75	0.48	0.00	0.53	2.46	3.12	4.84	8.78	31.62	39.75	129.03	277.16	534.95	990.48	2 456.76	4 890.41	72.17	103.86
2. 哮喘	0.88	0.00	0.00	0.53	0.00	0.00	0.00	0.53	0.00	0.39	0.74	0.00	0.00	0.00	2.21	1.23	6.45	9.64	23.45	59.64	0.88	1.21
3. 尘肺病	0.33	0.00	0.00	0.00	0.00	0.00	0.40	0.00	0.00	0.78	0.37	0.00	0.00	0.83	1.10	2.45	1.61	0.00	5.86	0.00	0.30	0.38
4. 其他	5.09	11.65	2.20	1.05	0.00	0.48	0.00	0.00	0.49	0.39	1.49	1.40	8.92	3.31	6.62	11.04	14.50	45.79	175.90	447.29	5.20	7.52
八、主要消化系统疾病	19.40	8.73	2.20	1.05	1.17	1.44	0.81	2.13	1.48	3.91	8.56	16.50	34.05	28.98	50.73	76.04	106.35	180.74	345.94	641.12	18.38	24.55
1. 消化性溃疡	6.84	0.00	0.73	0.00	1.17	0.96	0.40	1.60	0.98	0.39	2.61	3.16	5.67	7.45	13.23	31.89	49.95	69.89	158.31	268.38	6.63	8.88
2. 肝硬化	6.26	2.91	0.00	0.00	0.00	0.00	0.00	0.00	0.00	1.95	4.47	8.43	17.02	16.56	24.26	28.21	22.56	33.74	58.63	74.55	5.68	7.41
3. 肠梗阻	0.91	2.91	0.00	0.53	0.00	0.00	0.40	0.00	0.00	0.00	0.00	0.70	0.81	0.83	1.10	3.68	1.61	16.87	17.59	44.73	0.87	1.19
4. 阑尾炎	0.22	0.00	0.00	0.00	0.00	0.00	0.00	0.00	0.00	0.00	0.00	0.00	0.00	0.00	1.10	0.00	0.00	4.82	0.00	14.91	0.24	0.31
5. 胆囊疾病	1.46	2.91	0.00	0.00	0.00	0.48	0.00	0.53	0.00	0.00	0.00	0.35	1.62	5.67	1.10	2.45	8.06	21.69	58.63	104.37	1.46	2.12
6. 胰腺炎	1.06	0.00	0.73	0.00	0.00	0.00	0.00	0.00	0.00	0.00	0.37	0.70	5.67	0.83	1.10	2.45	8.06	9.64	5.86	0.00	1.01	1.25
7. 其他	2.64	0.00	0.73	0.53	0.00	0.00	0.00	0.00	0.49	1.17	0.74	3.16	2.43	3.31	4.41	5.51	7.36	16.11	24.10	46.91	134.19	2.50	3.40
九、主要泌尿生殖系统疾病	6.88	2.91	0.73	0.00	0.58	0.96	0.40	2.66	0.98	2.73	1.49	3.16	15.40	9.94	16.54	18.40	41.89	57.84	170.04	223.65	6.77	8.97
1. 肾炎	6.44	2.91	0.00	0.00	0.58	0.96	0.40	2.66	0.98	2.73	1.49	2.81	15.40	9.94	15.44	18.40	38.67	48.20	164.17	178.92	6.34	8.33
2. 前列腺增生	0.29	0.00	0.00	0.00	0.00	0.00	0.00	0.00	0.00	0.00	0.00	0.35	0.00	0.00	0.00	0.00	1.61	7.23	0.00	44.73	0.29	0.45
3. 其他	0.15	0.00	0.73	0.00	0.00	0.00	0.00	0.00	0.00	0.00	0.00	0.00	0.00	0.00	1.10	0.00	1.61	2.41	5.86	0.00	0.14	0.19
十、肌肉骨骼和结缔组织病	1.68	0.00	0.00	0.00	0.00	0.00	1.61	1.06	0.98	0.39	0.37	0.35	0.81	2.48	4.41	3.68	14.50	19.28	17.59	59.64	1.64	2.13

续表

疾病名称	合计	0岁~	1岁~	5岁~	10岁~	15岁~	20岁~	25岁~	30岁~	35岁~	40岁~	45岁~	50岁~	55岁~	60岁~	65岁~	70岁~	75岁~	80岁~	85岁~	标化率（2000年）	标化率（2010年）
十一、先天异常	3.18	113.55	11.71	0.53	1.17	3.36	1.61	0.00	0.49	0.78	1.49	1.40	3.24	0.83	1.10	1.23	0.00	0.00	0.00	0.00	2.92	2.90
1.先天性心脏病	2.31	64.05	10.25	0.53	1.17	3.36	1.21	0.00	0.49	0.39	1.12	1.05	3.24	0.00	1.10	1.23	0.00	0.00	0.00	0.00	2.16	2.13
2.其他先天畸形	0.88	49.49	1.46	0.00	0.00	0.00	0.40	0.00	0.00	0.39	0.37	0.35	0.00	0.83	0.00	0.00	0.00	0.00	0.00	0.00	0.76	0.76
Ⅲ.伤害	46.48	46.58	29.28	23.66	23.39	25.94	25.83	36.21	44.78	39.45	47.27	51.26	92.41	56.31	73.89	68.68	96.68	120.50	240.40	328.02	45.44	49.89
1.道路交通事故	18.30	0.00	10.25	12.62	9.94	10.09	12.11	18.64	22.63	14.84	20.10	20.01	38.10	19.05	24.26	23.30	32.23	38.56	64.50	89.46	18.18	19.30
2.意外中毒	6.08	2.91	2.93	1.58	1.75	0.96	1.21	3.73	5.41	7.03	9.30	9.48	17.02	7.45	15.44	9.81	8.06	9.64	5.86	0.00	5.68	6.33
3.意外跌落	8.12	0.00	5.12	2.63	1.75	2.88	1.21	3.73	1.97	3.52	4.84	6.67	19.46	12.42	16.54	19.62	35.45	45.79	128.99	193.83	7.89	9.86
4.自杀	6.40	2.91	0.00	1.58	5.85	8.17	4.44	7.45	6.40	6.25	6.70	7.02	8.92	8.28	12.13	6.13	8.06	7.23	29.32	29.82	6.47	6.79
5.砸死和碰撞死	1.17	0.00	0.00	0.53	0.00	0.00	0.81	1.06	1.48	0.39	1.12	1.40	5.67	3.31	1.10	2.45	3.22	0.00	0.00	0.00	1.14	1.28
6.意外窒息	2.20	34.94	5.12	2.10	1.75	0.48	0.40	0.00	0.00	0.78	1.86	2.11	2.43	1.66	2.21	2.45	4.83	12.05	11.73	0.00	2.01	2.16
7.触电	0.73	0.00	0.00	0.00	0.58	0.00	0.40	0.53	0.00	3.52	1.12	1.05	0.00	0.83	0.00	0.00	0.00	0.00	0.00	0.00	0.68	0.70
8.溺水	1.57	0.00	3.66	2.10	1.17	1.44	2.83	1.06	1.48	0.78	1.12	1.40	0.00	0.83	0.83	1.23	4.83	4.82	0.00	0.00	1.52	1.54
9.火灾	0.18	0.00	1.46	0.00	0.58	0.00	0.00	0.00	0.49	0.00	0.00	0.00	0.00	0.00	0.00	1.23	0.00	0.00	0.00	0.00	0.21	0.17
10.他杀	0.55	2.91	0.00	0.00	0.00	0.48	1.21	0.00	1.48	1.17	0.37	1.40	0.70	2.48	1.10	1.23	1.23	2.41	0.00	0.00	0.53	0.52
11.其他	1.17	2.91	0.73	0.53	0.00	1.44	1.21	0.00	2.95	1.17	0.74	1.40	0.81	2.48	1.10	1.23	1.23	2.41	14.91	0.00	1.15	1.23

表 5-2 2020年青海省死因回顾性调查分死因年龄别死亡率（城乡合计、男性）（1/10万）

疾病名称	合计	0岁~	1岁~	5岁~	10岁~	15岁~	20岁~	25岁~	30岁~	35岁~	40岁~	45岁~	50岁~	55岁~	60岁~	65岁~	70岁~	75岁~	80岁~	85岁~	标化率(2000年)	标化率(2010年)
全死因	684.82	1125.16	113.02	62.57	53.29	68.37	59.57	113.89	123.75	147.91	231.95	377.62	1044.31	982.96	1815.65	2825.46	3779.57	6971.82	14773.58	32331.11	710.27	955.11
I. 传染病、母婴疾病和营养缺乏性疾病	40.71	796.52	25.43	12.31	14.74	7.49	3.14	6.27	6.72	13.38	19.86	24.91	58.44	42.24	60.60	70.44	106.94	257.10	500.38	1336.30	40.21	48.44
一、传染病和寄生虫病	19.68	27.85	9.89	6.15	10.20	3.75	2.35	5.22	4.80	11.15	18.44	20.87	52.29	32.49	49.57	49.57	73.52	100.82	200.15	259.84	19.16	23.14
1. 病毒性肝炎	8.70	0.00	0.00	0.00	0.00	0.00	0.00	0.00	0.96	2.23	10.64	12.12	33.84	22.75	35.91	26.09	26.73	30.25	87.57	74.24	8.07	10.49
2. 结核病	5.13	0.00	1.41	1.03	4.53	2.81	0.78	1.04	0.96	3.72	3.55	3.37	10.77	3.25	6.73	15.65	26.73	50.41	75.06	111.36	5.24	6.30
3. 脑膜炎	1.35	0.00	2.83	4.10	4.53	0.94	0.00	0.00	0.00	0.00	1.42	0.67	0.00	1.62	0.00	2.61	3.34	5.04	12.51	0.00	1.44	1.34
4. 感染性腹泻	0.64	5.57	2.83	1.03	0.00	0.00	0.00	1.04	0.00	0.74	0.00	0.00	0.00	0.00	0.00	0.00	0.00	5.04	12.51	37.12	0.69	0.81
5. 败血症	0.64	11.14	0.00	0.00	0.00	0.00	0.78	0.00	0.00	0.00	0.71	0.00	1.54	2.24	0.00	0.00	3.34	0.00	0.00	37.12	0.62	0.79
6. 艾滋病	0.57	0.00	0.00	0.00	0.00	0.00	0.00	0.00	0.00	1.49	1.42	2.02	1.54	0.00	0.00	0.00	0.00	0.00	0.00	0.00	0.44	0.52
7. 包虫病	2.42	11.14	2.83	0.00	0.00	0.00	0.78	3.13	2.88	2.97	0.71	2.02	4.61	4.87	4.49	5.22	10.03	5.04	12.51	0.00	2.41	2.65
8. 其他	0.21	0.00	0.00	0.00	1.13	0.00	0.00	1.04	0.00	0.00	0.00	0.00	0.00	0.00	0.00	0.00	3.34	5.04	0.00	0.00	0.25	0.24
二、呼吸道感染	14.04	267.36	14.13	6.15	4.53	3.75	0.78	1.04	1.92	2.23	1.42	4.04	4.61	9.75	11.22	18.26	33.42	141.15	287.72	1039.35	14.88	19.29
1. 下呼吸道感染	13.12	261.79	12.71	4.10	4.53	3.75	0.78	1.04	1.92	2.23	0.71	4.04	3.08	9.75	11.22	18.26	30.08	115.94	287.72	1002.23	13.97	18.16
2. 上呼吸道感染	0.93	5.57	1.41	2.05	0.00	0.00	0.00	0.00	0.00	0.00	0.71	0.00	1.54	0.00	0.00	0.00	3.34	25.21	0.00	37.12	0.91	1.13
三、妊娠、分娩和产褥期并发症	0.00	0.00	0.00	0.00	0.00	0.00	0.00	0.00	0.00	0.00	0.00	0.00	0.00	0.00	0.00	0.00	0.00	0.00	0.00	0.00	0.00	0.00
1. 妊娠高血压综合征	0.00	0.00	0.00	0.00	0.00	0.00	0.00	0.00	0.00	0.00	0.00	0.00	0.00	0.00	0.00	0.00	0.00	0.00	0.00	0.00	0.00	0.00
2. 产后出血	0.00	0.00	0.00	0.00	0.00	0.00	0.00	0.00	0.00	0.00	0.00	0.00	0.00	0.00	0.00	0.00	0.00	0.00	0.00	0.00	0.00	0.00
3. 羊水栓塞	0.00	0.00	0.00	0.00	0.00	0.00	0.00	0.00	0.00	0.00	0.00	0.00	0.00	0.00	0.00	0.00	0.00	0.00	0.00	0.00	0.00	0.00
4. 其他	0.00	0.00	0.00	0.00	0.00	0.00	0.00	0.00	0.00	0.00	0.00	0.00	0.00	0.00	0.00	0.00	0.00	0.00	0.00	0.00	0.00	0.00
四、围生期疾病	6.42	501.31	0.00	0.00	0.00	0.00	0.00	0.00	0.00	0.00	0.00	0.00	0.00	0.00	0.00	0.00	0.00	0.00	0.00	0.00	5.56	5.16

续表

疾病名称	合计	0岁~	1岁~	5岁~	10岁~	15岁~	20岁~	25岁~	30岁~	35岁~	40岁~	45岁~	50岁~	55岁~	60岁~	65岁~	70岁~	75岁~	80岁~	85岁~	标化率（2000年）	标化率（2010年）
1.早产	2.07	161.53	0.00	0.00	0.00	0.00	0.00	0.00	0.00	0.00	0.00	0.00	0.00	0.00	0.00	0.00	0.00	0.00	0.00	0.00	1.79	1.66
2.产伤和窒息	3.42	267.36	0.00	0.00	0.00	0.00	0.00	0.00	0.00	0.00	0.00	0.00	0.00	0.00	0.00	0.00	0.00	0.00	0.00	0.00	2.97	2.75
3.其他	0.93	72.41	0.00	0.00	0.00	0.00	0.00	0.00	0.00	0.00	0.00	0.00	0.00	0.00	0.00	0.00	0.00	0.00	0.00	0.00	0.80	0.75
五、营养缺乏	0.57	0.00	1.41	0.00	0.00	0.00	0.00	0.00	0.00	0.00	0.00	0.00	1.54	0.00	0.00	2.61	0.00	15.12	12.51	37.12	0.61	0.84
1.缺铁性贫血	0.14	0.00	0.00	0.00	0.00	0.00	0.00	0.00	0.00	0.00	0.00	0.00	0.00	0.00	0.00	0.00	0.00	5.04	0.00	37.12	0.18	0.30
2.其他	0.43	0.00	1.41	0.00	0.00	0.00	0.00	0.00	0.00	0.00	0.00	0.00	1.54	0.00	0.00	2.61	0.00	10.08	12.51	0.00	0.42	0.54
Ⅱ.慢性非传染性疾病	560.56	222.80	36.73	15.39	11.34	21.54	13.33	44.93	47.97	68.38	132.65	261.17	808.99	822.11	1 624.88	2 611.53	3 512.23	6 457.63	13 660.25	29 361.54	586.93	810.60
一、恶性肿瘤	140.80	5.57	2.83	4.10	2.27	2.81	2.35	19.85	13.43	17.84	34.05	85.49	295.30	290.83	552.10	827.03	862.18	1 345.97	2 339.25	3 043.80	141.34	186.08
1.胃癌	41.28	0.00	0.00	0.00	0.00	0.00	0.00	6.27	2.88	3.72	4.97	17.50	75.36	74.74	163.84	266.11	310.79	428.49	713.03	1 002.23	41.98	55.47
2.肝癌	29.30	0.00	0.00	0.00	1.13	0.00	0.78	6.27	4.80	3.72	16.31	35.00	92.28	68.24	134.66	133.06	113.62	206.68	300.23	222.72	28.17	36.01
3.肺癌	20.82	0.00	0.00	0.00	0.00	0.00	0.00	0.00	0.00	3.72	1.42	8.08	27.68	47.12	78.55	148.71	130.33	196.60	500.38	593.91	21.25	28.78
4.食管癌	9.34	0.00	0.00	0.00	0.00	0.00	0.00	0.96	0.00	0.74	0.00	0.00	10.77	16.25	42.64	80.88	70.18	131.07	150.11	148.48	9.48	12.49
5.结直肠癌	8.55	0.00	0.00	0.00	0.00	0.00	0.00	1.04	0.00	0.74	2.13	3.37	15.38	16.25	22.44	41.74	73.52	100.82	212.66	148.48	8.59	11.45
6.胰腺癌	4.78	0.00	0.00	0.00	0.00	0.00	0.00	0.00	1.92	0.00	0.71	2.02	12.30	19.50	22.44	23.48	30.08	30.25	37.53	148.48	4.87	6.50
7.乳腺癌	0.14	0.00	0.00	0.00	0.00	0.00	0.00	0.00	0.00	0.00	0.00	0.67	0.00	0.00	0.00	0.00	0.00	3.34	0.00	0.00	0.12	0.14
8.宫颈癌	0.00	0.00	0.00	0.00	0.00	0.00	0.00	0.00	0.00	0.00	0.00	0.00	0.00	0.00	0.00	0.00	0.00	0.00	0.00	0.00	0.00	0.00
9.子宫体癌	0.00	0.00	0.00	0.00	0.00	0.00	0.00	0.00	0.00	0.00	0.00	0.00	0.00	0.00	0.00	0.00	0.00	0.00	0.00	0.00	0.00	0.00
10.卵巢癌	0.00	0.00	0.00	0.00	0.00	0.00	0.00	0.00	0.00	0.00	0.00	0.67	0.67	1.54	0.00	6.73	5.22	16.71	55.45	259.84	4.49	4.49
11.前列腺癌	2.71	0.00	0.00	0.00	0.00	0.00	0.00	0.00	0.00	0.74	0.00	6.06	9.23	6.50	11.22	5.22	6.68	15.12	100.08	0.00	3.02	3.22
12.脑瘤	2.78	0.00	1.41	1.03	0.00	0.00	0.00	1.04	0.00	0.74	1.42	2.69	4.61	1.62	6.73	5.22	10.03	5.04	37.53	0.00	2.57	2.19
13.白血病	2.07	0.00	0.00	2.05	1.13	0.94	0.78	2.09	0.96	0.74	0.74	1.42	—	—	—	—	—	—	—	—	2.04	—

续表

疾病名称	合计	0岁~	1岁~	5岁~	10岁~	15岁~	20岁~	25岁~	30岁~	35岁~	40岁~	45岁~	50岁~	55岁~	60岁~	65岁~	70岁~	75岁~	80岁~	85岁~	标化率(2000年)	标化率(2010年)
14. 膀胱癌	1.92	0.00	0.00	0.00	0.00	0.00	0.00	0.00	0.00	0.00	0.00	0.67	6.15	3.25	6.73	10.44	3.34	35.29	50.04	37.12	1.96	2.66
15. 鼻咽癌	0.14	0.00	0.00	0.00	0.00	0.00	0.00	0.00	0.00	0.00	0.00	0.00	0.00	0.00	0.00	0.00	3.34	5.04	0.00	0.00	0.13	0.17
16. 胆囊及胆道癌	0.93	0.00	0.00	0.00	0.00	0.94	0.00	0.00	0.00	0.00	0.00	0.00	0.00	3.25	0.00	15.65	6.68	0.00	12.51	37.12	0.97	1.25
17. 肾癌	0.86	0.00	0.00	0.00	0.00	0.00	0.00	0.00	0.00	0.00	0.00	2.02	3.08	0.00	2.24	2.61	0.00	10.08	37.53	0.00	0.81	1.08
18. 骨癌	0.86	0.00	0.00	0.00	0.00	0.00	0.00	0.00	0.00	0.74	0.00	0.00	0.00	3.25	4.49	2.61	0.00	15.12	25.02	74.24	0.94	1.42
19. 皮肤癌	0.71	0.00	0.00	0.00	0.00	0.00	0.00	0.00	0.96	0.00	0.00	0.00	4.61	4.87	2.24	5.22	0.00	5.04	5.04	0.00	0.70	0.92
20. 淋巴癌	1.14	0.00	0.00	0.00	0.00	0.00	0.78	0.00	0.00	0.74	0.00	2.02	3.08	1.62	6.73	2.61	10.03	5.04	0.00	0.00	1.05	1.30
21. 喉癌	0.14	0.00	0.00	0.00	0.00	0.00	0.00	0.00	0.00	0.00	0.00	0.00	0.00	0.00	0.00	2.61	0.00	5.04	0.00	0.00	0.17	0.15
22. 甲状腺癌	0.14	0.00	0.00	0.00	0.00	0.00	0.00	0.00	0.96	0.00	0.00	0.00	1.54	0.00	0.00	0.00	0.00	0.00	12.51	0.00	0.16	0.22
23. 其他	12.19	5.57	0.00	1.03	0.00	0.94	0.00	3.13	0.96	2.97	6.38	4.71	27.68	24.37	40.40	75.66	73.52	100.82	150.11	371.20	12.36	16.19
二、其他肿瘤	4.56	11.14	12.71	0.00	0.00	2.81	0.78	1.04	0.00	0.74	0.71	4.04	10.77	1.62	22.44	20.87	20.05	50.41	50.04	111.36	4.59	5.83
三、糖尿病	16.25	0.00	0.00	0.00	0.00	0.00	0.00	1.04	0.00	0.00	2.84	6.06	21.53	35.74	58.35	83.49	103.60	226.85	387.79	482.55	16.49	22.66
四、内分泌紊乱	0.86	0.00	1.41	0.00	0.00	0.00	0.00	0.00	0.00	0.00	2.84	0.00	1.54	0.00	0.00	10.44	3.34	0.00	12.51	37.12	0.82	1.10
五、神经系统和精神障碍疾病	9.48	16.71	12.71	5.13	2.27	1.87	3.92	9.40	3.84	3.72	5.67	6.73	12.30	13.00	13.47	23.48	30.08	45.37	150.11	371.20	9.82	12.07
1. 神经系统疾病	6.99	16.71	12.71	5.13	2.27	1.87	3.14	8.36	1.92	2.97	3.55	4.04	7.69	6.50	13.47	15.65	23.39	25.21	125.09	185.60	7.23	8.55
2. 精神障碍	2.50	0.00	0.00	0.00	0.00	0.00	0.78	1.04	1.92	0.74	2.13	2.69	4.61	6.50	0.00	7.83	6.68	20.16	25.02	185.60	2.59	3.52
六、心脑血管疾病	270.19	22.28	1.41	4.10	2.27	6.56	3.14	9.40	23.02	33.45	63.13	112.41	342.98	376.94	662.07	1 137.49	1 711.00	3 311.99	7 505.63	17 780.25	287.85	406.98
1. 缺血性心脏病	84.19	0.00	0.00	0.00	0.00	0.94	0.00	3.13	4.80	15.61	16.31	35.67	107.66	118.60	195.26	349.60	511.30	957.81	2 339.25	6 607.28	91.10	130.40
2. 高血压及其并发症	20.60	0.00	0.00	0.00	0.00	0.00	0.00	1.04	0.96	0.74	3.55	6.06	13.84	14.62	51.62	86.09	130.33	277.26	663.00	1 893.10	22.84	33.26
3. 肺源性心脏病	14.54	0.00	0.00	0.00	0.00	0.00	0.00	0.00	1.92	0.74	0.71	4.04	26.15	14.62	38.15	44.35	73.52	231.89	450.34	1 076.47	15.87	22.73
4. 风湿性心脏病	2.00	0.00	0.00	0.00	0.00	0.00	0.00	0.00	0.00	0.00	0.00	0.67	1.54	4.87	8.98	0.00	6.68	25.21	75.06	222.72	2.26	3.47

续表

疾病名称	合计	0岁~	1岁~	5岁~	10岁~	15岁~	20岁~	25岁~	30岁~	35岁~	40岁~	45岁~	50岁~	55岁~	60岁~	65岁~	70岁~	75岁~	80岁~	85岁~	标化率（2000年）	标化率（2010年）
5. 心脏性猝死	8.84	5.57	0.00	0.00	0.00	0.00	0.00	1.04	0.96	3.72	4.97	5.38	13.84	11.37	26.93	23.48	26.73	85.70	287.72	593.91	9.36	13.30
6. 脑出血	91.47	0.00	0.00	0.00	1.13	2.81	0.78	2.09	4.80	11.15	26.95	43.08	133.81	167.35	240.14	448.73	634.94	1 073.75	2 151.61	4 046.03	94.10	129.82
7. 脑梗死	25.59	0.00	0.00	0.00	0.00	0.00	0.00	0.00	3.84	0.74	4.26	5.38	19.99	17.87	49.37	99.14	177.12	433.53	925.69	1 596.14	27.46	39.16
8. 脑卒中（未特指出血或梗死）	4.21	0.00	0.00	0.00	0.00	0.00	0.00	1.04	0.96	0.00	0.00	0.00	4.61	6.50	13.47	20.87	40.10	50.41	100.08	222.72	4.54	6.22
9. 其他	18.75	16.71	1.41	2.05	1.13	2.81	0.00	1.04	4.80	0.74	6.38	12.12	21.53	21.12	38.15	65.22	110.28	176.44	512.88	1 521.90	20.33	28.61
七、主要呼吸系统疾病	83.70	22.28	5.65	1.03	1.13	0.94	0.78	1.04	2.88	3.72	9.22	13.46	59.98	55.24	208.72	383.51	611.55	1 179.61	2 651.99	6 607.28	91.75	131.61
1. 慢性阻塞性肺疾病	76.78	11.14	2.83	0.00	1.13	0.94	0.78	0.00	2.88	2.97	4.97	11.44	47.68	48.74	197.50	362.64	591.50	1 093.92	2 414.31	6 124.72	84.38	121.12
2. 哮喘	0.71	0.00	0.00	0.00	0.00	0.00	0.00	0.00	0.00	0.00	0.71	0.00	0.00	0.00	0.00	2.61	3.34	10.08	37.53	37.12	0.78	1.08
3. 尘肺病	0.50	0.00	0.00	0.00	0.00	0.00	0.00	0.00	0.00	0.74	0.71	0.00	0.00	1.62	2.24	5.22	3.34	0.00	0.00	0.00	0.46	0.57
4. 其他	5.70	11.14	2.83	1.03	0.00	0.00	0.00	1.04	0.00	0.00	2.84	2.02	12.30	4.87	8.98	13.04	13.37	75.62	200.15	445.43	6.13	8.85
八、主要消化系统疾病	22.31	11.14	2.83	0.00	2.27	2.81	0.00	2.09	1.92	3.72	10.64	26.25	43.06	32.49	78.55	101.75	116.96	211.73	337.75	556.79	21.89	28.63
1. 消化性溃疡	7.70	0.00	1.41	0.00	2.27	1.87	0.00	1.04	1.92	0.74	2.84	5.38	9.23	6.50	17.95	44.35	60.15	75.62	150.11	259.84	7.92	10.23
2. 肝硬化	7.98	5.57	0.00	5.57	0.00	0.00	0.00	0.00	0.00	1.49	4.97	15.48	23.07	21.12	44.89	31.31	26.73	30.25	50.04	37.12	7.31	9.38
3. 肠梗阻	1.14	0.00	0.00	0.00	0.00	0.00	0.00	0.00	0.00	0.00	0.00	1.35	0.00	0.00	2.24	7.83	3.34	30.25	12.51	37.12	1.10	1.46
4. 阑尾炎	0.36	0.00	0.00	0.00	0.00	0.00	0.00	0.00	0.00	0.00	0.00	0.00	0.00	0.00	2.24	0.00	0.00	10.08	0.00	37.12	0.42	0.57
5. 胆囊疾病	1.14	0.00	0.00	0.00	0.00	0.00	0.94	0.00	0.00	0.00	0.71	0.67	0.67	0.00	2.24	2.61	3.34	25.21	37.53	111.36	1.23	1.84
6. 胰腺炎	1.00	0.00	0.00	0.00	0.00	0.94	0.00	0.00	0.00	0.00	0.00	0.67	0.67	6.15	4.49	4.49	6.68	5.04	12.51	0.00	0.99	1.21
7. 其他	2.99	0.00	1.41	0.00	0.00	0.00	0.00	1.04	0.00	1.49	1.42	2.69	4.61	4.87	4.49	13.04	16.71	35.29	75.06	74.24	2.92	3.93
九、主要泌尿生殖系统疾病	7.56	5.57	0.00	1.41	0.00	0.94	0.00	1.04	1.92	3.72	2.13	4.04	16.92	14.62	17.95	15.65	43.44	65.53	200.15	371.20	7.89	10.79
1. 肾炎	6.92	5.57	0.00	1.41	0.00	0.94	0.00	1.04	1.92	3.72	2.13	3.37	16.92	14.62	17.95	15.65	40.10	50.41	187.64	259.84	7.15	9.62
2. 前列腺增生	0.57	0.00	0.00	0.00	0.00	0.00	0.00	0.00	0.00	0.00	0.00	0.67	0.00	0.00	0.00	0.00	3.34	15.12	0.00	111.36	0.67	1.04

续表

疾病名称	合计	0岁~	1岁~	5岁~	10岁~	15岁~	20岁~	25岁~	30岁~	35岁~	40岁~	45岁~	50岁~	55岁~	60岁~	65岁~	70岁~	75岁~	80岁~	85岁~	标化率(2000年)	标化率(2010年)
3. 其他	0.07	0.00	0.00	0.00	0.00	0.00	0.00	0.00	0.00	0.00	0.00	0.00	0.00	0.00	0.00	0.00	0.00	0.00	0.00	0.00	0.08	0.13
十、肌肉骨骼和结缔组织病	1.21	0.00	0.00	0.00	0.00	0.00	0.78	0.00	0.96	0.74	0.00	0.00	0.00	1.62	0.00	2.61	10.03	15.12	25.02	0.00	1.22	1.55
十一、先天异常	3.42	128.11	9.89	1.03	1.13	2.81	1.57	0.00	0.00	0.74	1.42	2.02	4.61	0.00	2.61	2.61	0.00	0.00	0.00	0.00	3.08	3.07
1. 先天性心脏病	2.64	89.12	8.48	1.03	1.13	2.81	0.78	0.00	0.00	0.74	0.71	2.02	4.61	0.00	2.24	2.24	0.00	0.00	0.00	0.00	2.42	2.39
2. 其他先天畸形	0.78	38.99	1.41	0.00	0.00	0.00	0.78	0.00	0.00	0.00	0.71	0.00	0.00	0.00	0.00	0.00	0.00	0.00	0.00	0.00	0.67	0.67
Ⅲ、伤害	69.08	72.41	39.56	27.69	19.27	34.65	43.11	58.51	65.23	62.44	75.19	81.45	158.42	87.73	112.22	106.97	130.33	171.40	312.73	408.31	67.18	74.75
1. 道路交通事故	27.59	0.00	11.30	15.39	7.94	16.86	19.60	33.44	31.66	23.04	31.92	30.29	69.21	29.24	40.40	39.13	30.08	55.45	87.57	185.60	27.46	29.72
2. 意外中毒	9.70	5.57	5.65	0.00	2.27	0.94	2.35	5.22	8.63	11.15	15.61	16.83	27.68	9.75	22.44	20.87	13.37	15.12	0.00	0.00	8.91	10.01
3. 意外跌落	11.26	0.00	5.65	5.13	1.13	4.68	1.57	5.22	2.88	6.69	8.51	10.77	30.76	19.50	22.44	31.31	50.13	60.49	150.11	111.36	10.97	13.36
4. 自杀	8.84	0.00	0.00	1.03	3.40	8.43	7.84	9.40	7.67	8.18	8.51	11.44	13.84	16.25	17.95	5.22	16.71	15.12	62.55	74.24	8.69	9.82
5. 砸死和碰撞死	1.92	0.00	0.00	1.03	0.00	0.00	1.57	2.09	1.92	0.74	2.13	2.02	10.77	4.87	0.00	5.22	3.34	0.00	0.00	0.00	1.88	2.10
6. 意外窒息	3.21	55.70	7.06	1.03	1.13	0.00	0.78	0.00	0.00	1.49	3.55	3.37	4.61	3.25	4.49	2.61	6.68	20.16	12.51	0.00	2.83	3.22
7. 触电	1.43	0.00	0.00	0.00	1.13	0.00	0.78	1.04	0.96	6.69	2.02	2.02	0.00	1.62	2.24	0.00	10.03	5.04	0.00	0.00	1.30	1.34
8. 溺水	2.57	0.00	1.41	4.10	2.27	0.94	3.92	2.09	2.88	1.49	2.13	2.69	0.00	0.00	0.00	2.61	0.00	0.00	0.00	0.00	2.51	2.47
9. 火灾	0.14	0.00	0.00	0.00	0.00	0.00	0.00	0.00	0.96	0.00	0.00	0.00	0.00	1.62	2.24	2.61	0.00	5.04	0.00	0.00	0.16	0.14
10. 他杀	0.71	5.57	0.00	0.00	0.00	0.94	2.35	0.00	1.92	0.74	0.71	0.67	1.35	3.25	2.24	0.00	0.00	0.00	0.00	37.12	0.70	0.69
11. 其他	1.71	5.57	1.41	0.00	0.00	1.87	2.35	0.00	5.76	2.23	0.71	1.35	1.54	3.25	2.24	0.00	0.00	0.00	0.00	0.00	1.78	1.88

第5章·2020年地区别、性别、年龄别、死因别死亡率

表5-3 2020年青海省死因回顾性调查分死因年龄别死亡率（城乡合计、女性）（1/10万）

疾病名称	合计	0岁~	1岁~	5岁~	10岁~	15岁~	20岁~	25岁~	30岁~	35岁~	40岁~	45岁~	50岁~	55岁~	60岁~	65岁~	70岁~	75岁~	80岁~	85岁~	标化率(2000年)	标化率(2010年)
全死因	538.48	841.77	101.81	63.64	50.70	51.27	42.43	55.37	76.77	72.44	105.72	163.63	510.78	515.14	906.37	1 518.20	3 074.15	5 660.99	13 618.81	26 233.18	493.79	677.81
Ⅰ.传染病、母婴疾病和营养缺乏性疾病	35.12	652.68	37.99	17.26	10.86	8.87	10.82	5.43	10.10	7.41	11.75	9.54	35.99	28.71	39.03	67.12	121.35	189.32	331.09	1 021.43	32.87	38.55
一、传染病和寄生虫病	15.79	6.10	9.12	8.63	8.45	5.92	8.32	4.34	5.05	5.76	10.96	8.81	34.28	21.96	23.85	46.29	68.45	96.97	154.51	224.22	14.85	17.68
1.病毒性肝炎	5.64	0.00	0.00	0.00	0.00	0.00	0.83	0.00	2.02	0.82	2.94	0.00	15.43	13.51	15.18	25.46	40.45	36.94	66.22	124.56	5.19	6.75
2.结核病	4.59	0.00	3.04	6.47	4.83	3.94	3.33	4.34	1.01	2.47	0.73	3.13	12.00	1.69	6.51	6.94	15.56	18.47	33.11	49.83	4.67	4.99
3.脑膜炎	1.43	6.10	6.08	0.00	2.41	0.99	1.66	0.00	0.00	1.65	0.78	0.00	0.00	1.69	0.00	4.63	3.11	4.62	0.00	24.91	1.38	1.48
4.感染性腹泻	0.30	0.00	0.00	1.08	1.21	0.00	0.00	0.00	0.00	0.00	0.00	0.00	0.00	0.00	0.00	2.31	0.00	0.00	11.04	0.00	0.34	0.31
5.败血症	0.30	0.00	0.00	0.00	0.00	0.00	0.00	0.00	0.00	0.00	0.00	0.00	0.00	0.00	0.00	2.31	3.11	4.62	11.04	0.00	0.26	0.34
6.艾滋病	0.00	0.00	0.00	0.00	0.00	0.00	0.00	0.00	0.00	0.00	0.00	0.00	0.00	0.00	0.00	0.00	0.00	0.00	0.00	0.00	0.00	0.00
7.包虫病	3.38	0.00	0.00	1.08	0.00	0.99	2.50	0.00	2.02	0.00	0.82	5.14	6.86	5.07	2.17	4.63	6.22	27.70	33.11	24.91	2.91	3.66
8.其他	0.15	0.00	0.00	0.00	0.00	0.00	0.00	0.00	0.00	0.00	0.00	0.78	0.00	0.00	0.00	0.00	0.00	4.62	0.00	0.00	0.11	0.16
二、呼吸道感染	12.41	213.49	27.35	8.63	2.41	1.97	0.83	1.09	1.01	0.00	0.73	0.73	1.71	6.76	13.01	16.20	49.78	87.73	165.54	722.47	11.59	14.58
1.下呼吸道感染	11.06	195.19	27.35	8.63	2.41	1.97	0.83	1.09	1.01	0.00	0.73	0.73	1.71	1.69	10.84	16.20	40.45	87.73	143.47	572.99	10.31	12.68
2.上呼吸道感染	1.35	18.30	0.00	0.00	0.00	0.00	0.00	0.00	0.00	0.00	0.00	0.00	0.00	5.07	2.17	0.00	9.33	0.00	22.07	149.48	1.28	1.90
三、妊娠、分娩和产褥期并发症	0.75	0.00	0.00	0.00	0.00	0.99	1.66	3.03	1.01	1.65	0.78	0.00	0.00	0.00	0.00	0.00	0.00	0.00	0.00	0.00	0.82	0.76
1.妊娠高血压综合征	0.15	0.00	0.00	0.00	0.00	0.99	0.00	0.00	0.00	0.00	0.78	0.00	0.00	0.00	0.00	0.00	0.00	0.00	0.00	0.00	0.13	0.15
2.产后出血	0.23	0.00	0.00	0.00	0.00	0.00	0.00	1.09	1.01	2.02	0.00	0.00	0.00	0.00	0.00	0.00	0.00	0.00	0.00	0.00	0.31	0.23
3.羊水栓塞	0.23	0.00	0.00	0.00	0.00	0.00	0.83	1.09	0.00	1.65	0.00	0.00	0.00	0.00	0.00	0.00	0.00	0.00	0.00	0.00	0.21	0.23
4.其他	0.15	0.00	0.00	0.00	0.00	0.00	0.83	0.83	0.00	0.00	0.00	0.00	0.00	0.00	0.00	0.00	0.00	0.00	0.00	0.00	0.17	0.15
四、围生期疾病	5.34	433.09	0.00	0.00	0.00	0.00	0.00	0.00	1.01	0.00	0.00	0.00	0.00	0.00	0.00	0.00	0.00	0.00	0.00	0.00	4.81	4.46
1.早产	1.73	140.30	0.00	0.00	0.00	0.00	0.00	0.00	0.00	0.00	0.00	0.00	0.00	0.00	0.00	0.00	0.00	0.00	0.00	0.00	1.56	1.45
2.产伤和窒息	3.08	250.09	0.00	0.00	0.00	0.00	0.00	0.00	0.00	0.00	0.00	0.00	0.00	0.00	0.00	0.00	0.00	0.00	0.00	0.00	2.78	2.58
3.其他	0.53	42.70	0.00	0.00	0.00	0.00	0.00	0.00	1.01	0.00	0.00	0.00	0.00	0.00	0.00	0.00	0.00	0.00	0.00	0.00	0.47	0.44

续表

疾病名称	合计	0岁~	1岁~	5岁~	10岁~	15岁~	20岁~	25岁~	30岁~	35岁~	40岁~	45岁~	50岁~	55岁~	60岁~	65岁~	70岁~	75岁~	80岁~	85岁~	标化率(2000年)	标化率(2010年)
五、营养缺乏	0.83	0.00	1.52	0.00	0.00	0.00	0.00	0.00	1.01	0.00	0.00	0.00	0.00	0.00	2.17	4.63	3.11	4.62	11.04	74.74	0.81	1.08
1.缺铁性贫血	0.45	0.00	0.00	0.00	0.00	0.00	0.00	0.00	0.00	0.00	0.00	0.00	0.00	0.00	2.17	4.63	0.00	4.62	0.00	24.91	0.44	0.54
2.其他	0.38	0.00	1.52	0.00	0.00	0.00	0.00	0.00	1.01	0.00	0.00	0.00	0.00	0.00	0.00	0.00	3.11	0.00	11.04	49.83	0.36	0.54
Ⅱ.慢性非传染性疾病	468.31	146.40	28.87	19.42	9.66	22.68	24.13	34.74	42.43	49.39	75.18	132.81	442.22	454.34	815.30	1404.80	2859.45	5319.30	12791.08	23791.73	426.21	598.44
一、恶性肿瘤	91.68	6.10	1.52	2.16	0.00	5.92	7.49	7.60	20.20	20.58	28.97	56.50	159.40	158.77	266.71	372.61	550.73	868.08	1379.54	1818.63	82.27	108.09
1.胃癌	20.23	0.00	0.00	0.00	0.00	0.99	1.66	0.00	3.03	3.29	3.92	11.01	30.85	32.09	56.38	83.32	155.57	143.14	364.20	622.82	18.26	24.47
2.肝癌	13.16	0.00	0.00	1.08	0.00	0.00	0.00	1.09	5.05	0.82	3.92	5.14	27.42	21.96	45.54	60.17	62.23	147.76	220.73	199.30	11.96	15.64
3.肺癌	12.71	0.00	0.00	0.00	0.00	0.00	0.00	0.00	1.01	0.82	5.48	8.81	15.43	20.27	41.20	48.60	90.23	180.08	143.47	149.48	10.99	14.55
4.食管癌	3.61	0.00	0.00	0.00	0.00	0.00	0.00	0.00	0.00	0.82	0.00	0.73	1.71	3.38	10.84	11.57	49.78	46.17	33.11	99.65	3.17	4.23
5.结直肠癌	6.17	0.00	0.00	0.00	0.00	0.00	0.00	0.00	1.01	0.82	0.78	1.47	12.00	10.13	6.51	34.71	31.11	60.03	143.47	249.13	5.63	7.72
6.胰腺癌	3.99	0.00	0.00	0.00	0.00	0.00	0.00	0.00	1.01	0.00	0.78	1.47	8.57	8.44	4.34	23.14	34.23	55.41	143.47	0.00	3.52	4.50
7.乳腺癌	4.66	0.00	0.00	0.00	0.00	0.99	0.00	0.00	2.02	3.29	3.92	4.40	15.43	6.76	19.52	18.51	15.56	18.47	33.11	49.83	4.28	5.31
8.宫颈癌	4.36	0.00	0.00	0.00	0.00	0.00	0.83	3.26	2.02	3.29	2.35	3.67	12.00	6.76	17.35	13.89	18.67	18.47	44.15	24.91	4.09	4.96
9.子宫体癌	1.43	0.00	0.00	0.00	0.00	0.00	0.00	0.00	0.00	1.65	0.00	2.20	3.43	1.69	6.51	2.31	6.22	9.23	33.11	0.00	1.28	1.63
10.卵巢癌	1.73	0.00	0.00	0.00	0.00	0.00	0.00	0.00	0.00	0.82	0.78	2.94	1.71	6.76	6.51	6.94	9.33	9.23	11.04	0.00	1.46	1.90
11.前列腺癌	0.00	0.00	0.00	0.00	0.00	0.00	0.00	0.00	0.00	0.00	0.00	0.00	0.00	0.00	0.00	0.00	0.00	0.00	0.00	0.00	0.00	0.00
12.脑癌	3.01	0.00	1.52	0.00	0.00	0.00	2.50	0.00	1.01	0.00	0.00	5.14	6.86	3.38	6.51	18.51	6.22	9.23	11.04	49.83	2.70	3.26
13.白血病	1.58	6.10	0.00	1.08	0.00	0.00	0.83	0.00	3.03	0.00	3.13	0.73	3.43	5.07	4.34	0.00	0.00	9.23	0.00	0.00	1.47	1.75
14.膀胱癌	0.23	0.00	0.00	0.00	0.00	0.00	0.00	0.00	0.00	0.00	0.00	0.00	1.71	0.00	0.00	18.51	0.00	0.00	11.04	49.83	0.25	0.39
15.鼻咽癌	0.08	0.00	0.00	0.00	0.00	0.00	0.00	0.00	0.00	0.00	0.00	0.00	0.00	1.69	0.00	0.00	0.00	0.00	0.00	0.00	0.06	0.10
16.胆囊及胆道癌	2.33	0.00	0.00	0.00	0.00	0.00	0.00	0.00	0.00	0.00	0.78	1.47	1.71	3.38	2.17	6.94	15.56	46.17	44.15	49.83	1.99	2.74
17.肾癌	0.68	0.00	0.00	0.00	0.00	0.00	0.00	0.00	0.00	0.00	0.78	0.00	0.00	0.00	4.34	2.31	0.00	13.85	22.07	0.00	0.58	0.80
18.骨癌	0.30	0.00	0.00	0.00	0.00	0.99	0.00	0.00	0.00	0.00	0.00	0.00	0.00	0.00	2.17	2.31	3.11	0.00	0.00	0.00	0.28	0.32
19.皮肤癌	0.45	0.00	0.00	0.00	0.00	0.00	0.00	0.00	0.00	0.00	0.00	0.00	0.00	1.69	0.00	0.00	0.00	4.62	0.00	49.83	0.38	0.59
20.淋巴癌	0.98	0.00	0.00	0.00	0.00	1.97	0.00	1.09	0.00	1.65	0.78	0.73	1.71	1.69	0.00	0.00	0.00	9.23	22.07	0.00	0.92	1.10

第 5 章 · 2020 年地区别、性别、年龄别、死因别死亡率

续表

疾病名称	合计	0岁~	1岁~	5岁~	10岁~	15岁~	20岁~	25岁~	30岁~	35岁~	40岁~	45岁~	50岁~	55岁~	60岁~	65岁~	70岁~	75岁~	80岁~	85岁~	标化率(2000年)	标化率(2010年)
21. 喉癌	0.00	0.00	0.00	0.00	0.00	0.00	0.00	0.00	0.00	0.00	0.00	0.00	0.00	0.00	0.00	0.00	0.00	0.00	0.00	0.00	0.00	0.00
22. 甲状腺癌	0.23	0.00	0.00	0.00	0.00	0.00	0.00	0.00	0.00	0.00	0.82	0.00	0.00	0.00	0.00	2.17	0.00	0.00	0.00	0.00	0.22	0.28
23. 其他	9.78	0.00	0.00	0.00	0.00	0.00	0.00	2.17	1.01	0.00	2.35	5.14	15.43	23.65	30.36	39.34	52.90	87.73	176.58	224.22	8.79	11.85
二、其他肿瘤	5.19	6.10	0.00	0.00	0.00	0.00	0.83	3.26	0.00	2.47	2.35	2.94	10.28	10.13	13.01	9.26	21.78	60.03	33.11	224.22	4.76	6.37
三、糖尿病	14.29	0.00	0.00	0.00	0.00	0.99	0.83	0.00	0.00	1.65	2.35	4.40	8.57	10.13	26.02	50.92	121.35	198.55	364.20	423.52	12.59	17.31
四、内分泌紊乱	0.90	0.00	0.00	0.00	0.00	0.00	0.00	0.00	0.00	0.00	1.57	0.00	1.71	0.00	2.17	2.31	3.11	4.62	11.04	49.83	0.91	1.12
五、神经系统和精神障碍疾病	6.54	6.10	3.04	8.63	3.62	3.94	0.83	4.34	1.65	1.65	3.13	0.73	6.86	5.07	8.67	11.57	24.89	50.79	154.51	199.30	6.34	7.72
1. 神经系统疾病	4.44	6.10	3.04	6.47	3.62	3.94	0.83	3.26	0.00	0.82	0.78	0.73	5.14	3.38	4.34	9.26	18.67	36.94	88.29	74.74	4.36	4.99
2. 精神障碍	2.11	0.00	0.00	2.16	0.00	0.00	0.00	1.09	1.65	0.82	2.35	0.00	1.71	1.69	4.34	2.31	6.22	13.85	66.22	124.56	1.97	2.73
六、心脑血管疾病	248.18	12.20	6.08	3.24	0.00	5.92	7.49	8.69	16.16	10.70	21.93	52.10	195.40	202.68	388.13	664.21	1 474.84	2 982.87	7 670.24	15 570.50	226.76	327.42
1. 缺血性心脏病	78.97	0.00	0.00	0.00	0.00	0.00	1.66	2.17	9.09	3.29	3.92	16.88	49.71	55.74	106.25	185.15	441.83	941.96	2 759.08	5 430.99	72.53	106.02
2. 高血压及其并发症	21.13	0.00	0.00	1.08	0.00	0.00	0.00	0.00	0.00	2.47	2.35	2.20	12.00	13.51	30.36	53.23	84.01	323.22	706.32	1 444.94	19.24	28.34
3. 肺源性心脏病	14.67	0.00	1.52	0.00	0.00	0.00	0.83	0.00	1.01	0.00	0.78	1.47	6.86	10.13	19.52	60.17	77.79	184.70	430.42	996.51	13.36	19.36
4. 风湿性心脏病	4.36	0.00	0.00	0.00	0.00	0.00	0.00	2.17	0.00	1.65	0.00	1.47	0.00	1.69	6.51	18.51	40.45	50.79	99.33	174.39	3.93	5.28
5. 心脏性猝死	6.47	0.00	0.00	0.00	0.00	0.00	2.50	1.09	0.00	0.00	1.57	2.20	10.28	0.00	10.84	4.63	34.23	78.50	198.65	448.43	5.98	8.66
6. 脑出血	75.73	0.00	0.00	0.00	0.00	3.94	0.83	2.17	3.03	0.82	11.75	20.55	87.42	81.07	153.95	231.43	535.18	863.46	1 865.14	3 861.48	68.66	96.91
7. 脑梗死	23.99	0.00	0.00	0.00	0.00	0.00	1.09	1.09	1.01	0.00	0.00	4.40	10.28	10.13	34.69	69.43	164.91	281.66	938.09	1 345.29	21.83	31.56
8. 脑卒中（未特指出血或梗死）	3.61	0.00	0.00	0.00	0.00	0.00	0.00	0.00	0.00	0.00	0.00	0.73	3.43	5.07	5.07	2.17	9.26	12.45	27.70	274.04	3.36	5.08
9. 其他	19.25	12.20	4.56	2.16	0.00	1.97	1.66	0.00	2.02	2.47	1.57	2.20	15.43	18.85	25.33	23.85	32.40	84.01	230.87	496.63	17.87	26.21
七、主要呼吸系统疾病	73.70	12.20	3.04	3.24	2.41	0.99	0.00	1.09	3.03	5.76	5.48	6.60	18.85	32.09	71.56	210.60	507.17	923.49	2 670.79	4 583.96	67.05	97.10
1. 慢性阻塞性肺疾病	68.06	0.00	1.52	1.08	2.41	0.00	0.00	2.02	2.02	3.29	4.70	5.87	13.71	30.40	62.88	201.35	482.28	895.78	2 494.21	4 060.79	61.64	89.36
2. 哮喘	1.05	0.00	0.00	1.08	0.00	0.00	0.00	0.00	0.00	0.82	0.78	0.00	0.00	0.00	4.34	0.00	0.00	9.33	11.04	74.74	0.97	1.33
3. 尘肺病	0.15	0.00	0.00	0.00	0.00	0.00	0.00	0.00	0.00	0.82	0.00	0.00	0.00	0.00	0.00	0.00	0.00	0.00	0.00	0.00	0.14	0.18
4. 其他	4.44	12.20	1.52	1.08	0.00	0.99	0.00	0.00	1.01	0.82	0.00	0.73	5.14	1.69	4.34	9.26	15.56	18.47	154.51	448.43	4.30	6.23

续表

疾病名称	合计	0岁~	1岁~	5岁~	10岁~	15岁~	20岁~	25岁~	30岁~	35岁~	40岁~	45岁~	50岁~	55岁~	60岁~	65岁~	70岁~	75岁~	80岁~	85岁~	标化率(2000年)	标化率(2010年)
八、主要消化系统疾病	16.32	6.10	1.52	2.16	0.00	0.00	1.66	2.17	1.01	4.12	6.26	5.87	24.00	25.33	23.85	53.23	96.46	152.38	353.16	697.56	14.79	20.33
1. 消化性溃疡	5.94	0.00	0.00	0.00	0.00	0.00	0.83	2.17	0.00	0.00	2.35	0.73	1.71	8.44	8.67	20.83	40.45	64.64	165.54	274.04	5.35	7.54
2. 肝硬化	4.44	0.00	0.00	0.00	0.00	0.00	0.00	0.00	0.00	2.47	3.92	0.73	10.28	11.82	4.34	25.46	18.67	36.94	66.22	99.65	3.95	5.30
3. 肠梗阻	0.68	0.00	0.00	0.00	0.00	0.00	0.83	0.00	0.00	0.00	0.00	0.00	1.71	1.69	0.00	0.00	0.00	4.62	22.07	49.83	0.65	0.93
4. 阑尾炎	0.08	0.00	0.00	1.08	0.00	0.00	0.00	0.00	0.00	0.00	0.00	0.00	1.71	0.00	0.00	0.00	0.00	0.00	0.00	0.00	0.09	0.10
5. 胆囊疾病	1.80	6.10	0.00	0.00	0.00	0.00	0.00	0.00	0.00	0.82	0.00	0.00	3.43	0.00	4.34	2.31	12.45	18.47	77.25	99.65	1.69	2.39
6. 胰腺炎	1.13	0.00	1.52	0.00	0.00	0.00	0.00	0.00	1.01	0.00	0.00	0.73	5.14	1.69	4.34	2.31	9.33	13.85	0.00	0.00	1.02	1.28
7. 其他	2.26	0.00	0.00	1.08	0.00	0.00	0.00	0.00	0.00	0.82	0.00	3.67	0.00	1.69	6.51	2.31	15.56	13.85	22.07	174.39	2.05	2.80
九、主要泌尿生殖系统疾病	6.17	0.00	0.00	0.00	1.21	0.99	0.83	4.34	0.00	1.65	0.78	2.20	13.71	5.07	15.18	20.83	40.45	50.79	143.47	124.56	5.81	7.43
1. 肾炎	5.94	0.00	0.00	0.00	1.21	0.99	0.83	4.34	0.00	1.65	0.78	2.20	13.71	5.07	13.01	20.83	37.34	46.17	143.47	124.56	5.61	7.17
2. 前列腺增生	0.00	0.00	0.00	0.00	0.00	0.00	0.00	0.00	0.00	0.00	0.00	0.00	0.00	0.00	2.17	0.00	0.00	0.00	0.00	0.00	0.00	0.00
3. 其他	0.23	0.00	0.00	0.00	0.00	0.00	0.00	0.00	1.01	0.00	0.00	0.73	1.71	1.71	0.00	4.63	3.11	4.62	0.00	0.00	0.20	0.25
十、肌肉骨骼和结缔组织病	2.18	0.00	0.00	0.00	0.00	3.94	2.50	2.17	1.01	0.82	1.57	0.73	1.71	1.69	0.00	0.00	18.67	23.09	11.04	99.65	2.01	2.61
十一、先天异常	2.93	97.60	13.68	0.00	1.21	3.94	1.66	0.00	1.01	0.82	1.57	0.00	0.00	0.00	0.00	0.00	0.00	0.00	0.00	0.00	2.74	2.72
1. 先天性心脏病	1.96	36.60	12.16	0.00	1.21	3.94	1.66	0.00	1.01	0.82	1.57	0.00	1.71	0.00	0.00	0.00	0.00	0.00	0.00	0.00	1.89	1.86
2. 其他先天畸形	0.98	61.00	1.52	0.00	0.00	0.00	0.00	0.00	0.00	0.00	0.00	0.73	0.00	1.69	0.00	0.00	0.00	4.62	0.00	0.00	0.86	0.86
Ⅲ. 伤害	22.64	18.30	18.24	19.42	27.76	16.76	7.49	13.03	23.23	13.99	16.45	18.34	18.85	23.65	36.86	34.71	65.34	73.88	176.58	274.04	22.71	24.02
1. 道路交通事故	8.50	0.00	9.12	9.71	12.07	2.96	4.16	3.26	13.13	5.76	7.05	8.81	3.43	8.44	8.67	9.26	34.23	23.09	44.15	24.91	8.52	8.53
2. 意外中毒	2.26	0.00	0.00	3.24	1.21	0.99	0.00	2.17	2.02	2.47	2.35	1.47	5.14	5.07	8.67	0.00	3.11	4.62	11.04	0.00	2.26	2.45
3. 意外跌落	4.81	0.00	4.56	0.00	2.41	0.99	0.83	2.17	1.01	0.00	0.78	2.20	6.86	5.07	10.84	9.26	21.78	32.32	110.36	249.13	4.63	6.10
4. 自杀	3.84	6.10	0.00	2.16	8.45	7.89	0.83	5.43	5.05	4.12	4.70	2.20	6.86	0.00	6.51	6.94	0.00	0.00	0.00	0.00	4.23	3.78
5. 砸死和碰撞死	0.38	0.00	0.00	0.00	0.00	0.00	0.00	0.00	1.01	0.00	0.00	0.73	3.43	0.00	2.17	0.00	0.00	0.00	0.00	0.00	0.35	0.41
6. 意外窒息	1.13	12.20	3.04	3.24	2.41	0.99	0.99	0.00	1.01	0.00	0.00	0.73	0.00	1.69	2.17	2.31	3.11	4.62	11.04	0.00	1.14	1.05
7. 触电	0.00	0.00	0.00	0.00	0.00	0.00	0.00	0.00	0.00	0.00	0.00	0.00	0.00	0.00	0.00	0.00	0.00	0.00	0.00	0.00	0.00	0.00

续表

疾病名称	合计	0岁~	1岁~	5岁~	10岁~	15岁~	20岁~	25岁~	30岁~	35岁~	40岁~	45岁~	50岁~	55岁~	60岁~	65岁~	70岁~	75岁~	80岁~	85岁~	标化率（2000年）	标化率（2010年）
8.溺水	0.53	0.00	0.00	0.00	0.00	1.97	1.66	0.00	0.00	0.00	0.00	0.00	0.00	0.00	1.69	0.00	2.31	0.00	4.62	0.00	0.48	0.56
9.火灾	0.23	0.00	1.52	0.00	1.21	0.00	0.00	0.00	0.00	0.00	0.00	0.00	0.00	0.00	0.00	2.31	0.00	0.00	0.00	0.00	0.25	0.21
10.他杀	0.38	0.00	0.00	0.00	0.00	0.00	0.00	0.00	1.01	1.65	0.78	0.73	0.00	0.00	0.00	0.00	0.00	0.00	0.00	0.00	0.35	0.35
11.其他	0.60	0.00	0.00	1.08	0.00	0.99	0.00	0.00	0.00	0.00	0.78	1.47	0.00	1.69	0.00	2.31	0.00	4.62	0.00	0.00	0.50	0.58

表 5-4 2020 年青海省死因回顾性调查分死因年龄别死亡率（城市，男女合计）（1/10 万）

疾病名称	合计	0岁~	1岁~	5岁~	10岁~	15岁~	20岁~	25岁~	30岁~	35岁~	40岁~	45岁~	50岁~	55岁~	60岁~	65岁~	70岁~	75岁~	80岁~	85岁~	标化率(2000年)	标化率(2010年)
全死因	607.79	591.85	36.40	19.28	22.41	10.54	14.37	37.49	26.17	43.35	71.58	175.09	513.14	629.19	1 241.69	1 602.53	1 655.33	4 961.71	16 584.93	37 044.40	499.05	720.79
I. 传染病、母婴疾病和营养缺乏性疾病	21.57	432.51	0.00	0.00	0.00	0.00	0.00	0.00	0.00	5.65	3.49	11.24	15.64	10.26	16.48	48.24	33.78	146.65	557.29	1 259.11	19.55	26.14
一、传染病和寄生虫病	5.03	0.00	0.00	0.00	0.00	0.00	0.00	0.00	0.00	5.65	3.49	8.03	12.52	6.84	5.49	10.72	14.48	16.29	89.17	198.81	3.87	5.37
1. 病毒性肝炎	2.34	0.00	0.00	0.00	0.00	0.00	0.00	0.00	0.00	0.00	3.49	4.82	12.52	6.84	0.00	0.00	4.83	8.15	22.29	66.27	1.78	2.40
2. 结核病	0.54	0.00	0.00	0.00	0.00	0.00	0.00	0.00	0.00	0.00	0.00	0.00	0.00	0.00	0.00	5.36	4.83	0.00	0.00	66.27	0.46	0.66
3. 脑膜炎	0.36	0.00	0.00	0.00	0.00	0.00	0.00	0.00	0.00	0.00	1.75	0.00	0.00	0.00	0.00	5.36	0.00	0.00	0.00	0.00	0.26	0.33
4. 感染性腹泻	0.18	0.00	0.00	0.00	0.00	0.00	0.00	0.00	0.00	0.00	0.00	0.00	0.00	0.00	0.00	0.00	0.00	0.00	22.29	0.00	0.14	0.22
5. 败血症	0.90	0.00	0.00	0.00	0.00	0.00	0.00	0.00	0.00	0.00	1.75	3.21	0.00	0.00	5.49	0.00	4.83	8.15	22.29	66.27	0.74	1.11
6. 艾滋病	0.54	0.00	0.00	0.00	0.00	0.00	0.00	0.00	0.00	0.00	0.00	3.21	0.00	0.00	0.00	0.00	0.00	0.00	0.00	0.00	0.34	0.42
7. 包虫病	0.18	0.00	0.00	0.00	0.00	0.00	0.00	0.00	0.00	0.00	0.00	0.00	0.00	0.00	0.00	0.00	0.00	0.00	22.29	0.00	0.14	0.22
8. 其他	0.00	0.00	0.00	0.00	0.00	0.00	0.00	0.00	0.00	0.00	0.00	0.00	0.00	0.00	0.00	0.00	0.00	0.00	0.00	0.00	0.00	0.00
二、呼吸道感染	11.68	0.00	0.00	0.00	0.00	0.00	0.00	0.00	0.00	3.77	0.00	3.21	0.00	3.42	10.99	32.16	19.30	105.91	468.12	927.77	9.67	14.61
1. 下呼吸道感染	11.51	0.00	0.00	0.00	0.00	0.00	0.00	0.00	0.00	3.77	0.00	3.21	0.00	3.42	10.99	32.16	19.30	105.91	445.83	927.77	9.52	14.39
2. 上呼吸道感染	0.18	0.00	0.00	0.00	0.00	0.00	0.00	0.00	0.00	0.00	0.00	0.00	0.00	0.00	0.00	0.00	0.00	0.00	22.29	0.00	0.14	0.22
三、妊娠、分娩和产褥期并发症	0.18	0.00	0.00	0.00	0.00	0.00	0.00	0.00	0.00	1.88	0.00	0.00	0.00	0.00	0.00	0.00	0.00	0.00	0.00	0.00	0.17	0.17
1. 妊娠高血压综合征	0.00	0.00	0.00	0.00	0.00	0.00	0.00	0.00	0.00	0.00	0.00	0.00	0.00	0.00	0.00	0.00	0.00	0.00	0.00	0.00	0.00	0.00
2. 产后出血	0.00	0.00	0.00	0.00	0.00	0.00	0.00	0.00	0.00	0.00	0.00	0.00	0.00	0.00	0.00	0.00	0.00	0.00	0.00	0.00	0.00	0.00
3. 羊水栓塞	0.18	0.00	0.00	0.00	0.00	0.00	0.00	0.00	0.00	1.88	0.00	0.00	0.00	0.00	0.00	0.00	0.00	0.00	0.00	0.00	0.17	0.17
4. 其他	0.00	0.00	0.00	0.00	0.00	0.00	0.00	0.00	0.00	0.00	0.00	0.00	0.00	0.00	0.00	0.00	0.00	0.00	0.00	0.00	0.00	0.00
四、围生期疾病	3.42	432.51	0.00	0.00	0.00	0.00	0.00	0.00	0.00	0.00	0.00	0.00	0.00	0.00	0.00	0.00	0.00	0.00	0.00	0.00	4.80	4.45
1. 早产	1.08	136.58	0.00	0.00	0.00	0.00	0.00	0.00	0.00	0.00	0.00	0.00	0.00	0.00	0.00	0.00	0.00	0.00	0.00	0.00	1.52	1.41
2. 产伤和窒息	1.80	227.63	0.00	0.00	0.00	0.00	0.00	0.00	0.00	0.00	0.00	0.00	0.00	0.00	0.00	0.00	0.00	0.00	0.00	0.00	2.53	2.34

续表

疾病名称	合计	0岁~	1岁~	5岁~	10岁~	15岁~	20岁~	25岁~	30岁~	35岁~	40岁~	45岁~	50岁~	55岁~	60岁~	65岁~	70岁~	75岁~	80岁~	85岁~	标化率(2000年)	标化率(2010年)
3.其他	0.54	68.29	0.00	0.00	0.00	0.00	0.00	0.00	0.00	0.00	0.00	0.00	0.00	0.00	0.00	0.00	0.00	0.00	0.00	0.00	0.76	0.70
五、营养缺乏	1.26	0.00	0.00	0.00	0.00	0.00	0.00	0.00	0.00	0.00	0.00	0.00	0.00	3.13	0.00	5.36	0.00	24.44	0.00	132.54	1.05	1.54
1.缺铁性贫血	0.18	0.00	0.00	0.00	0.00	0.00	0.00	0.00	0.00	0.00	0.00	0.00	0.00	0.00	0.00	0.00	0.00	8.15	0.00	0.00	0.10	0.15
2.其他	1.08	0.00	0.00	0.00	0.00	0.00	0.00	0.00	0.00	0.00	0.00	0.00	0.00	3.13	0.00	5.36	0.00	16.29	0.00	132.54	0.94	1.40
Ⅱ.慢性非传染性疾病	540.20	113.82	10.40	3.86	3.74	5.27	3.59	17.30	21.42	24.50	54.12	133.32	428.66	564.22	1 153.78	1 463.18	1 553.98	4 603.23	15 247.44	32 736.91	437.66	638.92
一、恶性肿瘤	114.51	0.00	0.00	0.00	0.00	2.64	0.00	2.88	9.52	5.65	17.46	27.31	97.00	201.75	384.59	471.65	381.26	936.94	2 496.66	3 114.65	89.37	123.80
1.胃癌	18.16	0.00	0.00	0.00	0.00	0.00	0.00	2.88	0.00	1.88	0.00	6.43	6.26	30.78	49.45	85.75	72.39	146.65	401.25	530.15	14.04	19.41
2.肝癌	13.84	0.00	0.00	0.00	0.00	0.00	0.00	0.00	2.38	0.00	5.24	6.43	12.52	30.78	87.91	42.88	24.13	122.21	198.81	530.15	10.85	14.95
3.肺癌	22.29	0.00	0.00	0.00	0.00	0.00	0.00	0.00	0.00	1.88	1.75	8.03	12.52	34.20	71.42	101.83	82.04	179.24	512.71	198.81	17.20	23.63
4.食管癌	4.13	0.00	0.00	0.00	0.00	0.00	0.00	0.00	0.00	0.00	0.00	0.00	0.00	0.00	16.48	21.44	19.30	57.03	66.87	132.54	3.13	4.31
5.结直肠癌	10.43	0.00	0.00	0.00	0.00	0.00	0.00	0.00	2.38	0.00	0.00	1.61	6.26	13.68	21.98	37.52	38.61	89.62	289.79	463.88	8.25	11.73
6.胰腺癌	8.09	0.00	0.00	0.00	0.00	0.00	0.00	0.00	0.00	0.00	0.00	1.61	6.26	17.10	27.47	26.80	38.61	81.47	111.46	265.08	6.14	8.61
7.乳腺癌	3.06	0.00	0.00	0.00	0.00	0.00	0.00	0.00	0.00	0.00	3.49	0.00	9.39	3.42	5.49	16.08	4.83	8.15	44.58	0.00	2.59	3.08
8.宫颈癌	1.08	0.00	0.00	0.00	0.00	0.00	0.00	0.00	0.00	0.00	1.75	0.00	0.00	3.42	0.00	5.36	9.65	8.15	0.00	0.00	0.69	0.92
9.子宫体癌	0.72	0.00	0.00	0.00	0.00	0.00	0.00	0.00	0.00	0.00	0.00	0.00	0.00	0.00	5.49	5.36	0.00	8.15	22.29	0.00	0.58	0.78
10.卵巢癌	1.44	0.00	0.00	0.00	0.00	0.00	0.00	0.00	0.00	0.00	0.00	0.00	0.00	6.84	5.49	5.36	4.83	16.29	22.29	0.00	1.04	1.46
11.前列腺癌	3.06	0.00	0.00	0.00	0.00	0.00	0.00	0.00	0.00	0.00	0.00	0.00	0.00	0.00	0.00	5.36	4.83	32.59	133.75	331.35	2.58	4.09
12.脑瘤	2.70	0.00	0.00	0.00	0.00	2.64	0.00	0.00	0.00	0.00	0.00	0.00	6.26	13.68	6.84	26.80	4.83	8.15	22.29	66.27	2.14	2.90
13.白血病	0.72	0.00	0.00	0.00	0.00	0.00	0.00	0.00	0.00	0.00	0.00	0.00	0.00	0.00	6.84	0.00	0.00	0.00	0.00	66.27	0.62	0.90
14.膀胱癌	1.26	0.00	0.00	0.00	0.00	0.00	0.00	0.00	0.00	0.00	0.00	0.00	6.26	0.00	3.42	0.00	0.00	16.29	22.29	66.27	1.01	1.47
15.鼻咽癌	0.18	0.00	0.00	0.00	0.00	0.00	0.00	0.00	0.00	0.00	0.00	0.00	3.13	0.00	0.00	0.00	0.00	0.00	0.00	0.00	0.10	0.12
16.胆囊及胆道癌	3.42	0.00	0.00	0.00	0.00	0.00	0.00	0.00	0.00	0.00	0.00	0.00	0.00	6.84	16.08	19.30	32.59	89.17	66.27	2.46	3.43	
17.肾癌	1.44	0.00	0.00	0.00	0.00	0.00	0.00	0.00	0.00	0.00	0.00	1.61	0.00	0.00	5.49	5.36	0.00	8.15	89.17	0.00	1.12	1.57

续表

疾病名称	合计	0岁~	1岁~	5岁~	10岁~	15岁~	20岁~	25岁~	30岁~	35岁~	40岁~	45岁~	50岁~	55岁~	60岁~	65岁~	70岁~	75岁~	80岁~	85岁~	标化率(2000年)	标化率(2010年)
18. 骨癌	0.36	0.00	0.00	0.00	0.00	0.00	0.00	0.00	0.00	0.00	0.00	0.00	0.00	0.00	0.00	0.00	4.83	0.00	22.29	0.00	0.24	0.34
19. 皮肤癌	0.18	0.00	0.00	0.00	0.00	0.00	0.00	0.00	0.00	0.00	0.00	0.00	0.00	0.00	0.00	0.00	0.00	0.00	0.00	66.27	0.21	0.38
20. 淋巴癌	0.90	0.00	0.00	0.00	0.00	0.00	0.00	0.00	0.00	0.00	0.00	0.00	6.26	0.00	5.49	0.00	0.00	0.00	44.58	0.00	0.79	1.06
21. 喉癌	0.00	0.00	0.00	0.00	0.00	0.00	0.00	0.00	0.00	0.00	0.00	0.00	0.00	0.00	0.00	0.00	0.00	0.00	0.00	0.00	0.00	0.00
22. 甲状腺癌	0.18	0.00	0.00	0.00	0.00	0.00	0.00	0.00	0.00	0.00	0.00	0.00	0.00	0.00	5.49	0.00	0.00	0.00	0.00	0.00	0.18	0.24
23. 其他	16.90	0.00	0.00	0.00	0.00	0.00	0.00	0.00	2.38	0.00	5.24	1.61	21.90	30.78	65.93	69.68	48.26	122.21	378.96	397.61	13.38	18.45
二、其他肿瘤	4.85	0.00	0.00	0.00	0.00	0.00	0.00	0.00	0.00	0.00	1.75	3.21	15.64	6.84	21.98	16.08	9.65	48.88	22.29	66.27	3.75	4.94
三、糖尿病	28.94	0.00	0.00	0.00	0.00	0.00	0.00	0.00	0.00	1.88	0.00	12.85	21.90	30.78	65.93	91.11	86.87	325.89	624.16	1 391.65	22.49	32.22
四、内分泌紊乱	0.72	0.00	0.00	0.00	0.00	0.00	0.00	0.00	0.00	0.00	0.00	0.00	0.00	0.00	0.00	10.72	4.83	0.00	22.29	0.00	0.54	0.67
五、神经系统和精神障碍疾病	6.29	22.76	5.20	3.86	0.00	0.00	0.00	2.88	2.38	0.00	1.75	3.21	3.13	10.26	21.98	10.72	24.13	24.44	133.75	198.81	5.50	7.10
1. 神经系统疾病	4.67	22.76	5.20	3.86	0.00	0.00	0.00	2.88	0.00	0.00	1.75	3.21	3.13	6.84	16.48	10.72	19.30	8.15	89.17	132.54	4.14	5.24
2. 精神障碍	1.62	0.00	0.00	0.00	0.00	0.00	0.00	0.00	2.38	0.00	0.00	0.00	0.00	3.42	5.49	0.00	4.83	16.29	44.58	66.27	1.36	1.86
六、心脑血管疾病	293.20	0.00	0.00	0.00	0.00	2.64	1.80	11.53	7.14	13.19	24.44	70.68	206.51	249.62	543.93	648.52	786.64	2 550.11	9 206.42	20 477.14	239.35	356.02
1. 缺血性心脏病	88.45	0.00	0.00	0.00	0.00	0.00	0.00	2.88	2.38	3.77	5.24	19.28	56.32	85.49	148.34	225.10	222.00	692.52	2 808.74	6 891.98	73.33	110.00
2. 高血压及其并发症	37.75	0.00	0.00	0.00	0.00	0.00	0.00	0.00	2.38	0.00	1.75	6.43	18.77	20.52	65.93	85.75	101.35	374.78	1 159.16	2 982.11	30.98	46.55
3. 肺源性心脏病	19.77	0.00	0.00	0.00	0.00	0.00	0.00	0.00	0.00	0.00	0.00	1.61	12.52	3.42	21.98	53.60	33.78	187.39	824.79	1 524.19	16.36	24.82
4. 风湿性心脏病	3.60	0.00	0.00	0.00	0.00	0.00	0.00	2.88	0.00	1.88	0.00	0.00	0.00	0.00	5.49	16.08	19.30	32.59	66.87	198.81	2.95	3.98
5. 心脏性猝死	21.03	0.00	0.00	0.00	0.00	0.00	1.80	0.00	0.00	3.77	3.49	9.64	12.52	3.42	54.94	32.16	43.43	171.09	646.46	1 723.00	17.61	26.37
6. 脑出血	58.06	0.00	0.00	0.00	0.00	0.00	0.00	0.00	2.88	1.88	8.73	19.28	78.22	92.33	142.85	123.27	193.04	448.10	1 493.54	2 717.03	45.98	66.28
7. 脑梗死	42.96	0.00	0.00	0.00	0.00	0.00	0.00	0.00	0.00	0.00	1.75	8.03	21.90	20.52	82.41	69.68	125.48	439.95	1 515.83	2 849.57	34.55	51.67
8. 脑卒中（未特指出血或梗死）	3.06	0.00	0.00	0.00	0.00	0.00	0.00	2.88	0.00	0.00	0.00	0.00	0.00	0.00	0.00	5.36	0.00	24.44	178.33	265.08	2.73	4.12
9. 其他	18.52	0.00	0.00	0.00	0.00	2.64	0.00	0.00	0.00	1.88	3.49	6.43	6.26	23.94	21.98	37.52	48.26	179.24	512.71	1 325.38	14.87	22.23

续表

疾病名称	合计	0岁~	1岁~	5岁~	10岁~	15岁~	20岁~	25岁~	30岁~	35岁~	40岁~	45岁~	50岁~	55岁~	60岁~	65岁~	70岁~	75岁~	80岁~	85岁~	标化率（2000年）	标化率（2010年）
七、主要呼吸系统疾病	61.84	0.00	0.00	0.00	0.00	0.00	0.00	0.00	0.00	0.00	0.00	3.49	8.03	18.77	23.94	60.44	107.19	173.74	505.13	2 095.41	6 693.17	52.53	81.93
1.慢性阻塞性肺疾病	47.10	0.00	0.00	0.00	0.00	0.00	0.00	0.00	0.00	0.00	0.00	1.75	4.82	12.52	20.52	49.45	80.39	139.95	374.78	1 515.83	5 367.79	40.32	63.11
2.哮喘	1.44	0.00	0.00	0.00	0.00	0.00	0.00	0.00	0.00	0.00	0.00	0.00	0.00	0.00	0.00	0.00	5.36	9.65	24.44	22.29	66.27	1.02	1.44
3.尘肺病	0.18	0.00	0.00	0.00	0.00	0.00	0.00	0.00	0.00	0.00	0.00	0.00	0.00	0.00	0.00	0.00	0.00	0.00	0.00	22.29	0.00	0.14	0.22
4.其他	13.12	0.00	0.00	0.00	0.00	0.00	0.00	0.00	0.00	0.00	0.00	1.75	3.21	6.26	3.42	10.99	21.44	24.13	105.91	535.00	1 259.11	11.06	17.16
八、主要消化系统疾病	18.70	0.00	0.00	0.00	0.00	0.00	0.00	0.00	0.00	1.88	0.00	3.49	6.43	31.29	23.94	32.97	80.39	57.91	138.50	490.41	530.15	14.48	20.07
1.消化性溃疡	3.42	0.00	0.00	0.00	0.00	0.00	0.00	0.00	0.00	0.00	0.00	0.00	0.00	3.13	3.42	0.00	26.80	4.83	32.59	133.75	66.27	2.62	3.64
2.肝硬化	7.19	0.00	0.00	0.00	0.00	0.00	0.00	0.00	0.00	0.00	0.00	0.00	4.82	28.16	13.68	27.47	37.52	24.13	32.59	44.58	66.27	5.66	7.25
3.肠梗阻	1.08	0.00	0.00	0.00	0.00	0.00	0.00	0.00	0.00	0.00	0.00	0.00	1.61	0.00	3.42	0.00	0.00	0.00	24.44	22.29	0.00	0.69	1.00
4.阑尾炎	0.00	0.00	0.00	0.00	0.00	0.00	0.00	0.00	0.00	0.00	0.00	0.00	0.00	0.00	0.00	0.00	0.00	0.00	0.00	0.00	0.00	0.00	0.00
5.胆囊疾病	2.88	0.00	0.00	0.00	0.00	0.00	0.00	0.00	0.00	0.00	0.00	0.00	0.00	0.00	0.00	0.00	5.36	4.83	24.44	178.33	198.81	2.34	3.64
6.胰腺炎	0.90	0.00	0.00	0.00	0.00	0.00	0.00	0.00	0.00	0.00	0.00	1.75	1.61	0.00	0.00	0.00	0.00	9.65	8.15	22.29	0.00	0.56	0.77
7.其他	3.24	0.00	0.00	0.00	0.00	0.00	0.00	0.00	0.00	1.88	0.00	1.75	0.00	0.00	3.42	5.49	10.72	14.48	16.29	89.17	198.81	2.61	3.79
九、主要泌尿生殖系统疾病	7.37	0.00	0.00	0.00	0.00	0.00	0.00	0.00	0.00	1.88	0.00	0.00	1.61	28.16	13.68	16.48	16.08	19.30	40.74	156.04	265.08	5.99	8.29
1.肾炎	6.83	0.00	0.00	0.00	0.00	0.00	0.00	0.00	0.00	1.88	0.00	0.00	1.61	28.16	13.68	16.48	16.08	19.30	32.59	133.75	198.81	5.53	7.54
2.前列腺增生	0.36	0.00	0.00	0.00	0.00	0.00	0.00	0.00	0.00	0.00	0.00	0.00	0.00	0.00	0.00	0.00	0.00	0.00	8.15	0.00	66.27	0.32	0.52
3.其他	0.18	0.00	0.00	0.00	0.00	0.00	0.00	0.00	0.00	0.00	0.00	0.00	0.00	0.00	0.00	0.00	0.00	0.00	0.00	22.29	0.00	0.14	0.22
十、肌肉骨骼和结缔组织病	1.62	0.00	0.00	0.00	0.00	0.00	0.00	0.00	2.38	0.00	0.00	0.00	0.00	0.00	3.42	0.00	5.36	9.65	0.00	32.59	0.00	1.14	1.37
十一、先天异常	1.98	91.05	5.20	0.00	3.74	0.00	1.80	0.00	0.00	0.00	0.00	1.75	0.00	6.26	0.00	5.49	0.00	0.00	0.00	0.00	0.00	2.37	2.34
1.先天性心脏病	1.44	45.53	5.20	0.00	3.74	0.00	1.80	0.00	0.00	0.00	0.00	1.75	0.00	6.26	0.00	5.49	0.00	0.00	0.00	0.00	0.00	1.75	1.70
2.其他先天畸形	0.54	45.53	0.00	0.00	0.00	0.00	0.00	0.00	0.00	0.00	0.00	0.00	0.00	0.00	0.00	0.00	0.00	0.00	0.00	0.00	0.00	0.62	0.63
Ⅲ.伤害	22.47	45.53	15.60	11.57	14.94	5.27	10.78	17.30	4.76	13.19	12.22	24.09	46.93	20.52	49.45	32.16	28.96	81.47	245.21	331.35	20.53	23.66

续表

疾病名称	合计	0岁~	1岁~	5岁~	10岁~	15岁~	20岁~	25岁~	30岁~	35岁~	40岁~	45岁~	50岁~	55岁~	60岁~	65岁~	70岁~	75岁~	80岁~	85岁~	标化率(2000年)	标化率(2010年)
1.道路交通事故	7.55	0.00	5.20	3.86	0.00	5.27	0.00	5.77	0.00	7.54	8.73	11.24	18.77	6.84	5.49	10.72	14.48	16.29	66.87	66.27	6.34	7.45
2.意外中毒	2.70	0.00	0.00	0.00	0.00	0.00	1.80	2.88	2.38	1.88	0.00	3.21	9.39	0.00	27.47	5.36	0.00	0.00	0.00	0.00	2.59	2.91
3.意外跌落	5.57	0.00	0.00	7.71	3.74	0.00	0.00	2.88	0.00	3.77	0.00	0.00	6.26	6.84	16.48	5.36	4.83	48.88	156.04	198.81	5.18	6.54
4.自杀	2.70	0.00	0.00	0.00	7.47	0.00	3.59	5.77	0.00	0.00	3.49	1.61	12.52	3.42	0.00	5.36	0.00	0.00	0.00	0.00	2.83	2.77
5.砸死和碰撞死	0.36	0.00	0.00	0.00	0.00	0.00	0.00	0.00	0.00	0.00	0.00	1.61	0.00	3.42	0.00	0.00	0.00	0.00	0.00	0.00	0.24	0.34
6.意外窒息	1.62	22.76	5.20	0.00	3.74	0.00	0.00	0.00	0.00	0.00	0.00	4.82	0.00	0.00	0.00	0.00	4.83	8.15	22.29	0.00	1.54	1.55
7.触电	0.18	0.00	0.00	0.00	0.00	0.00	0.00	0.00	0.00	0.00	0.00	1.61	0.00	0.00	0.00	0.00	0.00	0.00	0.00	0.00	0.11	0.13
8.溺水	1.26	0.00	5.20	0.00	0.00	0.00	3.59	0.00	2.38	0.00	0.00	0.00	0.00	0.00	0.00	5.36	4.83	8.15	0.00	0.00	1.10	1.19
9.火灾	0.00	0.00	0.00	0.00	0.00	0.00	0.00	0.00	0.00	0.00	0.00	0.00	0.00	0.00	0.00	0.00	0.00	0.00	0.00	0.00	0.00	0.00
10.他杀	0.36	0.00	0.00	0.00	0.00	0.00	1.80	0.00	0.00	0.00	0.00	0.00	0.00	0.00	0.00	0.00	0.00	0.00	0.00	0.00	0.39	0.41
11.其他	0.18	22.76	0.00	0.00	0.00	0.00	0.00	0.00	0.00	0.00	0.00	0.00	0.00	0.00	0.00	0.00	0.00	0.00	0.00	66.27	0.21	0.38

第5章·2020年地区别、性别、年龄别、死因别死亡率

表5-5 2020年青海省死因回顾性调查分死因年龄别死亡率（城市、男性）（1/10万）

疾病名称	合计	0岁~	1岁~	5岁~	10岁~	15岁~	20岁~	25岁~	30岁~	35岁~	40岁~	45岁~	50岁~	55岁~	60岁~	65岁~	70岁~	75岁~	80岁~	85岁~	标化率（2000年）	标化率（2010年）
全死因	677.40	650.48	59.64	29.95	36.02	9.83	20.13	57.97	32.24	58.05	94.02	235.45	684.93	833.78	1 719.33	2 706.13	1 630.06	5 211.00	15 500.79	38 015.46	574.89	810.65
1.传染病、母婴疾病和营养缺乏性疾病	25.58	433.65	0.00	0.00	0.00	0.00	0.00	0.00	0.00	7.26	6.72	21.69	24.46	13.34	33.49	42.28	29.82	159.85	596.18	1 546.39	22.86	30.87
一、传染病和寄生虫病	5.96	0.00	0.00	0.00	0.00	0.00	0.00	0.00	0.00	0.00	6.72	15.49	18.35	6.67	11.16	0.00	19.88	0.00	39.75	257.73	4.55	6.20
1.病毒性肝炎	2.45	0.00	0.00	0.00	0.00	0.00	0.00	0.00	0.00	0.00	0.00	9.29	18.35	6.67	0.00	0.00	0.00	0.00	0.00	0.00	1.82	2.23
2.结核病	0.70	0.00	0.00	0.00	0.00	0.00	0.00	0.00	0.00	0.00	0.00	0.00	0.00	0.00	0.00	0.00	9.94	0.00	0.00	128.87	0.62	0.98
3.脑膜炎	0.35	0.00	0.00	0.00	0.00	0.00	0.00	0.00	0.00	0.00	3.36	0.00	0.00	0.00	0.00	0.00	0.00	0.00	0.00	0.00	0.22	0.31
4.感染性腹泻	0.35	0.00	0.00	0.00	0.00	0.00	0.00	0.00	0.00	0.00	0.00	0.00	0.00	0.00	11.16	0.00	0.00	0.00	0.00	0.00	0.25	0.40
5.败血症	1.05	0.00	0.00	0.00	0.00	0.00	0.00	0.00	0.00	0.00	3.36	0.00	0.00	0.00	0.00	0.00	9.94	0.00	0.00	128.87	0.99	1.47
6.艾滋病	1.05	0.00	0.00	0.00	0.00	0.00	0.00	0.00	0.00	0.00	0.00	6.20	0.00	0.00	0.00	0.00	0.00	0.00	0.00	0.00	0.65	0.81
7.包虫病	0.00	0.00	0.00	0.00	0.00	0.00	0.00	0.00	0.00	0.00	0.00	0.00	0.00	0.00	0.00	0.00	0.00	0.00	0.00	0.00	0.00	0.00
8.其他	0.00	0.00	0.00	0.00	0.00	0.00	0.00	0.00	0.00	0.00	0.00	0.00	0.00	0.00	0.00	0.00	0.00	0.00	0.00	0.00	0.00	0.00
二、呼吸道感染	14.72	0.00	0.00	0.00	0.00	0.00	0.00	0.00	0.00	7.26	0.00	6.20	0.00	6.67	22.33	28.19	9.94	127.88	556.44	1 288.66	12.38	18.84
1.下呼吸道感染	14.72	0.00	0.00	0.00	0.00	0.00	0.00	0.00	0.00	7.26	0.00	6.20	0.00	6.67	22.33	28.19	9.94	127.88	556.44	1 288.66	12.38	18.84
2.上呼吸道感染	0.00	0.00	0.00	0.00	0.00	0.00	0.00	0.00	0.00	0.00	0.00	0.00	0.00	0.00	0.00	0.00	0.00	0.00	0.00	0.00	0.00	0.00
三、妊娠、分娩和产褥期并发症	0.00	0.00	0.00	0.00	0.00	0.00	0.00	0.00	0.00	0.00	0.00	0.00	0.00	0.00	0.00	0.00	0.00	0.00	0.00	0.00	0.00	0.00
1.妊娠高血压综合征	0.00	0.00	0.00	0.00	0.00	0.00	0.00	0.00	0.00	0.00	0.00	0.00	0.00	0.00	0.00	0.00	0.00	0.00	0.00	0.00	0.00	0.00
2.产后出血	0.00	0.00	0.00	0.00	0.00	0.00	0.00	0.00	0.00	0.00	0.00	0.00	0.00	0.00	0.00	0.00	0.00	0.00	0.00	0.00	0.00	0.00
3.羊水栓塞	0.00	0.00	0.00	0.00	0.00	0.00	0.00	0.00	0.00	0.00	0.00	0.00	0.00	0.00	0.00	0.00	0.00	0.00	0.00	0.00	0.00	0.00
4.其他	0.00	0.00	0.00	0.00	0.00	0.00	0.00	0.00	0.00	0.00	0.00	0.00	0.00	0.00	0.00	0.00	0.00	0.00	0.00	0.00	0.00	0.00
四、围生期疾病	3.50	433.65	0.00	0.00	0.00	0.00	0.00	0.00	0.00	0.00	0.00	0.00	0.00	0.00	0.00	0.00	0.00	0.00	0.00	0.00	0.00	4.47
1.早产	0.70	86.73	0.00	0.00	0.00	0.00	0.00	0.00	0.00	0.00	0.00	0.00	0.00	0.00	0.00	0.00	0.00	0.00	0.00	0.00	0.96	0.89
2.产伤和窒息	1.75	216.83	0.00	0.00	0.00	0.00	0.00	0.00	0.00	0.00	0.00	0.00	0.00	0.00	0.00	0.00	0.00	0.00	0.00	0.00	2.41	2.23

续表

疾病名称	合计	0岁~	1岁~	5岁~	10岁~	15岁~	20岁~	25岁~	30岁~	35岁~	40岁~	45岁~	50岁~	55岁~	60岁~	65岁~	70岁~	75岁~	80岁~	85岁~	标化率（2000年）	标化率（2010年）
3.其他	1.05	130.10	0.00	0.00	0.00	0.00	0.00	0.00	0.00	0.00	0.00	0.00	0.00	6.12	0.00	0.00	14.09	0.00	0.00	0.00	1.44	1.34
五、营养缺乏	1.40	0.00	0.00	0.00	0.00	0.00	0.00	0.00	0.00	0.00	0.00	0.00	0.00	0.00	0.00	0.00	0.00	31.97	0.00	0.00	1.12	1.37
1.缺铁性贫血	0.00	0.00	0.00	0.00	0.00	0.00	0.00	0.00	0.00	0.00	0.00	0.00	0.00	0.00	0.00	0.00	0.00	0.00	0.00	0.00	0.00	0.00
2.其他	1.40	0.00	0.00	0.00	0.00	0.00	0.00	0.00	0.00	0.00	0.00	0.00	0.00	0.00	0.00	0.00	0.00	31.97	0.00	0.00	1.12	1.37
II.慢性非传染性疾病	595.39	173.46	19.88	7.49	7.20	4.91	3.36	17.39	23.03	29.02	70.51	164.20	550.39	747.07	1 585.35	2 508.81	1 520.72	4 891.30	14 308.43	33 247.42	498.50	712.21
一、恶性肿瘤	137.37	0.00	0.00	0.00	0.00	0.00	0.00	5.80	9.21	3.63	16.79	40.28	134.54	260.14	569.39	817.48	387.64	991.05	2 821.94	3 608.25	114.53	156.35
1.胃癌	26.28	0.00	0.00	0.00	0.00	0.00	0.00	5.80	0.00	0.00	0.00	12.39	12.23	40.02	78.15	183.23	69.58	223.79	675.68	515.46	21.54	29.09
2.肝癌	18.22	0.00	0.00	0.00	0.00	0.00	0.00	0.00	0.00	0.00	6.72	12.39	24.46	46.69	145.14	56.38	9.94	175.83	158.98	257.73	15.03	20.48
3.肺癌	29.79	0.00	0.00	0.00	0.00	0.00	0.00	0.00	0.00	3.63	3.36	6.20	18.35	53.36	100.48	239.61	119.27	127.88	675.68	902.06	25.28	34.40
4.食管癌	5.96	0.00	0.00	0.00	0.00	0.00	0.00	0.00	0.00	0.00	0.00	0.00	0.00	0.00	22.33	56.38	29.82	47.95	119.24	257.73	5.14	6.98
5.结直肠癌	11.56	0.00	0.00	0.00	0.00	0.00	0.00	0.00	4.61	0.00	0.00	3.10	6.12	20.01	44.66	42.28	49.70	127.88	278.22	0.00	8.87	11.73
6.胰腺癌	8.76	0.00	0.00	0.00	0.00	0.00	0.00	0.00	0.00	0.00	0.00	3.10	12.23	26.68	33.49	28.19	29.82	47.95	119.24	515.46	7.39	10.66
7.乳腺癌	0.00	0.00	0.00	0.00	0.00	0.00	0.00	0.00	0.00	0.00	0.00	0.00	0.00	0.00	0.00	0.00	0.00	0.00	0.00	0.00	0.00	0.00
8.宫颈癌	0.00	0.00	0.00	0.00	0.00	0.00	0.00	0.00	0.00	0.00	0.00	0.00	0.00	13.34	0.00	0.00	0.00	0.00	0.00	0.00	0.00	0.00
9.卵巢癌	0.00	0.00	0.00	0.00	0.00	0.00	0.00	0.00	0.00	0.00	0.00	0.00	0.00	0.00	0.00	0.00	0.00	0.00	0.00	0.00	0.00	0.00
10.子宫体癌	0.00	0.00	0.00	0.00	0.00	0.00	0.00	0.00	0.00	0.00	0.00	0.00	0.00	0.00	0.00	0.00	0.00	0.00	0.00	0.00	0.00	0.00
11.前列腺癌	5.96	0.00	0.00	0.00	0.00	0.00	0.00	0.00	0.00	0.00	0.00	0.00	0.00	0.00	0.00	14.09	9.94	63.94	238.47	644.33	5.01	7.88
12.脑瘤	2.45	0.00	0.00	0.00	0.00	0.00	0.00	0.00	0.00	0.00	0.00	0.00	0.00	13.34	0.00	28.19	9.94	15.98	39.75	0.00	1.95	2.61
13.白血病	0.70	0.00	0.00	0.00	0.00	0.00	0.00	0.00	0.00	0.00	0.00	0.00	0.00	6.67	22.33	0.00	0.00	0.00	0.00	0.00	0.75	0.98
14.膀胱癌	2.45	0.00	0.00	0.00	0.00	0.00	0.00	0.00	0.00	0.00	0.00	0.00	12.23	0.00	0.00	0.00	0.00	31.97	39.75	128.87	1.95	2.83
15.鼻咽癌	0.35	0.00	0.00	0.00	0.00	0.00	0.00	0.00	0.00	0.00	0.00	0.00	0.00	13.34	0.00	0.00	0.00	0.00	0.00	0.00	0.20	0.25
16.胆囊及胆道癌	2.10	0.00	0.00	0.00	0.00	0.00	0.00	0.00	0.00	0.00	0.00	0.00	0.00	0.00	11.16	28.19	9.94	0.00	39.75	0.00	1.75	2.32
17.肾癌	1.75	0.00	0.00	0.00	0.00	0.00	0.00	0.00	0.00	0.00	0.00	3.10	0.00	0.00	0.00	14.09	0.00	0.00	79.49	0.00	1.49	1.97

续表

疾病名称	合计	0岁~	1岁~	5岁~	10岁~	15岁~	20岁~	25岁~	30岁~	35岁~	40岁~	45岁~	50岁~	55岁~	60岁~	65岁~	70岁~	75岁~	80岁~	85岁~	标化率（2000年）	标化率（2010年）
18.骨癌	0.35	0.00	0.00	0.00	0.00	0.00	0.00	0.00	0.00	0.00	0.00	0.00	0.00	0.00	0.00	0.00	0.00	0.00	39.75	0.00	0.25	0.40
19.皮肤癌	0.00	0.00	0.00	0.00	0.00	0.00	0.00	0.00	0.00	0.00	0.00	0.00	0.00	0.00	0.00	0.00	0.00	0.00	0.00	0.00	0.00	0.00
20.淋巴癌	1.05	0.00	0.00	0.00	0.00	0.00	0.00	0.00	0.00	0.00	0.00	0.00	12.23	0.00	11.16	0.00	0.00	0.00	0.00	0.00	1.00	1.21
21.喉癌	0.00	0.00	0.00	0.00	0.00	0.00	0.00	0.00	0.00	0.00	0.00	0.00	0.00	0.00	0.00	0.00	0.00	0.00	0.00	0.00	0.00	0.00
22.甲状腺癌	0.00	0.00	0.00	0.00	0.00	0.00	0.00	0.00	0.00	0.00	0.00	0.00	0.00	0.00	0.00	0.00	0.00	0.00	0.00	0.00	0.00	0.00
23.其他	19.62	0.00	0.00	0.00	0.00	0.00	0.00	0.00	4.61	0.00	0.00	0.00	36.69	40.02	100.48	126.85	39.76	127.88	317.97	386.60	16.93	22.56
二、其他肿瘤	4.21	0.00	0.00	0.00	0.00	0.00	0.00	0.00	0.00	0.00	0.00	3.10	12.23	0.00	22.33	42.28	9.94	31.97	0.00	128.87	3.80	4.81
三、糖尿病	31.54	0.00	0.00	0.00	0.00	0.00	0.00	0.00	0.00	0.00	0.00	9.29	24.46	53.36	89.32	126.85	99.39	367.65	596.18	1 288.66	25.12	35.62
四、内分泌紊乱	0.70	0.00	0.00	0.00	0.00	0.00	0.00	0.00	0.00	0.00	0.00	0.00	0.00	0.00	0.00	28.19	0.00	0.00	0.00	0.00	0.79	0.87
五、神经系统和精神障碍疾病	6.66	0.00	9.94	7.49	0.00	0.00	0.00	0.00	4.61	0.00	0.00	3.10	6.12	13.34	22.33	28.19	19.88	31.97	39.75	257.73	6.14	7.71
1.神经系统疾病	5.26	0.00	9.94	7.49	0.00	0.00	0.00	0.00	4.61	0.00	0.00	3.10	6.12	6.67	22.33	28.19	19.88	31.97	39.75	257.73	5.01	6.39
2.精神障碍	1.40	0.00	0.00	0.00	0.00	0.00	0.00	0.00	0.00	0.00	0.00	0.00	0.00	6.67	0.00	0.00	0.00	0.00	0.00	0.00	1.13	1.31
六、心脑血管疾病	305.93	0.00	0.00	0.00	0.00	0.00	4.91	0.00	9.21	18.14	36.94	83.65	238.50	340.18	703.36	1 099.37	665.94	2 701.41	7 988.87	20 231.96	255.62	373.28
1.缺血性心脏病	93.57	0.00	0.00	0.00	0.00	0.00	0.00	5.80	4.61	7.26	6.72	27.88	85.62	113.39	189.80	366.46	178.91	783.25	2 186.01	7 216.49	80.03	117.30
2.高血压及其并发症	39.95	0.00	0.00	0.00	0.00	0.00	0.00	0.00	0.00	0.00	0.00	6.20	18.35	33.35	100.48	155.04	119.27	367.65	953.90	3 092.78	33.96	49.84
3.肺源性心脏病	23.13	0.00	0.00	0.00	0.00	0.00	0.00	5.80	4.61	7.26	0.00	3.10	18.35	6.67	44.66	56.38	49.70	223.79	834.66	1 675.26	19.07	28.57
4.风湿性心脏病	1.05	0.00	0.00	0.00	0.00	0.00	0.00	0.00	0.00	0.00	0.00	0.00	0.00	0.00	0.00	0.00	15.98	0.00	0.00	257.73	1.03	1.76
5.心脏性猝死	23.13	0.00	0.00	0.00	0.00	0.00	0.00	0.00	7.26	0.00	6.72	9.29	12.23	6.67	78.15	70.47	29.82	207.80	635.93	1 546.39	19.48	28.38
6.脑出血	61.33	0.00	0.00	0.00	0.00	0.00	0.00	0.00	0.00	3.63	13.43	24.78	73.39	120.06	156.30	267.79	129.21	463.55	1 470.59	2 577.32	50.12	71.21
7.脑梗死	43.80	0.00	0.00	0.00	0.00	0.00	0.00	0.00	0.00	0.00	3.36	3.10	24.46	26.68	100.48	140.94	119.27	463.55	1 430.84	2 448.45	35.38	51.90
8.脑卒中（未特指出血或梗死）	3.15	0.00	0.00	0.00	0.00	0.00	0.00	0.00	0.00	0.00	0.00	0.00	0.00	0.00	0.00	0.00	0.00	31.97	158.98	257.73	2.80	4.07
9.其他	16.82	0.00	0.00	0.00	0.00	4.91	0.00	0.00	0.00	0.00	6.72	9.29	6.12	33.35	33.49	42.28	39.76	143.86	317.97	1 159.79	13.76	20.25

续表

疾病名称	合计	0岁~	1岁~	5岁~	10岁~	15岁~	20岁~	25岁~	30岁~	35岁~	40岁~	45岁~	50岁~	55岁~	60岁~	65岁~	70岁~	75岁~	80岁~	85岁~	标化率(2000年)	标化率(2010年)
七、主要呼吸系统疾病	73.24	0.00	0.00	0.00	0.00	0.00	0.00	0.00	0.00	0.00	3.36	12.39	30.58	20.01	89.32	197.32	238.54	623.40	2 305.25	6 829.90	61.40	93.36
1.慢性阻塞性肺疾病	57.47	0.00	0.00	0.00	0.00	0.00	0.00	0.00	0.00	0.00	0.00	9.29	18.35	20.01	78.15	140.94	208.73	447.57	1 788.55	5 670.10	48.51	74.19
2.哮喘	1.05	0.00	0.00	0.00	0.00	0.00	0.00	0.00	0.00	0.00	0.00	0.00	0.00	0.00	0.00	14.09	9.94	15.98	0.00	0.00	0.80	0.97
3.尘肺病	0.00	0.00	0.00	0.00	0.00	0.00	0.00	0.00	0.00	0.00	0.00	0.00	0.00	0.00	0.00	0.00	0.00	0.00	0.00	0.00	0.00	0.00
4.其他	14.72	0.00	0.00	0.00	0.00	0.00	0.00	0.00	0.00	0.00	3.36	3.10	12.23	0.00	11.16	42.28	19.88	159.85	516.69	1 159.79	12.09	18.21
八、主要消化系统疾病	20.68	0.00	0.00	0.00	0.00	0.00	0.00	0.00	0.00	3.63	6.72	12.39	55.04	26.68	44.66	140.94	69.58	79.92	357.71	515.46	17.25	22.78
1.消化性溃疡	4.21	0.00	0.00	0.00	0.00	0.00	0.00	0.00	0.00	0.00	0.00	0.00	6.12	6.67	0.00	56.38	9.94	31.97	79.49	128.87	3.67	4.85
2.肝硬化	8.41	0.00	0.00	0.00	0.00	0.00	0.00	0.00	0.00	0.00	0.00	9.29	48.92	20.01	44.66	42.28	29.82	31.97	0.00	0.00	7.17	8.85
3.肠梗阻	1.05	0.00	0.00	0.00	0.00	0.00	0.00	0.00	0.00	0.00	0.00	3.10	0.00	0.00	0.00	0.00	0.00	15.98	0.00	0.00	0.62	0.82
4.阑尾炎	0.00	0.00	0.00	0.00	0.00	0.00	0.00	0.00	0.00	0.00	0.00	0.00	0.00	0.00	0.00	0.00	0.00	0.00	0.00	0.00	0.00	0.00
5.胆囊疾病	2.80	0.00	0.00	0.00	0.00	0.00	0.00	0.00	0.00	0.00	0.00	0.00	0.00	0.00	0.00	14.09	9.94	15.98	119.24	257.73	2.39	3.63
6.胰腺炎	0.70	0.00	0.00	0.00	0.00	0.00	0.00	0.00	0.00	0.00	0.00	0.00	0.00	0.00	0.00	0.00	0.00	0.00	39.75	0.00	0.47	0.71
7.其他	3.50	0.00	0.00	0.00	0.00	0.00	0.00	0.00	0.00	3.63	0.00	0.00	0.00	0.00	0.00	28.19	19.88	0.00	119.24	128.87	2.91	3.92
九、主要泌尿生殖系统疾病	10.16	0.00	0.00	0.00	0.00	0.00	0.00	0.00	0.00	3.63	0.00	0.00	42.81	26.68	33.49	14.09	19.88	47.95	198.73	386.60	8.54	11.93
1.肾炎	9.11	0.00	0.00	0.00	0.00	0.00	0.00	0.00	0.00	3.63	0.00	0.00	42.81	26.68	33.49	14.09	19.88	31.97	158.98	257.73	7.67	10.51
2.前列腺增生	0.70	0.00	0.00	0.00	0.00	0.00	0.00	0.00	0.00	0.00	0.00	0.00	0.00	0.00	0.00	0.00	0.00	15.98	0.00	128.87	0.62	1.02
3.其他	0.35	0.00	0.00	0.00	0.00	0.00	0.00	0.00	0.00	0.00	0.00	0.00	0.00	6.67	0.00	0.00	0.00	0.00	39.75	0.00	0.25	0.40
十、肌肉骨骼和结缔组织病	1.40	0.00	0.00	0.00	0.00	0.00	0.00	0.00	0.00	0.00	0.00	0.00	0.00	0.00	0.00	14.09	9.94	15.98	0.00	0.00	1.05	1.37
十一、先天异常	3.50	173.46	9.94	0.00	7.20	0.00	3.36	0.00	0.00	0.00	3.36	0.00	6.12	0.00	11.16	0.00	0.00	0.00	0.00	0.00	4.25	4.14
1.先天性心脏病	2.45	86.73	9.94	0.00	7.20	0.00	3.36	0.00	0.00	0.00	0.00	0.00	6.12	0.00	11.16	0.00	0.00	0.00	0.00	0.00	3.07	2.93
2.其他先天畸形	1.05	86.73	0.00	0.00	0.00	0.00	0.00	0.00	0.00	0.00	3.36	0.00	0.00	0.00	0.00	0.00	0.00	0.00	0.00	0.00	1.18	1.21
Ⅲ.伤害	32.59	43.37	29.82	14.98	21.61	4.91	16.78	34.78	9.21	21.77	16.79	43.37	85.62	20.01	78.15	42.28	49.70	63.94	198.73	515.46	30.66	34.37

续表

疾病名称	合计	0岁~	1岁~	5岁~	10岁~	15岁~	20岁~	25岁~	30岁~	35岁~	40岁~	45岁~	50岁~	55岁~	60岁~	65岁~	70岁~	75岁~	80岁~	85岁~	标化率（2000年）	标化率（2010年）
1.道路交通事故	10.86	0.00	9.94	0.00	0.00	4.91	0.00	11.59	0.00	10.88	13.43	18.59	36.69	6.67	11.16	14.09	19.88	15.98	39.75	128.87	9.23	10.81
2.意外中毒	4.91	0.00	0.00	0.00	0.00	0.00	3.36	5.80	4.61	3.63	0.00	6.20	18.35	0.00	44.66	14.09	0.00	0.00	0.00	0.00	4.85	5.39
3.意外跌落	7.71	0.00	0.00	14.98	7.20	0.00	0.00	5.80	0.00	7.26	0.00	0.00	12.23	6.67	22.33	14.09	9.94	47.95	158.98	257.73	7.68	8.99
4.自杀	3.85	0.00	0.00	0.00	0.00	0.00	6.71	11.59	0.00	0.00	3.36	3.10	18.35	6.67	0.00	0.00	0.00	0.00	0.00	0.00	3.95	3.98
5.砸死和碰撞死	0.35	0.00	0.00	0.00	0.00	0.00	0.00	0.00	0.00	0.00	0.00	3.10	0.00	0.00	0.00	0.00	0.00	0.00	0.00	0.00	0.21	0.25
6.意外窒息	2.10	0.00	9.94	0.00	7.20	0.00	0.00	0.00	0.00	0.00	0.00	9.29	0.00	0.00	0.00	0.00	9.94	0.00	0.00	0.00	2.01	1.85
7.触电	0.35	0.00	0.00	0.00	0.00	0.00	0.00	0.00	0.00	0.00	0.00	3.10	0.00	0.00	0.00	0.00	0.00	0.00	0.00	0.00	0.21	0.25
8.溺水	1.40	0.00	9.94	0.00	0.00	0.00	3.36	0.00	4.61	0.00	0.00	0.00	0.00	0.00	0.00	0.00	9.94	0.00	0.00	0.00	1.37	1.36
9.火灾	0.00	0.00	0.00	0.00	0.00	0.00	0.00	0.00	0.00	0.00	0.00	0.00	0.00	0.00	0.00	0.00	0.00	0.00	0.00	0.00	0.00	0.00
10.他杀	0.70	0.00	0.00	0.00	0.00	0.00	3.36	0.00	0.00	0.00	0.00	0.00	0.00	0.00	0.00	0.00	0.00	0.00	0.00	0.00	0.74	0.77
11.其他	0.35	0.00	43.37	0.00	0.00	0.00	0.00	0.00	0.00	0.00	0.00	0.00	0.00	0.00	0.00	0.00	0.00	0.00	0.00	128.87	0.41	0.73

表 5-6　2020 年青海省死因回顾性调查分死因年龄别死亡率（城市、女性）(1/10万)

疾病名称	合计	0岁~	1岁~	5岁~	10岁~	15岁~	20岁~	25岁~	30岁~	35岁~	40岁~	45岁~	50岁~	55岁~	60岁~	65岁~	70岁~	75岁~	80岁~	85岁~	标化率(2000年)	标化率(2010年)
全死因	534.48	527.07	10.91	7.95	7.76	11.37	7.74	17.21	19.69	27.46	47.28	110.09	333.14	413.98	778.88	925.45	1 679.17	4 702.56	17 969.54	35 967.30	435.32	644.78
一、传染病、母婴疾病和营养缺乏性疾病	17.35	431.24	0.00	0.00	0.00	0.00	0.00	0.00	0.00	3.92	0.00	0.00	6.41	7.02	0.00	51.89	37.52	132.93	507.61	953.68	15.95	21.01
1. 传染病和寄生虫病	4.06	0.00	0.00	0.00	0.00	0.00	0.00	0.00	0.00	0.00	0.00	0.00	6.41	7.02	0.00	17.30	9.38	33.23	152.28	136.24	3.10	4.47
1. 病毒性肝炎	2.21	0.00	0.00	0.00	0.00	0.00	0.00	0.00	0.00	0.00	0.00	0.00	6.41	7.02	0.00	0.00	9.38	16.62	50.76	136.24	1.75	2.62
2. 结核病	0.37	0.00	0.00	0.00	0.00	0.00	0.00	0.00	0.00	0.00	0.00	0.00	0.00	0.00	0.00	8.65	0.00	0.00	0.00	0.00	0.24	0.27
3. 脑膜炎	0.37	0.00	0.00	0.00	0.00	0.00	0.00	0.00	0.00	0.00	0.00	0.00	0.00	0.00	0.00	8.65	0.00	0.00	0.00	0.00	0.24	0.27
4. 感染性腹泻	0.00	0.00	0.00	0.00	0.00	0.00	0.00	0.00	0.00	0.00	0.00	0.00	0.00	0.00	0.00	0.00	0.00	0.00	0.00	0.00	0.00	0.00
5. 败血症	0.74	0.00	0.00	0.00	0.00	0.00	0.00	0.00	0.00	0.00	0.00	0.00	0.00	0.00	0.00	0.00	0.00	16.62	50.76	0.00	0.54	0.81
6. 艾滋病	0.00	0.00	0.00	0.00	0.00	0.00	0.00	0.00	0.00	0.00	0.00	0.00	0.00	0.00	0.00	0.00	0.00	0.00	0.00	0.00	0.00	0.00
7. 包虫病	0.37	0.00	0.00	0.00	0.00	0.00	0.00	0.00	0.00	0.00	0.00	0.00	0.00	0.00	0.00	0.00	0.00	0.00	50.76	0.00	0.32	0.51
8. 其他	0.00	0.00	0.00	0.00	0.00	0.00	0.00	0.00	0.00	0.00	0.00	0.00	0.00	0.00	0.00	0.00	0.00	0.00	0.00	0.00	0.00	0.00
二、呼吸道感染	8.49	0.00	0.00	0.00	0.00	0.00	0.00	0.00	0.00	0.00	0.00	0.00	0.00	0.00	0.00	34.60	28.14	83.08	355.33	544.96	6.63	9.91
1. 下呼吸道感染	8.12	0.00	0.00	0.00	0.00	0.00	0.00	0.00	0.00	0.00	0.00	0.00	0.00	0.00	0.00	34.60	28.14	83.08	304.57	544.96	6.31	9.40
2. 上呼吸道感染	0.37	0.00	0.00	0.00	0.00	0.00	0.00	0.00	0.00	0.00	0.00	0.00	0.00	0.00	0.00	0.00	0.00	0.00	50.76	0.00	0.32	0.51
三、妊娠、分娩和产褥期并发症	0.37	0.00	0.00	0.00	0.00	0.00	0.00	0.00	0.00	3.92	0.00	0.00	0.00	0.00	0.00	0.00	0.00	0.00	0.00	0.00	0.34	0.35
1. 妊娠高血压综合征	0.00	0.00	0.00	0.00	0.00	0.00	0.00	0.00	0.00	0.00	0.00	0.00	0.00	0.00	0.00	0.00	0.00	0.00	0.00	0.00	0.00	0.00
2. 产后出血	0.00	0.00	0.00	0.00	0.00	0.00	0.00	0.00	0.00	0.00	0.00	0.00	0.00	0.00	0.00	0.00	0.00	0.00	0.00	0.00	0.00	0.00
3. 羊水栓塞	0.37	0.00	0.00	0.00	0.00	0.00	0.00	0.00	0.00	3.92	0.00	0.00	0.00	0.00	0.00	0.00	0.00	0.00	0.00	0.00	0.34	0.35
4. 其他	0.00	0.00	0.00	0.00	0.00	0.00	0.00	0.00	0.00	0.00	0.00	0.00	0.00	0.00	0.00	0.00	0.00	0.00	0.00	0.00	0.00	0.00
四、围生期疾病	3.32	431.24	0.00	0.00	0.00	0.00	0.00	0.00	0.00	0.00	0.00	0.00	0.00	0.00	0.00	0.00	0.00	0.00	0.00	0.00	4.79	4.44
1. 早产	1.48	191.66	0.00	0.00	0.00	0.00	0.00	0.00	0.00	0.00	0.00	0.00	0.00	0.00	0.00	0.00	0.00	0.00	0.00	0.00	2.13	1.97
2. 产伤和窒息	1.85	239.58	0.00	0.00	0.00	0.00	0.00	0.00	0.00	0.00	0.00	0.00	0.00	0.00	0.00	0.00	0.00	0.00	0.00	0.00	2.66	2.47

第5章·2020年地区别、性别、年龄别、死因别死亡率

续表

疾病名称	合计	0岁~	1岁~	5岁~	10岁~	15岁~	20岁~	25岁~	30岁~	35岁~	40岁~	45岁~	50岁~	55岁~	60岁~	65岁~	70岁~	75岁~	80岁~	85岁~	标化率(2000年)	标化率(2010年)
3.其他	0.00	0.00	0.00	0.00	0.00	0.00	0.00	0.00	0.00	0.00	0.00	0.00	0.00	0.00	0.00	0.00	0.00	0.00	0.00	0.00	0.00	0.00
五、营养缺乏	1.11	0.00	0.00	0.00	0.00	0.00	0.00	0.00	0.00	0.00	0.00	0.00	0.00	0.00	0.00	0.00	0.00	16.62	0.00	272.48	1.08	1.85
1.缺铁性贫血	0.37	0.00	0.00	0.00	0.00	0.00	0.00	0.00	0.00	0.00	0.00	0.00	0.00	0.00	0.00	0.00	0.00	16.62	0.00	0.00	0.21	0.30
2.其他	0.74	0.00	0.00	0.00	0.00	0.00	0.00	0.00	0.00	0.00	0.00	0.00	0.00	0.00	0.00	0.00	0.00	0.00	0.00	272.48	0.87	1.55
II.慢性非传染性疾病	482.07	47.92	0.00	0.00	0.00	5.68	3.87	17.21	19.69	19.61	36.37	100.08	301.11	371.88	735.61	821.66	1585.37	4303.76	16446.70	32152.59	388.74	579.18
一、恶性肿瘤	90.43	0.00	0.00	0.00	0.00	5.68	0.00	0.00	9.85	7.85	18.19	13.34	57.66	140.33	205.54	259.47	375.23	880.69	2081.22	2588.56	67.22	94.20
1.胃癌	9.60	0.00	0.00	0.00	0.00	0.00	0.00	0.00	0.00	3.92	0.00	0.00	0.00	21.05	21.64	25.95	75.05	66.47	50.76	544.96	7.05	10.04
2.肝癌	9.23	0.00	0.00	0.00	0.00	0.00	0.00	0.00	0.00	0.00	3.64	0.00	0.00	14.03	32.45	34.60	37.52	66.47	304.57	136.24	6.83	9.63
3.肺癌	14.40	0.00	0.00	0.00	0.00	0.00	0.00	0.00	4.92	0.00	0.00	10.01	6.41	14.03	43.27	17.30	46.90	232.64	304.57	136.24	10.31	13.97
4.食管癌	2.21	0.00	0.00	0.00	0.00	0.00	0.00	0.00	0.00	0.00	0.00	0.00	0.00	0.00	10.82	0.00	9.38	66.47	0.00	0.00	1.41	1.90
5.结直肠癌	9.23	0.00	0.00	0.00	0.00	0.00	0.00	0.00	0.00	0.00	0.00	0.00	6.41	7.02	0.00	34.60	28.14	49.85	304.57	953.68	7.78	11.94
6.胰腺癌	7.38	0.00	0.00	0.00	0.00	0.00	0.00	0.00	4.92	0.00	0.00	0.00	0.00	7.02	21.64	25.95	46.90	116.32	101.52	0.00	4.82	6.44
7.乳腺癌	6.27	0.00	0.00	0.00	0.00	0.00	0.00	0.00	0.00	3.92	7.27	0.00	19.22	7.02	10.82	25.95	9.38	16.62	101.52	0.00	5.18	6.20
8.宫颈癌	2.21	0.00	0.00	0.00	0.00	0.00	0.00	0.00	0.00	0.00	3.64	0.00	0.00	7.02	0.00	8.65	18.76	16.62	0.00	0.00	1.34	1.80
9.子宫体癌	1.48	0.00	0.00	0.00	0.00	0.00	0.00	0.00	0.00	0.00	0.00	0.00	0.00	0.00	10.82	8.65	8.65	16.62	50.76	304.57	1.14	1.55
10.卵巢癌	2.95	0.00	0.00	0.00	0.00	0.00	0.00	0.00	0.00	0.00	0.00	0.00	0.00	14.03	10.82	10.82	9.38	33.23	50.76	0.00	2.07	2.93
11.前列腺癌	0.00	0.00	0.00	0.00	0.00	0.00	0.00	0.00	0.00	0.00	0.00	0.00	0.00	0.00	0.00	0.00	0.00	0.00	0.00	0.00	0.00	0.00
12.脑瘤	2.95	0.00	0.00	0.00	0.00	0.00	0.00	0.00	0.00	0.00	0.00	12.81	0.00	14.03	14.03	25.95	0.00	16.62	0.00	136.24	2.34	3.19
13.白血病	0.74	0.00	0.00	0.00	0.00	0.00	0.00	0.00	0.00	0.00	0.00	0.00	0.00	14.03	10.82	0.00	0.00	16.62	0.00	0.00	0.52	0.86
14.膀胱癌	0.00	0.00	0.00	0.00	0.00	0.00	0.00	0.00	0.00	0.00	0.00	0.00	0.00	0.00	0.00	0.00	0.00	0.00	0.00	0.00	0.00	0.00
15.鼻咽癌	0.00	0.00	0.00	0.00	0.00	0.00	0.00	0.00	0.00	0.00	0.00	0.00	0.00	0.00	0.00	0.00	0.00	0.00	0.00	0.00	0.00	0.00
16.胆囊及胆道癌	4.80	0.00	0.00	0.00	0.00	0.00	0.00	0.00	0.00	0.00	0.00	0.00	6.41	0.00	0.00	8.65	28.14	66.47	152.28	136.24	3.41	4.83
17.肾癌	1.11	0.00	0.00	0.00	0.00	0.00	0.00	0.00	0.00	0.00	0.00	0.00	0.00	0.00	0.00	0.00	0.00	16.62	101.52	0.00	0.86	1.31

续表

疾病名称	合计	0岁~	1岁~	5岁~	10岁~	15岁~	20岁~	25岁~	30岁~	35岁~	40岁~	45岁~	50岁~	55岁~	60岁~	65岁~	70岁~	75岁~	80岁~	85岁~	标化率(2000年)	标化率(2010年)
18. 骨癌	0.37	0.00	0.00	0.00	0.00	0.00	0.00	0.00	0.00	0.00	0.00	0.00	0.00	0.00	0.00	0.00	9.38	0.00	0.00	0.00	0.19	0.23
19. 皮肤癌	0.37	0.00	0.00	0.00	0.00	0.00	0.00	0.00	0.00	0.00	0.00	0.00	0.00	0.00	0.00	0.00	0.00	0.00	0.00	136.24	0.44	0.78
20. 淋巴癌	0.74	0.00	0.00	0.00	0.00	0.00	0.00	0.00	0.00	0.00	0.00	0.00	0.00	0.00	0.00	0.00	0.00	0.00	101.52	0.00	0.65	1.02
21. 喉癌	0.00	0.00	0.00	0.00	0.00	0.00	0.00	0.00	0.00	0.00	0.00	0.00	0.00	0.00	0.00	0.00	0.00	0.00	0.00	0.00	0.00	0.00
22. 甲状腺癌	0.37	0.00	0.00	0.00	0.00	0.00	0.00	0.00	0.00	0.00	0.00	0.00	0.00	0.00	10.82	0.00	0.00	0.00	0.00	0.00	0.36	0.48
23. 其他	14.03	0.00	0.00	0.00	0.00	0.00	0.00	0.00	0.00	0.00	3.64	3.34	6.41	21.05	32.45	34.60	56.29	116.32	456.85	408.72	10.52	15.13
二、其他肿瘤	5.54	0.00	0.00	0.00	0.00	0.00	0.00	0.00	0.00	0.00	3.64	3.34	19.22	14.03	21.64	0.00	9.38	66.47	50.76	0.00	4.06	5.48
三、糖尿病	26.21	0.00	0.00	0.00	0.00	0.00	0.00	0.00	0.00	3.92	0.00	16.68	19.22	7.02	43.27	69.19	75.05	282.49	659.90	1 498.64	20.30	29.32
四、内分泌紊乱	0.74	0.00	0.00	0.00	0.00	0.00	0.00	0.00	0.00	0.00	0.00	0.00	0.00	0.00	0.00	0.00	9.38	0.00	50.76	0.00	0.52	0.74
五、神经系统和精神障碍疾病	5.91	47.92	0.00	0.00	0.00	0.00	0.00	5.74	0.00	0.00	0.00	3.34	0.00	7.02	21.64	21.64	28.14	16.62	253.81	136.24	5.15	6.88
1. 神经系统疾病	4.06	47.92	0.00	0.00	0.00	0.00	0.00	5.74	0.00	0.00	0.00	3.34	0.00	7.02	10.82	10.82	18.76	16.62	152.28	0.00	3.50	4.38
2. 精神障碍	1.85	0.00	0.00	0.00	0.00	0.00	0.00	0.00	0.00	0.00	0.00	0.00	0.00	0.00	10.82	0.00	9.38	0.00	101.52	136.24	1.64	2.50
六、心脑血管疾病	279.79	0.00	0.00	0.00	0.00	0.00	3.87	11.47	4.92	7.85	10.91	56.71	172.98	154.36	389.44	371.91	900.56	2 392.82	10 761.42	20 708.45	229.57	346.76
1. 缺血性心脏病	83.05	0.00	0.00	0.00	0.00	0.00	0.00	0.00	0.00	0.00	3.64	10.01	25.63	56.13	108.18	138.38	262.66	598.21	3 604.06	6 539.51	68.89	105.61
2. 高血压及其并发症	35.44	0.00	0.00	0.00	0.00	0.00	0.00	0.00	0.00	0.00	3.64	6.67	19.22	7.02	32.45	43.25	84.43	382.19	1 421.32	2 861.04	29.12	44.64
3. 肺源性心脏病	16.24	0.00	0.00	0.00	0.00	0.00	0.00	0.00	0.00	0.00	0.00	0.00	6.41	19.22	51.89	18.76	812.18	1 362.40	149.55	13.64	21.00	
4. 风湿性心脏病	6.27	0.00	0.00	0.00	0.00	0.00	0.00	5.74	0.00	3.92	0.00	6.67	0.00	0.00	10.82	25.95	37.52	49.85	152.28	136.24	4.80	6.18
5. 心脏猝死	18.82	0.00	0.00	0.00	0.00	0.00	3.87	0.00	0.00	0.00	0.00	10.01	12.81	0.00	32.45	8.65	56.29	132.93	659.90	1 907.36	16.16	24.85
6. 脑出血	54.63	0.00	0.00	0.00	0.00	0.00	0.00	5.74	4.92	0.00	3.64	13.34	83.29	63.15	129.81	34.60	253.28	432.04	1 522.84	2 861.04	43.27	62.91
7. 脑梗死	42.08	0.00	0.00	0.00	0.00	0.00	0.00	0.00	0.00	0.00	0.00	13.34	19.22	14.03	64.91	25.95	131.33	415.42	1 624.37	3 269.75	34.71	52.62
8. 脑卒中（未特指出血或梗死）	2.95	0.00	0.00	0.00	0.00	0.00	0.00	0.00	0.00	0.00	0.00	0.00	0.00	0.00	0.00	8.65	0.00	16.62	203.05	272.48	2.63	4.15
9. 其他	20.30	0.00	0.00	0.00	0.00	0.00	0.00	0.00	0.00	3.92	0.00	3.34	6.41	14.03	10.82	34.60	56.29	216.02	761.42	1 498.64	16.35	24.80

续表

疾病名称	合计	0岁~	1岁~	5岁~	10岁~	15岁~	20岁~	25岁~	30岁~	35岁~	40岁~	45岁~	50岁~	55岁~	60岁~	65岁~	70岁~	75岁~	80岁~	85岁~	标化率（2000年）	标化率（2010年）
七、主要呼吸系统疾病	49.83	0.00	0.00	0.00	0.00	0.00	0.00	0.00	0.00	0.00	0.00	3.64	3.34	6.41	28.07	32.45	51.89	112.57	382.19	1 827.41	6 539.51	44.22	70.89
1. 慢性阻塞性肺疾病	36.17	0.00	0.00	0.00	0.00	0.00	0.00	0.00	0.00	0.00	0.00	3.64	0.00	6.41	21.05	21.64	43.25	75.05	299.10	1 167.51	5 040.87	32.26	51.90
2. 哮喘	1.85	0.00	0.00	0.00	0.00	0.00	0.00	0.00	0.00	0.00	0.00	0.00	0.00	0.00	0.00	0.00	0.00	9.38	33.23	50.76	136.24	1.38	2.11
3. 尘肺病	0.37	0.00	0.00	0.00	0.00	0.00	0.00	0.00	0.00	0.00	0.00	0.00	0.00	0.00	0.00	0.00	0.00	0.00	0.00	50.76	0.00	0.32	0.51
4. 其他	11.44	0.00	0.00	0.00	0.00	0.00	0.00	0.00	0.00	0.00	0.00	0.00	3.34	0.00	7.02	10.82	8.65	28.14	49.85	558.38	1 362.40	10.25	16.37
八、主要消化系统疾病	16.61	0.00	0.00	0.00	0.00	0.00	0.00	0.00	0.00	0.00	0.00	0.00	0.00	6.41	21.05	21.64	43.25	46.90	199.40	659.90	544.96	12.53	18.38
1. 消化性溃疡	2.58	0.00	0.00	0.00	0.00	0.00	0.00	0.00	0.00	0.00	0.00	0.00	0.00	0.00	0.00	0.00	8.65	0.00	33.23	203.05	0.00	1.97	2.89
2. 肝硬化	5.91	0.00	0.00	0.00	0.00	0.00	0.00	0.00	0.00	0.00	0.00	0.00	0.00	6.41	7.02	10.82	34.60	18.76	66.47	101.52	136.24	4.24	5.79
3. 肠梗阻	1.11	0.00	0.00	0.00	0.00	0.00	0.00	0.00	0.00	0.00	0.00	0.00	0.00	0.00	7.02	0.00	0.00	0.00	16.62	50.76	0.00	0.80	1.23
4. 阑尾炎	0.00	0.00	0.00	0.00	0.00	0.00	0.00	0.00	0.00	0.00	0.00	0.00	0.00	0.00	0.00	0.00	0.00	0.00	0.00	0.00	0.00	0.00	0.00
5. 胆囊疾病	2.95	0.00	0.00	0.00	0.00	0.00	0.00	0.00	0.00	0.00	0.00	0.00	0.00	0.00	7.02	0.00	0.00	9.38	33.23	253.81	136.24	2.49	3.91
6. 胰腺炎	1.11	0.00	0.00	0.00	0.00	0.00	0.00	0.00	0.00	0.00	0.00	0.00	0.00	0.00	0.00	0.00	0.00	18.76	16.62	0.00	0.00	0.60	0.76
7. 其他	2.95	0.00	0.00	0.00	0.00	0.00	0.00	0.00	0.00	0.00	0.00	0.00	3.34	0.00	7.02	0.00	0.00	0.00	33.23	50.76	272.48	2.44	3.79
九、主要泌尿生殖系统疾病	4.43	0.00	0.00	0.00	0.00	0.00	0.00	0.00	0.00	0.00	0.00	0.00	3.34	12.81	0.00	0.00	17.30	18.76	33.23	101.52	136.24	3.26	4.40
1. 肾炎	4.43	0.00	0.00	0.00	0.00	0.00	0.00	0.00	0.00	0.00	0.00	0.00	3.34	12.81	0.00	0.00	17.30	18.76	33.23	101.52	136.24	3.26	4.40
2. 前列腺增生	0.00	0.00	0.00	0.00	0.00	0.00	0.00	0.00	0.00	0.00	0.00	0.00	0.00	0.00	0.00	0.00	0.00	0.00	0.00	0.00	0.00	0.00	0.00
3. 其他	0.00	0.00	0.00	0.00	0.00	0.00	0.00	0.00	0.00	0.00	0.00	0.00	0.00	0.00	0.00	0.00	0.00	0.00	0.00	0.00	0.00	0.00	0.00
十、肌肉骨骼和结缔组织病	1.85	0.00	0.00	0.00	0.00	0.00	0.00	0.00	0.00	4.92	0.00	0.00	0.00	6.41	0.00	0.00	0.00	9.38	49.85	0.00	0.00	1.34	1.48
十一、先天异常	0.37	0.00	0.00	0.00	0.00	0.00	0.00	0.00	0.00	0.00	0.00	0.00	0.00	6.41	0.00	0.00	0.00	0.00	0.00	0.00	0.00	0.33	0.38
1. 先天性心脏病	0.37	0.00	0.00	0.00	0.00	0.00	0.00	0.00	0.00	0.00	0.00	0.00	0.00	6.41	0.00	0.00	0.00	0.00	0.00	0.00	0.00	0.33	0.38
2. 其他先天畸形	0.00	0.00	0.00	0.00	0.00	0.00	0.00	0.00	0.00	0.00	0.00	0.00	0.00	0.00	0.00	0.00	0.00	0.00	0.00	0.00	0.00	0.00	0.00
Ⅲ. 伤害	11.81	47.92	0.00	7.95	7.76	5.68	3.87	0.00	0.00	0.00	3.92	7.27	3.34	6.41	21.05	21.64	25.95	9.38	99.70	304.57	136.24	10.13	12.69

续表

疾病名称	合计	0岁~	1岁~	5岁~	10岁~	15岁~	20岁~	25岁~	30岁~	35岁~	40岁~	45岁~	50岁~	55岁~	60岁~	65岁~	70岁~	75岁~	80岁~	85岁~	标化率(2000年)	标化率(2010年)
1.道路交通事故	4.06	0.00	0.00	7.95	0.00	5.68	0.00	0.00	0.00	3.92	3.64	3.34	0.00	7.02	0.00	8.65	9.38	16.62	101.52	0.00	3.42	4.04
2.意外中毒	0.37	0.00	0.00	0.00	0.00	0.00	0.00	0.00	0.00	0.00	0.00	0.00	0.00	0.00	10.82	0.00	0.00	0.00	0.00	0.00	0.36	0.48
3.意外跌落	3.32	0.00	0.00	0.00	0.00	0.00	0.00	0.00	0.00	0.00	0.00	0.00	0.00	7.02	10.82	0.00	0.00	49.85	152.28	136.24	2.67	4.10
4.自杀	1.48	0.00	0.00	0.00	7.76	0.00	0.00	0.00	0.00	0.00	3.64	0.00	6.41	0.00	0.00	8.65	0.00	0.00	0.00	0.00	1.59	1.42
5.砸死和碰撞死	0.37	0.00	0.00	0.00	0.00	0.00	0.00	0.00	0.00	0.00	0.00	0.00	0.00	7.02	0.00	0.00	0.00	0.00	0.00	0.00	0.26	0.43
6.意外窒息	1.11	47.92	0.00	0.00	0.00	0.00	0.00	0.00	0.00	0.00	0.00	0.00	0.00	0.00	0.00	0.00	0.00	16.62	50.76	0.00	1.07	1.30
7.触电	0.00	0.00	0.00	0.00	0.00	0.00	0.00	0.00	0.00	0.00	0.00	0.00	0.00	0.00	0.00	0.00	0.00	0.00	0.00	0.00	0.00	0.00
8.溺水	1.11	0.00	0.00	0.00	0.00	0.00	3.87	0.00	0.00	0.00	0.00	0.00	0.00	0.00	0.00	8.65	0.00	16.62	0.00	0.00	0.75	0.93
9.火灾	0.00	0.00	0.00	0.00	0.00	0.00	0.00	0.00	0.00	0.00	0.00	0.00	0.00	0.00	0.00	0.00	0.00	0.00	0.00	0.00	0.00	0.00
10.他杀	0.00	0.00	0.00	0.00	0.00	0.00	0.00	0.00	0.00	0.00	0.00	0.00	0.00	0.00	0.00	0.00	0.00	0.00	0.00	0.00	0.00	0.00
11.其他	0.00	0.00	0.00	0.00	0.00	0.00	0.00	0.00	0.00	0.00	0.00	0.00	0.00	0.00	0.00	0.00	0.00	0.00	0.00	0.00	0.00	0.00

第5章·2020年地区别、性别、年龄别、死因别死亡率

表 5-7　2020 年青海省死因回顾性调查分死因年龄别死亡率（农村、男女合计）（1/10 万）

疾病名称	合计	0岁~	1岁~	5岁~	10岁~	15岁~	20岁~	25岁~	30岁~	35岁~	40岁~	45岁~	50岁~	55岁~	60岁~	65岁~	70岁~	75岁~	80岁~	85岁~	标化率（2000年）	标化率（2010年）
全死因	647.95	464.79	67.75	32.66	46.26	40.77	49.56	99.47	122.78	126.12	195.36	281.08	896.50	773.52	1 376.73	2 250.25	4 746.42	6 858.26	13 464.11	26 245.72	627.01	842.56
I.传染病、母婴疾病和营养缺乏性疾病	26.28	271.13	13.55	2.42	7.46	2.40	1.01	5.60	6.46	5.00	14.74	11.51	56.40	30.65	51.08	57.56	101.08	207.83	297.22	874.86	24.99	31.27
一、传染病和寄生虫病	14.61	19.37	5.08	0.00	7.46	1.20	1.01	4.20	2.58	3.00	11.98	9.86	52.51	23.44	41.79	41.87	57.13	100.94	163.47	114.11	13.76	16.88
1.病毒性肝炎	9.27	0.00	0.00	0.00	0.00	0.00	0.00	0.00	2.58	2.00	8.29	7.40	42.78	19.83	34.82	31.40	26.37	41.57	104.03	76.07	8.44	10.83
2.结核病	2.67	0.00	0.00	0.00	0.00	0.00	1.01	1.40	0.00	0.00	0.92	2.47	3.89	0.00	6.96	2.62	21.97	47.50	59.44	38.04	2.51	3.31
3.脑膜炎	0.98	6.46	5.08	0.00	4.48	1.20	0.00	0.00	0.00	0.00	0.00	0.00	0.00	1.80	0.00	5.23	0.00	0.00	0.00	0.00	1.06	0.91
4.感染性腹泻	0.27	0.00	0.00	0.00	1.49	0.00	0.00	1.40	0.00	0.00	0.92	0.00	0.00	0.00	0.00	2.62	0.00	0.00	0.00	0.00	0.36	0.27
5.败血症	0.27	6.46	0.00	0.00	0.00	0.00	0.00	0.00	0.00	0.00	0.92	0.00	1.94	0.00	0.00	0.00	4.39	0.00	0.00	0.00	0.22	0.26
6.艾滋病	0.27	0.00	0.00	0.00	0.00	0.00	0.00	1.40	0.00	1.00	0.92	0.00	3.89	1.80	0.00	0.00	0.00	0.00	0.00	0.00	0.25	0.29
7.包虫病	0.53	6.46	0.00	0.00	0.00	0.00	0.00	0.00	1.29	0.00	0.00	1.84	0.00	3.89	0.00	0.00	0.00	0.00	0.00	0.00	0.53	0.60
8.其他	0.36	0.00	0.00	2.42	1.49	0.00	0.00	0.00	0.00	0.00	0.00	0.00	1.94	0.00	0.00	0.00	4.39	11.88	0.00	0.00	0.39	0.41
二、呼吸道感染	8.55	83.92	8.47	1.21	0.00	1.20	0.00	0.00	2.58	1.00	1.84	0.92	1.94	7.21	6.96	13.08	39.55	106.88	133.75	684.67	8.47	11.56
1.下呼吸道感染	6.68	77.46	8.47	1.21	0.00	1.20	0.00	0.00	2.58	1.00	0.92	0.92	1.94	1.80	6.96	13.08	21.97	89.07	133.75	418.41	6.50	8.63
2.上呼吸道感染	1.87	6.46	0.00	0.00	0.00	0.00	0.00	0.00	0.00	0.00	0.92	0.00	0.00	5.41	0.00	0.00	17.58	17.81	0.00	266.26	1.96	2.93
三、妊娠、分娩和产褥期并发症	0.36	0.00	0.00	0.00	0.00	0.00	0.00	1.40	1.29	0.00	0.92	0.00	0.00	0.00	0.00	0.00	0.00	0.00	0.00	0.00	0.41	0.38
1.妊娠高血压综合征	0.09	0.00	0.00	0.00	0.00	0.00	0.00	0.00	0.00	0.00	0.92	0.00	0.00	0.00	0.00	0.00	0.00	0.00	0.00	0.00	0.06	0.09
2.产后出血	0.18	0.00	0.00	0.00	0.00	0.00	0.00	1.40	0.00	0.00	0.00	0.00	0.00	0.00	0.00	0.00	0.00	0.00	0.00	0.00	0.27	0.20
3.羊水栓塞	0.09	0.00	0.00	0.00	0.00	0.00	0.00	0.00	1.29	0.00	0.00	0.00	0.00	0.00	0.00	0.00	0.00	0.00	0.00	0.00	0.09	0.09
4.其他	0.00	0.00	0.00	0.00	0.00	0.00	0.00	0.00	0.00	0.00	0.00	0.00	0.00	0.00	0.00	0.00	0.00	0.00	0.00	0.00	0.00	0.00
四、围生期疾病	2.32	167.84	0.00	0.00	0.00	0.00	0.00	0.00	0.00	0.00	0.00	0.00	0.00	0.00	0.00	0.00	0.00	0.00	0.00	0.00	1.86	1.73
1.早产	0.80	58.10	0.00	0.00	0.00	0.00	0.00	0.00	0.00	0.00	0.00	0.00	0.00	0.00	0.00	0.00	0.00	0.00	0.00	0.00	0.64	0.60
2.产伤和窒息	1.34	96.83	0.00	0.00	0.00	0.00	0.00	0.00	0.00	0.00	0.00	0.00	0.00	0.00	0.00	0.00	0.00	0.00	0.00	0.00	1.07	1.00
3.其他	0.18	12.91	0.00	0.00	0.00	0.00	0.00	0.00	0.00	0.00	0.00	0.00	0.00	0.00	0.00	0.00	0.00	0.00	0.00	0.00	0.14	0.13

青海省死因谱及死亡模式的变迁（1975—2020）

续表

疾病名称	合计	0岁~	1岁~	5岁~	10岁~	15岁~	20岁~	25岁~	30岁~	35岁~	40岁~	45岁~	50岁~	55岁~	60岁~	65岁~	70岁~	75岁~	80岁~	85岁~	标化率（2000年）	标化率（2010年）
五、营养缺乏	0.45	0.00	0.00	0.00	0.00	0.00	0.00	0.00	0.00	0.00	0.00	0.00	0.00	0.00	0.00	2.32	4.39	0.00	0.00	76.07	0.49	0.72
1. 缺铁性贫血	0.36	0.00	0.00	0.00	0.00	0.00	0.00	0.00	0.00	0.00	0.00	0.00	0.00	0.00	0.00	2.32	2.62	0.00	0.00	76.07	0.39	0.62
2. 其他	0.09	0.00	0.00	0.00	0.00	0.00	0.00	0.00	0.00	0.00	0.00	0.00	0.00	0.00	0.00	0.00	4.39	0.00	0.00	0.00	0.09	0.11
Ⅱ. 慢性非传染性疾病	556.64	122.65	20.32	9.68	8.95	13.19	21.24	47.63	51.69	68.06	114.27	197.25	705.92	636.48	1 237.43	2 093.25	4 465.15	6 448.55	12 825.09	24 762.27	539.11	740.55
一、恶性肿瘤	125.35	6.46	1.69	1.21	2.98	1.20	2.02	16.81	14.22	24.02	35.94	74.79	293.65	219.97	420.22	604.43	949.28	1 104.45	1 322.63	1 749.71	115.39	148.68
1. 胃癌	39.38	0.00	0.00	0.00	0.00	0.00	1.01	4.20	6.01	5.53	18.08	93.35	54.09	146.26	201.48	355.98	308.77	460.69	836.82	36.84	48.05
2. 肝癌	23.43	0.00	0.00	0.00	1.49	0.00	0.00	2.80	3.88	6.01	3.00	10.14	21.37	79.73	46.88	85.90	102.05	140.63	166.26	193.19	38.04	21.14	26.58
3. 肺癌	16.21	0.00	0.00	0.00	0.00	0.00	0.00	0.00	0.00	3.00	4.61	9.04	27.23	37.86	39.47	78.50	105.48	166.26	222.92	152.15	14.48	19.23
4. 食管癌	8.46	0.00	0.00	0.00	0.00	0.00	0.00	0.00	0.00	1.00	0.00	0.00	11.67	10.82	27.86	57.56	96.69	118.76	59.44	76.07	7.77	9.98
5. 结直肠癌	8.73	0.00	0.00	0.00	0.00	0.00	0.00	0.00	0.00	1.00	2.76	4.11	19.45	14.42	16.25	44.48	70.32	89.07	178.33	152.15	8.09	10.77
6. 胰腺癌	4.10	0.00	0.00	0.00	0.00	0.00	0.00	0.00	3.88	0.00	0.92	1.64	9.72	14.42	13.93	18.32	35.16	23.75	29.72	0.00	3.80	4.72
7. 乳腺癌	2.49	0.00	0.00	0.00	0.00	0.00	0.00	0.00	1.29	2.00	1.84	2.47	5.83	1.80	13.93	7.85	13.18	11.88	14.86	38.04	2.29	2.85
8. 宫颈癌	2.05	0.00	0.00	0.00	0.00	0.00	0.00	2.80	1.29	1.00	0.92	1.64	5.83	0.00	11.61	5.23	4.39	17.81	29.72	0.00	2.00	2.35
9. 子宫体癌	0.53	0.00	0.00	0.00	0.00	0.00	0.00	0.00	0.00	0.00	0.00	1.64	0.00	0.00	2.32	0.00	8.79	17.81	14.86	0.00	0.47	0.60
10. 卵巢癌	0.53	0.00	0.00	0.00	0.00	0.00	0.00	0.00	0.00	1.00	0.00	0.00	0.00	3.61	0.00	2.32	4.39	0.00	0.00	0.00	0.45	0.61
11. 前列腺癌	0.98	0.00	0.00	0.00	0.00	0.00	0.00	0.00	0.00	0.00	0.00	0.82	1.94	0.00	2.32	2.62	13.18	17.81	38.04	38.04	0.93	1.22
12. 脑瘤	2.94	0.00	1.69	0.00	0.00	1.20	0.00	0.00	0.00	2.00	3.69	5.75	9.72	1.80	13.93	7.85	4.39	11.88	29.72	38.04	2.68	3.27
13. 白血病	2.32	6.46	0.00	1.21	1.49	0.00	1.01	1.40	2.58	0.00	0.00	2.47	7.78	1.80	4.64	4.64	13.18	5.94	0.00	38.04	2.24	2.43
14. 膀胱癌	1.16	0.00	0.00	0.00	0.00	0.00	0.00	0.00	0.00	0.00	0.00	0.82	1.94	1.80	4.64	0.00	7.85	17.81	0.00	38.04	1.04	1.38
15. 鼻咽癌	0.09	0.00	0.00	0.00	0.00	0.00	0.00	0.00	0.00	0.00	0.00	0.00	0.00	1.80	0.00	0.00	0.00	0.00	0.00	0.00	0.07	0.11
16. 胆囊及胆道癌	0.80	0.00	0.00	0.00	0.00	0.00	0.00	0.00	0.00	0.00	0.00	0.00	0.00	0.00	2.32	2.32	4.39	5.94	14.86	38.04	0.75	1.03
17. 肾癌	0.45	0.00	0.00	0.00	0.00	0.00	0.00	0.00	0.00	0.00	0.00	0.00	0.00	0.00	4.64	2.62	0.00	0.00	11.88	0.00	0.38	0.50
18. 骨癌	0.53	0.00	0.00	0.00	0.00	0.00	0.00	0.00	0.00	0.00	0.00	0.00	0.00	3.61	2.32	0.00	0.00	11.88	0.00	38.04	0.49	0.75

续表

疾病名称	合计	0岁~	1岁~	5岁~	10岁~	15岁~	20岁~	25岁~	30岁~	35岁~	40岁~	45岁~	50岁~	55岁~	60岁~	65岁~	70岁~	75岁~	80岁~	85岁~	标化率（2000年）	标化率（2010年）
19. 皮肤癌	0.36	0.00	0.00	0.00	0.00	0.00	0.00	0.00	0.00	0.00	0.00	0.00	0.00	3.61	0.00	2.62	0.00	0.00	0.00	38.04	0.33	0.52
20. 淋巴癌	1.25	0.00	0.00	0.00	0.00	0.00	0.00	0.00	0.00	2.00	0.92	2.47	1.94	1.80	4.64	0.00	4.39	17.81	0.00	0.00	1.05	1.32
21. 喉癌	0.00	0.00	0.00	0.00	0.00	0.00	0.00	0.00	0.00	0.00	0.00	0.00	0.00	0.00	0.00	0.00	0.00	0.00	0.00	0.00	0.00	0.00
22. 甲状腺癌	0.09	0.00	0.00	0.00	0.00	0.00	0.00	0.00	0.00	0.00	0.00	0.00	0.00	0.00	0.00	0.00	0.00	0.00	14.86	0.00	0.10	0.15
23. 其他	8.46	0.00	0.00	0.00	0.00	0.00	0.00	0.00	0.00	2.00	3.69	2.47	17.50	18.03	20.89	54.95	70.32	41.57	59.44	228.22	8.01	10.26
二、其他肿瘤	1.60	6.46	6.77	0.00	0.00	2.40	1.01	5.60	0.00	0.00	1.84	1.64	3.89	1.80	4.64	0.00	4.39	11.88	0.00	38.04	1.50	1.83
三、糖尿病	13.99	0.00	0.00	0.00	0.00	1.20	1.01	1.40	0.00	0.00	2.76	2.47	9.72	14.42	34.82	65.41	162.61	195.95	312.08	190.19	13.03	17.37
四、内分泌紊乱	0.71	0.00	0.00	0.00	0.00	0.00	0.00	0.00	0.00	0.00	1.84	0.00	1.94	0.00	0.00	2.62	4.39	0.00	14.86	38.04	0.73	0.95
五、神经系统和精神障碍疾病	10.42	6.46	6.77	7.26	4.48	4.80	4.05	11.21	2.58	4.00	5.53	4.11	17.50	5.41	9.29	26.17	35.16	59.38	178.33	532.52	10.84	13.33
1. 神经系统疾病	7.66	6.46	6.77	6.05	4.48	4.80	4.05	11.21	2.58	4.00	2.76	1.64	11.67	3.61	6.96	18.32	26.37	41.57	133.75	228.22	8.08	9.30
2. 精神障碍	2.76	0.00	0.00	1.21	0.00	0.00	0.00	0.00	0.00	0.00	2.76	2.47	5.83	1.80	2.32	7.85	8.79	17.81	44.58	304.30	2.77	4.03
六、心脑血管疾病	289.54	12.91	1.69	1.21	1.49	1.20	8.09	11.21	25.85	26.02	46.08	82.19	287.81	317.34	552.55	970.75	2338.05	3699.31	7504.83	16698.36	285.05	401.86
1. 缺血性心脏病	94.17	0.00	0.00	0.00	0.00	0.00	4.05	5.60	7.75	13.01	10.14	31.23	85.57	95.56	167.16	277.36	689.99	1151.95	2823.60	6276.15	94.00	134.41
2. 高血压及其并发症	15.68	0.00	0.00	0.00	0.00	0.00	0.00	1.40	0.00	3.00	3.69	4.11	7.78	12.62	20.89	49.71	101.08	243.45	401.25	1217.19	15.63	22.59
3. 肺源性心脏病	14.70	0.00	0.00	1.21	0.00	0.00	0.00	1.40	2.58	0.00	0.92	3.29	15.56	19.83	27.86	44.48	118.66	249.39	312.08	722.71	14.29	19.99
4. 风湿性心脏病	4.01	0.00	0.00	0.00	0.00	0.00	0.00	0.00	0.00	0.00	0.00	2.47	1.94	1.80	9.29	7.85	35.16	53.44	133.75	228.22	3.99	5.64
5. 心脏性猝死	4.37	0.00	0.00	0.00	0.00	0.00	1.01	1.40	1.29	0.00	4.61	1.64	11.67	5.41	9.29	5.23	35.16	41.57	104.03	76.07	4.18	5.53
6. 脑出血	106.91	12.91	0.00	0.00	0.00	0.00	0.00	1.40	3.88	8.01	22.12	32.88	126.41	140.64	236.81	416.03	975.65	1312.27	2258.88	4716.62	102.75	142.21
7. 脑梗死	27.89	0.00	0.00	0.00	0.00	0.00	0.00	0.00	2.58	1.00	0.92	1.64	19.45	12.62	39.47	112.51	246.11	433.47	951.11	1407.38	27.67	38.99
8. 脑卒中（未特指出血或梗死）	5.17	0.00	0.00	0.00	0.00	0.00	0.00	0.00	1.29	0.00	0.00	0.00	5.83	9.02	11.61	26.17	35.16	47.50	133.75	342.34	5.17	7.31
9. 其他	16.66	12.91	1.69	0.00	1.49	1.20	0.00	1.40	6.46	1.00	3.69	4.93	13.61	19.83	30.18	31.40	101.08	166.26	386.39	1711.68	17.36	25.18
七、主要呼吸系统疾病	86.86	0.00	3.39	0.00	0.00	0.00	0.00	1.40	1.29	7.01	6.45	12.33	50.56	48.68	155.55	334.92	764.70	1134.14	3046.52	4716.62	86.16	122.21

青海省死因谱及死亡模式的变迁（1975—2020）

续表

疾病名称	合计	0岁~	1岁~	5岁~	10岁~	15岁~	20岁~	25岁~	30岁~	35岁~	40岁~	45岁~	50岁~	55岁~	60岁~	65岁~	70岁~	75岁~	80岁~	85岁~	标化率（2000年）	标化率（2010年）
1.慢性阻塞性肺疾病	83.30	0.00	0.00	0.00	0.00	0.00	0.00	1.40	1.29	5.00	3.69	11.51	38.89	46.88	146.26	324.45	742.73	1 116.32	2 957.35	4 602.51	82.71	117.62
2.哮喘	0.89	0.00	0.00	0.00	0.00	0.00	0.00	0.00	0.00	0.00	1.84	0.00	0.00	0.00	2.32	0.00	8.79	5.94	29.72	76.07	0.89	1.33
3.尘肺病	0.62	0.00	0.00	0.00	0.00	0.00	0.00	0.00	0.00	2.00	0.00	0.00	0.00	1.80	2.32	5.23	4.39	0.00	0.00	0.00	0.56	0.66
4.其他	2.05	0.00	3.39	0.00	0.00	0.00	0.00	0.00	0.00	0.00	0.92	0.82	11.67	0.00	4.64	5.23	8.79	11.88	59.44	38.04	2.00	2.60
八、主要消化系统疾病	17.73	12.91	0.00	0.00	0.00	0.00	2.02	1.40	3.88	2.00	10.14	14.79	25.28	21.64	44.11	62.80	145.03	160.32	297.22	456.45	16.42	21.73
1.消化性溃疡	9.18	0.00	0.00	0.00	0.00	0.00	1.01	1.40	2.58	1.00	6.45	4.93	7.78	9.02	18.57	34.02	96.69	95.01	133.75	304.30	8.67	11.51
2.肝硬化	4.10	0.00	0.00	0.00	0.00	0.00	0.00	0.00	0.00	0.00	3.69	7.40	7.78	12.62	13.93	10.47	13.18	17.81	89.17	0.00	3.45	4.63
3.肠梗阻	1.16	6.46	0.00	0.00	0.00	0.00	1.01	0.00	0.00	0.00	0.00	0.82	1.94	0.00	0.00	7.85	0.00	11.88	29.72	76.07	1.11	1.53
4.阑尾炎	0.27	0.00	0.00	0.00	0.00	0.00	0.00	0.00	0.00	0.00	0.00	0.00	0.00	0.00	2.32	0.00	0.00	5.94	0.00	38.04	0.28	0.43
5.胆囊疾病	0.80	6.46	0.00	0.00	0.00	0.00	0.00	0.00	0.00	0.00	0.00	0.00	0.00	0.00	0.00	2.62	13.18	5.94	29.72	38.04	0.80	1.09
6.胰腺炎	0.80	0.00	0.00	0.00	0.00	0.00	0.00	0.00	0.00	0.00	0.00	0.00	3.89	0.00	2.32	5.23	8.79	11.88	0.00	0.00	0.76	0.92
7.其他	1.43	0.00	0.00	0.00	0.00	0.00	0.00	0.00	1.29	1.00	0.00	1.64	3.89	0.00	6.96	2.62	13.18	11.88	14.86	0.00	1.36	1.62
九、主要泌尿生殖系统疾病	6.06	0.00	1.69	0.00	0.00	0.00	0.00	1.40	1.29	3.00	0.00	1.64	13.61	3.61	9.29	15.70	52.74	71.25	133.75	266.26	6.08	8.12
1.肾炎	5.79	0.00	1.69	0.00	0.00	0.00	0.00	1.40	1.29	3.00	0.00	1.64	13.61	3.61	9.29	15.70	52.74	65.32	133.75	190.19	5.76	7.58
2.前列腺增生	0.27	0.00	0.00	0.00	0.00	0.00	0.00	0.00	0.00	0.00	0.00	0.00	0.00	0.00	0.00	0.00	0.00	5.94	0.00	76.07	0.32	0.54
3.其他	0.00	0.00	0.00	0.00	0.00	0.00	0.00	0.00	0.00	0.00	0.00	0.00	0.00	0.00	0.00	0.00	0.00	0.00	0.00	0.00	0.00	0.00
十、肌肉骨骼和结缔组织病	1.51	0.00	0.00	0.00	0.00	0.00	0.00	1.40	1.29	1.00	0.92	0.00	1.94	1.80	6.96	2.62	0.00	5.94	0.00	76.07	1.56	1.99
十一、先天异常	2.49	77.46	5.08	0.00	0.00	2.40	1.01	0.00	0.00	1.00	2.76	2.47	0.00	0.00	0.00	2.62	0.00	0.00	0.00	0.00	2.07	2.14
1.先天性心脏病	1.87	51.64	5.08	0.00	0.00	2.40	1.01	0.00	0.00	1.00	2.76	1.64	0.00	0.00	0.00	2.62	0.00	0.00	0.00	0.00	1.57	1.61
2.其他先天畸形	0.62	25.82	0.00	0.00	0.00	0.00	0.00	0.00	0.00	0.00	0.00	0.82	0.00	1.80	0.00	0.00	0.00	0.00	0.00	0.00	0.50	0.53
Ⅲ.伤害	58.61	51.64	30.49	20.57	28.35	25.18	27.31	44.83	60.74	50.05	63.59	64.93	126.41	86.55	78.94	88.96	153.82	160.32	282.36	342.34	56.86	62.89
1.道路交通事故	20.94	0.00	8.47	4.84	7.46	10.79	15.17	22.42	32.31	13.01	22.12	21.37	50.56	28.85	27.86	31.40	43.95	47.50	104.03	76.07	20.91	22.65

续表

疾病名称	合计	0岁~	1岁~	5岁~	10岁~	15岁~	20岁~	25岁~	30岁~	35岁~	40岁~	45岁~	50岁~	55岁~	60岁~	65岁~	70岁~	75岁~	80岁~	85岁~	标化率（2000年）	标化率（2010年）
2.意外中毒	10.33	6.46	1.69	2.42	4.48	2.40	2.02	8.41	6.46	13.01	15.67	16.44	25.28	14.42	16.25	15.70	21.97	23.75	14.86	0.00	9.54	10.62
3.意外跌落	11.40	0.00	6.77	2.42	2.98	2.40	2.02	5.60	5.17	6.01	8.29	10.68	31.12	18.03	20.89	23.55	61.53	59.38	104.03	190.19	10.91	13.23
4.自杀	5.88	0.00	0.00	1.21	7.46	4.80	2.02	4.20	2.58	5.00	7.37	8.22	7.78	10.82	9.29	5.23	8.79	11.88	59.44	76.07	5.76	6.47
5.砸死和碰撞死	1.69	0.00	0.00	1.21	0.00	0.00	1.01	1.40	2.58	1.00	1.84	2.47	7.78	3.61	0.00	2.62	4.39	0.00	0.00	0.00	1.63	1.78
6.意外窒息	3.03	45.19	8.47	4.84	1.49	1.20	1.01	0.00	0.00	0.00	1.84	1.64	3.89	3.61	2.32	2.62	8.79	17.81	0.00	0.00	2.68	2.86
7.触电	1.51	0.00	0.00	0.00	0.00	0.00	1.01	1.40	1.29	8.01	2.76	1.64	0.00	1.80	0.00	0.00	0.00	0.00	0.00	0.00	1.41	1.51
8.溺水	1.60	0.00	3.39	2.42	2.98	2.40	2.02	1.40	2.58	0.00	1.84	0.82	0.00	1.80	0.00	0.00	4.39	0.00	0.00	0.00	1.71	1.58
9.火灾	0.27	0.00	0.00	0.00	1.49	0.00	0.00	0.00	0.00	0.00	0.00	0.00	0.00	0.00	0.00	2.62	0.00	0.00	0.00	0.00	0.30	0.24
10.他杀	0.71	0.00	0.00	0.00	0.00	0.00	1.01	0.00	2.58	2.00	0.92	0.82	0.00	1.80	0.00	2.62	0.00	0.00	0.00	0.00	0.71	0.69
11.其他	1.25	0.00	0.00	1.21	0.00	1.20	0.00	0.00	5.17	2.00	0.92	0.82	0.00	3.61	2.32	2.62	0.00	0.00	0.00	0.00	1.30	1.26

表 5-8 2020 年青海省死因回顾性调查分死因年龄别死亡率（农村、男性）（1/10 万）

疾病名称	合计	0岁~	1岁~	5岁~	10岁~	15岁~	20岁~	25岁~	30岁~	35岁~	40岁~	45岁~	50岁~	55岁~	60岁~	65岁~	70岁~	75岁~	80岁~	85岁~	标化率（2000年）	标化率（2010年）
全死因	740.29	533.98	90.10	30.75	42.55	45.26	63.49	139.49	150.35	182.48	284.34	419.46	1 218.33	1 032.50	1 796.64	2 765.77	5 284.96	7 825.00	13 730.57	28 104.58	742.29	988.03
一、传染病、母婴疾病和营养缺乏性疾病	28.71	254.85	16.09	2.37	5.67	2.38	0.00	5.58	5.10	7.60	24.88	19.36	74.52	36.23	67.43	57.29	63.02	225.00	356.22	840.34	27.32	34.61
一、传染病和寄生虫病	18.03	24.27	6.44	0.00	5.67	0.00	0.00	5.58	2.55	5.70	21.33	16.13	70.79	32.61	57.80	41.67	54.02	112.50	161.92	93.37	16.74	20.75
1. 病毒性肝炎	11.90	0.00	0.00	0.00	0.00	0.00	0.00	0.00	2.55	3.80	15.99	12.91	55.89	28.98	52.98	31.25	27.01	25.00	97.15	0.00	10.61	13.49
2. 结核病	2.80	0.00	6.44	0.00	0.00	0.00	0.00	0.00	0.00	0.00	0.00	3.23	3.73	0.00	4.82	5.21	18.01	75.00	64.77	93.37	2.76	3.82
3. 脑膜炎	0.88	0.00	6.44	0.00	2.84	0.00	0.00	0.00	0.00	0.00	0.00	0.00	0.00	3.62	0.00	5.21	0.00	0.00	0.00	0.00	0.85	0.84
4. 感染性腹泻	0.18	0.00	0.00	0.00	0.00	0.00	0.00	2.79	0.00	0.00	1.78	0.00	0.00	0.00	0.00	0.00	0.00	0.00	0.00	0.00	0.26	0.21
5. 败血症	0.35	12.14	0.00	0.00	0.00	0.00	0.00	0.00	0.00	0.00	1.78	0.00	3.73	0.00	0.00	0.00	0.00	0.00	0.00	0.00	0.25	0.29
6. 艾滋病	0.53	0.00	0.00	0.00	0.00	0.00	0.00	2.79	0.00	1.90	1.78	0.00	7.45	0.00	0.00	0.00	0.00	0.00	0.00	0.00	0.47	0.55
7. 包虫病	0.88	12.14	0.00	0.00	2.84	0.00	0.00	0.00	0.00	0.00	0.00	0.00	0.00	0.00	0.00	0.00	0.00	12.50	0.00	0.00	0.89	0.94
8. 其他	0.53	0.00	0.00	0.00	0.00	0.00	0.00	0.00	0.00	0.00	0.00	0.00	0.00	0.00	0.00	0.00	9.00	0.00	0.00	0.00	0.63	0.61
二、呼吸道感染	8.58	97.09	9.65	2.37	0.00	2.38	0.00	0.00	2.55	1.90	3.55	3.23	3.73	3.62	9.63	15.63	9.00	112.50	194.30	653.59	8.80	11.94
1. 下呼吸道感染	7.18	97.09	9.65	0.00	0.00	2.38	0.00	0.00	2.55	1.90	1.78	3.23	0.00	3.62	9.63	15.63	0.00	75.00	194.30	560.22	7.36	10.01
2. 上呼吸道感染	1.40	0.00	0.00	2.37	0.00	0.00	0.00	0.00	0.00	0.00	1.78	0.00	3.73	0.00	0.00	0.00	9.00	37.50	0.00	93.37	1.44	1.94
三、妊娠、分娩和产褥期并发症	0.00	0.00	0.00	0.00	0.00	0.00	0.00	0.00	0.00	0.00	0.00	0.00	0.00	0.00	0.00	0.00	0.00	0.00	0.00	0.00	0.00	0.00
1. 妊娠高血压综合征	0.00	0.00	0.00	0.00	0.00	0.00	0.00	0.00	0.00	0.00	0.00	0.00	0.00	0.00	0.00	0.00	0.00	0.00	0.00	0.00	0.00	0.00
2. 产后出血	0.00	0.00	0.00	0.00	0.00	0.00	0.00	0.00	0.00	0.00	0.00	0.00	0.00	0.00	0.00	0.00	0.00	0.00	0.00	0.00	0.00	0.00
3. 羊水栓塞	0.00	0.00	0.00	0.00	0.00	0.00	0.00	0.00	0.00	0.00	0.00	0.00	0.00	0.00	0.00	0.00	0.00	0.00	0.00	0.00	0.00	0.00
4. 其他	0.00	0.00	0.00	0.00	0.00	0.00	0.00	0.00	0.00	0.00	0.00	0.00	0.00	0.00	0.00	0.00	0.00	0.00	0.00	0.00	0.00	0.00
四、围生期疾病	1.93	133.50	0.00	0.00	0.00	0.00	0.00	0.00	0.00	0.00	0.00	0.00	0.00	0.00	0.00	0.00	0.00	0.00	0.00	0.00	1.48	1.38
1. 早产	0.70	48.54	0.00	0.00	0.00	0.00	0.00	0.00	0.00	0.00	0.00	0.00	0.00	0.00	0.00	0.00	0.00	0.00	0.00	0.00	0.54	0.50
2. 产伤和窒息	0.88	60.68	0.00	0.00	0.00	0.00	0.00	0.00	0.00	0.00	0.00	0.00	0.00	0.00	0.00	0.00	0.00	0.00	0.00	0.00	0.67	0.63

续表

疾病名称	合计	0岁~	1岁~	5岁~	10岁~	15岁~	20岁~	25岁~	30岁~	35岁~	40岁~	45岁~	50岁~	55岁~	60岁~	65岁~	70岁~	75岁~	80岁~	85岁~	标化率(2000年)	标化率(2010年)
3.其他	0.35	24.27	0.00	0.00	0.00	0.00	0.00	0.00	0.00	0.00	0.00	0.00	0.00	0.00	0.00	0.00	0.00	0.00	0.00	0.00	0.27	0.25
五、营养缺乏	0.18	0.00	0.00	0.00	0.00	0.00	0.00	0.00	0.00	0.00	0.00	0.00	0.00	0.00	0.00	0.00	0.00	0.00	0.00	93.37	0.30	0.53
1.缺铁性贫血	0.18	0.00	0.00	0.00	0.00	0.00	0.00	0.00	0.00	0.00	0.00	0.00	0.00	0.00	0.00	0.00	0.00	0.00	0.00	93.37	0.30	0.53
2.其他	0.00	0.00	0.00	0.00	0.00	0.00	0.00	0.00	0.00	0.00	0.00	0.00	0.00	0.00	0.00	0.00	0.00	0.00	0.00	0.00	0.00	0.00
Ⅱ.慢性非传染性疾病	612.15	145.63	25.74	4.73	14.18	7.15	16.39	58.59	53.51	85.54	151.06	280.71	920.27	826.00	1 589.52	2 557.42	4 978.84	7 275.00	12 888.60	26 517.27	619.80	844.85
一、恶性肿瘤	158.07	0.00	0.00	2.37	5.67	0.00	2.05	22.32	7.64	28.51	46.21	108.09	394.93	289.82	544.29	817.75	1 233.46	1 487.50	1 457.25	2 147.53	149.50	192.36
1.胃癌	55.32	0.00	0.00	0.00	0.00	0.00	0.00	8.37	0.00	9.50	10.66	27.43	137.85	83.32	221.57	296.89	513.19	475.00	485.75	1 120.45	53.44	69.19
2.肝癌	33.61	0.00	0.00	0.00	2.84	0.00	0.00	5.58	2.55	5.70	19.55	38.72	119.23	68.83	139.68	140.63	189.07	187.50	194.30	93.37	30.62	38.39
3.肺癌	17.86	0.00	0.00	0.00	0.00	0.00	0.00	0.00	0.00	3.80	0.00	11.29	37.26	50.72	28.90	109.38	108.04	237.50	323.83	93.37	16.57	21.86
4.食管癌	13.83	0.00	0.00	0.00	0.00	0.00	0.00	0.00	0.00	1.90	0.00	0.00	18.63	18.11	43.35	93.75	144.05	237.50	129.53	186.74	13.31	17.34
5.结直肠癌	9.98	0.00	0.00	0.00	0.00	0.00	0.00	0.00	0.00	1.90	5.33	4.84	14.90	14.49	19.27	46.88	90.03	112.50	226.68	280.11	9.75	13.21
6.胰腺癌	4.73	0.00	0.00	0.00	0.00	0.00	0.00	0.00	5.10	0.00	1.78	1.61	11.18	18.11	28.90	15.63	36.01	25.00	0.00	0.00	4.46	5.52
7.乳腺癌	0.18	0.00	0.00	0.00	0.00	0.00	0.00	0.00	0.00	0.00	0.00	1.61	1.61	0.00	0.00	0.00	0.00	0.00	0.00	0.00	0.11	0.13
8.宫颈癌	0.00	0.00	0.00	0.00	0.00	0.00	0.00	0.00	0.00	0.00	0.00	0.00	0.00	0.00	0.00	0.00	0.00	0.00	0.00	0.00	0.00	0.00
9.子宫体癌	0.00	0.00	0.00	0.00	0.00	0.00	0.00	0.00	0.00	0.00	0.00	0.00	0.00	0.00	0.00	0.00	0.00	0.00	0.00	0.00	0.00	0.00
10.卵巢癌	0.00	0.00	0.00	0.00	0.00	0.00	0.00	0.00	0.00	0.00	0.00	0.00	0.00	0.00	0.00	0.00	0.00	0.00	0.00	0.00	0.00	0.00
11.前列腺癌	1.93	0.00	0.00	0.00	0.00	0.00	0.00	0.00	0.00	0.00	0.00	1.61	3.73	0.00	4.82	15.63	27.01	37.50	0.00	93.37	1.94	2.59
12.脑瘤	2.80	0.00	0.00	2.37	0.00	0.00	2.05	0.00	0.00	0.00	1.78	6.45	14.90	3.62	19.27	0.00	0.00	25.00	32.38	0.00	2.51	3.23
13.白血病	2.80	0.00	0.00	0.00	2.84	0.00	0.00	2.79	0.00	0.00	0.00	4.84	11.18	3.62	0.00	5.21	0.00	0.00	0.00	0.00	2.73	2.95
14.膀胱癌	2.10	0.00	0.00	0.00	0.00	0.00	0.00	0.00	0.00	0.00	0.00	1.61	3.73	3.62	9.63	15.63	27.01	37.50	0.00	0.00	1.86	2.37
15.鼻咽癌	0.00	0.00	0.00	0.00	0.00	0.00	0.00	0.00	0.00	0.00	0.00	0.00	0.00	0.00	0.00	0.00	0.00	0.00	0.00	0.00	0.00	0.00
16.胆囊及胆道癌	0.35	0.00	0.00	0.00	0.00	0.00	0.00	0.00	0.00	0.00	0.00	0.00	0.00	0.00	0.00	0.00	0.00	0.00	10.42	0.00	0.29	0.32
17.肾癌	0.18	0.00	0.00	0.00	0.00	0.00	0.00	0.00	0.00	0.00	0.00	0.00	0.00	0.00	0.00	0.00	0.00	12.50	0.00	0.00	0.16	0.22

续表

疾病名称	合计	0岁~	1岁~	5岁~	10岁~	15岁~	20岁~	25岁~	30岁~	35岁~	40岁~	45岁~	50岁~	55岁~	60岁~	65岁~	70岁~	75岁~	80岁~	85岁~	标化率（2000年）	标化率（2010年）
18. 骨癌	1.05	0.00	0.00	0.00	0.00	0.00	0.00	0.00	0.00	0.00	0.00	0.00	0.00	0.00	4.82	0.00	0.00	25.00	0.00	93.37	1.05	1.63
19. 皮肤癌	0.35	0.00	0.00	0.00	0.00	0.00	0.00	0.00	0.00	0.00	0.00	0.00	0.00	0.00	0.00	5.21	0.00	0.00	0.00	0.00	0.28	0.38
20. 淋巴癌	1.58	0.00	0.00	0.00	0.00	0.00	0.00	0.00	0.00	1.90	0.00	4.84	0.00	3.62	9.63	0.00	9.00	12.50	0.00	0.00	1.30	1.64
21. 喉癌	0.00	0.00	0.00	0.00	0.00	0.00	0.00	0.00	0.00	0.00	0.00	0.00	0.00	0.00	0.00	0.00	0.00	0.00	0.00	0.00	0.00	0.00
22. 甲状腺癌	0.18	0.00	0.00	0.00	0.00	0.00	0.00	0.00	0.00	0.00	0.00	0.00	0.00	0.00	0.00	0.00	0.00	0.00	32.38	0.00	0.21	0.32
23. 其他	9.28	0.00	0.00	0.00	0.00	0.00	0.00	5.58	0.00	3.80	7.11	3.23	22.35	10.87	14.45	72.92	81.03	62.50	32.38	186.74	8.89	11.06
二、其他肿瘤	1.93	12.14	0.00	0.00	0.00	4.76	2.05	0.00	0.00	0.00	0.00	1.61	3.73	3.62	9.63	0.00	9.00	25.00	0.00	0.00	1.82	2.12
三、糖尿病	13.48	0.00	0.00	0.00	0.00	0.00	0.00	0.00	0.00	0.00	3.55	4.84	14.90	18.11	48.17	72.92	117.04	200.00	291.45	93.37	12.80	16.98
四、内分泌紊乱	0.88	0.00	0.00	0.00	0.00	0.00	0.00	0.00	0.00	0.00	1.78	0.00	3.73	0.00	0.00	5.21	9.00	0.00	32.38	0.00	0.84	1.09
五、神经系统和精神障碍疾病	12.08	12.14	9.65	2.37	0.00	2.38	6.14	19.53	5.10	5.70	7.11	8.07	18.63	3.62	9.63	31.25	54.02	50.00	194.30	653.59	13.23	16.05
1. 神经系统疾病	9.28	12.14	9.65	2.37	0.00	2.38	6.14	19.53	5.10	5.70	3.55	3.23	11.18	3.62	9.63	15.63	45.02	37.50	194.30	280.11	10.31	11.84
2. 精神障碍	2.80	0.00	0.00	0.00	0.00	0.00	0.00	0.00	0.00	0.00	3.55	4.84	7.45	0.00	0.00	15.63	9.00	12.50	0.00	373.48	2.92	4.21
六、心脑血管疾病	305.11	24.27	3.22	0.00	2.84	0.00	4.10	13.95	30.58	36.12	72.86	111.32	372.58	416.62	664.71	1135.48	2502.93	3987.50	7772.02	17086.83	316.71	443.04
1. 缺血性心脏病	95.40	0.00	0.00	0.00	0.00	0.00	4.10	5.58	5.10	19.01	15.99	38.72	108.05	130.42	211.94	328.14	729.27	1087.50	2752.59	6629.32	101.19	144.00
2. 高血压及其并发症	16.28	0.00	0.00	0.00	0.00	0.00	0.00	2.79	0.00	1.90	5.33	6.45	11.18	14.49	14.45	57.29	135.05	262.50	388.60	1400.56	17.53	25.24
3. 肺源性心脏病	14.00	0.00	0.00	0.00	0.00	0.00	0.00	0.00	2.55	0.00	1.78	6.45	22.35	25.36	28.90	31.25	81.03	275.00	356.22	653.59	14.31	20.18
4. 风湿性心脏病	3.15	0.00	0.00	0.00	0.00	0.00	0.00	0.00	0.00	0.00	0.00	1.61	3.73	3.62	14.45	0.00	18.01	37.50	129.53	280.11	3.50	5.21
5. 心脏性猝死	5.43	0.00	0.00	0.00	0.00	0.00	0.00	2.79	2.55	0.00	7.11	3.23	14.90	10.87	9.63	5.21	36.01	37.50	129.53	186.74	5.49	7.37
6. 脑出血	118.86	0.00	0.00	0.00	0.00	0.00	0.00	2.79	2.55	13.31	33.77	43.56	156.48	184.76	293.82	505.23	1125.42	1525.00	2493.52	4575.16	119.08	163.30
7. 脑梗死	29.41	0.00	0.00	0.00	0.00	0.00	0.00	0.00	5.10	1.90	1.78	3.23	29.81	18.11	33.72	125.01	252.09	550.00	939.12	1587.30	31.18	43.67
8. 脑卒中（未特指出血或梗死）	5.95	0.00	0.00	0.00	0.00	0.00	0.00	0.00	2.55	0.00	0.00	0.00	7.45	10.87	19.27	41.67	45.02	62.50	97.15	280.11	6.11	8.22
9. 其他	16.63	24.27	3.22	2.84	0.00	0.00	0.00	0.00	10.19	0.00	7.11	8.07	18.63	18.11	38.53	41.67	81.03	150.00	485.75	1493.93	18.33	25.85

续表

疾病名称	合计	0岁~	1岁~	5岁~	10岁~	15岁~	20岁~	25岁~	30岁~	35岁~	40岁~	45岁~	50岁~	55岁~	60岁~	65岁~	70岁~	75岁~	80岁~	85岁~	标化率（2000年）	标化率（2010年）
七、主要呼吸系疾病	89.98	0.00	6.44	0.00	0.00	0.00	0.00	0.00	0.00	0.00	7.60	8.89	16.13	70.79	65.21	221.57	406.27	837.31	1 175.00	2 752.59	5 602.24	95.33	134.68
1. 慢性阻塞性肺疾病	85.25	0.00	0.00	0.00	0.00	0.00	0.00	0.00	0.00	0.00	5.70	5.33	14.52	59.61	61.59	211.94	385.44	810.30	1 137.50	2 623.06	5 508.87	90.76	128.64
2. 哮喘	0.88	0.00	0.00	0.00	0.00	0.00	0.00	0.00	0.00	0.00	0.00	1.78	0.00	0.00	0.00	0.00	0.00	0.00	12.50	64.77	93.37	0.99	1.57
3. 尘肺病	1.05	0.00	0.00	0.00	0.00	0.00	0.00	0.00	0.00	1.90	0.00	0.00	0.00	0.00	4.82	10.42	0.00	9.00	0.00	0.00	0.00	0.94	1.14
4. 其他	2.80	0.00	6.44	0.00	0.00	0.00	0.00	0.00	0.00	0.00	1.90	1.78	1.61	11.18	3.62	4.82	10.42	18.01	25.00	64.77	0.00	2.64	3.33
八、主要消化系统疾病	20.66	12.14	0.00	0.00	0.00	0.00	0.00	5.10	0.00	1.90	8.89	22.59	33.53	25.36	67.43	72.92	162.06	250.00	259.07	466.85	19.61	25.76
1. 消化性溃疡	9.98	0.00	0.00	0.00	0.00	0.00	0.00	5.10	0.00	1.90	7.11	8.07	11.18	7.25	24.08	36.46	99.04	137.50	97.15	280.11	9.70	12.60
2. 肝硬化	5.95	0.00	0.00	0.00	0.00	0.00	0.00	0.00	0.00	0.00	1.78	12.91	11.18	18.11	28.90	10.42	27.01	37.50	97.15	0.00	0.00	5.17	6.86
3. 肠梗阻	1.58	12.14	0.00	0.00	0.00	0.00	0.00	0.00	0.00	0.00	0.00	1.61	0.00	0.00	0.00	15.63	0.00	25.00	32.38	93.37	1.51	2.04
4. 阑尾炎	0.53	0.00	0.00	0.00	0.00	0.00	0.00	0.00	0.00	0.00	0.00	0.00	0.00	0.00	4.82	0.00	0.00	12.50	0.00	93.37	0.62	0.97
5. 胆囊疾病	0.00	0.00	0.00	0.00	0.00	0.00	0.00	0.00	0.00	0.00	0.00	0.00	0.00	0.00	0.00	0.00	0.00	0.00	0.00	0.00	0.00	0.00
6. 胰腺炎	0.88	0.00	0.00	0.00	0.00	0.00	0.00	0.00	0.00	0.00	0.00	0.00	0.00	0.00	0.00	5.21	18.01	12.50	12.50	0.00	0.87	1.05
7. 其他	1.75	0.00	0.00	0.00	0.00	0.00	0.00	0.00	0.00	0.00	0.00	0.00	3.73	0.00	9.63	5.21	18.01	25.00	32.38	0.00	1.75	2.24
九、主要泌尿生殖系统疾病	6.13	0.00	3.22	0.00	0.00	0.00	0.00	0.00	2.55	1.90	0.00	3.23	7.45	7.25	9.63	5.21	54.02	87.50	129.53	466.85	6.73	9.29
1. 肾炎	5.60	0.00	3.22	0.00	0.00	0.00	0.00	0.00	2.55	1.90	0.00	3.23	7.45	7.25	9.63	5.21	54.02	75.00	129.53	280.11	5.97	8.01
2. 前列腺增生	0.53	0.00	0.00	0.00	0.00	0.00	0.00	0.00	0.00	0.00	0.00	0.00	0.00	0.00	0.00	0.00	0.00	12.50	0.00	186.74	0.76	1.29
3. 其他	0.00	0.00	0.00	0.00	0.00	0.00	0.00	0.00	0.00	0.00	0.00	0.00	0.00	0.00	0.00	0.00	0.00	0.00	0.00	0.00	0.00	0.00
十、肌肉骨骼和结缔组织病	1.05	0.00	0.00	0.00	0.00	0.00	2.05	0.00	2.55	1.90	0.00	3.23	0.00	0.00	14.45	0.00	0.00	0.00	0.00	0.00	1.07	1.19
十一、先天异常	2.28	84.95	3.22	0.00	0.00	0.00	0.00	0.00	0.00	1.90	1.78	3.23	0.00	0.00	0.00	5.21	0.00	0.00	0.00	0.00	1.74	1.77
1. 先天性心脏病	1.93	72.82	3.22	0.00	0.00	0.00	0.00	0.00	0.00	0.00	1.78	3.23	0.00	0.00	0.00	5.21	0.00	0.00	0.00	0.00	1.44	1.48
2. 其他先天畸形	0.35	12.14	0.00	0.00	0.00	0.00	0.00	0.00	0.00	1.90	0.00	0.00	0.00	0.00	0.00	0.00	0.00	0.00	0.00	0.00	0.30	0.29
Ⅲ. 伤害	90.50	97.09	41.83	23.65	22.69	35.73	47.11	72.54	86.64	83.64	104.85	106.48	216.10	141.29	130.05	135.42	207.08	250.00	420.98	466.85	86.84	97.87
1. 道路交通事故	32.56	0.00	6.44	9.46	8.51	19.06	26.63	39.06	43.32	22.81	35.54	32.27	93.14	47.10	43.35	52.09	36.01	62.50	161.92	186.74	32.71	35.86

续表

疾病名称	合计	0岁~	1岁~	5岁~	10岁~	15岁~	20岁~	25岁~	30岁~	35岁~	40岁~	45岁~	50岁~	55岁~	60岁~	65岁~	70岁~	75岁~	80岁~	85岁~	标化率（2000年）	标化率（2010年）
2. 意外中毒	16.45	12.14	3.22	0.00	5.67	2.38	4.10	11.16	12.74	19.01	28.43	29.04	40.98	18.11	24.08	31.25	36.01	37.50	0.00	0.00	14.92	16.69
3. 意外跌落	16.98	0.00	9.65	4.73	0.00	2.38	2.05	8.37	7.64	11.40	14.22	17.75	48.44	32.61	33.72	36.46	99.04	87.50	129.53	93.37	15.98	19.31
4. 自杀	9.28	0.00	0.00	0.00	2.84	7.15	4.10	5.58	0.00	9.50	10.66	16.13	11.18	21.74	19.27	5.21	18.01	25.00	129.53	186.74	8.65	10.87
5. 砸死和碰撞死	2.80	0.00	0.00	2.37	0.00	0.00	2.05	2.79	2.55	1.90	3.55	3.23	14.90	7.25	0.00	5.21	0.00	0.00	0.00	0.00	2.65	2.96
6. 意外窒息	4.38	84.95	12.87	2.37	0.00	0.00	2.05	0.00	0.00	0.00	3.55	1.61	7.45	7.25	4.82	0.00	9.00	37.50	0.00	0.00	3.66	4.24
7. 触电	2.98	0.00	0.00	0.00	0.00	0.00	2.05	2.79	2.55	15.21	5.33	3.23	0.00	3.62	0.00	0.00	0.00	0.00	0.00	0.00	2.72	2.92
8. 溺水	2.63	0.00	6.44	4.73	5.67	2.38	2.05	2.79	5.10	0.00	3.55	1.61	0.00	0.00	0.00	0.00	9.00	0.00	0.00	0.00	2.87	2.51
9. 火灾	0.18	0.00	3.22	0.00	0.00	0.00	0.00	0.00	0.00	0.00	0.00	0.00	0.00	0.00	0.00	0.00	0.00	0.00	0.00	0.00	0.14	0.15
10. 他杀	0.53	0.00	0.00	0.00	0.00	0.00	2.05	0.00	2.55	0.00	0.00	1.61	0.00	0.00	4.82	5.21	0.00	0.00	0.00	0.00	0.56	0.54
11. 其他	1.75	0.00	0.00	0.00	0.00	2.38	0.00	0.00	0.00	3.80	0.00	1.61	0.00	3.62	0.00	0.00	0.00	0.00	0.00	0.00	1.98	1.82

第5章·2020年地区别、性别、年龄别、死因别死亡率

表5-9 2020年青海省死因回顾性调查分死因年龄别死亡率（农村、女性）(1/10万)

疾病名称	合计	0岁~	1岁~	5岁~	10岁~	15岁~	20岁~	25岁~	30岁~	35岁~	40岁~	45岁~	50岁~	55岁~	60岁~	65岁~	70岁~	75岁~	80岁~	85岁~	标化率（2000年）	标化率（2010年）
全死因	552.26	386.15	42.91	34.67	50.38	36.22	35.96	59.10	94.40	63.43	99.53	137.38	545.11	516.91	986.02	1 729.85	4 232.85	5 983.49	13 238.12	24 967.91	513.33	700.73
Ⅰ.传染病、母婴疾病和营养缺乏性疾病	23.77	289.62	10.73	2.48	9.45	2.41	2.00	5.63	7.87	2.11	3.83	3.35	36.61	25.13	35.86	57.84	137.37	192.29	247.18	898.59	22.56	27.81
一、传染病和寄生虫病	11.07	13.79	3.58	0.00	9.45	2.41	2.00	2.81	2.62	0.00	1.91	3.35	32.54	14.36	26.89	42.06	60.10	90.49	164.79	128.37	10.64	12.82
1.病毒性肝炎	6.53	0.00	0.00	0.00	0.00	0.00	0.00	0.00	2.62	0.00	1.91	1.68	28.48	10.77	17.93	31.55	25.76	56.55	109.86	128.37	6.09	7.90
2.结核病	2.54	13.79	3.58	0.00	0.00	0.00	2.00	2.81	0.00	0.00	1.91	1.68	4.07	10.77	8.96	0.00	25.76	22.62	54.93	0.00	2.34	2.94
3.脑膜炎	1.09	0.00	0.00	0.00	6.30	2.41	0.00	0.00	0.00	0.00	0.00	0.00	0.00	0.00	0.00	5.26	0.00	0.00	0.00	0.00	1.29	1.00
4.感染性腹泻	0.36	0.00	0.00	0.00	3.15	0.00	0.00	0.00	0.00	0.00	0.00	0.00	0.00	0.00	0.00	5.26	0.00	0.00	0.00	0.00	0.46	0.34
5.败血症	0.18	0.00	0.00	0.00	0.00	0.00	0.00	0.00	0.00	0.00	0.00	0.00	0.00	0.00	0.00	0.00	8.59	0.00	0.00	0.00	0.18	0.21
6.艾滋病	0.00	0.00	0.00	0.00	0.00	0.00	0.00	0.00	0.00	0.00	0.00	0.00	0.00	0.00	0.00	0.00	0.00	0.00	0.00	0.00	0.00	0.00
7.包虫病	0.18	0.00	0.00	0.00	0.00	0.00	0.00	0.00	0.00	0.00	0.00	0.00	0.00	3.59	0.00	0.00	0.00	0.00	0.00	0.00	0.13	0.22
8.其他	0.18	0.00	0.00	0.00	0.00	0.00	0.00	0.00	0.00	0.00	0.00	0.00	0.00	0.00	0.00	0.00	0.00	11.31	0.00	0.00	0.14	0.20
二、呼吸道感染	8.53	68.96	7.15	2.48	0.00	0.00	0.00	2.81	2.62	2.11	1.91	0.00	4.07	10.77	4.48	10.52	68.69	101.80	82.39	706.03	8.09	11.15
1.下呼吸道感染	6.17	55.16	7.15	2.48	0.00	0.00	0.00	2.81	0.00	2.11	1.91	0.00	4.07	0.00	4.48	10.52	42.93	101.80	82.39	320.92	5.77	7.52
2.上呼吸道感染	2.36	13.79	0.00	0.00	0.00	0.00	0.00	0.00	2.62	0.00	0.00	0.00	0.00	10.77	0.00	0.00	25.76	0.00	0.00	385.11	2.32	3.63
三、妊娠、分娩和产褥期并发症	0.73	0.00	0.00	0.00	0.00	0.00	0.00	0.00	0.00	2.11	1.91	0.00	0.00	0.00	0.00	0.00	0.00	0.00	0.00	0.00	0.85	0.77
1.妊娠高血压综合征	0.18	0.00	0.00	0.00	0.00	0.00	0.00	0.00	0.00	0.00	1.91	0.00	0.00	0.00	0.00	0.00	0.00	0.00	0.00	0.00	0.13	0.18
2.产后出血	0.36	0.00	0.00	0.00	0.00	0.00	0.00	0.00	0.00	2.11	0.00	0.00	0.00	0.00	0.00	0.00	0.00	0.00	0.00	0.00	0.54	0.40
3.羊水栓塞	0.18	0.00	0.00	0.00	0.00	0.00	0.00	0.00	0.00	0.00	0.00	0.00	0.00	0.00	0.00	0.00	0.00	0.00	0.00	0.00	0.19	0.19
4.其他	0.00	0.00	0.00	0.00	0.00	0.00	0.00	0.00	0.00	0.00	0.00	0.00	0.00	0.00	0.00	0.00	0.00	0.00	0.00	0.00	0.00	0.00
四、围生期疾病	2.72	206.87	0.00	0.00	0.00	0.00	0.00	0.00	2.81	0.00	0.00	0.00	0.00	0.00	0.00	0.00	0.00	0.00	0.00	0.00	2.30	2.13
1.早产	0.91	68.96	0.00	0.00	0.00	0.00	0.00	0.00	0.00	0.00	0.00	0.00	0.00	0.00	0.00	0.00	0.00	0.00	0.00	0.00	0.77	0.71
2.产伤和窒息	1.81	137.91	0.00	0.00	0.00	0.00	0.00	2.81	0.00	0.00	0.00	0.00	0.00	0.00	0.00	0.00	0.00	0.00	0.00	0.00	1.53	1.42
3.其他	0.00	0.00	0.00	0.00	0.00	0.00	0.00	0.00	0.00	0.00	0.00	0.00	0.00	0.00	0.00	0.00	0.00	0.00	0.00	0.00	0.00	0.00

续表

疾病名称	合计	0岁~	1岁~	5岁~	10岁~	15岁~	20岁~	25岁~	30岁~	35岁~	40岁~	45岁~	50岁~	55岁~	60岁~	65岁~	70岁~	75岁~	80岁~	85岁~	标化率（2000年）	标化率（2010年）
五、营养缺乏	0.73	0.00	0.00	0.00	0.00	0.00	0.00	0.00	0.00	0.00	0.00	0.00	0.00	0.00	4.48	5.26	8.59	0.00	0.00	64.18	0.68	0.94
1. 缺铁性贫血	0.54	0.00	0.00	0.00	0.00	0.00	0.00	0.00	0.00	0.00	0.00	0.00	0.00	0.00	4.48	5.26	0.00	0.00	0.00	64.18	0.50	0.73
2. 其他	0.18	0.00	0.00	0.00	0.00	0.00	0.00	0.00	0.00	0.00	0.00	0.00	0.00	0.00	0.00	0.00	8.59	0.00	0.00	0.00	0.18	0.21
Ⅱ. 慢性非传染性疾病	499.10	96.54	14.30	14.86	3.15	19.32	25.97	36.58	49.82	48.63	74.65	110.58	471.89	448.70	909.82	1 624.69	3 975.27	5 700.71	12 771.22	23 555.84	460.80	640.56
一、恶性肿瘤	91.44	13.79	3.58	0.00	0.00	2.41	2.00	11.26	20.98	19.03	24.88	40.21	183.06	150.76	304.77	389.08	678.29	757.83	1 208.46	1 476.25	82.15	106.49
1. 胃癌	22.86	0.00	0.00	0.00	0.00	0.00	2.00	0.00	0.00	2.11	0.00	8.38	44.75	25.13	76.19	105.16	206.06	158.35	439.44	641.85	20.77	27.79
2. 肝癌	12.88	0.00	0.00	0.00	0.00	0.00	0.00	0.00	5.24	0.00	9.57	3.35	36.61	25.13	35.86	63.09	94.44	147.04	192.25	0.00	11.60	14.75
3. 肺癌	14.51	0.00	0.00	0.00	0.00	0.00	0.00	0.00	0.00	2.11	0.00	6.70	16.27	25.13	49.30	47.32	103.03	214.91	137.32	192.55	12.39	16.60
4. 食管癌	2.90	0.00	0.00	0.00	0.00	0.00	0.00	0.00	0.00	0.00	0.00	0.00	4.07	3.59	13.45	21.03	51.52	11.31	0.00	0.00	2.59	3.17
5. 结直肠癌	7.44	0.00	0.00	0.00	0.00	0.00	0.00	0.00	0.00	0.00	0.00	3.35	24.41	14.36	13.45	42.06	51.52	67.87	137.32	64.18	6.65	8.70
6. 胰腺癌	3.45	0.00	0.00	0.00	0.00	0.00	0.00	0.00	2.62	0.00	0.00	1.68	8.14	10.77	0.00	21.03	34.34	22.62	54.93	0.00	3.14	3.91
7. 乳腺癌	4.90	0.00	0.00	0.00	0.00	0.00	0.00	0.00	2.62	4.23	3.83	3.35	12.20	3.59	26.89	15.77	25.76	22.62	27.46	64.18	4.42	5.48
8. 宫颈癌	4.17	0.00	0.00	0.00	0.00	0.00	0.00	5.63	2.62	2.11	1.91	3.35	12.20	0.00	22.41	10.52	8.59	33.93	54.93	0.00	3.97	4.65
9. 子宫体癌	1.09	0.00	0.00	0.00	0.00	0.00	0.00	0.00	0.00	0.00	0.00	3.35	0.00	0.00	4.48	0.00	17.17	0.00	27.46	0.00	0.91	1.16
10. 卵巢癌	1.09	0.00	0.00	0.00	0.00	0.00	0.00	0.00	0.00	2.11	1.91	0.00	0.00	7.18	4.48	0.00	8.59	0.00	0.00	0.00	0.91	1.21
11. 前列腺癌	0.00	0.00	0.00	0.00	0.00	0.00	0.00	0.00	0.00	0.00	0.00	0.00	0.00	0.00	0.00	0.00	0.00	0.00	0.00	0.00	0.00	0.00
12. 脑瘤	3.08	0.00	3.58	0.00	0.00	0.00	0.00	0.00	2.62	0.00	0.00	5.03	0.00	4.07	8.96	15.77	8.59	11.31	0.00	64.18	2.85	3.28
13. 白血病	1.81	13.79	0.00	0.00	0.00	0.00	0.00	0.00	5.24	0.00	5.74	0.00	4.07	0.00	8.96	0.00	0.00	0.00	0.00	0.00	1.72	1.90
14. 膀胱癌	0.18	0.00	0.00	0.00	0.00	0.00	0.00	0.00	0.00	0.00	0.00	0.00	0.00	3.59	0.00	0.00	0.00	0.00	0.00	0.00	0.21	0.37
15. 鼻咽癌	0.18	0.00	0.00	0.00	0.00	0.00	0.00	0.00	0.00	0.00	0.00	0.00	0.00	3.59	0.00	0.00	0.00	0.00	0.00	0.00	0.13	0.22
16. 胆囊及胆道癌	1.27	0.00	0.00	0.00	0.00	0.00	0.00	0.00	0.00	0.00	0.00	0.00	0.00	3.59	4.48	5.26	8.59	11.31	27.46	64.18	1.13	1.63
17. 肾癌	0.73	0.00	0.00	0.00	0.00	0.00	0.00	0.00	0.00	0.00	0.00	0.00	0.00	0.00	8.96	5.26	0.00	11.31	0.00	0.00	0.59	0.76
18. 骨癌	0.00	0.00	0.00	0.00	0.00	0.00	0.00	0.00	0.00	0.00	0.00	0.00	0.00	0.00	0.00	0.00	0.00	0.00	0.00	0.00	0.00	0.00

续表

疾病名称	合计	0岁~	1岁~	5岁~	10岁~	15岁~	20岁~	25岁~	30岁~	35岁~	40岁~	45岁~	50岁~	55岁~	60岁~	65岁~	70岁~	75岁~	80岁~	85岁~	标化率(2000年)	标化率(2010年)
19. 皮肤癌	0.36	0.00	0.00	0.00	0.00	0.00	0.00	0.00	0.00	0.00	0.00	0.00	0.00	0.00	3.59	0.00	0.00	0.00	0.00	64.18	0.34	0.58
20. 淋巴癌	0.91	0.00	0.00	0.00	0.00	0.00	0.00	0.00	0.00	2.11	1.91	0.00	4.07	0.00	0.00	0.00	0.00	22.62	0.00	0.00	0.81	1.01
21. 喉癌	0.00	0.00	0.00	0.00	0.00	0.00	0.00	0.00	0.00	0.00	0.00	0.00	0.00	0.00	0.00	0.00	0.00	0.00	0.00	0.00	0.00	0.00
22. 甲状腺癌	0.00	0.00	0.00	0.00	0.00	0.00	0.00	0.00	0.00	0.00	0.00	0.00	0.00	0.00	0.00	0.00	0.00	0.00	0.00	0.00	0.00	0.00
23. 其他	7.62	0.00	0.00	0.00	0.00	0.00	0.00	0.00	5.63	0.00	0.00	1.68	12.20	4.07	25.13	26.89	36.81	60.10	22.62	82.39	256.74	7.02	9.31
二、其他肿瘤	1.27	0.00	0.00	0.00	0.00	0.00	0.00	0.00	2.81	0.00	0.00	1.68	4.07	3.59	0.00	0.00	0.00	0.00	0.00	64.18	1.18	1.53
三、糖尿病	14.51	0.00	0.00	0.00	0.00	2.41	2.00	0.00	2.81	0.00	0.00	1.91	4.07	10.77	22.41	57.84	206.06	192.29	329.58	256.74	13.10	17.51
四、内分泌紊乱	0.54	0.00	0.00	0.00	0.00	0.00	0.00	2.81	0.00	0.00	0.00	1.91	0.00	0.00	0.00	0.00	0.00	0.00	0.00	64.18	0.60	0.76
五、神经系统和精神障碍疾病	8.71	0.00	3.58	12.38	3.15	7.24	2.00	2.81	0.00	2.11	3.83	0.00	16.27	7.18	7.18	21.03	17.17	67.87	164.79	449.29	8.53	10.78
1. 神经系统疾病	5.99	0.00	3.58	9.90	3.15	7.24	2.00	2.81	0.00	2.11	1.91	0.00	12.20	3.59	3.59	21.03	8.59	45.24	82.39	192.55	5.92	6.91
2. 精神障碍	2.72	0.00	0.00	2.48	0.00	0.00	0.00	0.00	0.00	0.00	1.91	0.00	4.07	3.59	3.59	0.00	8.59	22.62	82.39	256.74	2.61	3.87
六、心脑血管疾病	273.41	0.00	0.00	2.48	0.00	2.41	11.99	8.44	20.98	14.80	17.23	51.94	195.26	218.97	448.19	804.46	2 180.82	3 438.53	7 278.22	16 431.32	254.03	361.92
1. 缺血性心脏病	92.89	0.00	0.00	2.48	0.00	0.00	4.00	5.63	10.49	6.34	3.83	23.46	61.02	61.02	125.49	226.09	652.53	1 210.27	2 883.82	6 033.38	86.96	125.18
2. 高血压及其并发症	15.06	0.00	0.00	0.00	0.00	0.00	0.00	0.00	0.00	4.23	1.91	1.68	4.07	10.77	26.89	42.06	68.69	226.22	411.97	1 091.14	13.92	20.28
3. 肺源性心脏病	15.42	0.00	0.00	2.48	0.00	0.00	2.00	0.00	0.00	0.00	1.91	0.00	8.14	14.36	26.89	57.84	154.55	226.22	274.65	770.22	14.20	19.71
4. 风湿性心脏病	4.90	0.00	0.00	0.00	0.00	0.00	0.00	2.81	0.00	2.62	0.00	3.35	0.00	0.00	4.48	15.77	51.52	67.87	137.32	192.55	4.51	6.12
5. 心脏性猝死	3.27	0.00	0.00	0.00	0.00	0.00	2.00	0.00	0.00	0.00	1.91	0.00	8.14	0.00	8.96	5.26	34.34	45.24	82.39	0.00	2.95	3.89
6. 脑出血	94.52	0.00	0.00	0.00	0.00	0.00	2.00	2.00	5.24	2.11	9.57	21.78	93.56	96.92	183.76	325.99	832.83	1 119.78	2 059.87	4 813.86	86.76	121.60
7. 脑梗死	26.31	0.00	0.00	0.00	0.00	0.00	0.00	0.00	0.00	0.00	0.00	0.00	8.14	7.18	44.82	99.90	240.41	328.02	961.27	1 283.70	24.40	34.71
8. 脑卒中（未特指出血或梗死）	4.35	0.00	0.00	0.00	0.00	0.00	0.00	0.00	0.00	0.00	0.00	0.00	4.07	7.18	4.48	10.52	25.76	33.93	164.79	385.11	4.17	6.29
9. 其他	16.69	0.00	0.00	0.00	0.00	2.41	2.00	2.81	2.62	2.11	0.00	1.68	8.14	21.54	22.41	21.03	120.20	180.98	302.11	1 861.36	16.16	24.15
七、主要呼吸系统病	83.64	0.00	0.00	0.00	0.00	0.00	0.00	2.81	2.62	6.34	3.83	8.38	28.48	32.31	94.12	262.90	695.46	1 097.16	3 295.80	4 107.83	77.70	111.07

续表

疾病名称	合计	0岁~	1岁~	5岁~	10岁~	15岁~	20岁~	25岁~	30岁~	35岁~	40岁~	45岁~	50岁~	55岁~	60岁~	65岁~	70岁~	75岁~	80岁~	85岁~	标化率(2000年)	标化率(2010年)
1.慢性阻塞性肺疾病	81.28	0.00	0.00	0.00	0.00	0.00	0.00	2.81	2.62	4.23	1.91	8.38	16.27	32.31	85.16	262.90	678.29	1 097.16	3 240.87	3 979.46	75.36	107.88
2.哮喘	0.91	0.00	0.00	0.00	0.00	0.00	0.00	0.00	0.00	0.00	1.91	0.00	0.00	0.00	4.48	0.00	17.17	0.00	0.00	64.18	0.83	1.17
3.尘肺病	0.18	0.00	0.00	0.00	0.00	0.00	0.00	0.00	0.00	0.00	0.00	0.00	0.00	0.00	0.00	0.00	0.00	0.00	0.00	0.00	0.19	0.19
4.其他	1.27	0.00	0.00	0.00	0.00	0.00	0.00	0.00	0.00	2.11	0.00	0.00	12.20	0.00	4.48	0.00	0.00	0.00	54.93	0.00	1.33	1.83
八、主要消化系统疾病	14.70	13.79	0.00	0.00	0.00	0.00	0.00	2.81	2.62	2.11	11.48	6.70	16.27	17.95	22.41	52.58	128.79	79.18	329.58	449.29	13.33	17.84
1.消化性溃疡	8.35	0.00	0.00	0.00	0.00	0.00	0.00	2.81	2.62	0.00	5.74	1.68	4.07	10.77	13.45	31.55	94.44	56.55	164.79	320.92	7.60	10.36
2.肝硬化	2.18	0.00	0.00	0.00	0.00	0.00	0.00	0.00	0.00	0.00	5.74	1.68	4.07	7.18	0.00	10.52	0.00	0.00	82.39	0.00	1.79	2.50
3.肠梗阻	0.73	0.00	0.00	0.00	0.00	0.00	0.00	0.00	0.00	0.00	0.00	1.68	4.07	0.00	0.00	0.00	0.00	11.31	27.46	64.18	0.74	1.07
4.阑尾炎	0.00	0.00	0.00	0.00	0.00	0.00	0.00	0.00	0.00	0.00	0.00	0.00	0.00	0.00	0.00	0.00	0.00	0.00	0.00	0.00	0.00	0.00
5.胆囊疾病	1.63	13.79	0.00	0.00	0.00	0.00	0.00	0.00	0.00	0.00	0.00	0.00	0.00	0.00	0.00	5.26	25.76	11.31	54.93	64.18	1.53	2.06
6.胰腺炎	0.73	0.00	0.00	0.00	0.00	0.00	0.00	0.00	0.00	0.00	0.00	0.00	4.07	0.00	4.48	5.26	0.00	11.31	0.00	0.00	0.65	0.80
7.其他	1.09	0.00	0.00	0.00	0.00	0.00	0.00	0.00	2.62	2.11	0.00	3.35	0.00	0.00	4.48	0.00	8.59	0.00	0.00	0.00	1.01	1.05
九、主要泌尿生殖系统疾病	5.99	0.00	0.00	0.00	0.00	0.00	2.00	0.00	0.00	4.23	0.00	0.00	20.34	0.00	8.96	26.29	51.52	56.55	137.32	128.37	5.67	7.36
1.肾炎	5.99	0.00	0.00	0.00	0.00	0.00	2.00	0.00	0.00	4.23	0.00	0.00	20.34	0.00	8.96	26.29	51.52	56.55	137.32	128.37	5.67	7.36
2.前列腺增生	0.00	0.00	0.00	0.00	0.00	0.00	0.00	0.00	0.00	0.00	0.00	0.00	0.00	0.00	0.00	0.00	0.00	0.00	0.00	0.00	0.00	0.00
3.其他	0.00	0.00	0.00	0.00	0.00	0.00	0.00	0.00	0.00	0.00	0.00	0.00	0.00	0.00	0.00	0.00	0.00	0.00	0.00	0.00	0.00	0.00
十、肌肉骨骼和结缔组织病	2.00	0.00	0.00	0.00	0.00	0.00	0.00	2.81	0.00	0.00	1.91	0.00	4.07	3.59	0.00	5.26	0.00	0.00	27.46	128.37	1.96	2.65
十一、先天异常	2.72	68.96	7.15	0.00	0.00	4.83	2.00	0.00	2.62	0.00	3.83	1.68	4.07	3.59	0.00	5.26	17.17	11.31	0.00	0.00	2.40	2.50
1.先天性心脏病	1.81	27.58	7.15	0.00	0.00	4.83	2.00	0.00	2.62	0.00	3.83	0.00	0.00	3.59	0.00	0.00	0.00	0.00	0.00	0.00	1.70	1.72
2.其他先天畸形	0.91	41.37	0.00	0.00	0.00	0.00	0.00	2.81	0.00	0.00	0.00	1.68	0.00	0.00	0.00	0.00	0.00	0.00	0.00	0.00	0.71	0.78
Ⅲ.伤害	25.58	0.00	17.88	17.33	34.64	14.49	7.99	16.89	34.09	12.69	19.14	21.78	28.48	32.31	31.37	42.06	103.03	79.18	164.79	256.74	26.21	27.35
1.道路交通事故	8.89	0.00	10.73	0.00	6.30	2.41	4.00	5.63	20.98	2.11	7.66	10.05	4.07	10.77	13.45	10.52	51.52	33.93	54.93	0.00	8.88	9.31
2.意外中毒	3.99	0.00	0.00	4.95	3.15	2.41	0.00	5.63	0.00	6.34	1.91	3.35	8.14	10.77	8.96	0.00	8.59	11.31	27.46	0.00	3.94	4.28

续表

疾病名称	合计	0岁~	1岁~	5岁~	10岁~	15岁~	20岁~	25岁~	30岁~	35岁~	40岁~	45岁~	50岁~	55岁~	60岁~	65岁~	70岁~	75岁~	80岁~	85岁~	标化率（2000年）	标化率（2010年）
3.意外跌落	5.62	0.00	3.58	0.00	6.30	2.41	2.00	2.81	2.62	0.00	0.00	1.91	3.35	12.20	3.59	8.96	10.52	25.76	33.93	82.39	256.74	5.70	6.93
4.自杀	2.36	0.00	0.00	2.48	12.59	2.41	0.00	2.81	5.24	0.00	0.00	3.83	0.00	4.07	0.00	0.00	5.26	0.00	0.00	0.00	0.00	3.06	2.38
5.砸死和碰撞死	0.54	0.00	0.00	0.00	0.00	0.00	0.00	0.00	2.62	0.00	0.00	0.00	1.68	0.00	0.00	0.00	0.00	8.59	0.00	0.00	0.00	0.56	0.54
6.意外窒息	1.63	0.00	3.58	7.43	3.15	2.41	0.00	0.00	0.00	0.00	0.00	0.00	1.68	0.00	0.00	0.00	5.26	8.59	0.00	0.00	0.00	1.66	1.43
7.触电	0.00	0.00	0.00	0.00	0.00	0.00	0.00	0.00	0.00	0.00	0.00	0.00	0.00	0.00	3.59	0.00	0.00	0.00	0.00	0.00	0.00	0.00	0.00
8.溺水	0.54	0.00	0.00	0.00	0.00	0.00	2.41	0.00	0.00	0.00	0.00	0.00	0.00	0.00	0.00	0.00	5.26	0.00	0.00	0.00	0.00	0.49	0.59
9.火灾	0.36	0.00	0.00	0.00	3.15	0.00	0.00	0.00	0.00	0.00	0.00	1.91	0.00	0.00	0.00	0.00	0.00	0.00	0.00	0.00	0.00	0.46	0.34
10.他杀	0.91	0.00	0.00	0.00	0.00	0.00	0.00	0.00	2.62	4.23	0.00	1.91	1.68	0.00	0.00	0.00	0.00	0.00	0.00	0.00	0.00	0.88	0.88
11.其他	0.73	0.00	0.00	2.48	0.00	0.00	0.00	0.00	0.00	0.00	0.00	1.91	0.00	0.00	3.59	0.00	5.26	0.00	0.00	0.00	0.00	0.59	0.69

表 5-10 2020年青海省死因回顾性调查分死因年龄别死亡率（牧区，男女合计）(1/10万)

疾病名称	合计	0岁~	1岁~	5岁~	10岁~	15岁~	20岁~	25岁~	30岁~	35岁~	40岁~	45岁~	50岁~	55岁~	60岁~	65岁~	70岁~	75岁~	80岁~	85岁~	标化率(2000年)	标化率(2010年)
全死因	580.08	1 673.24	171.48	107.83	67.30	100.17	75.09	92.96	118.09	133.91	203.14	329.97	880.51	823.83	1 387.66	2 351.61	3 744.55	6 825.53	13 099.32	26 274.82	643.90	853.25
I. 传染病、母婴疾病和营养缺乏性疾病	59.13	1 306.78	60.02	31.86	22.00	17.16	17.16	8.56	14.31	18.44	24.30	28.74	62.54	63.80	68.02	101.36	220.58	315.02	428.08	1 362.40	58.27	66.82
一、传染病和寄生虫病	27.90	20.74	17.15	17.15	14.24	10.36	12.87	7.34	9.54	18.44	24.30	25.76	57.53	49.93	47.62	85.14	150.64	177.71	256.85	389.26	29.21	34.78
1. 病毒性肝炎	7.59	0.00	0.00	0.00	0.00	0.00	1.07	0.00	1.19	1.94	5.83	9.91	12.51	24.96	27.21	36.49	75.32	48.47	85.62	155.70	8.16	10.75
2. 结核病	9.49	0.00	5.14	8.58	10.35	8.06	4.29	4.89	2.39	7.76	7.78	2.97	30.02	8.32	10.20	28.38	37.66	48.47	85.62	116.78	10.29	11.41
3. 脑膜炎	2.37	0.00	3.43	4.90	3.88	1.15	2.15	0.00	0.00	1.94	1.94	0.99	0.00	2.77	0.00	0.00	10.76	16.16	17.12	38.93	2.37	2.56
4. 感染性腹泻	0.85	6.91	0.00	2.45	0.00	0.00	0.00	0.00	0.00	0.00	0.00	0.00	2.50	0.00	0.00	0.00	0.00	8.08	17.12	38.93	0.83	0.98
5. 败血症	0.47	6.91	0.00	0.00	0.00	0.00	1.07	0.00	0.00	0.97	0.00	0.99	0.00	0.00	0.00	4.05	0.00	0.00	0.00	0.00	0.47	0.52
6. 艾滋病	0.19	0.00	0.00	0.00	0.00	0.00	0.00	0.00	0.00	0.00	0.00	0.99	0.00	0.00	0.00	0.00	0.00	0.00	0.00	0.00	0.15	0.16
7. 包虫病	6.83	6.91	3.43	0.00	0.00	1.15	4.29	2.45	5.96	4.85	7.78	9.91	12.51	13.87	10.20	16.22	26.90	56.54	51.37	38.93	6.88	8.30
8. 其他	0.09	0.00	0.00	0.00	0.00	0.00	0.00	0.00	1.19	0.97	0.00	0.00	0.00	0.00	0.00	0.00	0.00	0.00	0.00	0.00	0.06	0.09
二、呼吸道感染	19.08	483.99	39.44	14.70	7.77	5.76	2.15	1.22	0.00	0.00	0.00	2.97	5.00	13.87	20.41	12.16	69.94	129.24	136.99	973.14	18.94	22.45
1. 下呼吸道感染	18.22	463.25	37.72	13.48	7.77	5.76	2.15	1.22	0.00	0.00	0.00	2.97	5.00	13.87	17.01	12.16	69.94	113.09	119.86	973.14	18.12	21.48
2. 上呼吸道感染	0.85	20.74	1.71	1.23	0.00	0.00	0.00	0.00	0.00	0.00	0.00	0.00	0.00	0.00	3.40	0.00	0.00	16.16	17.12	0.00	0.83	0.97
三、妊娠、分娩和产褥期并发症	0.47	0.00	0.00	0.00	0.00	0.00	1.07	0.00	2.39	0.00	0.97	0.00	0.00	0.00	0.00	0.00	0.00	0.00	0.00	0.00	0.50	0.47
1. 妊娠期高血压综合征	0.09	0.00	0.00	0.00	0.00	0.00	0.00	0.00	1.19	0.00	0.00	0.00	0.00	0.00	0.00	0.00	0.00	0.00	0.00	0.00	0.10	0.09
2. 产后出血	0.09	0.00	0.00	0.00	0.00	0.00	1.07	0.00	0.00	0.00	0.00	0.00	0.00	0.00	0.00	0.00	0.00	0.00	0.00	0.00	0.12	0.09
3. 羊水栓塞	0.09	0.00	0.00	0.00	0.00	0.00	0.00	0.00	1.19	0.00	0.00	0.00	0.00	0.00	0.00	0.00	0.00	0.00	0.00	0.00	0.08	0.10
4. 其他	0.19	0.00	0.00	0.00	0.00	0.00	0.00	0.00	0.00	0.00	0.00	0.00	0.00	0.00	0.00	0.00	0.00	0.00	0.00	0.00	0.20	0.19
四、围生期疾病	11.01	802.05	0.00	0.00	0.00	0.00	0.00	0.00	0.00	0.00	0.00	0.00	0.00	0.00	0.00	0.00	0.00	0.00	0.00	0.00	8.90	8.26
1. 早产	3.51	255.83	0.00	0.00	0.00	0.00	0.00	0.00	0.00	0.00	0.00	0.00	0.00	0.00	0.00	0.00	0.00	0.00	0.00	0.00	2.84	2.64
2. 产伤和窒息	6.07	442.51	0.00	0.00	0.00	0.00	0.00	0.00	0.00	0.00	0.00	0.00	0.00	0.00	0.00	0.00	0.00	0.00	0.00	0.00	4.91	4.56
3. 其他	1.42	103.71	0.00	0.00	0.00	0.00	0.00	0.00	0.00	0.00	0.00	0.00	0.00	0.00	0.00	0.00	0.00	0.00	0.00	0.00	1.15	1.07

续表

疾病名称	合计	0岁~	1岁~	5岁~	10岁~	15岁~	20岁~	25岁~	30岁~	35岁~	40岁~	45岁~	50岁~	55岁~	60岁~	65岁~	70岁~	75岁~	80岁~	85岁~	标化率（2000年）	标化率（2010年）
五、营养缺乏	0.66	0.00	3.43	0.00	0.00	0.00	0.00	0.00	1.19	0.00	0.00	0.00	0.00	0.00	0.00	0.00	0.00	8.08	34.25	0.00	0.71	0.86
1.缺铁性贫血	0.28	0.00	3.43	0.00	0.00	0.00	0.00	0.00	1.19	0.00	0.00	0.00	0.00	0.00	0.00	0.00	0.00	8.08	0.00	0.00	0.34	0.36
2.其他	0.38	0.00	0.00	0.00	0.00	0.00	0.00	0.00	0.00	0.00	0.00	0.00	0.00	0.00	0.00	4.05	0.00	0.00	34.25	0.00	0.37	0.50
II.慢性非传染性疾病	459.07	276.57	53.16	29.41	14.24	38.00	24.67	42.81	51.29	68.90	124.41	243.76	710.41	712.88	1 214.20	2 169.15	3 400.23	6 316.64	12 054.79	23 394.32	521.49	713.57
一、恶性肿瘤	109.14	6.91	3.43	6.13	0.00	8.06	10.73	15.90	22.66	21.35	34.99	95.13	257.65	255.19	401.33	644.66	753.21	1 243.94	1 900.68	2 413.39	122.19	159.69
1.胃癌	28.95	0.00	0.00	1.23	1.15	0.00	2.45	7.16	1.94	5.83	14.86	42.52	72.12	91.83	182.45	252.86	371.57	702.05	856.36	33.05	44.23
2.肝癌	23.35	0.00	0.00	0.00	0.00	0.00	1.07	6.12	2.91	8.35	13.61	28.74	77.54	55.48	95.23	121.63	242.33	371.57	359.59	389.26	25.79	33.30
3.肺癌	14.71	0.00	0.00	0.00	0.00	0.00	1.07	0.00	0.00	1.94	2.92	7.93	22.51	27.74	81.63	117.58	145.26	145.40	256.85	389.26	16.86	22.29
4.食管癌	5.79	0.00	0.00	0.00	0.00	0.00	0.00	0.00	0.97	0.00	0.00	0.99	5.00	16.64	30.61	40.54	59.18	72.70	136.99	155.70	6.72	9.09
5.结直肠癌	4.37	0.00	0.00	0.00	0.00	0.00	0.00	1.22	0.00	0.97	0.97	0.99	12.51	11.10	6.80	28.38	43.04	56.54	85.62	116.78	5.06	6.62
6.胰腺癌	2.75	0.00	0.00	0.00	0.00	0.00	0.00	0.00	0.00	0.00	0.00	1.98	15.01	11.10	3.40	28.38	21.52	32.31	17.12	0.00	3.19	4.03
7.乳腺癌	1.80	0.00	0.00	0.00	0.00	0.00	0.00	0.00	0.00	0.97	0.97	3.96	7.50	5.55	6.80	8.11	10.76	8.08	0.00	38.93	1.92	2.45
8.宫颈癌	2.75	0.00	0.00	0.00	0.00	0.00	0.00	1.07	2.91	1.94	2.97	2.97	10.01	8.32	10.20	12.16	16.14	0.00	34.25	38.93	3.02	3.75
9.子宫体癌	0.85	0.00	0.00	0.00	0.00	0.00	0.00	1.07	0.00	0.00	0.00	0.99	5.00	2.77	3.40	0.00	0.00	8.08	17.12	0.00	0.92	1.18
10.卵巢癌	0.85	0.00	0.00	0.00	0.00	0.00	0.00	0.00	0.00	0.00	0.00	3.96	2.50	0.00	3.40	8.11	5.38	0.00	0.00	0.00	0.85	0.99
11.前列腺癌	0.95	0.00	0.00	0.00	0.00	0.00	0.00	0.00	0.00	0.00	0.00	0.00	0.00	0.00	6.80	0.00	5.38	32.31	34.25	38.93	1.10	1.57
12.脑瘤	2.94	0.00	1.71	1.23	0.00	0.00	3.22	1.22	1.94	0.97	1.94	1.98	7.50	2.77	6.80	8.11	10.76	16.16	17.12	0.00	2.85	3.40
13.白血病	1.90	0.00	1.71	2.45	1.15	0.00	1.07	1.07	0.00	1.94	0.97	2.39	2.50	2.77	3.40	4.05	0.00	16.16	17.12	0.00	1.92	2.14
14.膀胱癌	0.95	0.00	0.00	0.00	0.00	0.00	0.00	0.00	0.00	0.00	0.00	0.00	5.00	0.00	3.40	4.05	0.00	16.16	51.37	38.93	1.14	1.59
15.鼻咽癌	0.09	0.00	0.00	0.00	0.00	0.00	0.00	0.00	0.00	0.00	0.00	0.00	0.00	0.00	0.00	0.00	0.00	8.08	0.00	0.00	0.10	0.14
16.胆囊及胆道癌	1.52	0.00	0.00	0.00	0.00	0.00	0.00	0.00	0.00	0.00	0.00	1.98	2.50	2.77	0.00	12.16	10.76	40.39	0.00	38.93	1.60	2.09
17.肾癌	0.76	0.00	0.00	0.00	0.00	0.00	0.00	0.00	0.00	0.00	0.00	1.98	0.00	0.00	6.80	0.00	0.00	16.16	17.12	0.00	0.77	1.00
18.骨癌	0.76	0.00	0.00	0.00	0.00	1.15	0.00	0.00	0.00	0.00	0.00	0.00	0.00	0.00	0.00	8.11	0.00	8.08	17.12	38.93	0.89	1.17

续表

疾病名称	合计	0岁~	1岁~	5岁~	10岁~	15岁~	20岁~	25岁~	30岁~	35岁~	40岁~	45岁~	50岁~	55岁~	60岁~	65岁~	70岁~	75岁~	80岁~	85岁~	标化率(2000年)	标化率(2010年)
19. 皮肤癌	1.04	0.00	0.00	0.00	0.00	0.00	0.00	0.00	0.00	0.00	0.00	1.98	7.50	5.55	3.40	4.05	0.00	16.16	0.00	0.00	1.16	1.50
20. 淋巴癌	0.95	0.00	0.00	0.00	0.00	2.30	1.07	1.22	0.00	0.97	0.00	0.99	0.00	2.77	0.00	4.05	10.76	0.00	0.00	0.00	0.98	1.09
21. 喉癌	0.19	0.00	0.00	0.00	0.00	0.00	0.00	1.22	1.19	0.00	0.00	0.00	0.00	0.00	0.00	4.05	0.00	0.00	0.00	0.00	0.24	0.21
22. 甲状腺癌	0.28	0.00	0.00	0.00	0.00	0.00	0.00	0.00	0.00	0.97	0.00	0.00	2.50	0.00	0.00	0.00	0.00	0.00	17.12	0.00	0.32	0.41
23. 其他	10.63	6.91	0.00	1.23	0.00	1.15	2.15	1.22	1.19	1.94	4.86	9.91	27.52	27.74	37.41	48.65	69.94	137.32	119.86	272.48	11.72	15.42
二、其他肿瘤	8.35	13.83	0.00	0.00	0.00	1.15	1.07	3.67	0.00	3.88	0.97	5.95	15.01	11.10	34.01	36.49	53.80	121.16	102.74	389.26	9.40	12.44
三、糖尿病	9.49	0.00	0.00	0.00	0.00	0.00	0.00	1.22	0.00	0.97	3.89	3.96	17.51	30.51	37.41	48.65	80.70	121.16	256.85	155.70	10.73	14.52
四、内分泌紊乱	1.14	0.00	0.00	0.00	1.29	0.00	0.00	0.00	0.00	0.00	3.89	0.00	2.50	0.00	3.40	8.11	0.00	8.08	0.00	77.85	1.21	1.57
五、神经系统和精神障碍疾病	6.45	13.83	10.29	7.35	2.59	2.30	2.15	4.89	1.19	2.91	4.86	3.96	5.00	13.87	6.80	8.11	21.52	56.54	136.99	38.93	6.59	7.84
1. 神经系统疾病	4.27	13.83	10.29	6.13	2.59	2.30	1.07	2.45	0.00	0.97	1.94	2.97	2.50	5.55	6.80	4.05	16.14	40.39	85.62	0.00	4.31	4.94
2. 精神障碍	2.18	0.00	0.00	1.23	0.00	0.00	1.07	2.45	1.19	1.94	2.92	0.99	2.50	8.32	0.00	4.05	5.38	16.16	51.37	38.93	2.28	2.90
六、心脑血管疾病	209.65	27.66	6.86	7.35	1.29	12.67	4.29	6.12	20.28	24.26	51.51	93.14	307.68	285.71	465.95	936.59	1 565.61	2 964.46	6 455.48	13 857.53	241.27	338.95
1. 缺血性心脏病	64.73	0.00	0.00	0.00	0.00	1.15	1.07	0.00	8.35	9.70	13.61	25.76	92.55	77.67	125.84	267.60	494.97	928.92	2 071.92	4 943.56	75.04	106.71
2. 高血压及其并发症	17.46	0.00	0.00	1.23	0.00	0.00	0.00	1.22	0.00	0.97	2.92	2.97	15.01	11.10	54.42	85.14	118.36	306.95	650.68	1 245.62	20.39	29.20
3. 肺源性心脏病	11.77	0.00	1.71	0.00	1.23	0.00	0.00	0.00	1.19	0.97	0.97	2.97	22.51	8.32	34.01	64.87	69.94	169.63	291.10	1 050.99	13.89	19.64
4. 风湿性心脏病	1.99	0.00	0.00	0.00	0.00	0.00	0.00	0.00	0.00	0.97	0.00	0.00	0.00	8.32	6.80	8.11	16.14	24.23	51.37	155.70	2.32	3.38
5. 心脏性猝死	4.18	6.91	0.00	0.00	0.00	0.00	1.07	1.22	0.00	2.91	1.94	2.97	12.51	8.32	10.20	12.16	10.76	48.47	85.62	233.55	4.63	6.33
6. 脑出血	72.79	0.00	0.00	1.23	0.00	8.06	1.07	2.45	5.96	6.79	23.33	39.64	120.07	127.60	170.06	364.90	538.01	1 001.62	2 089.04	3 853.64	83.07	115.06
7. 脑梗死	11.96	0.00	0.00	0.00	0.00	0.00	0.00	1.22	2.39	0.00	3.89	6.94	5.00	11.10	20.41	48.65	129.12	161.55	462.33	661.74	13.61	19.03
8. 脑卒中（未特指出血或梗死）	3.04	0.00	0.00	0.00	0.00	0.00	0.00	1.22	0.00	0.00	0.00	0.99	5.00	5.55	6.80	4.05	4.05	40.39	119.86	155.70	3.54	5.01
9. 其他	21.73	20.74	5.14	4.90	0.00	3.45	1.07	1.22	2.39	1.94	4.86	10.90	35.02	27.74	37.41	81.09	145.26	282.71	633.56	1 557.03	24.77	34.60
七、主要呼吸系统疾病	79.25	41.49	6.86	4.90	3.88	2.30	1.07	1.22	5.96	4.85	10.69	8.92	45.03	52.70	163.25	364.90	731.69	1 462.04	2 654.11	5 332.81	92.05	129.64

第 5 章·2020 年地区别、性别、年龄别、死因别死亡率

续表

疾病名称	合计	0岁~	1岁~	5岁~	10岁~	15岁~	20岁~	25岁~	30岁~	35岁~	40岁~	45岁~	50岁~	55岁~	60岁~	65岁~	70岁~	75岁~	80岁~	85岁~	标化率（2000年）	标化率（2010年）
1.慢性阻塞性肺疾病	74.50	13.83	5.14	1.23	3.88	1.15	0.00	0.00	4.77	2.91	7.78	0.00	37.52	44.38	153.05	352.74	720.93	1 429.73	2 602.74	4 904.63	86.85	122.62
2.哮喘	0.57	0.00	0.00	1.23	0.00	0.00	0.00	1.22	0.00	0.97	0.00	0.00	0.00	0.00	3.40	0.00	0.00	0.00	17.12	38.93	0.64	0.79
3.尘肺病	0.09	0.00	0.00	0.00	0.00	0.00	0.00	0.00	0.00	0.97	0.00	0.00	0.00	0.00	0.00	0.00	0.00	0.00	0.00	0.00	0.06	0.09
4.其他	4.08	27.66	1.71	2.45	0.00	1.15	1.07	0.00	1.19	0.97	1.94	0.99	7.50	8.32	6.80	12.16	10.76	32.31	34.25	389.26	4.50	6.15
八、主要消化系统疾病	21.54	6.91	5.14	2.45	2.59	3.45	0.00	3.67	0.00	6.79	9.72	24.77	47.53	44.38	71.42	93.25	112.98	250.40	291.10	895.29	23.66	31.41
1.消化性溃疡	6.17	0.00	1.71	0.00	2.59	2.30	0.00	2.45	0.00	0.00	0.00	2.97	5.00	8.32	13.60	32.44	43.04	72.70	205.48	350.33	7.15	9.64
2.肝硬化	8.07	6.91	0.00	1.23	0.00	0.00	0.00	0.00	0.00	4.85	7.78	11.89	20.01	24.96	37.41	48.65	32.28	56.54	34.25	155.70	8.50	11.06
3.肠梗阻	0.57	0.00	0.00	0.00	0.00	0.00	0.00	0.00	0.00	0.00	0.00	0.00	5.00	8.32	3.40	0.00	5.38	16.16	0.00	38.93	0.65	0.86
4.阑尾炎	0.28	0.00	0.00	0.00	0.00	0.00	0.00	1.22	0.00	0.00	0.00	0.00	2.50	0.00	0.00	0.00	0.00	8.08	0.00	0.00	0.35	0.39
5.胆囊疾病	1.42	0.00	1.71	0.00	0.00	1.15	0.00	0.00	0.00	0.97	0.00	0.99	5.00	2.77	3.40	0.00	5.38	40.39	0.00	116.78	1.59	2.22
6.胰腺炎	1.42	0.00	0.00	1.71	0.00	0.00	0.00	0.00	0.00	0.00	0.97	1.98	12.51	0.00	10.20	0.00	5.38	8.08	0.00	0.00	1.61	1.96
7.其他	3.61	0.00	1.71	1.23	0.00	0.00	0.00	0.00	0.00	0.97	0.97	6.94	2.50	8.32	3.40	12.16	21.52	48.47	51.37	233.55	3.82	5.29
九、主要泌尿生殖系统疾病	7.50	6.91	0.00	0.00	1.29	2.30	0.00	4.89	1.19	2.91	3.89	5.95	7.50	16.64	27.21	24.33	53.80	56.54	222.60	155.70	8.26	10.73
1.肾炎	6.93	6.91	0.00	0.00	1.29	2.30	0.00	4.89	1.19	2.91	3.89	4.95	7.50	16.64	23.81	24.33	43.04	40.39	222.60	155.70	7.64	9.94
2.前列腺增生	0.28	0.00	0.00	0.00	0.00	0.00	0.00	0.00	0.00	0.00	0.00	0.99	0.00	0.00	0.00	0.00	5.38	8.08	0.00	0.00	0.28	0.36
3.其他	0.28	0.00	0.00	0.00	0.00	0.00	0.00	0.00	0.00	0.00	0.00	0.00	0.00	0.00	3.40	0.00	5.38	8.08	0.00	0.00	0.33	0.43
十、肌肉骨骼和结缔组织病	1.90	0.00	0.00	0.00	0.00	0.00	3.22	1.22	0.00	0.00	0.00	0.99	0.00	2.77	3.40	3.40	26.90	24.23	34.25	77.85	2.09	2.81
十一、先天异常	4.56	159.03	20.58	1.29	1.29	5.76	2.15	0.00	0.00	0.00	0.00	0.99	5.00	0.00	0.00	0.00	4.05	0.00	0.00	0.00	3.95	3.83
1.先天性心脏病	3.23	82.97	17.15	1.23	1.29	5.76	1.07	0.00	0.00	0.00	0.00	0.99	5.00	0.00	0.00	0.00	4.05	0.00	0.00	0.00	2.87	2.78
2.其他先天畸形	1.33	76.06	3.43	0.00	0.00	0.00	1.07	0.00	0.00	0.00	0.00	0.00	0.00	2.77	0.00	0.00	0.00	0.00	0.00	0.00	1.08	1.04
Ⅲ.伤害	46.22	41.49	32.58	30.63	22.00	35.69	33.25	36.69	50.10	42.70	49.57	51.53	85.05	38.83	81.63	64.87	102.22	105.01	188.36	311.41	46.97	50.64
1.道路交通事故	21.16	0.00	13.72	23.28	15.53	11.51	16.09	20.79	25.05	20.38	24.30	23.78	37.52	13.87	30.61	20.27	37.66	48.47	17.12	116.78	21.50	22.18
2.意外中毒	3.32	0.00	5.14	1.23	0.00	0.00	0.00	0.00	5.96	3.88	7.78	4.95	12.51	2.77	6.80	4.05	0.00	0.00	0.00	0.00	3.20	3.53

续表

疾病名称	合计	0岁~	1岁~	5岁~	10岁~	15岁~	20岁~	25岁~	30岁~	35岁~	40岁~	45岁~	50岁~	55岁~	60岁~	65岁~	70岁~	75岁~	80岁~	85岁~	标化率（2000年）	标化率（2010年）
3.意外跌落	5.98	0.00	5.14	1.23	0.00	4.61	1.07	2.45	0.00	0.97	3.89	5.95	15.01	8.32	10.20	24.33	37.66	24.23	136.99	194.53	6.44	8.29
4.自杀	8.92	6.91	0.00	2.45	3.88	14.97	7.51	11.01	13.12	10.67	7.78	8.92	7.50	8.32	23.81	8.11	16.14	8.08	17.12	0.00	9.17	9.39
5.砸死和碰撞死	1.04	0.00	0.00	0.00	0.00	0.00	1.07	1.22	1.19	0.00	0.97	0.00	7.50	2.77	3.40	4.05	5.38	0.00	0.00	0.00	1.21	1.39
6.意外窒息	1.61	27.66	1.71	0.00	1.29	0.00	0.00	0.00	0.00	1.94	2.92	0.99	2.50	0.00	3.40	4.05	0.00	8.08	17.12	0.00	1.51	1.70
7.触电	0.19	0.00	0.00	0.00	0.00	0.00	0.00	0.00	0.00	0.97	0.00	0.00	0.00	0.00	0.00	0.00	0.00	0.00	0.00	0.00	0.22	0.16
8.溺水	1.71	0.00	3.43	2.45	0.00	1.15	3.22	1.22	0.00	1.94	0.97	2.97	0.00	0.00	3.40	0.00	5.38	8.08	0.00	0.00	1.55	1.70
9.火灾	0.19	0.00	1.71	0.00	0.00	0.00	0.00	0.00	1.19	0.00	0.00	0.00	0.00	0.00	0.00	0.00	0.00	0.00	0.00	0.00	0.20	0.17
10.他杀	0.47	0.00	0.00	0.00	0.00	1.15	1.07	0.00	1.19	0.00	0.00	0.99	0.00	0.00	0.00	0.00	0.00	0.00	0.00	0.00	0.45	0.44
11.其他	1.61	6.91	1.71	0.00	0.00	2.30	3.22	0.00	2.39	0.97	0.97	2.97	2.50	2.77	0.00	0.00	0.00	8.08	0.00	0.00	1.52	1.68

第 5 章·2020 年地区别、性别、年龄别、死因别死亡率

表 5-11　2020 年青海省死因回顾性调查分死因年龄别死亡率（牧区、男性）（1/10 万）

疾病名称	合计	0岁~	1岁~	5岁~	10岁~	15岁~	20岁~	25岁~	30岁~	35岁~	40岁~	45岁~	50岁~	55岁~	60岁~	65岁~	70岁~	75岁~	80岁~	85岁~	标化率（2000年）	标化率（2010年）
全死因	630.68	1 930.61	155.16	105.10	69.11	117.03	79.68	115.00	145.56	160.03	253.08	414.36	1 099.56	1 028.81	1 900.40	2 991.03	4 339.88	7 722.63	15 355.65	32 467.53	775.96	1 030.47
1. 传染病、母婴疾病和营养缺乏性疾病	61.16	1 512.08	43.85	26.28	28.16	15.75	8.17	9.39	11.55	22.07	21.85	33.15	64.14	73.86	67.39	108.01	251.26	412.11	585.77	1 770.96	64.30	74.85
一、传染病和寄生虫病	28.57	40.50	16.87	14.33	17.92	9.00	6.13	7.04	9.24	22.07	21.85	29.47	54.98	52.76	60.65	91.39	159.89	197.10	418.41	472.26	31.64	38.07
1. 病毒性肝炎	8.61	0.00	0.00	0.00	0.00	0.00	0.00	0.00	0.00	1.84	10.92	12.89	18.33	26.38	33.69	33.23	57.10	71.67	167.36	236.13	9.66	13.12
2. 结核病	9.89	0.00	3.37	2.39	10.24	6.75	2.04	2.35	0.00	9.20	9.10	5.52	27.49	10.55	13.48	41.54	57.10	71.67	167.36	118.06	11.26	13.19
3. 脑膜炎	2.38	0.00	0.00	9.55	7.68	2.25	0.00	0.00	2.31	0.00	1.82	1.84	0.00	0.00	0.00	0.00	11.42	17.92	41.84	0.00	2.63	2.45
4. 感染性腹泻	1.28	13.50	6.75	2.39	0.00	0.00	2.04	0.00	0.00	1.84	0.00	0.00	0.00	0.00	0.00	0.00	0.00	17.92	118.06	118.06	1.39	1.74
5. 败血症	0.73	13.50	0.00	0.00	0.00	0.00	0.00	0.00	0.00	0.00	0.00	1.84	0.00	4.58	0.00	0.00	0.00	0.00	0.00	0.00	0.67	0.75
6. 艾滋病	0.37	0.00	0.00	0.00	0.00	0.00	2.04	0.00	0.00	1.84	0.00	1.84	0.00	0.00	0.00	0.00	0.00	0.00	0.00	0.00	0.29	0.31
7. 包虫病	5.31	0.00	13.50	6.75	0.00	0.00	0.00	4.69	6.93	7.36	0.00	5.52	4.58	15.83	13.48	16.62	34.26	17.92	41.84	0.00	5.73	6.52
8. 其他	0.00	0.00	0.00	0.00	0.00	0.00	0.00	0.00	0.00	0.00	0.00	0.00	0.00	0.00	0.00	0.00	0.00	0.00	0.00	0.00	0.00	0.00
二、呼吸道感染	19.41	540.03	23.61	11.94	10.24	6.75	2.04	2.04	2.31	0.00	0.00	3.68	9.16	21.10	6.74	16.62	91.37	197.10	125.52	1 298.70	21.68	26.29
1. 下呼吸道感染	18.50	526.53	20.24	9.55	10.24	6.75	2.04	2.04	2.31	0.00	0.00	3.68	9.16	21.10	6.74	16.62	91.37	161.26	125.52	1 298.70	20.75	25.22
2. 上呼吸道感染	0.92	13.50	3.37	2.39	0.00	0.00	0.00	0.00	0.00	0.00	0.00	0.00	0.00	0.00	0.00	0.00	0.00	35.84	0.00	0.00	0.93	1.06
三、妊娠、分娩和产褥期并发症	0.00	0.00	0.00	0.00	0.00	0.00	0.00	0.00	0.00	0.00	0.00	0.00	0.00	0.00	0.00	0.00	0.00	0.00	0.00	0.00	0.00	0.00
1. 妊娠高血压综合征	0.00	0.00	0.00	0.00	0.00	0.00	0.00	0.00	0.00	0.00	0.00	0.00	0.00	0.00	0.00	0.00	0.00	0.00	0.00	0.00	0.00	0.00
2. 产后出血	0.00	0.00	0.00	0.00	0.00	0.00	0.00	0.00	0.00	0.00	0.00	0.00	0.00	0.00	0.00	0.00	0.00	0.00	0.00	0.00	0.00	0.00
3. 羊水栓塞	0.00	0.00	0.00	0.00	0.00	0.00	0.00	0.00	0.00	0.00	0.00	0.00	0.00	0.00	0.00	0.00	0.00	0.00	0.00	0.00	0.00	0.00
4. 其他	0.00	0.00	0.00	0.00	0.00	0.00	0.00	0.00	0.00	0.00	0.00	0.00	0.00	0.00	0.00	0.00	0.00	0.00	0.00	0.00	0.00	0.00
四、围生期疾病	12.64	931.55	0.00	0.00	0.00	0.00	0.00	0.00	0.00	0.00	0.00	0.00	0.00	0.00	0.00	0.00	0.00	0.00	0.00	0.00	10.34	9.59
1. 早产	4.21	310.52	0.00	0.00	0.00	0.00	0.00	0.00	0.00	0.00	0.00	0.00	0.00	0.00	0.00	0.00	0.00	0.00	0.00	0.00	3.45	3.20
2. 产伤和窒息	6.96	513.03	0.00	0.00	0.00	0.00	0.00	0.00	0.00	0.00	0.00	0.00	0.00	0.00	0.00	0.00	0.00	0.00	0.00	0.00	5.69	5.28
3. 其他	1.47	108.01	0.00	0.00	0.00	0.00	0.00	0.00	0.00	0.00	0.00	0.00	0.00	0.00	0.00	0.00	0.00	0.00	0.00	0.00	1.20	1.11

续表

疾病名称	合计	0岁~	1岁~	5岁~	10岁~	15岁~	20岁~	25岁~	30岁~	35岁~	40岁~	45岁~	50岁~	55岁~	60岁~	65岁~	70岁~	75岁~	80岁~	85岁~	标化率（2000年）	标化率（2010年）
五、营养缺乏	0.55	0.00	3.37	0.00	0.00	0.00	0.00	0.00	0.00	0.00	0.00	0.00	0.00	0.00	0.00	0.00	0.00	17.92	41.84	0.00	0.65	0.90
1. 缺铁性贫血	0.18	0.00	0.00	0.00	0.00	0.00	0.00	0.00	0.00	0.00	0.00	0.00	0.00	0.00	0.00	0.00	0.00	17.92	0.00	0.00	0.23	0.32
2. 其他	0.37	0.00	3.37	0.00	0.00	0.00	0.00	0.00	0.00	0.00	0.00	0.00	0.00	0.00	0.00	0.00	0.00	0.00	41.84	0.00	0.42	0.57
Ⅱ. 慢性非传染性疾病	488.40	324.02	53.97	28.66	10.24	42.76	16.35	44.59	55.45	71.74	147.48	296.50	865.90	875.80	1 698.23	2 758.39	3 940.16	7 041.75	13 974.90	29 397.87	625.99	858.73
一、恶性肿瘤	124.53	13.50	6.75	7.17	0.00	6.75	4.09	23.47	20.79	14.72	30.95	86.55	293.21	316.56	552.60	847.46	936.50	1 540.94	2 970.71	3 659.92	154.23	204.42
1. 胃癌	34.43	0.00	0.00	0.00	0.00	0.00	0.00	4.69	6.93	0.00	1.82	9.21	45.81	89.69	134.78	265.87	331.20	591.29	1 046.03	1 298.70	44.80	60.69
2. 肝癌	30.58	0.00	0.00	0.00	0.00	0.00	2.04	9.39	0.00	3.68	18.21	44.20	109.96	84.41	121.30	166.17	137.05	268.77	585.77	354.15	35.17	45.29
3. 肺癌	19.23	0.00	0.00	0.00	0.00	0.00	0.00	0.00	3.68	3.68	1.82	5.52	22.91	36.93	134.78	157.86	171.31	215.02	543.93	944.51	25.10	34.24
4. 食管癌	6.41	0.00	0.00	0.00	0.00	0.00	0.00	0.00	0.00	0.00	0.00	0.00	9.16	26.38	53.91	74.78	22.84	71.67	209.21	0.00	8.08	10.77
5. 结直肠癌	5.49	0.00	0.00	0.00	0.00	0.00	0.00	2.35	0.00	0.00	0.00	1.84	22.91	15.83	13.48	33.23	79.95	53.75	125.52	118.06	7.00	9.12
6. 胰腺癌	2.75	0.00	0.00	0.00	0.00	0.00	0.00	0.00	0.00	0.00	0.00	1.84	13.74	15.83	6.74	33.23	22.84	17.92	0.00	118.06	3.27	4.13
7. 乳腺癌	0.18	0.00	0.00	0.00	0.00	0.00	0.00	0.00	0.00	0.00	0.00	0.00	0.00	0.00	0.00	0.00	11.42	0.00	0.00	0.00	0.24	0.28
8. 宫颈癌	0.00	0.00	0.00	0.00	0.00	0.00	0.00	0.00	0.00	0.00	0.00	0.00	0.00	0.00	0.00	0.00	0.00	0.00	0.00	0.00	0.00	0.00
9. 子宫体癌	0.00	0.00	0.00	0.00	0.00	0.00	0.00	0.00	0.00	0.00	0.00	0.00	0.00	0.00	0.00	0.00	0.00	0.00	0.00	0.00	0.00	0.00
10. 卵巢癌	0.00	0.00	0.00	0.00	0.00	0.00	0.00	0.00	0.00	0.00	0.00	0.00	0.00	0.00	0.00	0.00	0.00	0.00	0.00	0.00	0.00	0.00
11. 前列腺癌	1.83	0.00	0.00	0.00	0.00	0.00	0.00	0.00	0.00	0.00	0.00	0.00	0.00	0.00	13.48	0.00	11.42	71.67	83.68	118.06	2.52	3.67
12. 脑瘤	2.93	0.00	3.37	2.39	0.00	0.00	0.00	2.35	0.00	1.84	1.82	9.21	9.16	5.28	6.74	0.00	11.42	0.00	41.84	0.00	2.85	3.38
13. 白血病	2.01	0.00	3.37	2.39	0.00	2.25	0.00	2.35	2.31	1.84	1.82	1.84	0.00	0.00	6.74	8.31	0.00	17.92	0.00	0.00	2.06	2.15
14. 膀胱癌	1.47	0.00	0.00	0.00	0.00	0.00	0.00	0.00	0.00	0.00	0.00	0.00	4.58	0.00	6.74	8.31	0.00	35.84	125.52	0.00	1.95	2.72
15. 鼻咽癌	0.18	0.00	0.00	0.00	0.00	0.00	0.00	0.00	0.00	0.00	0.00	0.00	0.00	0.00	0.00	0.00	0.00	17.92	0.00	0.00	0.23	0.32
16. 胆囊及胆道癌	0.92	0.00	0.00	0.00	0.00	2.25	0.00	0.00	0.00	0.00	0.00	0.00	0.00	0.00	0.00	16.62	11.42	0.00	0.00	118.06	1.26	1.64
17. 肾癌	1.10	0.00	0.00	0.00	0.00	0.00	0.00	0.00	0.00	0.00	0.00	3.68	9.16	0.00	0.00	0.00	0.00	17.92	41.84	0.00	1.22	1.57
18. 骨癌	0.92	0.00	0.00	0.00	0.00	0.00	0.00	0.00	0.00	0.00	0.00	0.00	0.00	0.00	6.74	8.31	0.00	17.92	41.84	118.06	1.33	1.96

续表

疾病名称	合计	0岁~	1岁~	5岁~	10岁~	15岁~	20岁~	25岁~	30岁~	35岁~	40岁~	45岁~	50岁~	55岁~	60岁~	65岁~	70岁~	75岁~	80岁~	85岁~	标化率（2000年）	标化率（2010年）
19. 皮肤癌	1.47	0.00	0.00	0.00	0.00	0.00	0.00	0.00	0.00	0.00	0.00	0.00	0.00	13.74	10.55	6.74	8.31	0.00	17.92	0.00	0.00	1.78	2.33
20. 淋巴癌	0.73	0.00	0.00	0.00	0.00	0.00	0.00	0.00	0.00	0.00	0.00	0.00	0.00	0.00	0.00	0.00	8.31	22.84	0.00	0.00	0.86	1.02
21. 喉癌	0.37	0.00	0.00	0.00	0.00	0.00	2.04	0.00	2.31	0.00	0.00	0.00	0.00	0.00	0.00	0.00	8.31	0.00	0.00	0.00	0.47	0.42
22. 甲状腺癌	0.18	0.00	0.00	0.00	0.00	0.00	0.00	0.00	0.00	0.00	0.00	0.00	0.00	0.00	0.00	0.00	0.00	0.00	0.00	0.00	0.23	0.27
23. 其他	11.35	13.50	0.00	2.39	0.00	2.25	0.00	2.35	0.00	3.68	5.46	9.21	4.58	31.66	40.43	49.85	102.79	125.43	125.52	590.32	13.80	18.45
二、其他肿瘤	7.51	13.50	0.00	0.00	0.00	2.25	0.00	0.00	0.00	1.84	1.82	7.37	18.33	5.28	40.43	41.54	45.68	107.51	167.36	236.13	9.14	11.94
三、糖尿病	11.17	0.00	0.00	0.00	0.00	0.00	0.00	2.35	0.00	0.00	3.64	5.52	27.49	47.48	53.91	74.78	91.37	107.51	292.89	236.13	13.80	18.61
四、内分泌紊乱	0.92	0.00	0.00	0.00	0.00	0.00	0.00	0.00	0.00	0.00	5.46	0.00	0.00	0.00	0.00	8.31	0.00	0.00	0.00	118.06	0.97	1.44
五、神经系统和精神障碍疾病	8.24	27.00	16.87	7.17	0.00	2.25	4.09	4.69	2.31	3.68	5.46	7.37	9.16	26.38	13.48	13.48	11.42	53.75	209.21	118.06	8.71	10.95
1. 神经系统疾病	5.49	27.00	16.87	7.17	0.00	2.25	2.04	2.35	0.00	1.84	3.64	5.52	4.58	10.55	13.48	8.31	8.31	35.84	125.52	118.06	5.49	6.58
2. 精神障碍	2.75	0.00	0.00	0.00	0.00	0.00	2.04	2.35	2.31	1.84	1.82	1.84	4.58	15.83	0.00	0.00	11.42	17.92	83.68	118.06	3.22	4.37
六、心脑血管疾病	214.99	27.00	0.00	9.55	2.56	13.50	4.09	4.69	23.10	38.63	67.37	130.75	384.84	348.21	633.47	1 163.18	1 907.26	3 028.13	6 652.72	16 410.86	281.86	393.52
1. 缺血性心脏病	67.57	0.00	0.00	0.00	0.00	2.25	0.00	0.00	4.62	16.56	21.85	36.83	123.70	105.52	175.21	373.88	616.72	967.57	1 966.53	6 021.25	89.76	126.64
2. 高血压及其并发症	15.02	0.00	0.00	0.00	0.00	0.00	0.00	0.00	0.00	0.00	3.64	5.52	13.74	0.00	74.13	91.39	137.05	197.10	711.30	1 416.77	20.80	29.77
3. 肺源性心脏病	10.62	0.00	0.00	0.00	0.00	0.00	0.00	2.35	2.31	1.84	0.00	1.84	36.65	5.28	47.17	58.16	91.37	179.18	1 062.57	118.06	14.62	20.15
4. 风湿性心脏病	1.28	0.00	0.00	0.00	0.00	0.00	0.00	0.00	0.00	0.00	0.00	0.00	0.00	10.55	6.74	0.00	0.00	17.92	167.36	118.06	1.76	2.77
5. 心脏性猝死	4.94	13.50	0.00	0.00	0.00	0.00	0.00	0.00	0.00	5.52	1.82	1.82	13.74	15.83	20.22	24.93	11.42	17.92	83.68	236.13	5.82	7.87
6. 脑出血	78.56	0.00	0.00	2.39	2.56	6.75	2.04	2.04	9.24	12.88	27.31	53.41	151.19	179.38	215.65	465.27	593.88	1 110.91	2 426.78	4 722.55	100.66	139.19
7. 脑梗死	12.09	0.00	0.00	0.00	0.00	0.00	0.00	0.00	4.62	0.00	7.28	9.21	4.58	10.55	40.43	33.23	148.47	232.93	376.57	826.45	15.59	21.78
8. 脑卒中（未特指出血或梗死）	2.93	0.00	0.00	0.00	0.00	0.00	0.00	0.00	0.00	0.00	0.00	0.00	4.58	5.28	13.48	0.00	79.95	53.75	41.84	118.06	3.86	5.21
9. 其他	21.98	13.50	0.00	4.78	0.00	4.50	0.00	2.35	2.31	1.84	5.46	18.42	36.65	15.83	40.43	116.32	228.41	250.85	753.14	1 889.02	28.97	40.13
七、主要呼吸系统病	82.59	54.00	6.75	2.39	2.56	2.25	2.04	2.35	6.93	1.84	12.74	11.05	68.72	68.59	262.82	456.96	753.77	1 809.71	2 887.03	7 674.14	113.77	161.93

续表

疾病名称	合计	0岁~	1岁~	5岁~	10岁~	15岁~	20岁~	25岁~	30岁~	35岁~	40岁~	45岁~	50岁~	55岁~	60岁~	65岁~	70岁~	75岁~	80岁~	85岁~	标化率(2000年)	标化率(2010年)
1.慢性阻塞性肺疾病	78.01	27.00	6.75	0.00	2.56	2.25	0.00	0.00	6.93	1.84	7.28	9.21	54.98	52.76	249.34	456.96	753.77	1755.96	2803.35	7319.95	108.33	154.30
2.哮喘	0.37	0.00	0.00	0.00	0.00	0.00	0.00	2.35	0.00	0.00	0.00	0.00	0.00	0.00	0.00	0.00	0.00	0.00	41.84	0.00	0.49	0.60
3.尘肺病	0.18	0.00	0.00	0.00	0.00	0.00	0.00	0.00	0.00	0.00	1.82	0.00	0.00	0.00	0.00	0.00	0.00	0.00	0.00	0.00	0.12	0.17
4.其他	4.03	27.00	0.00	2.39	0.00	0.00	2.04	0.00	0.00	0.00	3.64	1.84	13.74	15.83	13.48	0.00	0.00	53.75	41.84	354.19	4.83	6.86
八、主要消化系统疾病	24.91	13.50	6.75	0.00	5.12	6.75	0.00	4.69	0.00	5.52	14.57	38.67	45.81	47.48	114.56	124.63	114.21	304.60	418.41	708.33	28.71	37.49
1.消化性溃疡	7.14	0.00	3.37	0.00	5.12	4.50	0.00	2.35	0.00	0.00	0.00	5.52	9.16	5.28	20.22	49.85	68.52	35.84	292.89	354.19	9.26	11.97
2.肝硬化	9.89	13.50	0.00	0.00	0.00	0.00	0.00	0.00	0.00	3.68	10.92	22.10	18.33	26.38	67.39	58.16	22.84	53.75	41.84	118.06	10.32	13.30
3.肠梗阻	0.73	0.00	0.00	0.00	0.00	0.00	0.00	0.00	0.00	0.00	0.00	0.00	0.00	0.00	6.74	0.00	11.42	35.84	0.00	0.00	0.92	1.22
4.阑尾炎	0.37	0.00	0.00	0.00	0.00	0.00	0.00	2.35	0.00	0.00	0.00	0.00	0.00	0.00	0.00	0.00	0.00	17.92	0.00	0.00	0.45	0.50
5.胆囊疾病	1.47	0.00	0.00	0.00	0.00	0.00	0.00	0.00	0.00	0.00	1.82	1.84	0.00	0.00	6.74	0.00	0.00	71.67	0.00	118.06	1.77	2.57
6.胰腺炎	1.28	0.00	3.37	0.00	0.00	2.25	0.00	0.00	0.00	0.00	0.00	1.84	13.74	0.00	13.48	0.00	0.00	0.00	0.00	0.00	1.47	1.72
7.其他	4.03	0.00	0.00	0.00	0.00	0.00	0.00	0.00	0.00	1.84	1.82	7.37	4.58	15.83	20.22	16.62	11.42	89.59	83.68	118.06	4.52	6.22
九、主要泌尿生殖系统疾病	7.69	13.50	0.00	0.00	0.00	2.25	0.00	0.00	2.31	5.52	5.46	7.37	9.16	15.83	15.83	33.23	57.10	53.75	292.89	236.13	9.08	12.13
1.肾炎	7.14	13.50	0.00	0.00	0.00	2.25	0.00	0.00	2.31	5.52	5.46	5.52	9.16	15.83	15.83	33.23	45.68	35.84	292.89	236.13	8.49	11.38
2.前列腺增生	0.55	0.00	0.00	0.00	0.00	0.00	0.00	0.00	0.00	0.00	0.00	1.84	0.00	0.00	0.00	0.00	11.42	17.92	0.00	0.00	0.59	0.75
3.其他	0.00	0.00	0.00	0.00	0.00	0.00	0.00	0.00	0.00	0.00	0.00	0.00	0.00	0.00	0.00	0.00	0.00	0.00	0.00	0.00	0.00	0.00
十、肌肉骨骼和结缔组织病	1.28	0.00	0.00	0.00	0.00	0.00	2.04	0.00	0.00	0.00	0.00	0.00	0.00	0.00	6.74	0.00	22.84	35.84	83.68	0.00	1.69	2.34
十一、先天异常	4.58	162.01	16.87	2.39	0.00	6.75	2.04	0.00	0.00	0.00	0.00	1.84	9.16	0.00	0.00	0.00	0.00	0.00	0.00	0.00	4.03	3.97
1.先天性心脏病	3.48	108.01	13.49	2.39	0.00	6.75	2.04	0.00	0.00	0.00	0.00	1.84	9.16	0.00	0.00	0.00	0.00	0.00	0.00	0.00	3.12	3.06
2.其他先天畸形	1.10	54.00	3.37	0.00	0.00	0.00	0.00	0.00	0.00	0.00	0.00	0.00	0.00	0.00	0.00	0.00	0.00	0.00	0.00	0.00	0.90	0.91
Ⅲ·伤害	65.74	54.00	40.48	35.83	15.36	47.26	55.17	56.32	73.93	62.54	76.47	75.51	142.03	63.31	107.82	99.70	125.63	179.18	292.89	236.13	66.77	73.01
1.道路交通事故	31.13	0.00	16.87	26.28	10.24	20.26	24.52	37.55	36.97	29.43	38.23	34.99	64.14	21.10	53.91	33.23	34.26	89.59	41.84	236.13	31.74	33.80
2.意外中毒	5.13	0.00	10.12	0.00	0.00	0.00	0.00	0.00	6.93	7.36	10.92	9.21	18.33	5.28	6.74	8.31	0.00	0.00	0.00	0.00	4.74	5.33

续表

疾病名称	合计	0岁~	1岁~	5岁~	10岁~	15岁~	20岁~	25岁~	30岁~	35岁~	40岁~	45岁~	50岁~	55岁~	60岁~	65岁~	70岁~	75岁~	80岁~	85岁~	标化率(2000年)	标化率(2010年)
3.意外跌落	7.14	0.00	3.37	2.39	0.00	9.00	2.04	2.35	0.00	1.84	7.28	9.21	22.91	10.55	6.74	33.23	34.26	35.84	167.36	0.00	7.67	9.38
4.自杀	10.99	0.00	0.00	2.39	2.56	13.50	12.26	11.73	18.48	11.04	9.10	11.05	13.74	15.83	26.96	8.31	34.26	17.92	41.84	0.00	11.44	12.20
5.砸死和碰撞死	1.83	0.00	0.00	0.00	0.00	0.00	2.04	2.35	2.31	0.00	1.82	0.00	13.74	5.28	0.00	8.31	11.42	0.00	0.00	0.00	2.10	2.38
6.意外窒息	2.56	40.50	0.00	0.00	0.00	0.00	0.00	0.00	0.00	3.68	5.46	1.84	4.58	0.00	6.74	8.31	0.00	17.92	41.84	0.00	2.45	2.96
7.触电	0.37	0.00	0.00	0.00	2.56	0.00	0.00	0.00	0.00	1.84	0.00	0.00	0.00	0.00	0.00	0.00	0.00	0.00	0.00	0.00	0.42	0.31
8.溺水	3.11	0.00	6.75	4.78	0.00	0.00	6.13	2.35	0.00	3.68	1.82	5.52	0.00	0.00	6.74	0.00	11.42	17.92	0.00	0.00	2.85	3.16
9.火灾	0.18	0.00	0.00	0.00	0.00	0.00	0.00	0.00	2.31	0.00	0.00	0.00	0.00	0.00	0.00	0.00	0.00	0.00	0.00	0.00	0.24	0.17
10.他杀	0.92	0.00	0.00	0.00	0.00	2.25	2.04	0.00	2.31	1.84	1.82	1.84	0.00	5.28	0.00	0.00	0.00	0.00	0.00	0.00	0.87	0.84
11.其他	2.38	13.50	3.37	0.00	0.00	2.25	6.13	0.00	4.62	1.84	1.84	1.84	4.58	5.28	0.00	0.00	0.00	0.00	0.00	0.00	2.26	2.46

表 5-12 2020 年青海省死因回顾性调查分死因年龄别死亡率（牧区、女性）(1/10万)

疾病名称	合计	0岁~	1岁~	5岁~	10岁~	15岁~	20岁~	25岁~	30岁~	35岁~	40岁~	45岁~	50岁~	55岁~	60岁~	65岁~	70岁~	75岁~	80岁~	85岁~	标化率(2000年)	标化率(2010年)
全死因	525.64	1403.06	188.35	110.70	65.45	82.51	70.01	68.97	88.78	104.75	145.96	231.67	617.05	596.60	865.27	1742.16	3214.00	6090.03	11536.23	23228.80	524.89	699.36
I.传染病、母婴疾病和营养缺乏性疾病	56.94	1091.27	76.74	37.74	15.71	18.86	27.10	7.66	17.26	14.38	27.11	23.60	60.60	52.64	68.67	95.03	193.25	235.36	318.84	1161.44	53.39	60.74
一、传染病和寄生虫病	27.19	0.00	17.44	20.13	10.47	11.79	20.33	7.66	9.86	14.38	27.11	21.45	60.60	46.79	34.34	79.19	142.39	161.81	144.93	348.43	27.31	32.34
1.病毒性肝炎	6.50	0.00	0.00	0.00	0.00	0.00	2.26	0.00	2.47	2.05	14.38	6.44	5.51	23.40	20.60	39.59	91.54	29.42	28.99	116.14	6.82	8.71
2.结核病	9.06	0.00	6.98	15.10	10.47	9.43	6.78	7.66	2.47	6.16	14.38	0.00	60.60	5.85	6.87	15.84	20.34	29.42	28.99	116.14	9.62	10.04
3.脑膜炎	2.36	0.00	10.46	0.00	0.00	0.00	4.52	0.00	0.00	4.11	2.09	6.26	33.06	5.85	0.00	0.00	10.17	14.71	0.00	58.07	2.11	2.68
4.感染性腹泻	0.39	0.00	0.00	2.52	0.00	0.00	0.00	0.00	0.00	0.00	0.00	2.09	0.00	0.00	0.00	0.00	0.00	0.00	28.99	0.00	0.37	0.42
5.败血症	0.20	0.00	0.00	0.00	0.00	0.00	0.00	0.00	0.00	0.00	0.00	0.00	0.00	0.00	0.00	7.92	0.00	0.00	0.00	0.00	0.22	0.24
6.艾滋病	0.00	0.00	0.00	0.00	0.00	0.00	0.00	0.00	0.00	0.00	0.00	0.00	0.00	0.00	0.00	0.00	0.00	0.00	0.00	0.00	0.00	0.00
7.包虫病	8.47	0.00	0.00	2.52	0.00	2.36	6.78	0.00	4.93	2.05	0.00	15.02	22.04	11.70	15.84	7.92	20.34	88.26	57.97	58.07	8.04	10.05
8.其他	0.20	0.00	0.00	0.00	0.00	0.00	0.00	0.00	0.00	0.00	2.09	0.00	0.00	0.00	0.00	0.00	0.00	0.00	0.00	0.00	0.14	0.20
二、呼吸道感染	18.72	425.17	55.81	17.61	5.24	4.71	2.26	0.00	0.00	0.00	0.00	2.15	0.00	5.85	34.34	7.92	50.85	73.55	144.93	813.01	16.83	19.70
1.下呼吸道感染	17.93	396.83	55.81	17.61	5.24	4.71	2.26	0.00	0.00	0.00	0.00	2.15	0.00	5.85	27.47	7.92	50.85	73.55	115.94	813.01	16.10	18.82
2.上呼吸道感染	0.79	28.34	0.00	0.00	0.00	0.00	0.00	0.00	0.00	0.00	0.00	0.00	0.00	0.00	6.87	0.00	0.00	0.00	28.99	0.00	0.73	0.88
三、妊娠、分娩和产褥期并发症	0.99	0.00	0.00	0.00	0.00	2.36	2.36	0.00	4.93	0.00	0.00	0.00	0.00	0.00	0.00	0.00	0.00	0.00	0.00	0.00	1.04	0.97
1.妊娠高血压综合征	0.20	0.00	0.00	0.00	0.00	0.00	2.36	0.00	0.00	0.00	0.00	0.00	0.00	0.00	0.00	0.00	0.00	0.00	0.00	0.00	0.20	0.18
2.产后出血	0.20	0.00	0.00	0.00	0.00	0.00	0.00	0.00	2.47	0.00	0.00	0.00	0.00	0.00	0.00	0.00	0.00	0.00	0.00	0.00	0.25	0.18
3.羊水栓塞	0.20	0.00	0.00	0.00	0.00	0.00	0.00	0.00	2.47	0.00	0.00	0.00	0.00	0.00	0.00	0.00	0.00	0.00	0.00	0.00	0.17	0.22
4.其他	0.39	0.00	0.00	0.00	0.00	2.36	0.00	0.00	0.00	0.00	0.00	0.00	0.00	0.00	0.00	0.00	0.00	0.00	0.00	0.00	0.42	0.40
四、围生期疾病	9.26	666.10	0.00	0.00	0.00	0.00	0.00	0.00	0.00	0.00	0.00	0.00	0.00	0.00	0.00	0.00	0.00	0.00	0.00	0.00	7.39	6.86
1.早产	2.76	198.41	0.00	0.00	0.00	0.00	0.00	0.00	0.00	0.00	0.00	0.00	0.00	0.00	0.00	0.00	0.00	0.00	0.00	0.00	2.20	2.04
2.产伤和窒息	5.12	368.48	0.00	0.00	0.00	0.00	0.00	0.00	0.00	0.00	0.00	0.00	0.00	0.00	0.00	0.00	0.00	0.00	0.00	0.00	4.09	3.80
3.其他	1.38	99.21	0.00	0.00	0.00	0.00	0.00	0.00	0.00	0.00	0.00	0.00	0.00	0.00	0.00	0.00	0.00	0.00	0.00	0.00	1.10	1.02

续表

疾病名称	合计	0岁~	1岁~	5岁~	10岁~	15岁~	20岁~	25岁~	30岁~	35岁~	40岁~	45岁~	50岁~	55岁~	60岁~	65岁~	70岁~	75岁~	80岁~	85岁~	标化率（2000年）	标化率（2010年）
五、营养缺乏	0.79	0.00	3.49	0.00	0.00	0.00	0.00	0.00	0.00	0.00	0.00	0.00	0.00	0.00	0.00	7.92	0.00	0.00	0.00	28.99	0.81	0.88
1. 缺铁性贫血	0.39	0.00	0.00	0.00	0.00	0.00	0.00	0.00	0.00	0.00	0.00	0.00	0.00	0.00	0.00	7.92	0.00	0.00	0.00	0.00	0.47	0.42
2. 其他	0.39	0.00	3.49	0.00	0.00	0.00	0.00	0.00	2.47	0.00	0.00	0.00	0.00	0.00	0.00	0.00	0.00	0.00	0.00	28.99	0.34	0.45
Ⅱ. 慢性非传染性疾病	427.52	226.76	52.32	30.19	18.33	33.00	33.88	40.87	46.85	65.73	98.00	182.33	523.39	532.26	721.05	1 607.54	2 919.04	5 722.27	10 724.64	20 441.35	430.75	591.98
一、恶性肿瘤	92.60	0.00	0.00	5.03	0.00	9.43	18.07	7.66	24.66	28.76	39.62	105.11	214.86	187.17	247.22	451.38	589.91	1 000.29	1 159.42	1 800.23	95.12	122.89
1. 胃癌	23.05	0.00	0.00	2.52	0.00	2.36	2.26	0.00	7.40	4.11	10.43	21.45	38.57	52.64	48.07	102.95	183.08	191.23	463.77	638.79	23.48	31.10
2. 肝癌	15.56	0.00	0.00	0.00	0.00	0.00	2.26	2.55	7.40	2.05	8.34	10.73	38.57	23.40	68.67	79.19	50.85	220.65	202.90	406.50	16.30	21.26
3. 肺癌	9.85	0.00	0.00	0.00	0.00	0.00	0.00	0.00	0.00	0.00	4.17	10.73	22.04	17.55	27.47	79.19	122.05	88.26	116.14	116.14	10.31	13.10
4. 食管癌	5.12	0.00	0.00	0.00	0.00	0.00	0.00	0.00	0.00	2.05	0.00	2.15	0.00	5.85	6.87	7.92	91.54	73.55	57.97	232.29	5.13	7.03
5. 结直肠癌	3.15	0.00	0.00	0.00	0.00	0.00	0.00	0.00	0.00	2.05	0.00	0.00	0.00	5.85	0.00	23.76	10.17	58.84	86.96	116.14	3.16	4.19
6. 胰腺癌	2.76	0.00	0.00	0.00	0.00	0.00	0.00	0.00	2.47	2.05	2.09	2.15	16.53	5.85	0.00	23.76	20.34	44.13	57.97	0.00	3.04	3.82
7. 乳腺癌	3.55	0.00	0.00	0.00	0.00	0.00	0.00	0.00	0.00	2.05	2.09	8.58	16.53	11.70	13.73	15.84	10.17	14.71	0.00	58.07	3.67	4.68
8. 宫颈癌	5.71	0.00	0.00	0.00	0.00	0.00	2.26	0.00	2.55	6.16	2.09	6.44	22.04	17.55	20.60	23.76	30.51	0.00	58.07	58.07	6.11	7.52
9. 子宫体癌	1.77	0.00	0.00	0.00	0.00	0.00	0.00	0.00	0.00	4.11	0.00	2.15	11.02	5.85	6.87	0.00	0.00	14.71	28.99	0.00	1.89	2.40
10. 卵巢癌	1.77	0.00	0.00	0.00	0.00	0.00	0.00	0.00	0.00	0.00	2.09	8.58	5.51	0.00	6.87	15.84	10.17	58.84	28.99	0.00	1.75	2.05
11. 前列腺癌	0.00	0.00	0.00	0.00	0.00	0.00	0.00	0.00	0.00	0.00	0.00	0.00	0.00	0.00	0.00	0.00	0.00	0.00	0.00	0.00	0.00	0.00
12. 脑瘤	2.96	0.00	0.00	0.00	0.00	0.00	0.00	6.78	0.00	2.05	0.00	8.58	5.51	0.00	6.87	15.84	10.17	29.42	0.00	0.00	2.83	3.40
13. 白血病	1.77	0.00	0.00	2.52	0.00	0.00	2.26	0.00	2.47	0.00	2.09	2.15	0.00	5.51	20.60	0.00	0.00	14.71	28.99	0.00	1.76	2.13
14. 膀胱癌	0.39	0.00	0.00	0.00	0.00	0.00	0.00	0.00	0.00	0.00	0.00	0.00	5.51	0.00	0.00	0.00	0.00	0.00	0.00	58.07	0.47	0.66
15. 鼻咽癌	0.00	0.00	0.00	0.00	0.00	0.00	0.00	0.00	0.00	0.00	0.00	0.00	0.00	0.00	0.00	0.00	0.00	0.00	0.00	0.00	0.00	0.00
16. 胆囊及胆道癌	2.17	0.00	0.00	0.00	0.00	0.00	0.00	0.00	0.00	2.05	2.09	4.29	0.00	5.85	6.87	7.92	10.17	73.55	0.00	0.00	2.02	2.70
17. 肾癌	0.39	0.00	0.00	0.00	0.00	0.00	0.00	0.00	0.00	0.00	2.09	0.00	0.00	0.00	0.00	0.00	0.00	14.71	0.00	0.00	0.32	0.46
18. 骨癌	0.59	0.00	0.00	0.00	0.00	2.36	0.00	0.00	0.00	0.00	0.00	0.00	0.00	0.00	6.87	7.92	0.00	0.00	0.00	0.00	0.65	0.72

续表

疾病名称	合计	0岁~	1岁~	5岁~	10岁~	15岁~	20岁~	25岁~	30岁~	35岁~	40岁~	45岁~	50岁~	55岁~	60岁~	65岁~	70岁~	75岁~	80岁~	85岁~	标化率(2000年)	标化率(2010年)
19. 皮肤癌	0.59	0.00	0.00	0.00	0.00	0.00	0.00	0.00	0.00	0.00	0.00	4.29	0.00	0.00	0.00	0.00	0.00	14.71	0.00	0.00	0.48	0.60
20. 淋巴癌	1.18	0.00	0.00	0.00	0.00	4.71	0.00	2.55	0.00	0.00	0.00	2.15	0.00	5.85	0.00	0.00	0.00	0.00	0.00	0.00	1.18	1.26
21. 喉癌	0.00	0.00	0.00	0.00	0.00	0.00	0.00	0.00	0.00	0.00	0.00	0.00	0.00	0.00	0.00	0.00	0.00	0.00	0.00	0.00	0.00	0.00
22. 甲状腺癌	0.39	0.00	0.00	0.00	0.00	0.00	0.00	0.00	0.00	2.05	0.00	0.00	0.00	0.00	0.00	0.00	0.00	0.00	28.99	0.00	0.37	0.47
23. 其他	9.85	0.00	0.00	0.00	0.00	0.00	4.52	0.00	2.47	0.00	4.17	10.73	27.55	23.40	34.34	47.51	40.68	147.10	115.94	116.14	10.20	13.34
二、其他肿瘤	9.26	14.17	0.00	0.00	0.00	0.00	2.26	5.11	0.00	6.16	0.00	4.29	11.02	17.55	27.47	31.68	61.03	132.39	57.97	464.58	9.48	12.65
三、糖尿病	7.68	0.00	0.00	0.00	0.00	0.00	0.00	0.00	0.00	2.05	4.17	2.15	5.51	11.70	20.60	23.76	71.20	132.39	231.88	116.14	7.69	10.53
四、内分泌紊乱	1.38	0.00	0.00	0.00	2.62	0.00	0.00	0.00	0.00	0.00	2.09	0.00	5.51	0.00	6.87	7.92	0.00	14.71	0.00	58.07	1.51	1.81
五、神经系统和精神障碍疾病	4.53	0.00	3.49	7.55	5.24	2.36	0.00	5.11	0.00	2.05	4.17	0.00	0.00	0.00	0.00	7.92	30.51	58.84	86.96	0.00	4.52	4.91
1. 神经系统疾病	2.96	0.00	3.49	5.03	5.24	2.36	0.00	2.55	0.00	2.05	0.00	0.00	0.00	0.00	0.00	0.00	30.51	44.13	57.97	0.00	3.05	3.22
2. 精神障碍	1.58	0.00	0.00	2.52	0.00	0.00	0.00	2.55	0.00	2.05	4.17	0.00	0.00	0.00	0.00	7.92	0.00	14.71	28.99	0.00	1.47	1.70
六、心脑血管疾病	203.91	28.34	13.95	5.03	0.00	11.79	4.52	7.66	17.26	8.22	33.36	49.34	214.86	216.41	295.29	720.62	1 261.19	2 912.62	6 318.84	12 601.63	204.55	291.51
1. 缺血性心脏病	61.67	0.00	0.00	0.00	0.00	0.00	0.00	0.00	12.33	2.05	4.17	12.87	55.09	46.79	75.54	166.30	386.49	897.32	2 144.93	4 413.47	61.64	89.26
2. 高血压及并发症	20.10	0.00	0.00	0.00	0.00	0.00	0.00	0.00	0.00	2.05	0.00	0.00	16.53	23.40	34.34	79.19	101.71	397.18	608.70	1 161.44	20.19	29.06
3. 肺源性心脏病	13.00	0.00	3.49	0.00	0.00	0.00	0.00	0.00	0.00	2.05	2.09	4.29	5.51	11.70	20.60	71.27	50.85	161.81	376.81	1 045.30	12.87	18.72
4. 风湿性心脏病	2.76	0.00	0.00	0.00	0.00	2.36	0.00	0.00	0.00	2.05	0.00	0.00	0.00	5.85	6.87	15.84	30.51	29.42	28.99	174.22	2.82	3.89
5. 心脏性猝死	3.35	0.00	0.00	0.00	0.00	0.00	2.26	0.00	2.47	0.00	0.00	0.00	11.02	0.00	0.00	0.00	10.17	73.55	57.97	232.29	3.38	4.73
6. 脑出血	66.59	0.00	0.00	0.00	0.00	9.43	0.00	2.55	2.47	0.00	18.77	23.60	82.64	70.19	123.61	269.24	488.20	912.03	1 855.07	3 426.25	67.21	94.07
7. 脑梗死	11.82	0.00	0.00	0.00	0.00	0.00	0.00	2.55	0.00	0.00	0.00	4.29	5.51	11.70	0.00	63.35	111.88	102.97	521.74	580.72	11.85	16.66
8. 脑卒中（未特指出血或梗死）	3.15	0.00	0.00	0.00	0.00	0.00	0.00	0.00	0.00	0.00	0.00	2.15	5.51	5.85	0.00	7.92	10.17	29.42	173.91	174.22	3.12	4.61
9. 其他	21.47	28.34	10.46	5.03	0.00	0.00	2.26	0.00	0.00	2.05	4.17	2.15	33.06	40.94	34.34	47.51	71.20	308.91	550.72	1 393.73	21.46	30.52
七、主要呼吸系统疾病	75.65	28.34	6.98	7.55	5.24	2.36	0.00	0.00	4.93	8.22	8.34	6.44	16.53	35.09	61.80	277.16	711.96	1 176.82	2 492.75	4 181.18	75.16	105.65

续表

疾病名称	合计	0岁~	1岁~	5岁~	10岁~	15岁~	20岁~	25岁~	30岁~	35岁~	40岁~	45岁~	50岁~	55岁~	60岁~	65岁~	70岁~	75岁~	80岁~	85岁~	标化率(2000年)	标化率(2010年)
1.慢性阻塞性肺疾病	70.73	0.00	3.49	2.52	5.24	0.00	0.00	0.00	2.47	4.11	8.34	6.44	16.53	35.09	54.94	253.41	691.62	1 162.11	2 463.77	3 716.61	70.34	99.47
2.哮喘	0.79	0.00	0.00	2.52	0.00	0.00	0.00	0.00	0.00	2.05	0.00	0.00	0.00	0.00	6.87	0.00	0.00	0.00	0.00	58.07	0.78	0.95
3.尘肺病	0.00	0.00	0.00	0.00	0.00	0.00	0.00	0.00	0.00	0.00	0.00	0.00	0.00	0.00	0.00	0.00	0.00	0.00	0.00	0.00	0.00	0.00
4.其他	4.14	28.34	3.49	0.00	0.00	2.36	0.00	0.00	2.47	2.05	0.00	0.00	0.00	0.00	0.00	23.76	20.34	14.71	28.99	406.50	4.04	5.23
八、主要消化系统疾病	17.93	0.00	3.49	5.03	0.00	0.00	0.00	2.55	0.00	8.22	4.17	8.58	49.58	40.94	27.47	63.35	111.88	205.94	202.90	987.22	18.49	25.11
1.消化性溃疡	5.12	0.00	0.00	0.00	0.00	0.00	0.00	2.55	0.00	0.00	0.00	0.00	0.00	11.70	6.87	15.84	20.34	102.97	144.93	348.43	5.13	7.48
2.肝硬化	6.11	0.00	0.00	0.00	0.00	0.00	0.00	0.00	0.00	6.16	4.17	0.00	22.04	23.40	6.87	39.59	40.68	58.84	28.99	174.22	6.48	8.53
3.肠梗阻	0.39	0.00	0.00	0.00	0.00	0.00	0.00	0.00	0.00	0.00	0.00	0.00	5.51	0.00	0.00	0.00	0.00	0.00	0.00	58.07	0.37	0.46
4.阑尾炎	0.20	0.00	0.00	0.00	0.00	0.00	0.00	0.00	0.00	2.05	0.00	0.00	11.02	0.00	0.00	0.00	0.00	0.00	0.00	0.00	0.28	0.33
5.胆囊疾病	1.38	0.00	0.00	0.00	0.00	0.00	0.00	0.00	0.00	0.00	0.00	2.15	11.02	0.00	0.00	0.00	10.17	14.71	0.00	116.14	1.51	2.01
6.胰腺炎	1.58	0.00	3.49	0.00	0.00	0.00	0.00	0.00	0.00	0.00	0.00	6.44	0.00	5.85	6.87	0.00	10.17	14.71	28.99	0.00	1.71	2.16
7.其他	3.15	0.00	0.00	2.52	0.00	0.00	0.00	0.00	0.00	0.00	0.00	2.09	5.51	17.55	34.34	15.84	30.51	14.71	28.99	290.36	3.01	4.15
九、主要泌尿生殖系统疾病	7.29	0.00	0.00	0.00	0.00	2.62	2.36	10.22	0.00	0.00	2.09	4.29	5.51	17.55	34.34	15.84	50.85	58.84	173.91	116.14	7.68	9.74
1.肾炎	6.70	0.00	0.00	0.00	0.00	2.62	2.36	10.22	0.00	0.00	2.09	4.29	5.51	17.55	27.47	15.84	40.68	44.13	173.91	116.14	7.05	8.92
2.前列腺增生	0.00	0.00	0.00	0.00	0.00	0.00	0.00	0.00	0.00	0.00	0.00	0.00	0.00	0.00	0.00	0.00	0.00	0.00	0.00	0.00	0.00	0.00
3.其他	0.59	0.00	0.00	0.00	0.00	0.00	0.00	0.00	0.00	0.00	0.00	0.00	0.00	5.85	6.87	0.00	10.17	14.71	0.00	0.00	0.63	0.82
十、肌肉骨骼和结缔组织病	2.56	0.00	0.00	0.00	0.00	0.00	0.00	6.78	2.55	0.00	0.00	2.15	0.00	0.00	0.00	7.92	0.00	30.51	0.00	116.14	2.53	3.29
十一、先天异常	4.53	155.90	24.42	0.00	2.62	4.71	2.26	2.26	0.00	2.05	0.00	0.00	0.00	0.00	5.85	0.00	7.92	14.71	0.00	0.00	3.82	3.63
1.先天性心脏病	2.96	56.69	20.93	0.00	2.62	4.71	2.26	2.26	0.00	2.05	0.00	0.00	0.00	0.00	5.85	0.00	7.92	0.00	0.00	0.00	2.57	2.45
2.其他先天畸形	1.58	99.21	3.49	0.00	0.00	0.00	0.00	0.00	0.00	0.00	0.00	0.00	0.00	0.00	0.00	0.00	0.00	14.71	0.00	0.00	1.26	1.18
Ⅲ.伤害	25.22	28.34	24.42	25.16	28.80	23.57	9.03	15.33	24.66	20.54	18.77	23.60	16.53	11.70	54.94	31.68	81.37	44.13	115.94	348.43	25.51	26.44
1.道路交通事故	10.44	0.00	10.46	20.13	20.94	2.36	6.78	2.55	12.33	10.27	8.34	10.73	5.51	5.85	6.87	6.87	40.68	14.71	0.00	58.07	10.60	10.02
2.意外中毒	1.38	0.00	0.00	0.00	2.52	0.00	0.00	0.00	4.93	0.00	4.17	0.00	5.51	0.00	0.00	6.87	0.00	0.00	0.00	0.00	1.47	1.51

续表

疾病名称	合计	0岁~	1岁~	5岁~	10岁~	15岁~	20岁~	25岁~	30岁~	35岁~	40岁~	45岁~	50岁~	55岁~	60岁~	65岁~	70岁~	75岁~	80岁~	85岁~	标化率（2000年）	标化率（2010年）
3. 意外跌落	4.73	0.00	6.98	0.00	0.00	0.00	0.00	2.55	0.00	0.00	0.00	2.15	5.51	5.85	13.73	15.84	40.68	14.71	115.94	290.36	4.80	6.54
4. 自杀	6.70	14.17	0.00	2.52	5.24	16.50	2.26	10.22	7.40	10.27	6.26	6.44	0.00	0.00	20.60	7.92	0.00	0.00	0.00	0.00	6.80	6.50
5. 砸死和碰撞死	0.20	0.00	0.00	0.00	0.00	0.00	0.00	0.00	0.00	0.00	0.00	0.00	0.00	0.00	6.87	0.00	0.00	0.00	0.00	0.00	0.23	0.30
6. 意外窒息	0.59	14.17	3.49	0.00	2.62	0.00	0.00	0.00	0.00	0.00	0.00	0.00	0.00	0.00	0.00	0.00	0.00	0.00	0.00	0.00	0.58	0.45
7. 触电	0.00	0.00	0.00	0.00	0.00	0.00	0.00	0.00	0.00	0.00	0.00	0.00	0.00	0.00	0.00	0.00	0.00	0.00	0.00	0.00	0.00	0.00
8. 溺水	0.20	0.00	0.00	0.00	0.00	2.36	0.00	0.00	0.00	0.00	0.00	0.00	0.00	0.00	0.00	0.00	0.00	0.00	0.00	0.00	0.20	0.18
9. 火灾	0.20	0.00	3.49	0.00	0.00	0.00	0.00	0.00	0.00	0.00	0.00	0.00	0.00	0.00	0.00	0.00	0.00	0.00	0.00	0.00	0.15	0.16
10. 他杀	0.00	0.00	0.00	0.00	0.00	0.00	0.00	0.00	0.00	0.00	0.00	0.00	0.00	0.00	0.00	0.00	0.00	0.00	0.00	0.00	0.00	0.00
11. 其他	0.79	0.00	0.00	0.00	0.00	2.36	0.00	0.00	0.00	0.00	0.00	4.29	0.00	0.00	0.00	0.00	0.00	14.71	0.00	0.00	0.68	0.78

5.2 2015年地区别、性别、年龄别、死因别死亡率

表5-13 2015年青海省死因回顾性调查分死因年龄别死亡率（城乡合计，男女合计）（1/10万）

疾病名称	合计	0岁~	1岁~	5岁~	10岁~	15岁~	20岁~	25岁~	30岁~	35岁~	40岁~	45岁~	50岁~	55岁~	60岁~	65岁~	70岁~	75岁~	80岁~	85岁~	标化率（2000年）	标化率（2010年）
全死因	584.11	1 407.80	127.47	41.96	33.28	58.27	73.05	106.73	107.80	150.09	226.19	364.14	558.12	856.65	1 593.64	2 412.44	4 273.05	7 344.86	14 476.56	20 208.63	633.06	841.75
I.传染病、母婴疾病和营养缺乏性疾病	38.73	1 010.41	48.09	10.19	5.64	5.09	5.93	15.85	9.76	10.63	9.91	16.94	24.23	28.95	54.49	84.07	135.56	197.86	562.93	777.26	38.69	44.70
一、传染病和寄生虫病	14.23	83.17	17.56	4.20	2.82	2.77	3.20	10.57	4.18	9.00	7.84	14.29	19.04	15.38	43.60	63.05	52.60	71.64	117.63	102.27	14.33	16.60
1.病毒性肝炎	5.21	0.00	0.76	0.00	0.00	0.46	0.46	2.11	0.93	3.27	3.30	5.82	9.52	7.24	23.01	33.03	30.35	34.11	50.41	61.36	5.34	6.65
2.结核病	3.13	0.00	5.34	3.00	1.13	0.46	1.37	4.76	0.00	2.04	1.65	5.29	4.33	3.62	4.84	18.01	16.19	17.06	25.21	20.45	3.24	3.73
3.脑膜炎	1.36	18.48	4.58	0.60	0.00	0.00	0.00	0.53	0.00	0.82	1.24	0.53	0.00	0.00	6.05	3.00	0.00	3.41	0.00	20.45	1.30	1.40
4.感染性腹泻	0.52	9.24	0.76	0.00	0.00	0.00	0.00	1.59	0.00	0.00	0.00	0.00	0.00	0.00	0.00	0.00	0.00	0.00	0.00	0.00	0.50	0.46
5.败血症	1.00	21.56	2.29	0.00	0.00	0.46	0.46	0.53	0.46	0.41	0.00	0.53	0.87	0.00	4.84	3.00	4.05	10.23	16.80	0.00	1.01	1.17
6.艾滋病	0.60	27.72	0.76	0.00	0.00	0.46	0.91	0.00	0.00	0.00	0.00	0.00	0.00	0.00	0.00	0.00	0.00	0.00	0.00	0.00	0.53	0.52
7.包虫病	1.80	0.00	2.29	0.00	1.13	0.92	0.91	1.06	2.32	2.45	0.83	1.06	4.33	4.52	3.63	6.00	2.02	3.41	16.80	0.00	1.85	2.04
8.其他	0.60	6.16	2.29	0.60	0.56	0.46	0.46	0.00	0.46	0.00	0.83	1.06	0.00	0.00	1.21	0.00	0.00	3.41	8.40	0.00	0.58	0.63
二、呼吸道感染	16.08	397.39	30.53	5.39	2.82	0.92	1.83	2.64	0.46	0.82	0.83	2.12	5.19	13.57	8.48	21.02	78.91	112.58	436.90	654.53	16.83	20.97
1.下呼吸道感染	13.91	351.18	24.43	4.80	1.69	0.46	1.37	2.64	0.46	0.41	0.83	1.59	4.33	11.76	7.27	21.02	74.86	102.34	386.49	470.44	14.46	17.90
2.上呼吸道感染	2.17	46.21	6.11	0.60	1.13	0.46	0.46	0.00	0.00	0.41	0.00	0.53	0.87	1.81	1.21	0.00	4.05	10.23	50.41	184.09	2.37	3.06
三、妊娠、分娩和产褥期并发症	1.04	0.00	0.00	0.00	0.00	0.92	0.91	2.64	5.11	0.82	1.24	0.00	0.00	0.00	1.21	0.00	0.00	0.00	0.00	0.00	1.11	0.97
1.妊娠高血压综合征	0.12	0.00	0.00	0.00	0.00	0.46	0.00	0.00	0.46	0.00	0.41	0.00	0.00	0.00	0.00	0.00	0.00	0.00	0.00	0.00	0.11	0.11
2.产后出血	0.56	0.00	0.00	0.00	0.00	0.46	0.00	1.06	2.32	0.41	0.83	0.00	0.00	0.00	1.21	0.00	0.00	0.00	0.00	0.00	0.58	0.54
3.羊水栓塞	0.16	0.00	0.00	0.00	0.00	0.00	0.00	0.00	0.93	0.41	0.00	0.41	0.00	0.00	0.00	0.00	0.00	0.00	0.00	0.00	0.18	0.14
4.其他	0.20	0.00	0.00	0.00	0.00	0.00	0.00	1.06	1.39	0.00	0.00	0.41	0.00	0.00	0.00	0.00	0.00	0.00	0.00	0.00	0.24	0.18
四、围生期疾病	6.78	520.61	0.00	0.00	0.00	0.00	0.00	0.00	0.00	0.00	0.00	0.00	0.00	0.00	0.00	0.00	0.00	0.00	0.00	0.00	5.78	5.36

续表

疾病名称	合计	0岁~	1岁~	5岁~	10岁~	15岁~	20岁~	25岁~	30岁~	35岁~	40岁~	45岁~	50岁~	55岁~	60岁~	65岁~	70岁~	75岁~	80岁~	85岁~	标化率(2000年)	标化率(2010年)
1.早产	1.40	107.82	0.00	0.00	0.00	0.00	0.00	0.00	0.00	0.00	0.00	0.00	0.00	0.00	0.00	0.00	0.00	0.00	0.00	0.00	1.20	1.11
2.产伤和窒息	4.69	360.42	0.00	0.00	0.00	0.00	0.00	0.00	0.00	0.00	0.00	0.00	0.00	0.00	0.00	0.00	0.00	0.00	0.00	0.00	4.00	3.71
3.其他	0.68	52.37	0.00	0.00	0.00	0.00	0.00	0.00	0.00	0.00	0.00	0.00	0.00	0.00	0.00	0.00	0.00	0.00	0.00	0.00	0.58	0.54
五、营养缺乏	0.60	9.24	0.00	0.00	0.60	0.00	0.46	0.00	0.00	0.00	0.00	0.53	0.00	0.00	1.21	0.00	4.05	13.65	8.40	20.45	0.64	0.80
II.慢性非传染性疾病	481.50	243.36	31.29	8.99	9.03	15.26	23.28	33.29	46.47	75.66	139.51	261.46	439.57	732.72	1 455.59	2 232.30	4 058.59	6 959.37	13 594.35	18 858.66	531.51	726.42
一、恶性肿瘤	105.62	6.16	4.58	3.60	2.82	6.01	5.93	7.40	18.12	29.85	46.64	84.68	151.43	230.67	409.31	592.98	815.36	1 153.07	1 613.17	1 922.63	110.52	144.41
1.胃癌	28.51	0.00	0.00	0.00	0.00	0.00	0.46	1.59	1.39	5.73	8.26	14.82	39.80	59.70	138.05	192.15	265.04	272.92	453.71	470.44	30.02	39.36
2.肝癌	18.49	0.00	0.76	0.60	0.00	0.46	0.00	0.53	3.25	6.13	15.68	23.82	39.80	41.61	78.71	94.58	117.35	163.75	176.44	122.72	18.57	23.80
3.肺癌	15.04	0.00	2.29	1.20	1.13	2.31	0.00	0.53	1.39	3.27	4.54	10.59	17.31	28.04	44.81	72.06	117.35	279.74	268.86	490.90	16.24	22.01
4.食管癌	8.66	0.00	0.00	0.00	0.00	0.00	0.00	0.00	0.00	0.41	1.24	4.76	12.11	19.00	29.06	67.55	87.00	78.46	159.64	286.36	9.37	12.55
5.结直肠癌	5.93	0.00	0.00	0.00	0.00	0.00	0.00	0.00	0.46	0.00	2.06	2.65	2.60	11.76	26.64	33.03	46.53	102.34	117.63	143.18	6.34	8.58
6.胰腺癌	2.00	0.00	0.00	0.00	0.00	0.00	0.00	0.00	0.00	0.00	0.00	1.59	2.60	3.62	7.27	28.52	18.21	10.23	8.40	40.91	2.11	2.65
7.乳腺癌	2.09	0.00	0.00	0.00	0.00	0.00	0.00	0.00	0.93	0.82	2.06	7.41	5.19	5.43	4.84	3.00	14.16	0.00	16.80	0.00	1.98	2.46
8.宫颈癌	1.76	0.00	0.00	0.00	0.00	0.00	0.00	0.00	0.00	2.45	0.00	2.89	4.33	3.62	8.48	7.51	6.07	6.82	0.00	0.00	1.70	2.06
9.子宫体癌	0.40	0.00	0.00	0.00	0.00	0.00	0.00	0.00	0.00	0.41	0.41	2.12	0.00	4.52	1.21	1.50	0.00	0.00	0.00	0.00	0.35	0.49
10.卵巢癌	0.40	0.00	0.00	0.00	0.00	0.00	0.00	0.00	0.00	0.41	0.41	0.53	0.00	4.52	0.00	1.50	2.02	0.00	0.00	0.00	0.40	0.45
11.前列腺癌	0.84	0.00	0.00	0.00	0.00	0.00	0.00	0.00	0.00	1.23	1.65	1.06	0.87	0.00	2.45	4.50	10.12	20.47	42.01	40.91	1.00	1.41
12.脑瘤	2.17	0.00	0.00	0.56	0.00	0.92	0.53	0.93	0.93	2.45	1.24	1.06	2.60	7.24	4.84	10.51	14.16	23.88	8.40	20.45	2.17	2.68
13.白血病	2.85	3.08	2.29	1.20	1.13	2.31	0.91	2.11	3.72	1.23	1.24	1.06	2.60	4.52	8.48	7.51	14.16	6.82	25.21	20.45	2.95	3.25
14.膀胱癌	0.72	0.00	0.00	0.60	0.00	0.00	0.00	0.00	0.00	0.00	0.41	0.00	0.87	0.00	3.63	1.50	12.14	10.23	25.21	20.45	0.80	1.10
15.鼻咽癌	0.28	0.00	0.00	0.00	0.00	0.00	0.00	0.00	0.00	0.00	0.00	0.00	0.00	0.00	1.21	3.00	6.07	0.00	8.40	0.00	0.30	0.38
16.胆囊及胆道癌	1.72	0.00	0.00	0.00	0.00	0.00	0.46	0.00	0.00	0.82	0.83	2.12	0.87	4.52	3.63	6.00	16.19	27.29	33.61	20.45	1.77	2.37
17.肾癌	0.32	0.00	0.00	0.00	0.00	0.00	0.46	0.00	0.00	0.00	0.00	0.00	0.00	0.00	2.42	1.50	6.07	3.41	0.00	0.00	0.33	0.41

续表

疾病名称	合计	0岁~	1岁~	5岁~	10岁~	15岁~	20岁~	25岁~	30岁~	35岁~	40岁~	45岁~	50岁~	55岁~	60岁~	65岁~	70岁~	75岁~	80岁~	85岁~	标化率（2000年）	标化率（2010年）
18. 骨癌	1.00	0.00	0.00	0.00	0.00	0.46	0.46	0.00	0.46	1.23	0.83	1.06	1.73	2.71	1.21	3.00	2.02	17.06	0.00	0.00	0.99	1.18
19. 皮肤癌	0.32	0.00	0.00	0.00	0.56	0.46	0.00	0.00	0.00	0.41	0.00	0.53	0.00	0.00	1.21	0.00	2.02	3.41	33.61	40.91	0.37	0.51
20. 淋巴癌	0.80	0.00	0.00	0.00	0.00	0.00	0.00	0.53	0.46	0.00	0.41	1.06	1.73	1.81	1.21	3.00	2.02	3.41	33.61	20.45	0.88	1.16
21. 喉癌	0.28	0.00	0.00	0.00	0.00	0.00	0.00	0.00	0.00	0.00	0.41	0.00	0.87	2.71	1.21	1.50	0.00	3.41	0.00	0.00	0.27	0.38
22. 甲状腺癌	0.12	0.00	0.00	0.00	0.00	0.00	0.00	0.00	0.00	0.00	0.41	0.00	0.00	0.00	0.00	0.00	0.00	6.82	0.00	0.00	0.11	0.16
23. 其他	10.91	3.08	1.53	1.20	0.56	1.39	0.91	1.06	4.18	2.86	4.13	9.00	16.44	28.95	41.17	49.54	56.65	112.58	235.25	184.09	11.49	15.02
二、其他肿瘤	1.36	12.32	0.00	0.60	0.00	0.00	0.00	0.00	0.46	0.00	1.24	1.59	1.73	0.90	2.42	0.00	14.16	20.47	25.21	20.45	1.40	1.78
三、糖尿病	10.87	0.00	0.00	0.00	0.00	0.00	0.00	0.00	0.93	0.41	4.54	4.76	8.65	9.95	49.65	54.04	117.35	126.22	352.88	265.90	11.89	16.08
四、内分泌紊乱	1.24	0.00	0.76	0.00	0.56	0.00	0.00	0.00	0.00	0.41	0.41	0.53	0.87	0.00	1.21	1.50	12.14	20.47	42.01	122.72	1.49	2.12
五、神经系统和精神障碍疾病	10.51	36.97	6.87	0.60	3.95	1.85	3.17	3.20	3.25	1.23	5.78	7.41	3.46	7.24	19.38	21.02	30.35	119.40	445.30	674.98	12.03	16.44
1. 神经系统疾病	9.86	36.97	6.87	0.60	3.38	1.85	3.17	3.20	2.32	1.23	4.54	6.35	2.60	6.33	16.95	21.02	30.35	112.58	428.50	674.98	11.37	15.64
2. 精神障碍	0.64	0.00	0.00	0.00	0.56	0.00	0.00	0.00	0.93	0.00	1.24	1.06	0.87	0.90	2.42	0.00	0.00	6.82	16.80	0.00	0.66	0.80
六、心脑血管疾病	237.90	12.32	0.76	2.40	1.13	3.24	6.39	15.32	14.40	28.63	49.94	114.85	188.64	348.27	668.46	1055.35	2106.18	3687.78	7721.39	10922.48	267.38	371.54
1. 缺血性心脏病	59.26	0.00	0.00	0.00	0.00	0.00	1.37	4.76	2.32	7.36	14.03	26.99	37.21	75.08	146.53	238.69	493.67	869.92	2209.71	3886.28	68.40	97.36
2. 高血压及其并发症	12.51	0.00	0.00	0.00	0.00	0.46	0.46	0.53	0.00	1.23	2.06	4.76	10.38	9.95	27.85	58.55	109.25	208.10	428.50	859.07	14.54	20.62
3. 肺源性心脏病	29.67	3.08	0.00	0.00	0.00	0.00	0.46	0.46	0.46	3.27	3.30	9.00	19.90	26.23	69.03	127.60	287.30	617.47	966.22	1472.69	33.84	47.37
4. 风湿性心脏病	2.85	0.00	0.00	0.00	0.00	0.00	0.00	0.53	0.93	0.41	1.65	1.06	1.73	11.76	9.69	12.01	12.14	34.11	75.62	102.27	3.05	4.25
5. 心脏性猝死	5.21	0.00	0.00	0.00	0.00	0.00	0.00	1.59	1.86	3.27	1.65	6.88	7.79	10.86	12.11	12.01	48.56	54.58	100.82	122.72	5.53	7.19
6. 脑出血	95.95	0.00	0.00	1.20	0.00	0.46	2.74	4.76	6.51	9.82	21.46	52.40	99.51	180.92	325.75	466.88	859.87	1354.35	2781.05	2822.66	105.03	143.23
7. 脑梗死	13.67	0.00	0.00	0.00	0.00	0.00	0.00	0.00	0.00	0.41	2.89	5.82	3.46	10.86	31.49	78.06	133.53	262.68	495.72	531.81	15.44	21.41
8. 脑卒中（未特指出血或梗死）	2.29	0.00	0.00	0.00	0.00	0.00	0.00	0.00	0.46	0.82	0.00	0.53	0.00	3.62	9.69	1.50	30.35	51.17	58.81	61.36	2.51	3.44
9. 其他	16.48	9.24	0.76	1.20	1.13	2.31	1.37	3.17	1.86	2.04	2.89	7.41	8.65	19.00	36.33	60.05	131.51	235.39	604.94	1063.61	19.05	26.67

续表

疾病名称	合计	0岁~	1岁~	5岁~	10岁~	15岁~	20岁~	25岁~	30岁~	35岁~	40岁~	45岁~	50岁~	55岁~	60岁~	65岁~	70岁~	75岁~	80岁~	85岁~	标化率（2000年）	标化率（2010年）
七、主要呼吸系统疾病	73.78	12.32	1.53	0.00	0.00	0.00	1.83	2.11	1.39	4.91	8.67	14.82	38.07	66.94	182.86	322.76	693.97	1 408.93	2 739.04	4 009.00	85.01	119.98
1. 慢性阻塞性肺疾病	70.41	0.00	0.76	0.00	0.00	0.00	1.37	1.06	0.46	1.64	5.37	12.17	34.61	62.42	178.01	315.25	683.85	1 354.35	2 671.82	3 886.28	81.47	115.29
2. 哮喘	0.60	0.00	0.00	0.00	0.00	0.00	0.00	0.00	0.00	0.00	0.83	0.53	0.00	0.90	2.42	0.00	2.02	13.65	0.00	61.36	0.67	0.96
3. 尘肺病	0.48	0.00	0.00	0.00	0.00	0.00	0.00	0.00	0.00	0.00	0.83	0.53	0.00	0.90	0.00	0.00	0.00	0.00	0.00	0.00	0.42	0.48
4. 其他	2.29	12.32	0.76	0.00	0.00	0.00	0.46	1.06	0.46	2.86	1.65	1.59	0.87	2.71	2.42	7.51	8.09	40.94	67.22	61.36	2.45	3.25
八、主要消化系统疾病	28.07	40.05	6.87	0.60	0.00	0.92	1.83	2.64	4.18	6.54	16.10	25.41	29.42	53.37	98.09	142.61	206.37	320.68	504.12	593.17	29.32	38.57
1. 消化性溃疡	7.30	0.00	0.00	0.00	0.00	0.00	0.00	0.00	0.93	0.41	2.89	5.82	3.46	12.66	20.59	49.54	50.58	136.46	168.04	163.63	7.84	10.55
2. 肝硬化	10.67	0.00	0.00	0.00	0.00	0.00	0.46	1.06	1.39	3.68	9.91	13.76	16.44	28.95	50.86	49.54	70.81	64.82	126.03	122.72	10.70	13.94
3. 肠梗阻	1.80	15.40	0.00	0.00	0.00	0.00	0.00	0.53	0.46	0.82	0.41	0.00	0.87	1.81	2.42	6.00	18.21	34.11	33.61	40.91	1.92	2.46
4. 阑尾炎	0.28	0.00	0.00	0.00	0.00	0.00	0.00	0.00	0.00	0.00	0.00	0.53	0.00	0.00	0.00	0.00	2.02	0.00	25.21	0.00	0.32	0.41
5. 胆囊疾病	2.00	0.00	2.29	0.00	0.00	0.00	0.00	0.00	0.93	0.41	0.00	2.60	2.60	1.81	7.27	6.00	16.19	34.11	75.62	40.91	2.21	3.00
6. 胰腺炎	1.40	0.00	0.00	0.00	0.00	0.00	0.00	0.53	0.00	0.00	0.83	1.59	0.87	2.71	7.27	9.01	10.12	6.82	25.21	61.36	1.51	2.03
7. 其他	4.61	24.64	3.82	0.60	0.00	0.92	0.91	0.53	1.39	1.23	2.06	3.18	5.19	5.43	9.69	22.52	38.44	44.35	50.41	163.63	4.83	6.19
九、主要泌尿生殖系统疾病	6.90	3.08	1.53	0.00	0.00	0.92	3.20	1.06	2.32	2.45	3.30	5.29	13.84	9.95	14.53	30.02	42.49	68.23	117.63	306.81	7.44	9.86
1. 肾炎	6.22	3.08	1.53	0.00	0.00	0.92	3.20	1.06	2.32	2.45	3.30	5.29	12.98	9.05	13.32	25.52	40.46	61.41	92.42	204.54	6.58	8.55
2. 前列腺增生	0.24	0.00	0.00	0.00	0.00	0.00	0.00	0.00	0.00	0.00	0.00	0.00	0.00	0.00	0.00	0.00	0.00	3.41	16.80	61.36	0.35	0.58
3. 其他	0.44	0.00	0.00	0.00	0.00	0.00	0.00	0.00	0.00	0.00	0.00	0.00	0.87	0.90	1.21	4.50	2.02	3.41	8.40	40.91	0.51	0.73
十、肌肉骨骼和结缔组织病	2.04	3.08	0.00	0.00	0.00	0.46	0.91	0.53	0.46	0.82	1.65	1.06	1.73	3.62	7.27	7.51	18.21	23.88	25.21	20.45	2.08	2.66
十一、先天异常	2.89	117.06	8.40	1.20	0.56	1.85	0.00	1.06	0.93	0.41	1.24	0.53	1.73	1.81	3.00	3.00	0.00	0.00	0.00	0.00	2.60	2.53
1. 先天性心脏病	2.25	101.66	6.11	1.20	0.56	1.85	0.00	1.06	0.93	0.41	0.41	0.53	0.87	0.00	0.00	0.00	0.00	0.00	0.00	0.00	2.04	1.88
2. 其他先天畸形	0.64	15.40	2.29	0.00	0.00	0.00	0.00	0.00	0.00	0.00	0.83	0.00	0.87	1.81	3.00	3.00	0.00	0.00	0.00	0.00	0.56	0.65
Ⅲ. 伤害	57.46	58.53	43.51	20.38	17.49	36.99	41.09	56.01	48.33	59.71	74.30	83.10	90.86	92.27	76.29	85.57	62.72	153.52	151.24	163.63	55.86	61.71
1. 道路交通事故	22.49	6.16	16.03	8.39	8.46	11.56	18.26	28.00	19.05	20.04	28.07	33.87	32.88	34.37	37.54	37.53	16.19	64.82	58.81	61.36	22.12	24.28

续表

疾病名称	合计	0岁~	1岁~	5岁~	10岁~	15岁~	20岁~	25岁~	30岁~	35岁~	40岁~	45岁~	50岁~	55岁~	60岁~	65岁~	70岁~	75岁~	80岁~	85岁~	标化率(2000年)	标化率(2010年)
2.意外中毒	9.30	0.00	2.29	1.80	0.56	5.09	5.48	5.28	8.83	13.90	18.99	20.64	16.44	11.76	8.48	12.01	8.09	10.23	0.00	0.00	8.61	9.64
3.意外跌落	6.01	3.08	3.05	3.00	1.13	1.85	4.57	2.64	4.65	3.68	7.84	6.88	12.11	11.76	8.48	13.51	16.19	20.47	58.81	81.82	5.99	7.16
4.自杀	4.65	0.00	0.00	0.00	1.13	4.62	3.65	5.81	3.72	4.50	4.54	6.35	10.38	10.86	7.27	9.01	10.12	6.82	0.00	0.00	4.56	5.04
5.砸死和碰撞死	2.73	0.00	2.29	0.60	0.56	2.77	2.28	2.64	2.79	4.50	4.13	4.76	2.60	2.71	4.84	0.00	0.00	3.41	0.00	0.00	2.57	2.75
6.意外窒息	2.33	43.13	6.11	1.80	2.26	0.46	1.37	1.06	0.00	1.23	1.24	1.59	0.87	3.62	0.00	3.00	2.02	10.23	16.80	20.45	2.26	2.43
7.触电	0.64	0.00	0.76	0.00	0.56	0.00	0.00	1.06	0.93	0.41	1.24	1.59	0.00	2.71	0.00	0.00	0.00	0.00	0.00	0.00	0.61	0.66
8.溺水	2.73	0.00	10.69	3.00	2.82	4.16	3.20	3.70	1.39	1.64	0.83	0.53	2.60	2.71	2.42	1.50	2.02	0.00	8.40	0.00	2.74	2.68
9.火灾	0.28	3.08	0.00	0.00	0.00	0.46	0.00	0.00	0.46	0.41	0.00	0.00	0.00	1.81	0.00	1.50	0.00	0.00	0.00	0.00	0.27	0.29
10.他杀	0.76	0.00	0.00	0.00	0.00	1.85	0.00	1.59	1.39	2.04	0.83	0.53	0.00	0.90	0.00	0.00	0.00	0.00	0.00	0.00	0.75	0.72
11.其他	5.53	3.08	2.29	1.80	0.00	4.16	2.28	4.23	5.11	7.36	6.60	6.35	12.98	9.05	7.27	7.51	8.09	37.53	8.40	0.00	5.38	6.06

表5-14 2015年青海省死因回顾性调查分死因年龄别死亡率（城乡合计、男性）(1/10万)

死因 疾病名称	合计	0岁~	1岁~	5岁~	10岁~	15岁~	20岁~	25岁~	30岁~	35岁~	40岁~	45岁~	50岁~	55岁~	60岁~	65岁~	70岁~	75岁~	80岁~	85岁~	标化率(2000年)	标化率(2010年)
全死因	669.44	1516.90	134.01	44.75	37.23	73.57	98.11	130.15	132.99	193.02	320.92	468.44	748.74	1044.47	1943.25	3067.21	5116.39	8487.91	15962.36	22437.81	755.71	998.76
Ⅰ.传染病、母婴疾病和营养缺乏性疾病	42.17	1067.02	50.43	10.33	6.57	2.69	7.07	14.46	5.39	13.23	9.46	19.18	26.39	33.69	73.89	107.29	148.06	238.90	763.49	845.77	43.07	50.75
一、传染病和寄生虫病	16.54	103.82	18.73	4.59	3.28	0.90	5.30	10.33	4.49	11.67	7.89	18.17	19.79	19.51	59.11	85.20	69.92	77.29	124.29	49.75	16.85	19.48
1.病毒性肝炎	6.29	0.00	0.00	0.00	0.00	0.00	0.88	1.03	0.90	5.45	3.15	7.07	13.19	12.41	39.41	34.71	32.90	42.16	53.27	49.75	6.58	8.29
2.结核病	3.96	0.00	1.44	1.15	1.09	0.90	2.65	5.16	0.00	3.11	0.79	8.08	4.95	1.77	19.51	31.56	24.68	21.08	17.76	0.00	4.16	4.64
3.脑膜炎	1.40	28.84	2.88	2.29	0.00	0.00	0.00	1.03	0.00	0.00	1.58	1.01	0.00	0.00	0.00	6.31	0.00	0.00	0.00	0.00	1.31	1.38
4.感染性腹泻	0.70	11.54	4.32	1.15	0.00	0.00	0.00	3.10	0.00	0.00	0.00	0.00	0.00	0.00	7.39	0.00	0.00	0.00	17.76	0.00	0.70	0.61
5.败血症	1.32	28.84	1.44	0.00	0.00	0.00	0.00	0.00	0.90	0.78	0.00	1.01	0.00	0.00	0.00	6.31	8.23	7.03	0.00	0.00	1.33	1.50
6.艾滋病	0.70	28.84	4.32	0.00	0.00	0.00	0.00	0.00	0.00	2.33	0.00	0.79	1.65	5.32	0.00	0.00	0.00	0.00	0.00	0.00	0.60	0.59
7.包虫病	1.63	0.00	1.44	0.00	2.19	0.00	1.77	0.00	1.80	0.00	0.00	0.00	0.00	0.00	0.00	6.31	4.11	0.00	35.51	0.00	1.70	1.93
8.其他	0.54	5.77	2.88	0.00	0.00	0.00	0.00	0.00	0.90	0.00	2.37	0.00	0.00	0.00	0.00	0.00	0.00	7.03	0.00	0.00	0.48	0.53
二、呼吸道感染	17.55	386.43	31.70	5.74	3.28	0.90	1.77	4.13	0.90	1.56	1.58	0.00	6.60	14.19	14.78	22.09	78.14	147.55	639.20	796.02	19.49	24.92
1.下呼吸道感染	15.61	346.06	28.82	4.59	3.28	0.90	0.88	4.13	0.90	0.78	1.58	0.00	4.95	12.41	12.31	22.09	78.14	133.50	550.43	646.77	17.24	21.86
2.上呼吸道感染	1.94	40.37	2.88	1.15	0.00	0.00	0.88	0.00	0.00	0.78	0.00	0.00	1.65	1.77	2.46	0.00	0.00	14.05	88.78	149.25	2.25	3.07
三、妊娠、分娩和产褥期并发症	0.00	0.00	0.00	0.00	0.00	0.00	0.00	0.00	0.00	0.00	0.00	0.00	0.00	0.00	0.00	0.00	0.00	0.00	0.00	0.00	0.00	0.00
1.妊娠高血压综合征	0.00	0.00	0.00	0.00	0.00	0.00	0.00	0.00	0.00	0.00	0.00	0.00	0.00	0.00	0.00	0.00	0.00	0.00	0.00	0.00	0.00	0.00
2.产后出血	0.00	0.00	0.00	0.00	0.00	0.00	0.00	0.00	0.00	0.00	0.00	0.00	0.00	0.00	0.00	0.00	0.00	0.00	0.00	0.00	0.00	0.00
3.羊水栓塞	0.00	0.00	0.00	0.00	0.00	0.00	0.00	0.00	0.00	0.00	0.00	0.00	0.00	0.00	0.00	0.00	0.00	0.00	0.00	0.00	0.00	0.00
4.其他	0.00	0.00	0.00	0.00	0.00	0.00	0.00	0.00	0.00	0.00	0.00	0.00	0.00	0.00	0.00	0.00	0.00	0.00	0.00	0.00	0.00	0.00
四、围生期疾病	7.69	571.00	0.00	0.00	0.00	0.00	0.00	0.00	0.00	0.00	0.00	0.00	0.00	0.00	0.00	0.00	0.00	0.00	0.00	0.00	6.34	5.88
1.早产	1.55	115.35	0.00	0.00	0.00	0.00	0.00	0.00	0.00	0.00	0.00	0.00	0.00	0.00	0.00	0.00	0.00	0.00	0.00	0.00	1.28	1.19
2.产伤和窒息	5.44	403.74	0.00	0.00	0.00	0.00	0.00	0.00	0.00	0.00	0.00	0.00	0.00	0.00	0.00	0.00	0.00	0.00	0.00	0.00	4.48	4.16
3.其他	0.70	51.91	0.00	0.00	0.00	0.00	0.00	0.00	0.00	0.00	0.00	0.00	0.00	0.00	0.00	0.00	0.00	0.00	0.00	0.00	0.58	0.53

第5章·2015年地区别、性别、年龄别、死因别死亡率

续表

疾病名称	合计	0岁~	1岁~	5岁~	10岁~	15岁~	20岁~	25岁~	30岁~	35岁~	40岁~	45岁~	50岁~	55岁~	60岁~	65岁~	70岁~	75岁~	80岁~	85岁~	标化率(2000年)	标化率(2010年)
五、营养缺乏	0.39	5.77	0.00	0.00	0.00	0.00	0.00	0.00	0.00	0.00	0.00	0.00	1.01	0.00	0.00	0.00	0.00	0.00	0.00	0.00	0.39	0.46
Ⅱ.慢性非传染性疾病	538.99	271.08	27.38	8.03	7.66	19.74	24.75	36.15	55.71	87.17	193.19	325.08	582.17	884.88	1728.98	2817.92	4849.06	8052.28	14879.26	21144.28	626.37	851.59
一、恶性肿瘤	129.21	5.77	4.32	3.44	2.19	8.07	5.30	9.30	19.77	35.80	61.50	91.87	192.96	297.91	551.70	826.76	1065.23	1496.63	1970.88	1990.05	140.89	183.50
1.胃癌	37.51	0.00	0.00	0.00	0.00	0.00	0.88	1.03	1.80	8.56	11.83	21.20	56.07	88.67	219.20	287.16	349.59	309.16	514.91	497.51	40.95	53.20
2.肝癌	24.15	0.00	0.00	0.00	1.15	0.00	0.00	1.03	4.49	10.12	22.08	35.33	62.67	62.07	108.37	116.76	143.95	203.77	142.05	49.75	24.54	31.06
3.肺癌	19.49	0.00	0.00	0.00	0.00	0.00	0.00	1.03	1.80	4.67	6.31	14.13	24.74	39.01	51.72	97.82	180.97	309.16	337.36	497.51	21.96	29.44
4.食管癌	12.74	0.00	0.00	0.00	0.00	0.00	0.00	0.00	0.00	0.00	1.58	5.05	21.44	33.69	46.80	123.07	139.84	407.53	213.07	298.51	14.37	18.89
5.结直肠癌	7.53	0.00	0.00	0.00	0.00	0.00	0.00	0.00	0.00	1.56	3.94	1.01	1.65	15.96	36.94	44.18	57.58	147.55	195.31	199.00	8.58	11.80
6.胰腺癌	1.94	0.00	0.00	0.00	0.00	0.00	0.00	0.00	0.00	0.00	0.00	0.00	0.00	3.55	9.85	37.87	12.34	21.08	0.00	49.75	2.21	2.78
7.乳腺癌	0.16	0.00	0.00	0.00	0.00	0.00	0.00	0.00	0.00	0.00	0.79	0.00	1.65	0.00	0.00	0.00	0.00	0.00	0.00	0.00	0.14	0.17
8.宫颈癌	0.00	0.00	0.00	0.00	0.00	0.00	0.00	0.00	0.00	0.00	0.00	0.00	0.00	0.00	0.00	0.00	0.00	0.00	0.00	0.00	0.00	0.00
9.卵巢癌	0.00	0.00	0.00	0.00	0.00	0.00	0.00	0.00	0.00	0.00	0.00	0.00	0.00	0.00	0.00	0.00	0.00	0.00	0.00	0.00	0.00	0.00
10.子宫体癌	0.00	0.00	0.00	0.00	0.00	0.00	0.00	0.00	0.00	0.00	0.00	0.00	0.00	0.00	0.00	0.00	0.00	0.00	0.00	0.00	0.00	0.00
11.前列腺癌	1.63	0.00	0.00	0.00	0.00	0.00	0.00	0.00	0.00	0.00	0.00	0.00	0.00	1.65	0.00	9.47	20.56	42.16	88.78	99.50	2.11	3.01
12.脑瘤	2.48	0.00	1.44	1.15	0.00	1.79	0.88	1.03	1.80	0.78	3.15	1.01	0.00	7.09	7.39	9.47	16.45	21.08	17.76	0.00	2.50	3.03
13.白血病	2.95	5.77	2.88	0.00	1.09	1.79	0.00	2.07	5.39	2.33	1.58	0.00	1.65	3.55	12.31	12.62	20.56	53.27	53.27	49.75	3.25	3.66
14.膀胱癌	1.09	0.00	0.00	0.00	0.00	0.00	0.00	0.00	0.00	0.00	0.79	0.00	0.00	0.00	0.00	4.93	3.16	14.05	0.00	0.00	1.25	1.68
15.鼻咽癌	0.23	0.00	0.00	0.00	0.00	0.00	0.00	0.00	0.00	0.00	0.00	0.00	0.00	0.00	0.00	2.46	0.00	8.23	0.00	0.00	0.25	0.31
16.胆囊及胆道癌	1.40	0.00	0.00	0.00	0.00	0.00	0.00	0.00	0.00	1.56	1.58	2.02	1.65	1.77	0.00	2.46	3.16	12.34	14.05	0.00	1.43	1.85
17.肾癌	0.31	0.00	0.00	0.00	0.00	0.00	0.00	0.00	0.00	0.00	0.00	0.00	0.00	0.00	0.00	2.46	3.16	4.11	7.03	0.00	0.35	0.43
18.骨癌	1.09	0.00	0.00	0.00	0.00	0.00	0.00	0.90	0.00	0.78	0.79	1.01	0.00	5.32	2.46	2.46	3.16	4.11	21.08	0.00	1.09	1.39
19.皮肤癌	0.47	0.00	0.00	0.00	0.00	0.00	0.00	0.00	0.00	0.78	0.00	1.01	0.00	0.00	2.46	0.00	0.00	4.11	0.00	49.75	0.54	0.71
20.淋巴癌	0.85	0.00	0.00	0.00	0.00	0.00	0.88	0.00	0.00	0.00	0.79	1.01	3.30	1.77	0.00	3.16	0.00	4.11	35.51	0.00	0.92	1.17
21.喉癌	0.47	0.00	0.00	0.00	0.00	0.00	0.00	0.00	0.00	0.00	0.00	0.00	1.65	3.55	2.46	3.16	3.16	0.00	7.03	0.00	0.48	0.65

续表

疾病名称	合计	0岁~	1岁~	5岁~	10岁~	15岁~	20岁~	25岁~	30岁~	35岁~	40岁~	45岁~	50岁~	55岁~	60岁~	65岁~	70岁~	75岁~	80岁~	85岁~	标化率(2000年)	标化率(2010年)
22. 甲状腺癌	0.23	0.00	0.00	0.00	0.00	0.00	0.00	0.00	0.00	0.00	0.79	0.00	0.00	0.00	0.00	0.00	0.00	0.00	0.00	0.00	0.23	0.33
23. 其他	12.50	0.00	0.00	1.15	1.09	2.69	1.77	2.07	3.59	4.67	5.52	10.10	13.19	31.92	39.41	69.42	74.03	161.61	284.09	199.00	13.76	17.94
二、其他肿瘤	1.40	5.77	0.00	1.15	0.00	0.00	0.00	0.00	0.90	0.00	0.79	1.01	3.30	0.00	0.00	0.00	20.56	21.08	35.51	49.75	1.61	2.06
三、糖尿病	12.74	0.00	0.00	0.00	0.00	0.00	0.00	0.00	0.90	0.78	8.67	8.08	9.90	8.87	49.26	72.58	143.95	140.53	426.14	497.51	14.89	20.28
四、内分泌紊乱	0.93	0.00	1.44	0.00	0.00	0.00	0.00	0.00	0.00	0.00	0.00	1.01	1.65	0.00	0.00	0.00	4.11	28.11	17.76	149.25	1.25	1.88
五、神经系统和精神障碍疾病	11.41	28.84	5.76	0.00	4.38	3.59	6.19	2.07	3.59	1.56	7.89	9.09	3.30	8.87	19.70	25.24	28.79	175.66	408.38	895.52	13.82	19.11
1. 神经系统疾病	10.72	28.84	5.76	0.00	4.38	3.59	6.19	2.07	2.70	1.56	7.10	7.07	1.65	8.87	17.24	25.24	28.79	161.61	390.63	895.52	13.07	18.17
2. 精神障碍	0.70	0.00	0.00	0.00	0.00	0.00	0.00	0.00	0.90	0.00	0.79	2.02	1.65	0.00	2.46	0.00	0.00	14.05	17.76	0.00	0.74	0.93
六、心脑血管疾病	259.83	17.30	1.44	2.29	1.09	3.59	3.54	17.56	17.97	30.35	72.54	151.43	262.22	404.31	768.44	1284.32	2504.73	4166.67	8220.88	12039.80	308.71	425.96
1. 缺血性心脏病	61.42	0.00	0.00	0.00	0.00	0.00	0.88	5.16	2.70	7.00	18.14	37.35	51.13	88.67	155.16	309.25	571.69	934.51	2148.44	3880.60	74.89	105.18
2. 高血压及其并发症	13.43	0.00	0.00	0.00	0.00	0.00	0.00	0.00	0.00	1.56	3.15	4.04	16.49	10.64	29.56	75.73	131.61	252.95	408.38	995.02	16.72	23.54
3. 肺源性心脏病	30.28	0.00	0.00	0.00	0.00	0.00	0.88	0.00	0.90	3.89	4.73	10.10	26.39	19.51	86.20	148.31	316.69	660.48	1012.07	1492.54	36.86	51.12
4. 风湿性心脏病	2.17	0.00	0.00	0.00	0.00	0.00	0.00	1.03	0.00	0.00	2.37	1.01	1.65	5.32	4.93	9.47	12.34	14.05	88.78	149.25	2.61	3.67
5. 心脏性猝死	6.60	0.00	0.00	0.00	0.00	0.00	0.00	1.03	0.90	3.11	3.15	12.11	11.54	19.51	14.78	15.78	61.69	63.24	106.53	99.50	7.02	9.10
6. 脑出血	110.97	0.00	0.00	1.15	0.00	0.90	0.88	6.20	8.09	11.67	31.54	65.62	141.83	214.57	396.53	564.85	1081.68	1665.26	3089.49	3482.59	128.12	174.04
7. 脑梗死	15.30	0.00	0.00	0.00	0.00	0.00	0.00	0.00	0.00	0.00	5.52	8.08	1.65	15.96	44.33	91.51	127.50	316.19	621.45	696.52	18.53	25.99
8. 脑卒中（未特指出血或梗死）	1.94	0.00	0.00	0.00	0.00	0.00	0.00	0.00	0.90	0.78	0.00	1.01	0.00	5.32	7.39	3.16	20.56	42.16	71.02	0.00	2.18	2.93
9. 其他	17.70	17.30	1.44	1.15	1.09	2.69	0.88	4.13	1.80	2.33	3.94	12.11	11.54	24.83	29.56	66.27	180.97	217.82	674.72	1243.78	21.79	30.38
七、主要呼吸系统疾病	77.50	23.07	1.44	0.00	0.00	0.00	1.77	2.07	2.70	6.23	11.83	14.13	54.42	79.80	199.50	375.51	773.22	1559.87	3018.47	4527.36	95.88	135.04
1. 慢性阻塞性肺疾病	72.92	0.00	0.00	0.00	0.00	0.00	0.88	1.03	0.90	0.78	7.10	11.11	49.48	72.71	194.57	369.20	756.77	1475.55	2965.20	4328.36	90.96	128.56
2. 哮喘	0.62	0.00	0.00	0.00	0.00	0.00	0.00	0.00	0.00	0.00	0.79	0.00	0.00	0.00	2.46	0.00	0.00	4.11	0.00	99.50	0.81	1.17
3. 尘肺病	0.93	0.00	0.00	0.00	0.00	0.00	0.00	0.00	5.45	0.00	1.58	1.01	1.65	1.77	0.00	2.46	4.11	14.05	0.00	0.00	0.80	0.92
4. 其他	3.03	23.07	1.44	0.00	0.00	0.00	0.88	1.03	0.90	0.00	2.37	2.02	3.30	5.32	2.46	6.31	12.34	70.26	53.27	99.50	3.31	4.40

续表

疾病名称	合计	0岁~	1岁~	5岁~	10岁~	15岁~	20岁~	25岁~	30岁~	35岁~	40岁~	45岁~	50岁~	55岁~	60岁~	65岁~	70岁~	75岁~	80岁~	85岁~	标化率（2000年）	标化率（2010年）
八、主要消化系统疾病	33.39	51.91	7.20	1.15	0.00	0.90	3.54	4.13	4.49	10.12	21.29	38.36	39.58	69.16	123.15	189.33	246.77	344.29	550.43	497.51	35.73	46.31
1. 消化性溃疡	8.62	0.00	0.00	0.00	0.00	0.00	0.00	0.00	1.80	0.78	3.94	8.08	3.30	15.96	32.02	66.27	57.58	161.61	195.31	99.50	9.58	12.66
2. 肝硬化	13.51	0.00	0.00	0.00	0.00	0.00	0.00	2.07	0.90	5.45	13.40	24.23	23.09	42.56	54.18	66.27	90.48	77.29	124.29	49.75	13.62	17.49
3. 肠梗阻	1.86	23.07	0.00	0.00	0.00	0.90	0.00	0.00	0.90	1.56	0.79	0.00	1.65	3.55	4.93	3.16	20.56	21.08	0.00	49.75	1.93	2.38
4. 阑尾炎	0.31	0.00	0.00	1.15	0.00	0.00	0.00	0.00	0.00	0.00	0.00	0.00	0.00	0.00	0.00	0.00	0.00	0.00	53.27	0.00	0.42	0.59
5. 胆囊疾病	1.86	0.00	2.88	0.00	0.00	0.00	0.88	1.03	0.00	0.00	1.58	1.01	3.30	0.00	9.85	9.47	8.23	42.16	53.27	99.50	2.08	2.71
6. 胰腺炎	1.79	0.00	0.00	0.00	0.00	0.00	0.00	1.03	0.90	0.00	1.58	2.02	1.65	1.77	9.85	15.78	12.34	7.03	17.76	99.50	2.04	2.69
7. 其他	5.44	28.84	4.32	0.00	0.00	0.00	1.77	0.00	2.33	2.33	4.73	3.03	6.60	5.32	12.31	28.40	57.58	35.13	106.53	199.00	6.05	7.79
九、主要泌尿生殖系统疾病	7.53	0.00	1.44	0.00	0.00	0.00	0.90	1.03	3.59	1.56	4.73	7.07	11.54	8.87	14.78	28.40	45.24	84.32	195.31	497.51	8.87	12.12
1. 肾炎	6.76	0.00	1.44	0.00	0.00	0.00	0.90	1.03	3.59	1.56	4.73	7.07	11.54	7.09	12.31	28.40	45.24	77.29	142.05	298.51	7.65	10.11
2. 前列腺增生	0.47	0.00	4.32	0.00	0.00	0.00	0.00	0.00	0.00	0.00	0.00	0.00	0.00	1.77	2.46	0.00	0.00	7.03	35.51	149.25	0.79	1.33
3. 其他	0.31	0.00	2.88	0.00	0.00	0.00	0.00	0.00	0.00	0.00	0.00	0.00	0.00	0.00	0.00	0.00	0.00	0.00	17.76	49.75	0.42	0.68
十、肌肉骨骼和结缔组织病	1.79	5.77	1.44	0.00	0.00	0.00	0.90	0.00	0.90	0.78	1.58	2.02	1.65	3.55	2.46	6.31	16.45	0.00	35.51	0.00	1.84	2.30
十一、先天异常	2.95	132.66	4.32	0.00	1.79	1.79	0.00	0.00	0.90	0.00	2.37	0.00	1.65	3.55	2.46	6.31	0.00	0.00	0.00	0.00	2.54	2.60
1. 先天性心脏病	2.10	121.12	2.88	0.00	1.79	1.79	0.00	0.00	0.90	0.00	0.79	0.00	0.00	0.00	2.46	0.00	0.00	0.00	0.00	0.00	1.76	1.65
2. 其他先天畸形	0.85	11.54	1.44	0.00	0.00	0.00	0.00	0.00	0.00	0.00	1.58	0.00	1.65	3.55	0.00	6.31	0.00	0.00	0.00	0.00	0.77	0.95
Ⅲ. 伤害	81.22	57.68	51.87	26.39	20.80	49.34	61.87	78.50	68.29	87.17	115.12	120.14	135.24	124.13	133.00	129.38	90.48	168.63	142.05	149.25	78.65	87.05
1. 道路交通事故	32.46	5.77	15.85	10.33	9.85	15.25	26.52	40.29	30.55	31.91	45.73	48.46	44.53	47.88	68.96	50.49	24.68	84.32	71.02	49.75	31.85	35.05
2. 意外中毒	13.12	0.00	1.44	1.15	3.59	3.59	7.07	7.23	12.58	17.90	29.96	33.32	23.09	15.96	12.31	22.09	8.23	21.08	0.00	0.00	12.02	13.71
3. 意外跌落	8.31	0.00	4.32	3.44	1.09	3.59	7.96	3.10	5.39	4.67	11.83	8.08	21.44	17.73	14.78	25.24	20.56	14.05	53.27	99.50	8.26	9.90
4. 自杀	5.67	0.00	0.00	0.00	1.09	3.59	5.30	8.26	1.80	6.23	4.73	8.08	14.84	10.64	12.31	15.78	20.56	0.00	0.00	0.00	5.62	6.29
5. 哑死和碰撞死	3.65	0.00	7.20	0.00	1.09	4.49	4.42	5.16	4.49	6.23	4.73	5.05	3.30	1.77	7.39	0.00	0.00	7.03	0.00	0.00	3.54	3.69
6. 意外窒息	2.80	40.37	7.20	3.44	3.28	0.90	2.65	2.07	0.00	2.33	2.37	2.02	1.65	1.77	0.00	3.16	0.00	7.03	0.00	0.00	2.65	2.61

续表

疾病名称	合计	0岁~	1岁~	5岁~	10岁~	15岁~	20岁~	25岁~	30岁~	35岁~	40岁~	45岁~	50岁~	55岁~	60岁~	65岁~	70岁~	75岁~	80岁~	85岁~	标化率(2000年)	标化率(2010年)
7.触电	1.01	0.00	1.44	0.00	1.09	0.00	0.00	2.07	1.80	0.78	0.79	3.03	0.00	3.55	0.00	0.00	0.00	0.00	0.00	0.00	1.01	1.01
8.溺水	4.04	0.00	17.29	4.59	3.28	6.28	5.30	4.13	1.80	2.33	1.58	1.01	3.30	5.32	4.93	3.16	0.00	0.00	0.00	0.00	3.93	3.92
9.火灾	0.39	5.77	0.00	0.00	0.00	0.90	0.00	0.00	0.00	0.78	0.00	0.00	0.00	3.55	0.00	0.00	0.00	0.00	0.00	0.00	0.34	0.41
10.他杀	1.01	0.00	0.00	0.00	0.00	3.59	0.00	2.07	0.90	2.33	1.58	1.01	0.00	0.00	0.00	0.00	0.00	0.00	0.00	0.00	0.96	0.93
11.其他	8.77	5.77	4.32	3.44	0.00	7.18	2.65	4.13	8.99	11.67	11.83	10.10	23.09	15.96	12.31	9.47	16.45	35.13	17.76	0.00	8.46	9.53

第5章·2015年地区别、性别、年龄别、死因别死亡率

表5-15 2015年青海省死因回顾性调查分死因年龄别死亡率(城乡合计、女性)(1/10万)

疾病名称	合计	0岁~	1岁~	5岁~	10岁~	15岁~	20岁~	25岁~	30岁~	35岁~	40岁~	45岁~	50岁~	55岁~	60岁~	65岁~	70岁~	75岁~	80岁~	85岁~	标化率(2000年)	标化率(2010年)
全死因	492.99	1282.73	120.10	38.91	29.09	41.99	46.27	82.21	80.83	102.55	122.13	249.21	347.70	661.07	1255.48	1818.29	3456.51	6266.16	13141.95	18652.31	513.19	689.82
1.传染病、母婴疾病和营养缺乏性疾病	35.07	945.52	45.44	10.04	4.66	7.63	4.72	17.31	14.43	7.76	10.39	14.46	21.85	24.01	35.73	63.00	123.45	159.14	382.78	729.42	34.51	38.98
一、传染病和寄生虫病	11.77	59.51	16.23	3.77	2.33	4.77	0.94	10.82	3.85	6.03	7.80	10.01	18.20	11.08	28.59	42.95	35.84	66.31	111.64	138.94	11.75	13.61
1.病毒性肝炎	4.06	0.00	1.62	0.00	0.00	0.95	0.00	3.25	0.96	0.86	3.46	4.45	5.46	1.85	7.15	31.50	27.88	26.52	47.85	69.47	4.08	4.97
2.结核病	2.24	0.00	0.00	0.00	1.16	0.00	0.00	4.33	0.00	0.86	2.60	2.23	3.64	5.54	4.76	5.73	7.96	13.26	31.90	34.73	2.29	2.78
3.脑膜炎	1.33	6.61	8.11	3.77	0.00	0.00	0.00	0.00	1.72	0.00	0.87	0.00	0.00	0.00	4.76	0.00	0.00	6.63	0.00	34.73	1.27	1.40
4.感染性腹泻	0.33	6.61	4.87	0.00	0.00	0.00	0.00	0.00	0.00	0.00	0.00	0.00	0.00	0.00	0.00	0.00	0.00	0.00	15.95	0.00	0.29	0.29
5.败血症	0.66	13.22	0.00	0.00	0.00	0.00	0.00	1.08	0.00	0.00	0.00	0.00	0.00	0.00	4.76	0.00	13.26	0.00	15.95	0.00	0.68	0.82
6.艾滋病	0.50	26.45	0.00	0.00	0.00	0.95	0.94	0.00	0.00	0.00	0.00	0.00	9.10	3.69	0.00	0.00	0.00	0.00	0.00	0.00	0.44	0.43
7.包虫病	1.99	0.00	0.00	0.00	0.00	1.91	0.00	2.16	2.89	2.59	0.87	1.11	0.00	2.16	4.76	5.73	6.63	6.63	0.00	0.00	2.03	2.18
8.其他	0.66	6.61	1.62	0.00	1.16	0.95	0.00	0.00	0.00	0.00	0.00	2.23	0.00	0.00	2.38	0.00	0.00	15.95	0.00	0.00	0.68	0.72
二、呼吸道感染	14.51	409.94	29.21	5.02	2.33	0.95	1.89	5.41	10.59	0.00	0.00	4.45	3.64	12.93	2.38	20.04	79.64	255.18	555.75	347.34	14.46	17.50
1.下呼吸道感染	12.11	357.05	19.48	5.02	0.00	0.95	1.89	0.00	0.96	0.00	0.87	3.34	3.64	11.08	2.38	20.04	71.68	239.23	555.75	347.34	11.96	14.43
2.上呼吸道感染	2.40	52.90	9.74	0.00	2.33	0.00	0.00	5.41	9.62	0.00	0.00	1.11	0.00	1.85	0.00	0.00	7.96	15.95	0.00	208.41	2.50	3.06
三、妊娠、分娩和产褥期并发症	2.16	0.00	0.00	0.00	0.00	1.91	1.89	2.16	0.96	4.81	2.60	0.00	0.00	0.00	2.38	0.00	0.00	0.00	0.00	0.00	2.30	2.01
1.妊娠高血压综合征	0.25	0.00	0.00	0.00	0.00	0.95	0.00	0.00	0.00	0.96	0.87	0.00	0.00	0.00	0.00	0.00	0.00	0.00	0.00	0.00	0.23	0.22
2.产后出血	1.16	0.00	0.00	0.00	0.00	0.95	0.00	2.16	0.00	4.81	0.86	1.73	0.00	2.38	0.00	0.00	0.00	0.00	0.00	0.00	1.19	1.11
3.羊水栓塞	0.33	0.00	0.00	0.00	0.00	0.00	0.00	0.00	1.08	1.92	0.86	0.00	0.00	0.00	0.00	0.00	0.00	0.00	0.00	0.00	0.38	0.30
4.其他	0.41	0.00	0.00	0.00	0.00	0.00	0.00	2.16	2.89	0.00	2.16	0.00	0.00	2.38	0.00	0.00	0.00	0.00	0.00	0.00	0.50	0.37
四、围生期疾病	5.80	462.84	0.00	0.00	0.00	0.00	0.00	0.00	0.00	0.00	0.00	0.00	0.00	0.00	0.00	0.00	0.00	0.00	0.00	0.00	5.14	4.77
1.早产	1.24	99.18	0.00	0.00	0.00	0.00	0.00	0.00	0.00	0.00	0.00	0.00	0.00	0.00	0.00	0.00	0.00	0.00	0.00	0.00	1.10	1.02
2.产伤和窒息	3.90	310.76	0.00	0.00	0.00	0.00	0.00	0.00	0.00	0.00	0.00	0.00	0.00	0.00	0.00	0.00	0.00	0.00	0.00	0.00	3.45	3.20
3.其他	0.66	52.90	0.00	0.00	0.00	0.00	0.00	0.00	0.00	0.00	0.00	0.00	0.00	0.00	0.00	0.00	0.00	0.00	0.00	0.00	0.59	0.54

续表

疾病名称	合计	0岁~	1岁~	5岁~	10岁~	15岁~	20岁~	25岁~	30岁~	35岁~	40岁~	45岁~	50岁~	55岁~	60岁~	65岁~	70岁~	75岁~	80岁~	85岁~	标化率（2000年）	标化率（2010年）
五、营养缺乏	0.83	13.22	0.00	1.26	0.00	0.00	0.00	0.00	0.00	0.00	0.00	0.00	0.00	0.00	2.38	0.00	0.00	13.26	15.95	34.73	0.86	1.10
Ⅱ.慢性非传染性疾病	420.11	211.58	35.71	10.04	10.47	10.50	21.72	30.29	36.57	62.91	80.55	191.36	282.17	574.28	1 191.16	1 700.88	3 293.25	5 927.99	12 440.19	17 262.94	440.82	607.81
一、恶性肿瘤	80.42	6.61	4.87	3.77	3.49	3.82	6.61	5.41	16.36	23.27	30.31	76.77	105.59	160.65	271.58	380.84	573.43	828.86	1 291.87	1 875.65	81.08	106.52
1.胃癌	18.90	0.00	0.00	0.00	0.00	0.00	0.00	2.16	0.96	2.59	4.33	7.79	21.85	29.54	59.56	105.95	183.18	238.71	398.72	451.55	19.36	25.82
2.肝癌	12.44	0.00	0.00	0.00	0.00	0.00	0.00	0.00	1.92	1.72	8.66	11.13	14.56	20.31	50.03	74.45	91.59	125.99	207.34	173.67	12.33	16.16
3.肺癌	10.28	0.00	0.00	0.00	0.00	0.00	0.00	0.00	0.96	1.72	2.60	6.68	9.10	16.62	38.12	48.68	55.75	159.14	207.34	486.28	10.67	14.79
4.食管癌	4.31	0.00	0.00	0.00	0.00	0.00	0.00	0.00	0.00	0.86	0.87	4.45	1.82	3.69	11.91	17.18	35.84	53.05	111.64	277.87	4.57	6.43
5.结直肠癌	4.23	0.00	1.62	2.51	0.00	0.00	0.00	0.00	0.96	0.86	0.00	4.45	3.64	7.39	16.68	22.91	35.84	59.68	47.85	104.20	4.28	5.63
6.胰腺癌	2.07	0.00	0.00	0.00	0.00	0.00	0.00	0.00	0.00	0.86	0.00	3.34	5.46	3.69	4.76	20.04	23.89	0.00	15.95	34.73	2.07	2.59
7.乳腺癌	4.15	0.00	0.00	0.00	0.00	0.00	0.00	0.00	1.92	1.72	5.20	15.58	9.10	11.08	9.53	5.73	27.88	0.00	31.90	0.00	3.90	4.83
8.宫颈癌	3.65	0.00	0.00	0.00	0.00	0.00	1.89	0.00	1.92	5.17	2.60	4.45	9.10	9.23	16.68	14.32	11.95	13.26	0.00	0.00	3.46	4.18
9.子宫体癌	0.83	0.00	0.00	0.00	0.00	0.00	0.00	0.00	0.00	0.86	0.87	1.11	0.00	9.23	2.38	2.86	0.00	0.00	0.00	0.00	0.71	1.00
10.卵巢癌	0.83	0.00	0.00	0.00	0.00	0.00	0.00	1.08	0.00	0.86	0.87	2.23	5.46	0.00	0.00	2.86	3.98	0.00	0.00	0.00	0.83	0.92
11.前列腺癌	0.00	0.00	0.00	0.00	0.00	0.00	0.00	0.00	0.00	0.00	0.00	0.00	0.00	0.00	0.00	0.00	0.00	0.00	0.00	0.00	0.00	0.00
12.脑瘤	1.82	0.00	0.00	1.16	1.16	0.00	0.94	2.16	0.00	1.72	0.00	1.11	0.00	7.39	2.38	11.45	11.95	26.52	0.00	34.73	1.79	2.27
13.白血病	2.74	0.00	0.00	2.51	1.16	2.86	1.89	2.16	1.92	2.59	0.87	2.23	3.64	5.54	4.76	2.86	15.93	13.26	0.00	0.00	2.72	2.94
14.膀胱癌	0.33	0.00	0.00	0.00	0.00	0.00	0.00	0.00	0.00	0.00	0.00	0.00	0.00	0.00	2.38	0.00	3.98	6.63	0.00	34.73	0.36	0.52
15.鼻咽癌	0.33	0.00	0.00	0.00	0.00	0.00	0.00	0.00	0.00	0.00	0.00	0.00	0.00	0.00	0.00	5.73	3.98	0.00	15.95	0.00	0.34	0.43
16.胆囊及胆道癌	2.07	0.00	0.00	0.00	0.00	0.00	0.00	0.00	0.00	0.00	0.00	2.23	0.00	7.39	4.76	8.59	19.91	39.79	31.90	34.73	2.06	2.82
17.肾癌	0.33	0.00	0.00	0.00	0.00	0.00	0.94	0.00	0.00	0.00	0.00	0.00	0.00	0.00	2.38	0.00	7.96	0.00	0.00	0.00	0.32	0.39
18.骨癌	0.91	0.00	0.00	1.16	0.00	0.95	0.94	0.00	0.00	1.72	0.87	1.11	1.82	0.00	0.00	2.86	0.00	13.26	0.00	0.00	0.90	0.98
19.皮肤癌	0.17	0.00	0.00	0.00	0.00	0.00	0.00	0.00	0.00	0.00	0.00	0.00	0.00	0.00	0.00	0.00	0.00	6.63	31.90	34.73	0.20	0.32
20.淋巴癌	0.75	0.00	0.00	0.00	0.00	0.00	0.00	0.00	0.96	0.00	0.00	1.11	0.00	1.85	2.38	2.86	0.00	6.63	6.63	34.73	0.80	1.10

续表

疾病名称	合计	0岁~	1岁~	5岁~	10岁~	15岁~	20岁~	25岁~	30岁~	35岁~	40岁~	45岁~	50岁~	55岁~	60岁~	65岁~	70岁~	75岁~	80岁~	85岁~	标化率（2000年）	标化率（2010年）
21. 喉癌	0.08	0.00	0.00	0.00	0.00	0.00	0.00	0.00	0.00	0.00	0.00	0.00	0.00	1.85	0.00	0.00	0.00	0.00	0.00	0.00	0.07	0.11
22. 甲状腺癌	0.00	0.00	0.00	0.00	0.00	0.00	0.00	0.00	0.00	0.00	0.00	0.00	0.00	0.00	0.00	0.00	0.00	0.00	0.00	0.00	0.00	0.00
23. 其他	9.20	6.61	3.25	1.26	0.00	0.00	0.00	0.00	4.81	0.86	2.60	7.79	20.02	25.85	42.88	31.50	39.82	66.31	191.39	173.67	9.34	12.26
二、其他肿瘤	1.33	19.84	0.00	0.00	0.00	0.00	0.00	0.00	0.00	0.00	1.73	2.23	0.00	1.85	4.76	0.00	7.96	19.89	15.95	0.00	1.24	1.58
三、糖尿病	8.87	0.00	0.00	0.00	0.00	0.00	0.00	0.00	0.96	0.00	0.00	1.11	7.28	11.08	50.03	37.22	91.59	112.72	287.08	104.20	9.18	12.36
四、内分泌紊乱	1.58	0.00	0.00	0.00	0.00	1.16	0.00	0.00	0.00	0.86	0.87	0.00	0.00	0.00	2.38	2.86	19.91	13.26	63.80	104.20	1.73	2.38
五、神经系统和精神障碍疾病	9.53	46.28	8.11	1.26	0.00	3.49	0.00	4.33	2.89	0.86	3.46	5.56	3.64	5.54	19.06	17.18	31.86	66.31	478.47	521.01	10.46	14.14
1. 神经系统疾病	8.95	46.28	8.11	1.26	0.00	2.33	0.00	4.33	1.92	0.86	1.73	5.56	3.64	3.69	16.68	17.18	31.86	66.31	462.52	521.01	9.88	13.47
2. 精神障碍	0.58	0.00	0.00	0.00	0.00	1.16	0.00	0.00	0.96	0.00	1.73	0.00	0.00	1.85	2.38	0.00	0.00	0.00	15.95	0.00	0.58	0.67
六、心脑血管疾病	214.49	6.61	0.00	2.51	1.16	2.86	9.44	12.98	10.59	26.72	25.12	74.54	107.41	289.91	571.76	847.58	1720.29	3235.86	7272.73	10142.41	227.84	320.01
1. 缺血性心脏病	56.96	0.00	0.00	0.00	0.00	0.00	1.89	4.33	1.92	7.76	9.53	15.58	21.85	60.94	138.17	174.67	418.13	808.96	2264.75	3890.24	61.96	89.56
2. 高血压及其并发症	11.52	0.00	0.00	0.00	0.00	0.00	0.94	1.08	0.00	0.86	0.87	5.56	3.64	9.23	26.21	42.95	87.61	165.77	446.57	764.15	12.53	17.98
3. 肺源性心脏病	29.02	6.61	0.00	0.00	0.00	0.00	0.00	0.00	0.00	2.59	1.73	7.79	12.74	33.24	52.41	108.81	258.84	576.88	925.04	1458.84	30.95	43.80
4. 风湿性心脏病	3.57	0.00	0.00	0.00	0.00	0.00	0.00	0.00	0.96	0.86	0.87	1.11	1.82	18.47	14.29	14.32	11.95	53.05	63.80	69.47	3.53	4.90
5. 心脏性猝死	3.73	0.00	0.00	0.00	0.00	0.00	0.95	2.16	0.00	3.45	0.00	3.64	3.64	1.85	9.53	8.59	35.84	46.42	95.69	138.94	3.97	5.18
6. 脑出血	79.93	0.00	0.00	0.00	0.00	0.00	0.00	3.25	4.81	7.76	10.39	37.83	52.79	145.88	257.29	377.97	645.11	1060.94	2503.99	2361.93	83.02	114.18
7. 脑梗死	11.94	0.00	0.00	0.00	0.00	0.00	4.72	0.00	0.00	0.86	0.00	3.34	5.46	5.54	19.06	65.86	139.38	212.19	382.78	416.81	12.65	17.31
8. 脑卒中（未特指出血或梗死）	2.65	0.00	0.00	0.00	0.00	0.00	0.00	0.00	0.00	0.86	0.00	0.00	0.00	1.85	1.85	0.00	39.82	59.68	47.85	104.20	2.77	3.84
9. 其他	15.17	0.00	0.00	1.26	1.16	1.91	1.89	2.16	1.92	1.72	1.73	2.23	5.46	12.93	42.88	54.41	83.63	251.97	542.26	937.83	16.47	23.27
七、主要呼吸系统疾病	69.81	0.00	1.62	0.00	0.00	0.00	1.89	2.16	0.00	3.45	5.20	15.58	20.02	53.55	166.76	274.89	617.23	1266.49	2488.04	3647.10	74.97	106.28
1. 慢性阻塞性肺疾病	67.74	0.00	1.62	0.00	0.00	0.00	1.89	1.08	2.59	2.59	3.46	13.35	18.20	51.70	162.00	266.30	613.25	1239.97	2408.29	3577.63	72.81	103.33
2. 哮喘	0.58	0.00	0.00	0.00	0.00	0.00	0.00	0.00	0.00	0.00	0.87	1.11	0.00	1.85	2.38	0.00	0.00	13.26	0.00	34.73	0.56	0.82

续表

疾病名称	合计	0岁~	1岁~	5岁~	10岁~	15岁~	20岁~	25岁~	30岁~	35岁~	40岁~	45岁~	50岁~	55岁~	60岁~	65岁~	70岁~	75岁~	80岁~	85岁~	标化率(2000年)	标化率(2010年)
3. 尘肺病	0.00	0.00	0.00	0.00	0.00	0.00	0.00	0.00	0.00	0.00	0.00	0.00	0.00	0.00	0.00	0.00	0.00	0.00	0.00	0.00	0.00	0.00
4. 其他	1.49	0.00	0.00	0.00	0.00	0.00	0.00	1.08	0.00	0.00	0.87	1.11	1.82	0.00	2.38	8.59	0.00	13.26	79.74	34.73	1.60	2.14
八、主要消化系统疾病	22.39	26.45	6.49	0.00	0.00	0.95	0.00	1.08	3.85	2.59	10.39	11.13	18.20	36.93	73.85	100.22	167.25	298.39	462.52	659.95	22.76	30.61
1. 消化性溃疡	5.89	0.00	0.00	0.00	0.00	0.00	0.00	0.00	0.00	0.00	1.73	3.34	3.64	9.23	73.85	34.36	43.80	112.72	143.54	208.41	6.09	8.41
2. 肝硬化	7.63	0.00	0.00	0.00	0.00	0.00	0.00	0.00	1.92	1.72	6.06	2.23	9.10	14.77	47.65	34.36	51.77	53.05	127.59	173.67	7.59	10.12
3. 肠梗阻	1.74	6.61	1.62	0.00	0.00	0.00	0.00	1.08	0.00	0.00	0.00	0.00	0.00	0.00	0.00	8.59	15.93	46.42	63.80	34.73	1.86	2.47
4. 阑尾炎	0.25	0.00	0.00	0.00	0.00	0.00	0.00	0.00	0.00	0.00	0.00	1.11	0.00	0.00	0.00	0.00	3.98	0.00	0.00	0.00	0.23	0.26
5. 胆囊疾病	2.16	0.00	1.62	0.00	0.00	0.00	0.00	0.00	0.00	0.86	0.00	0.00	1.82	3.69	4.76	2.86	23.89	26.52	95.69	69.47	2.28	3.20
6. 胰腺炎	0.99	0.00	0.00	0.00	0.00	0.00	0.00	0.00	0.00	0.00	0.00	1.11	0.00	3.69	4.76	2.86	7.96	6.63	31.90	34.73	1.02	1.44
7. 其他	3.73	19.84	3.25	0.00	0.00	0.95	0.00	0.00	1.92	0.00	2.60	3.34	3.64	5.54	7.15	17.18	19.91	53.05	138.94	138.94	3.69	4.70
九、主要泌尿生殖系统疾病	6.22	6.61	1.62	0.00	0.00	0.00	2.83	1.08	0.96	3.45	1.73	3.34	16.38	11.08	14.29	31.50	39.82	53.05	47.85	173.67	6.26	8.01
1. 肾炎	5.64	6.61	1.62	0.00	0.00	0.00	2.83	1.08	0.96	3.45	1.73	3.34	14.56	11.08	14.29	22.91	35.84	46.42	47.85	138.94	5.65	7.23
2. 前列腺增生	0.00	0.00	0.00	0.00	0.00	0.00	0.00	0.00	0.00	0.00	0.00	0.00	0.00	0.00	0.00	0.00	0.00	0.00	0.00	0.00	0.00	0.00
3. 其他	0.58	0.00	0.00	0.00	0.00	0.00	0.00	0.00	0.00	0.00	0.00	0.00	1.82	0.00	0.00	8.59	3.98	6.63	0.00	34.73	0.61	0.79
十、肌肉骨骼和结缔组织病	2.32	0.00	0.00	2.51	1.16	1.91	0.94	2.16	1.08	0.86	1.73	0.00	1.82	3.69	14.29	8.59	19.91	26.52	15.95	34.73	2.28	2.96
十一、先天异常	2.82	99.18	12.98	2.51	1.16	1.91	0.00	2.16	0.96	0.86	0.00	1.11	1.82	0.00	0.00	0.00	0.00	6.63	0.00	0.00	2.68	2.47
1. 先天性心脏病	2.40	79.34	9.74	2.51	1.16	1.91	0.00	2.16	0.96	0.86	0.00	1.11	1.82	0.00	0.00	0.00	0.00	0.00	0.00	0.00	2.32	2.12
2. 其他无畸形	0.41	19.84	3.25	0.00	0.00	0.00	0.00	0.00	0.00	0.00	0.00	0.00	0.00	0.00	0.00	0.00	0.00	6.63	0.00	0.00	0.36	0.35
Ⅲ. 伤害	32.09	59.51	34.08	13.81	13.97	23.86	18.88	32.45	26.94	29.30	29.45	42.28	41.87	59.09	21.44	45.82	35.84	139.25	159.49	173.67	31.67	34.82
1. 道路交通事故	11.86	6.61	16.23	6.28	6.98	7.63	9.44	15.14	6.74	6.89	8.66	17.80	20.02	20.31	7.15	25.77	7.96	46.42	47.85	69.47	11.85	12.92
2. 意外中毒	5.22	0.00	3.25	2.51	1.16	6.68	3.78	3.25	4.81	9.48	6.93	6.68	9.10	7.39	4.76	2.86	7.96	7.96	0.00	0.00	4.97	5.31
3. 意外跌落	3.57	6.61	1.62	2.51	1.16	0.00	0.94	2.16	3.85	2.59	3.46	5.56	1.82	5.54	2.38	2.86	11.95	26.52	63.80	69.47	3.63	4.31
4. 自杀	3.57	0.00	0.00	0.00	1.16	5.73	1.89	3.25	5.77	2.59	4.33	4.45	5.46	11.08	2.38	2.86	0.00	13.26	0.00	0.00	3.47	3.76

续表

疾病名称	合计	0岁~	1岁~	5岁~	10岁~	15岁~	20岁~	25岁~	30岁~	35岁~	40岁~	45岁~	50岁~	55岁~	60岁~	65岁~	70岁~	75岁~	80岁~	85岁~	标化率（2000年）	标化率（2010年）
5. 砸死和碰撞死	1.74	0.00	4.87	1.26	0.00	0.95	0.00	0.00	0.96	2.59	3.46	4.45	1.82	3.69	2.38	0.00	0.00	0.00	0.00	0.00	1.56	1.78
6. 意外窒息	1.82	46.28	4.87	0.00	1.16	0.00	0.00	0.00	0.00	0.00	0.00	1.11	0.00	5.54	0.00	2.86	3.98	13.26	31.90	34.73	1.78	2.13
7. 触电	0.25	0.00	0.00	0.00	0.00	0.00	0.00	0.00	0.00	0.00	1.73	0.00	0.00	1.85	0.00	0.00	0.00	0.00	0.00	0.00	0.18	0.27
8. 溺水	1.33	0.00	3.25	1.26	2.33	1.91	0.94	3.25	0.96	0.86	0.00	0.00	1.82	0.00	0.00	0.00	3.98	0.00	15.95	0.00	1.46	1.34
9. 火灾	0.17	0.00	0.00	0.00	0.00	0.00	0.00	0.00	0.96	0.00	0.00	0.00	0.00	0.00	0.00	2.86	0.00	0.00	0.00	0.00	0.18	0.16
10. 他杀	0.50	0.00	0.00	0.00	0.00	0.00	0.00	1.08	1.92	1.72	0.00	0.00	0.00	1.85	0.00	0.00	0.00	0.00	0.00	0.00	0.52	0.49
11. 其他	2.07	0.00	0.00	0.00	0.00	0.95	1.89	4.33	0.96	2.59	0.87	2.23	1.82	1.85	2.38	5.73	0.00	39.79	0.00	0.00	2.08	2.35

表 5-16 2015 年青海省死因回顾性调查分死因年龄别死亡率（城市、男女合计）(1/10万)

疾病名称	合计	0岁~	1岁~	5岁~	10岁~	15岁~	20岁~	25岁~	30岁~	35岁~	40岁~	45岁~	50岁~	55岁~	60岁~	65岁~	70岁~	75岁~	80岁~	85岁~	标化率(2000)	标化率(2010)
全死因	541.72	396.60	44.38	11.09	13.72	34.47	15.37	44.44	43.47	77.71	180.32	309.01	368.80	677.43	1 241.44	1 607.08	3 208.92	6 895.82	14 197.36	24 739.58	516.28	719.25
I.传染病、母婴疾病和营养缺乏性疾病	23.25	264.40	4.44	0.00	0.00	0.00	1.54	2.22	3.78	4.57	10.26	7.68	5.76	23.36	34.48	41.88	176.38	160.12	787.18	1 041.67	23.00	31.10
一、传染病和寄生虫病	5.04	18.89	4.44	0.00	0.00	0.00	0.00	0.00	0.00	3.05	10.26	5.76	2.88	6.67	9.85	15.70	22.76	10.67	112.45	0.00	4.23	5.46
1.病毒性肝炎	2.76	0.00	0.00	0.00	0.00	0.00	0.00	0.00	0.00	3.05	5.86	3.84	2.88	6.67	4.93	5.23	11.38	0.00	56.23	0.00	2.22	2.92
2.结核病	0.49	0.00	0.00	0.00	0.00	0.00	0.00	0.00	0.00	0.00	1.47	0.00	0.00	0.00	0.00	0.00	5.69	0.00	28.11	0.00	0.39	0.56
3.脑膜炎	0.65	18.89	0.00	0.00	0.00	0.00	0.00	0.00	0.00	0.00	0.00	1.92	0.00	0.00	4.93	5.23	0.00	0.00	0.00	0.00	0.65	0.72
4.感染性腹泻	0.00	0.00	0.00	0.00	0.00	0.00	0.00	0.00	0.00	0.00	0.00	0.00	0.00	0.00	0.00	0.00	0.00	0.00	0.00	0.00	0.00	0.00
5.败血症	0.49	0.00	4.44	0.00	0.00	0.00	0.00	0.00	0.00	0.00	0.00	0.00	0.00	0.00	0.00	5.23	5.69	0.00	28.11	0.00	0.44	0.58
6.艾滋病	0.00	0.00	0.00	0.00	0.00	0.00	0.00	0.00	0.00	0.00	0.00	0.00	0.00	0.00	0.00	0.00	0.00	0.00	0.00	0.00	0.00	0.00
7.包虫病	0.00	0.00	0.00	0.00	0.00	0.00	0.00	0.00	0.00	0.00	0.00	0.00	0.00	0.00	0.00	0.00	0.00	0.00	0.00	0.00	0.00	0.00
8.其他	0.65	0.00	0.00	0.00	0.00	0.00	0.00	0.00	0.00	0.00	2.93	0.00	0.00	0.00	0.00	0.00	5.69	10.67	0.00	0.00	0.53	0.67
二、呼吸道感染	14.63	18.89	0.00	0.00	0.00	0.00	1.54	0.00	0.00	1.52	0.00	0.00	2.88	16.69	19.71	26.17	142.24	128.10	646.61	1 041.67	14.67	21.55
1.下呼吸道感染	14.31	18.89	0.00	0.00	0.00	0.00	1.54	0.00	0.00	1.52	0.00	0.00	2.88	16.69	19.71	26.17	142.24	128.10	646.61	868.06	14.11	20.56
2.上呼吸道感染	0.33	0.00	0.00	0.00	0.00	0.00	0.00	0.00	0.00	0.00	0.00	0.00	0.00	0.00	0.00	0.00	0.00	0.00	0.00	173.61	0.56	0.99
三、妊娠、分娩和产褥期并发症	0.49	0.00	0.00	0.00	0.00	0.00	0.00	2.22	3.78	0.00	2.93	0.00	0.00	0.00	0.00	0.00	0.00	0.00	0.00	0.00	0.60	0.44
1.妊娠高血压综合征	0.00	0.00	0.00	0.00	0.00	0.00	0.00	0.00	0.00	0.00	0.00	0.00	0.00	0.00	0.00	0.00	0.00	0.00	0.00	0.00	0.00	0.00
2.产后出血	0.00	0.00	0.00	0.00	0.00	0.00	0.00	0.00	0.00	0.00	0.00	0.00	0.00	0.00	0.00	0.00	0.00	0.00	0.00	0.00	0.00	0.00
3.羊水栓塞	0.16	0.00	0.00	0.00	0.00	0.00	0.00	0.00	1.89	0.00	0.00	0.00	0.00	0.00	0.00	0.00	0.00	0.00	0.00	0.00	0.19	0.14
4.其他	0.33	0.00	0.00	0.00	0.00	0.00	0.00	2.22	1.89	0.00	2.93	0.00	0.00	0.00	0.00	0.00	0.00	0.00	0.00	0.00	0.40	0.31
四、围生期疾病	1.95	226.63	0.00	0.00	0.00	0.00	0.00	0.00	0.00	0.00	0.00	0.00	0.00	0.00	0.00	0.00	0.00	0.00	0.00	0.00	2.52	2.33
1.早产	0.16	18.89	0.00	0.00	0.00	0.00	0.00	0.00	0.00	0.00	0.00	0.00	0.00	0.00	0.00	0.00	0.00	0.00	0.00	0.00	0.21	0.19
2.产伤和窒息	1.63	188.86	0.00	0.00	0.00	0.00	0.00	0.00	0.00	0.00	0.00	0.00	0.00	0.00	0.00	0.00	0.00	0.00	0.00	0.00	2.10	1.95
3.其他	0.16	18.89	0.00	0.00	0.00	0.00	0.00	0.00	0.00	0.00	0.00	0.00	0.00	0.00	0.00	0.00	0.00	0.00	0.00	0.00	0.21	0.19

疾病名称	合计	0岁~	1岁~	5岁~	10岁~	15岁~	20岁~	25岁~	30岁~	35岁~	40岁~	45岁~	50岁~	55岁~	60岁~	65岁~	70岁~	75岁~	80岁~	85岁~	标化率(2000)	标化率(2010)
五、营养缺乏	1.14	0.00	0.00	0.00	0.00	0.00	0.00	0.00	0.00	0.00	0.00	0.00	1.92	0.00	0.00	4.93	0.00	11.38	21.35	28.11	0.99	1.31
Ⅱ. 慢性非传染性疾病	479.94	56.66	22.19	0.00	3.43	6.46	6.15	11.11	28.35	44.19	124.61	232.24	299.65	597.34	1 157.69	1 512.85	2 992.72	6 522.20	13 129.04	23 437.50	457.88	646.99
一、恶性肿瘤	128.93	0.00	4.44	0.00	3.43	2.15	3.07	2.22	13.23	22.86	32.25	80.61	109.49	233.60	438.45	502.54	813.61	1 526.47	2 530.22	2 777.78	116.65	157.46
1. 胃癌	23.41	0.00	0.00	0.00	0.00	0.00	0.00	0.00	1.89	1.52	7.33	9.60	28.81	50.06	118.23	78.52	142.24	234.84	393.59	520.83	21.21	28.86
2. 肝癌	17.72	0.00	0.00	0.00	0.00	0.00	1.54	0.00	1.89	9.14	10.26	11.52	25.93	26.70	83.75	62.82	130.86	170.79	112.45	0.00	14.95	19.02
3. 肺癌	27.15	0.00	0.00	0.00	0.00	0.00	0.00	0.00	0.00	4.57	2.93	11.52	23.05	46.72	44.34	78.52	170.69	448.33	730.95	1 041.67	25.26	35.66
4. 食管癌	9.27	0.00	0.00	0.00	0.00	0.00	0.00	0.00	0.00	0.00	0.00	1.92	2.88	16.69	54.19	73.29	51.21	85.40	168.68	173.61	8.56	11.45
5. 结直肠癌	8.29	0.00	0.00	0.00	0.00	0.00	0.00	0.00	0.00	0.00	2.93	3.84	2.88	3.34	19.71	41.88	45.52	160.12	224.91	173.61	7.54	10.34
6. 胰腺癌	3.74	0.00	0.00	0.00	0.00	0.00	0.00	0.00	0.00	0.00	0.00	1.92	6.67	3.34	9.85	47.11	28.45	10.67	0.00	173.61	3.46	4.50
7. 乳腺癌	3.74	0.00	0.00	0.00	0.00	0.00	0.00	0.00	0.00	2.93	0.00	15.35	5.76	6.67	14.78	5.23	22.76	0.00	28.11	0.00	3.08	3.89
8. 宫颈癌	1.14	0.00	0.00	0.00	0.00	0.00	0.00	0.00	0.00	0.00	0.00	1.92	0.00	6.67	9.85	0.00	11.38	0.00	0.00	0.00	0.95	1.27
9. 子宫体癌	0.16	0.00	0.00	0.00	0.00	0.00	0.00	0.00	0.00	0.00	0.00	0.00	0.00	3.34	0.00	0.00	0.00	0.00	0.00	0.00	0.12	0.20
10. 卵巢癌	0.33	0.00	0.00	0.00	0.00	0.00	0.00	0.00	0.00	0.00	0.00	0.00	2.88	0.00	0.00	0.00	0.00	0.00	0.00	0.00	0.28	0.32
11. 前列腺癌	1.30	0.00	0.00	0.00	0.00	0.00	0.00	0.00	0.00	1.52	1.47	0.00	0.00	0.00	0.00	10.47	17.07	21.35	28.11	0.00	1.10	1.41
12. 脑瘤	2.44	0.00	0.00	0.00	0.00	0.00	0.00	0.00	0.00	1.52	0.00	0.00	0.00	10.01	9.85	10.47	22.76	53.37	0.00	0.00	2.01	2.55
13. 白血病	2.11	0.00	0.00	0.00	0.00	2.15	0.00	0.00	0.00	0.00	0.00	0.00	0.00	0.00	2.88	4.93	10.47	11.38	21.35	28.11	2.08	2.58
14. 膀胱癌	0.98	0.00	0.00	0.00	0.00	0.00	0.00	0.00	0.00	0.00	0.00	0.00	0.00	0.00	4.93	0.00	11.38	21.35	28.11	86.81	0.85	1.16
15. 鼻咽癌	0.98	0.00	0.00	0.00	0.00	0.00	0.00	0.00	0.00	0.00	0.00	0.00	1.92	0.00	4.93	10.47	0.00	17.07	28.11	0.00	0.82	1.03
16. 胆囊及胆道癌	2.44	0.00	0.00	0.00	0.00	0.00	0.00	0.00	0.00	0.00	0.00	0.00	0.00	10.01	4.93	10.47	11.38	32.02	56.23	86.81	2.25	3.21
17. 肾癌	0.49	0.00	0.00	0.00	0.00	0.00	0.00	0.00	0.00	0.00	0.00	1.92	0.00	0.00	0.00	0.00	0.00	10.67	0.00	0.00	0.37	0.47
18. 骨癌	0.98	0.00	0.00	0.00	3.43	0.00	0.00	0.00	0.00	0.00	0.00	0.00	0.00	3.34	0.00	5.23	0.00	32.02	0.00	0.00	1.03	1.13
19. 皮肤癌	0.49	0.00	0.00	0.00	0.00	0.00	0.00	0.00	0.00	0.00	0.00	1.92	0.00	0.00	0.00	0.00	0.00	10.67	0.00	86.81	0.55	0.84
20. 淋巴癌	0.98	0.00	0.00	0.00	0.00	0.00	0.00	0.00	0.00	0.00	0.00	0.00	3.84	0.00	0.00	4.93	0.00	0.00	56.23	86.81	1.07	1.58

续表

疾病名称	合计	0岁~	1岁~	5岁~	10岁~	15岁~	20岁~	25岁~	30岁~	35岁~	40岁~	45岁~	50岁~	55岁~	60岁~	65岁~	70岁~	75岁~	80岁~	85岁~	标化率(2000)	标化率(2010)
21. 喉癌	1.14	0.00	0.00	0.00	0.00	0.00	0.00	0.00	0.00	0.00	0.00	0.00	0.00	0.00	0.00	5.23	0.00	10.67	0.00	0.00	0.97	1.35
22. 甲状腺癌	0.00	0.00	0.00	0.00	0.00	0.00	0.00	0.00	0.00	0.00	0.00	0.00	0.00	0.00	0.00	0.00	0.00	0.00	0.00	0.00	0.00	0.00
23. 其他	19.67	0.00	4.44	0.00	0.00	0.00	0.00	2.22	7.56	0.00	4.40	13.44	8.64	43.38	49.26	52.35	108.10	202.82	646.61	347.22	18.16	24.64
二、其他肿瘤	1.79	0.00	0.00	0.00	0.00	0.00	0.00	0.00	0.00	4.57	0.00	3.84	0.00	10.01	4.93	0.00	5.69	32.02	84.34	86.81	1.77	2.57
三、糖尿病	17.88	0.00	0.00	0.00	0.00	0.00	0.00	2.22	0.00	0.00	5.86	3.84	8.64	6.67	29.56	78.52	130.86	234.84	702.84	694.44	16.95	23.91
四、内分泌紊乱	3.90	0.00	4.44	0.00	0.00	0.00	0.00	0.00	0.00	1.52	0.00	1.92	0.00	0.00	0.00	5.23	22.76	64.05	140.57	520.83	4.33	6.60
五、神经系统和精神障碍疾病	4.71	0.00	0.00	0.00	0.00	0.00	0.00	2.22	5.67	1.52	5.86	5.76	0.00	0.00	14.78	10.47	5.69	42.70	84.34	260.42	4.65	6.07
1. 神经系统疾病	4.55	0.00	0.00	0.00	0.00	0.00	0.00	2.22	5.67	1.52	4.40	5.76	0.00	0.00	14.78	10.47	5.69	42.70	84.34	260.42	4.55	5.94
2. 精神障碍	0.16	0.00	0.00	0.00	0.00	0.00	0.00	0.00	0.00	0.00	1.47	0.00	0.00	0.00	0.00	0.00	0.00	0.00	0.00	0.00	0.10	0.14
六、心脑血管疾病	216.56	37.77	4.44	0.00	0.00	2.15	0.00	4.44	9.45	16.76	52.78	103.64	138.30	260.30	453.22	659.58	1 359.81	2 828.78	6 381.78	12 586.81	210.02	300.51
1. 缺血性心脏病	59.18	0.00	0.00	0.00	0.00	0.00	0.00	2.22	0.00	4.57	13.19	26.87	23.05	56.73	118.23	214.63	398.27	757.90	1 771.16	3 732.64	57.78	82.96
2. 高血压及其并发症	18.53	0.00	0.00	0.00	0.00	0.00	0.00	0.00	0.00	3.05	2.93	7.68	11.53	6.67	24.63	47.11	113.79	245.52	646.61	1 736.11	19.15	28.34
3. 肺源性心脏病	17.72	0.00	0.00	0.00	0.00	0.00	0.00	0.00	0.00	0.00	1.47	3.84	2.88	10.01	34.48	20.94	102.41	288.22	674.73	1 909.72	18.85	28.71
4. 风湿性心脏病	2.93	0.00	0.00	0.00	0.00	0.00	0.00	0.00	1.89	0.00	2.93	1.92	2.88	6.67	4.93	10.47	17.07	21.35	28.11	173.61	2.73	3.76
5. 心脏性猝死	10.08	0.00	0.00	0.00	0.00	0.00	0.00	0.00	1.89	6.10	2.93	9.60	17.29	23.36	19.71	15.70	68.27	96.07	196.80	173.61	8.89	11.87
6. 脑出血	71.05	0.00	0.00	0.00	0.00	0.00	0.00	2.22	1.89	1.52	21.99	34.55	72.03	123.47	197.05	214.63	432.41	821.95	2 024.18	2 864.58	66.81	94.27
7. 脑梗死	22.44	0.00	0.00	0.00	0.00	0.00	0.00	2.22	0.00	0.00	4.40	7.68	2.88	10.01	29.56	88.99	153.62	384.29	730.95	1 302.08	21.75	31.25
8. 脑卒中（未特指出血或梗死）	0.98	0.00	0.00	0.00	0.00	0.00	0.00	0.00	0.00	0.00	0.00	0.00	0.00	0.00	4.93	0.00	17.07	10.67	28.11	0.00	0.83	1.11
9. 其他	13.66	37.77	4.44	0.00	0.00	2.15	0.00	0.00	3.78	1.52	2.93	11.52	5.76	23.36	19.71	47.11	56.90	202.82	281.14	694.44	13.24	18.24
七、主要呼吸系统疾病	73.49	0.00	0.00	0.00	0.00	0.00	0.00	2.22	0.00	0.00	1.47	11.52	25.93	53.39	133.01	141.34	460.86	1 366.35	2 670.79	5 295.14	73.86	108.94
1. 慢性阻塞性肺疾病	69.75	0.00	0.00	0.00	0.00	0.00	0.00	2.22	0.00	0.00	0.00	9.60	20.17	46.72	128.09	130.87	443.79	1 291.63	2 614.56	5 121.53	70.40	104.06
2. 哮喘	0.81	0.00	0.00	0.00	0.00	0.00	0.00	0.00	0.00	0.00	0.00	0.00	0.00	3.34	0.00	0.00	5.69	21.35	0.00	86.81	0.79	1.22

第5章·2015年地区别、性别、年龄别、死因别死亡率

续表

疾病名称	合计	0岁~	1岁~	5岁~	10岁~	15岁~	20岁~	25岁~	30岁~	35岁~	40岁~	45岁~	50岁~	55岁~	60岁~	65岁~	70岁~	75岁~	80岁~	85岁~	标化率(2000)	标化率(2010)
3. 尘肺病	0.00	0.00	0.00	0.00	0.00	0.00	0.00	0.00	0.00	0.00	0.00	0.00	0.00	0.00	0.00	0.00	0.00	0.00	0.00	0.00	0.00	0.00
4. 其他	2.93	0.00	0.00	0.00	0.00	0.00	0.00	0.00	0.00	0.00	0.00	1.47	1.92	5.76	3.34	4.93	10.47	11.38	53.37	56.23	86.81	2.66	3.67
八、主要消化系统疾病	21.62	18.89	4.44	0.00	0.00	0.00	0.00	0.00	0.00	3.05	19.06	15.35	8.64	26.70	59.12	52.35	142.24	266.87	421.70	868.06	19.69	27.48
1. 消化性溃疡	5.69	0.00	0.00	0.00	0.00	0.00	0.00	0.00	0.00	0.00	5.86	5.76	2.88	6.67	14.78	15.70	17.07	96.07	84.34	347.22	5.34	7.68
2. 肝硬化	9.27	0.00	0.00	0.00	0.00	0.00	0.00	0.00	0.00	3.05	8.80	7.68	5.76	16.69	39.41	20.94	79.65	42.70	196.80	86.81	7.92	10.63
3. 肠梗阻	1.30	18.89	0.00	0.00	0.00	0.00	0.00	0.00	0.00	0.00	0.00	0.00	0.00	0.00	0.00	0.00	11.38	21.35	28.11	173.61	1.45	2.13
4. 阑尾炎	0.00	0.00	0.00	0.00	0.00	0.00	0.00	0.00	0.00	0.00	0.00	0.00	0.00	0.00	0.00	0.00	0.00	0.00	0.00	0.00	0.00	0.00
5. 胆囊疾病	1.30	0.00	4.44	0.00	0.00	0.00	0.00	0.00	0.00	0.00	1.47	0.00	0.00	0.00	0.00	0.00	0.00	42.70	84.34	173.61	1.28	1.81
6. 胰腺炎	0.98	0.00	0.00	0.00	0.00	0.00	0.00	0.00	0.00	0.00	0.00	0.00	0.00	0.00	4.93	0.00	5.69	10.67	0.00	173.61	1.07	1.68
7. 其他	3.09	0.00	0.00	0.00	0.00	0.00	0.00	0.00	0.00	0.00	2.93	1.92	0.00	3.34	0.00	15.70	28.45	53.37	28.11	86.81	2.61	3.55
九、主要泌尿生殖系统疾病	8.62	0.00	0.00	0.00	0.00	0.00	2.15	1.54	0.00	0.00	4.40	5.76	8.64	13.35	19.71	36.64	45.52	117.42	112.45	347.22	7.88	10.83
1. 肾炎	7.97	0.00	0.00	0.00	0.00	0.00	2.15	1.54	0.00	0.00	4.40	5.76	8.64	13.35	19.71	31.41	45.52	106.75	56.23	347.22	7.23	9.91
2. 前列腺增生	0.33	0.00	0.00	0.00	0.00	0.00	0.00	0.00	0.00	0.00	0.00	0.00	0.00	0.00	0.00	5.23	0.00	10.67	28.11	0.00	0.32	0.47
3. 其他	0.33	0.00	0.00	0.00	0.00	0.00	0.00	0.00	0.00	0.00	0.00	0.00	0.00	0.00	0.00	0.00	0.00	0.00	28.11	0.00	0.33	0.44
十、肌肉骨骼和结缔组织病	1.46	0.00	0.00	0.00	0.00	0.00	0.00	0.00	0.00	0.00	0.00	0.00	0.00	0.00	3.34	20.94	5.69	32.02	0.00	0.00	1.24	1.56
十一、先天异常	0.81	0.00	4.44	0.00	0.00	0.00	0.00	0.00	0.00	2.93	0.00	0.00	0.00	0.00	4.93	5.23	0.00	0.00	0.00	0.00	0.70	0.86
1. 先天性心脏病	0.33	0.00	4.44	0.00	0.00	0.00	0.00	0.00	0.00	0.00	1.47	0.00	0.00	0.00	0.00	0.00	0.00	0.00	0.00	0.00	0.29	0.34
2. 其他先天畸形	0.49	0.00	0.00	0.00	0.00	0.00	0.00	0.00	0.00	2.93	1.47	0.00	0.00	0.00	4.93	5.23	0.00	0.00	0.00	0.00	0.41	0.52
Ⅲ. 伤害	35.12	37.77	13.31	11.09	10.29	25.85	7.69	28.88	11.34	25.90	42.51	67.18	54.74	53.39	34.48	41.88	39.83	213.49	224.91	260.42	32.09	37.29
1. 道路交通事故	12.03	0.00	4.44	0.00	6.86	10.77	6.15	11.11	1.89	1.52	11.73	23.03	23.05	16.69	4.93	26.17	17.07	96.07	84.34	86.81	11.07	12.91
2. 意外中毒	4.88	0.00	0.00	0.00	0.00	0.00	0.00	6.67	0.00	7.62	8.80	17.27	5.76	3.34	14.78	0.00	5.69	0.00	0.00	0.00	4.09	4.71
3. 意外跌落	5.69	18.89	8.88	7.39	3.43	0.00	0.00	2.22	3.78	1.52	4.40	5.76	5.76	10.01	4.93	5.23	11.38	32.02	140.57	173.61	5.98	7.22
4. 自杀	1.46	0.00	0.00	0.00	0.00	4.31	0.00	0.00	0.00	1.52	1.47	1.92	0.00	6.67	0.00	0.00	5.69	10.67	0.00	0.00	1.22	1.49

续表

疾病名称	合计	0岁~	1岁~	5岁~	10岁~	15岁~	20岁~	25岁~	30岁~	35岁~	40岁~	45岁~	50岁~	55岁~	60岁~	65岁~	70岁~	75岁~	80岁~	85岁~	标化率(2000)	标化率(2010)
5.砸死和碰撞死	1.63	0.00	0.00	0.00	0.00	0.00	1.54	2.22	0.00	0.00	2.93	5.76	0.00	6.67	4.93	0.00	0.00	0.00	0.00	0.00	1.33	1.67
6.意外窒息	0.81	18.89	0.00	0.00	0.00	0.00	0.00	0.00	0.00	3.05	0.00	0.00	0.00	0.00	0.00	0.00	0.00	21.35	0.00	0.00	0.75	0.85
7.触电	0.49	0.00	0.00	0.00	0.00	0.00	0.00	2.22	0.00	0.00	1.47	1.92	0.00	0.00	0.00	0.00	0.00	0.00	0.00	0.00	0.44	0.46
8.溺水	0.81	0.00	0.00	3.70	0.00	2.15	0.00	0.00	1.89	0.00	1.47	0.00	0.00	3.34	0.00	0.00	0.00	0.00	0.00	0.00	0.86	0.84
9.火灾	0.33	0.00	0.00	0.00	0.00	2.15	0.00	0.00	0.00	0.00	0.00	0.00	0.00	0.00	0.00	5.23	0.00	0.00	0.00	0.00	0.33	0.32
10.他杀	0.98	0.00	0.00	0.00	0.00	4.31	0.00	0.00	0.00	6.10	0.00	0.00	0.00	0.00	0.00	0.00	0.00	0.00	0.00	0.00	0.89	0.86
11.其他	6.02	0.00	0.00	0.00	0.00	2.15	0.00	4.44	3.78	4.57	10.26	11.52	20.17	6.67	4.93	5.23	0.00	53.37	0.00	0.00	5.12	5.98

第 5 章 · 2015 年地区别、性别、年龄别、死因别死亡率

表 5-17 2015 年青海省死因回顾调查分死因年龄别死亡率（城市、男性）(1/10 万)

死因	疾病名称	合计	0 岁~	1 岁~	5 岁~	10 岁~	15 岁~	20 岁~	25 岁~	30 岁~	35 岁~	40 岁~	45 岁~	50 岁~	55 岁~	60 岁~	65 岁~	70 岁~	75 岁~	80 岁~	85 岁~	标化率(2000年)	标化率(2010年)
全死因		651.75	429.80	33.50	7.08	6.59	45.20	27.95	52.96	54.36	115.36	267.60	384.04	570.40	909.33	1 748.03	2 417.33	3 855.87	7 986.18	14 366.05	25 762.71	623.35	855.69
I.传染病、母婴疾病和营养缺乏性疾病		26.96	286.53	0.00	0.00	0.00	0.00	2.80	0.00	0.00	8.65	13.94	10.97	5.65	39.82	42.63	37.58	197.74	203.21	818.00	1 355.93	26.33	36.39
一、传染病和寄生虫病		6.90	35.82	0.00	0.00	0.00	0.00	0.00	0.00	0.00	5.77	13.94	7.32	5.65	13.27	10.66	25.05	43.94	20.32	51.12	0.00	5.65	7.11
1. 病毒性肝炎		3.45	0.00	0.00	0.00	0.00	0.00	0.00	0.00	0.00	5.77	5.58	3.66	5.65	13.27	0.00	0.00	21.97	0.00	51.12	0.00	2.69	3.52
2. 结核病		0.63	0.00	0.00	0.00	0.00	0.00	0.00	0.00	0.00	2.79	0.00	0.00	0.00	0.00	0.00	0.00	10.99	0.00	0.00	0.00	0.41	0.53
3. 脑膜炎		1.25	35.82	0.00	0.00	0.00	0.00	0.00	0.00	0.00	0.00	3.66	0.00	0.00	10.66	0.00	12.53	0.00	0.00	0.00	0.00	1.36	1.51
4. 感染性腹泻		0.00	0.00	0.00	0.00	0.00	0.00	0.00	0.00	0.00	0.00	0.00	0.00	0.00	0.00	0.00	0.00	0.00	0.00	0.00	0.00	0.00	0.00
5. 败血症		0.63	0.00	0.00	0.00	0.00	0.00	0.00	0.00	0.00	0.00	0.00	0.00	0.00	0.00	10.66	12.53	10.99	0.00	0.00	0.00	0.58	0.66
6. 艾滋病		0.00	0.00	0.00	0.00	0.00	0.00	0.00	0.00	0.00	0.00	0.00	0.00	0.00	0.00	0.00	0.00	0.00	0.00	0.00	0.00	0.00	0.00
7. 包虫病		0.00	0.00	0.00	0.00	0.00	0.00	0.00	0.00	0.00	0.00	0.00	0.00	0.00	0.00	0.00	0.00	0.00	0.00	0.00	0.00	0.00	0.00
8. 其他		0.94	0.00	0.00	0.00	0.00	0.00	0.00	0.00	0.00	0.00	5.58	0.00	0.00	0.00	0.00	0.00	20.32	0.00	0.00	0.00	0.62	0.89
二、呼吸道感染		17.87	35.82	0.00	0.00	0.00	0.00	2.80	0.00	0.00	2.88	0.00	0.00	0.00	26.55	31.98	12.53	153.80	182.89	766.87	1 355.93	18.04	26.77
1. 下呼吸道感染		17.56	35.82	0.00	0.00	0.00	0.00	2.80	0.00	0.00	2.88	0.00	0.00	0.00	26.55	31.98	12.53	153.80	182.89	766.87	1 186.44	17.49	25.81
2. 上呼吸道感染		0.31	0.00	0.00	0.00	0.00	0.00	0.00	0.00	0.00	0.00	0.00	0.00	0.00	0.00	0.00	0.00	0.00	0.00	0.00	169.49	0.54	0.97
三、妊娠、分娩和产褥期并发症		0.00	0.00	0.00	0.00	0.00	0.00	0.00	0.00	0.00	0.00	0.00	0.00	0.00	0.00	0.00	0.00	0.00	0.00	0.00	0.00	0.00	0.00
1. 妊娠高血压综合征		0.00	0.00	0.00	0.00	0.00	0.00	0.00	0.00	0.00	0.00	0.00	0.00	0.00	0.00	0.00	0.00	0.00	0.00	0.00	0.00	0.00	0.00
2. 产后出血		0.00	0.00	0.00	0.00	0.00	0.00	0.00	0.00	0.00	0.00	0.00	0.00	0.00	0.00	0.00	0.00	0.00	0.00	0.00	0.00	0.00	0.00
3. 羊水栓塞		0.00	0.00	0.00	0.00	0.00	0.00	0.00	0.00	0.00	0.00	0.00	0.00	0.00	0.00	0.00	0.00	0.00	0.00	0.00	0.00	0.00	0.00
4. 其他		0.00	0.00	0.00	0.00	0.00	0.00	0.00	0.00	0.00	0.00	0.00	0.00	0.00	0.00	0.00	0.00	0.00	0.00	0.00	0.00	0.00	0.00
四、围生期病病		1.88	214.90	0.00	0.00	0.00	0.00	0.00	0.00	0.00	0.00	0.00	0.00	0.00	0.00	0.00	0.00	0.00	0.00	0.00	0.00	2.39	2.21
1. 早产		0.00	0.00	0.00	0.00	0.00	0.00	0.00	0.00	0.00	0.00	0.00	0.00	0.00	0.00	0.00	0.00	0.00	0.00	0.00	0.00	0.00	0.00
2. 产伤和窒息		1.88	214.90	0.00	0.00	0.00	0.00	0.00	0.00	0.00	0.00	0.00	0.00	0.00	0.00	0.00	0.00	0.00	0.00	0.00	0.00	2.39	2.21
3. 其他		0.00	0.00	0.00	0.00	0.00	0.00	0.00	0.00	0.00	0.00	0.00	0.00	0.00	0.00	0.00	0.00	0.00	0.00	0.00	0.00	0.00	0.00

续表

疾病名称	合计	0岁~	1岁~	5岁~	10岁~	15岁~	20岁~	25岁~	30岁~	35岁~	40岁~	45岁~	50岁~	55岁~	60岁~	65岁~	70岁~	75岁~	80岁~	85岁~	标化率(2000年)	标化率(2010年)
五、营养缺乏	0.31	0.00	0.00	0.00	0.00	0.00	0.00	0.00	0.00	0.00	0.00	0.00	3.66	0.00	0.00	0.00	0.00	0.00	0.00	0.00	0.25	0.29
Ⅱ．慢性非传染性疾病	574.01	107.45	25.12	0.00	0.00	8.22	11.18	17.65	32.62	69.22	183.98	267.00	451.80	783.22	1 641.44	2 292.08	3 614.19	7 640.72	13 343.56	24 067.80	551.54	766.13
一、恶性肿瘤	162.08	0.00	0.00	0.00	0.00	0.00	5.59	4.41	18.12	37.49	44.60	65.84	152.48	265.50	639.52	864.23	1 032.63	2 052.43	2 709.61	3 050.85	151.44	201.60
1. 胃癌	33.54	0.00	0.00	0.00	0.00	0.00	2.80	0.00	0.00	2.88	11.15	14.63	50.83	59.74	202.52	150.30	219.71	304.82	460.12	677.97	31.57	42.26
2. 肝癌	21.32	0.00	0.00	0.00	0.00	0.00	0.00	0.00	3.62	14.42	16.73	10.97	50.83	46.46	106.59	100.20	109.85	142.25	102.25	0.00	18.93	23.87
3. 肺癌	39.50	0.00	0.00	0.00	0.00	0.00	0.00	0.00	0.00	8.65	2.79	18.29	28.24	53.10	74.61	162.83	296.61	711.24	766.87	1 186.44	36.60	50.17
4. 食管癌	14.11	0.00	0.00	0.00	0.00	0.00	0.00	0.00	0.00	0.00	0.00	3.66	5.65	26.55	106.59	162.83	54.93	101.61	255.62	169.49	14.28	18.65
5. 结直肠癌	10.66	0.00	0.00	0.00	0.00	0.00	0.00	0.00	0.00	0.00	5.58	0.00	0.00	6.64	42.63	62.63	54.93	223.53	255.62	169.49	9.97	13.61
6. 胰腺癌	3.45	0.00	0.00	0.00	0.00	0.00	0.00	0.00	0.00	0.00	0.00	0.00	0.00	0.00	10.66	62.63	32.96	20.32	0.00	169.49	3.59	4.54
7. 乳腺癌	0.31	0.00	0.00	0.00	0.00	0.00	0.00	0.00	0.00	0.00	0.00	0.00	5.65	0.00	0.00	0.00	0.00	0.00	0.00	0.00	0.29	0.33
8. 宫颈癌	0.00	0.00	0.00	0.00	0.00	0.00	0.00	0.00	0.00	0.00	0.00	0.00	0.00	0.00	0.00	0.00	0.00	0.00	0.00	0.00	0.00	0.00
9. 子宫体癌	0.00	0.00	0.00	0.00	0.00	0.00	0.00	0.00	0.00	0.00	0.00	0.00	0.00	0.00	0.00	0.00	0.00	0.00	0.00	0.00	0.00	0.00
10. 卵巢癌	0.00	0.00	0.00	0.00	0.00	0.00	0.00	0.00	0.00	0.00	0.00	0.00	0.00	0.00	0.00	0.00	0.00	0.00	0.00	0.00	0.00	0.00
11. 前列腺癌	2.51	0.00	0.00	0.00	0.00	0.00	0.00	0.00	0.00	0.00	0.00	0.00	0.00	0.00	0.00	25.05	32.96	40.64	51.12	0.00	2.23	2.82
12. 脑瘤	2.82	0.00	0.00	0.00	0.00	0.00	0.00	0.00	0.00	2.88	2.79	0.00	0.00	10.66	10.66	12.53	25.05	40.64	51.12	0.00	2.34	2.91
13. 白血病	2.19	0.00	0.00	0.00	0.00	0.00	0.00	0.00	3.62	0.00	0.00	0.00	0.00	0.00	10.66	25.05	10.99	0.00	51.12	169.49	2.53	3.25
14. 膀胱癌	1.88	0.00	0.00	0.00	0.00	0.00	0.00	0.00	0.00	0.00	0.00	0.00	0.00	0.00	10.66	0.00	21.97	40.64	51.12	0.00	1.66	2.25
15. 鼻咽癌	0.63	0.00	0.00	0.00	0.00	0.00	0.00	0.00	0.00	0.00	0.00	0.00	0.00	0.00	0.00	0.00	21.97	0.00	0.00	0.00	0.45	0.54
16. 胆囊及胆道癌	0.63	0.00	0.00	0.00	0.00	0.00	0.00	0.00	0.00	0.00	0.00	3.66	0.00	0.00	0.00	0.00	10.99	0.00	0.00	0.00	0.48	0.56
17. 肾癌	0.31	0.00	0.00	0.00	0.00	0.00	0.00	0.00	0.00	0.00	0.00	0.00	0.00	0.00	0.00	0.00	0.00	20.32	0.00	0.00	0.26	0.36
18. 骨癌	0.94	0.00	0.00	0.00	0.00	0.00	0.00	0.00	0.00	0.00	2.79	0.00	0.00	6.64	0.00	0.00	0.00	40.64	0.00	0.00	0.77	1.13
19. 皮肤癌	0.31	0.00	0.00	0.00	0.00	0.00	0.00	0.00	0.00	0.00	0.00	3.66	0.00	0.00	0.00	0.00	0.00	0.00	0.00	0.00	0.25	0.29
20. 淋巴癌	0.63	0.00	0.00	0.00	0.00	0.00	0.00	0.00	0.00	0.00	0.00	3.66	0.00	0.00	0.00	0.00	0.00	0.00	51.12	0.00	0.58	0.80

续表

疾病名称	合计	0岁~	1岁~	5岁~	10岁~	15岁~	20岁~	25岁~	30岁~	35岁~	40岁~	45岁~	50岁~	55岁~	60岁~	65岁~	70岁~	75岁~	80岁~	85岁~	标化率(2000年)	标化率(2010年)
21. 喉癌	1.88	0.00	0.00	0.00	0.00	0.00	0.00	0.00	0.00	0.00	0.00	0.00	5.65	13.27	10.66	12.53	0.00	20.32	0.00	0.00	1.75	2.36
22. 甲状腺癌	0.00	0.00	0.00	0.00	0.00	0.00	0.00	0.00	0.00	0.00	0.00	0.00	0.00	0.00	0.00	0.00	0.00	0.00	0.00	0.00	0.00	0.00
23. 其他	24.45	0.00	0.00	0.00	0.00	0.00	0.00	4.41	10.87	8.65	5.58	7.32	5.65	53.10	53.29	87.68	131.82	345.46	664.62	508.47	22.90	30.86
二、其他肿瘤	2.51	0.00	0.00	0.00	0.00	0.00	2.80	0.00	0.00	0.00	0.00	3.66	0.00	0.00	0.00	0.00	10.99	60.96	102.25	169.49	2.46	3.64
三、糖尿病	22.57	0.00	0.00	0.00	0.00	0.00	0.00	0.00	0.00	0.00	11.15	7.32	11.29	6.64	53.29	137.78	186.75	203.21	715.75	1 016.95	21.99	30.49
四、内分泌紊乱	3.45	0.00	8.37	0.00	0.00	0.00	0.00	0.00	0.00	0.00	11.15	3.66	0.00	0.00	0.00	0.00	10.99	81.28	51.12	508.47	3.84	5.81
五、神经系统和精神障碍疾病	7.52	0.00	0.00	0.00	0.00	0.00	0.00	0.00	0.00	2.88	8.36	10.97	0.00	0.00	21.32	12.53	10.99	60.96	153.37	338.98	7.25	9.45
1. 神经系统疾病	7.21	0.00	0.00	0.00	0.00	0.00	0.00	0.00	0.00	2.88	8.36	10.97	0.00	0.00	21.32	12.53	10.99	60.96	153.37	338.98	7.07	9.19
2. 精神障碍	0.31	0.00	0.00	0.00	0.00	0.00	0.00	0.00	0.00	0.00	2.79	0.00	0.00	0.00	0.00	0.00	0.00	0.00	0.00	0.00	0.18	0.26
六、心脑血管疾病	251.11	71.63	8.37	0.00	0.00	4.11	0.00	4.41	7.25	23.07	72.48	138.99	225.90	371.70	660.84	901.80	1 494.01	3 170.09	6 441.72	12 542.37	244.53	344.56
1. 缺血性心脏病	70.54	0.00	0.00	0.00	0.00	0.00	0.00	0.00	0.00	5.77	13.94	29.26	33.88	66.37	191.86	363.23	472.37	914.45	1 687.12	4 237.29	70.46	99.21
2. 高血压及其并发症	18.81	0.00	0.00	0.00	0.00	0.00	0.00	4.41	0.00	5.77	5.58	7.32	22.59	0.00	10.66	87.68	109.85	264.17	511.25	1 525.42	19.13	27.37
3. 肺源性心脏病	20.69	0.00	0.00	0.00	0.00	0.00	0.00	0.00	0.00	2.79	0.00	7.32	5.65	6.64	63.95	37.58	120.84	345.46	664.62	1 864.41	21.55	31.99
4. 风湿性心脏病	3.13	0.00	0.00	0.00	0.00	0.00	0.00	0.00	0.00	0.00	5.58	0.00	5.65	6.64	10.66	25.05	10.99	0.00	0.00	338.98	3.27	4.70
5. 心脏性猝死	13.17	0.00	0.00	0.00	0.00	0.00	0.00	0.00	0.00	5.77	27.88	18.29	22.59	46.46	21.32	25.05	76.90	101.61	255.62	169.49	11.49	15.60
6. 脑出血	84.02	0.00	0.00	0.00	0.00	0.00	0.00	0.00	0.00	2.88	27.88	43.89	118.60	192.49	277.13	225.45	505.33	955.09	2 198.36	2 372.88	78.61	109.58
7. 脑梗死	24.14	0.00	0.00	0.00	0.00	0.00	0.00	0.00	0.00	0.00	8.36	10.97	5.65	13.27	53.29	100.20	120.84	406.42	818.00	1 355.93	23.95	34.39
8. 脑卒中（未特指出血或梗死）	0.63	0.00	0.00	0.00	0.00	0.00	0.00	0.00	0.00	0.00	0.00	0.00	0.00	0.00	0.00	0.00	10.99	20.32	0.00	0.00	0.49	0.64
9. 其他	15.99	71.63	8.37	0.00	0.00	4.11	0.00	0.00	3.62	0.00	2.79	2.88	11.29	39.82	31.98	37.58	65.91	162.57	306.75	677.97	15.58	21.08
七、主要呼吸系统疾病	84.64	0.00	0.00	0.00	0.00	0.00	0.00	4.41	0.00	2.79	2.79	10.97	39.53	73.01	149.22	225.45	615.18	1 544.40	2 658.49	5 254.24	83.69	121.14
1. 慢性阻塞性肺疾病	79.31	0.00	0.00	0.00	0.00	0.00	0.00	4.41	0.00	0.00	0.00	7.32	33.88	66.37	138.56	212.93	593.21	1 422.48	2 607.36	4 915.25	78.58	113.83
2. 哮喘	0.94	0.00	0.00	0.00	0.00	0.00	0.00	0.00	0.00	0.00	0.00	0.00	0.00	0.00	0.00	0.00	10.99	20.32	0.00	169.49	1.03	1.60

续表

疾病名称	合计	0岁~	1岁~	5岁~	10岁~	15岁~	20岁~	25岁~	30岁~	35岁~	40岁~	45岁~	50岁~	55岁~	60岁~	65岁~	70岁~	75岁~	80岁~	85岁~	标化率(2000年)	标化率(2010年)
3. 尘肺病	0.00	0.00	0.00	0.00	0.00	0.00	0.00	0.00	0.00	0.00	0.00	0.00	0.00	0.00	0.00	0.00	0.00	0.00	0.00	0.00	0.00	0.00
4. 其他	4.39	0.00	0.00	0.00	0.00	0.00	0.00	0.00	0.00	0.00	0.00	3.66	0.00	5.65	6.64	10.66	12.53	10.99	101.61	51.12	169.49	4.07	5.71
八、主要消化系统疾病	26.65	35.82	0.00	0.00	0.00	0.00	0.00	0.00	0.00	0.00	5.77	30.66	21.95	11.29	53.10	85.27	87.68	186.75	243.85	357.87	677.97	23.72	32.27
1. 消化性溃疡	6.90	0.00	0.00	0.00	0.00	0.00	0.00	0.00	0.00	0.00	0.00	8.36	10.97	0.00	13.27	21.32	25.05	21.97	121.93	51.12	169.49	6.10	8.37
2. 肝硬化	13.17	0.00	0.00	0.00	0.00	0.00	0.00	0.00	0.00	0.00	5.77	16.73	10.97	11.29	33.19	63.95	25.05	109.85	40.64	204.50	0.00	11.11	14.71
3. 肠梗阻	0.63	35.82	0.00	0.00	0.00	0.00	0.00	0.00	0.00	0.00	0.00	0.00	0.00	0.00	0.00	0.00	0.00	0.00	0.00	0.00	169.49	0.94	1.34
4. 阑尾炎	0.00	0.00	0.00	0.00	0.00	0.00	0.00	0.00	0.00	0.00	0.00	0.00	0.00	0.00	0.00	0.00	0.00	0.00	0.00	0.00	0.00	0.00	0.00
5. 胆囊疾病	1.25	0.00	0.00	0.00	0.00	0.00	0.00	0.00	0.00	0.00	0.00	0.00	0.00	0.00	0.00	0.00	0.00	0.00	60.96	51.12	0.00	1.11	1.60
6. 胰腺炎	1.25	0.00	0.00	0.00	0.00	0.00	0.00	0.00	0.00	0.00	0.00	2.79	0.00	0.00	0.00	0.00	0.00	10.99	0.00	0.00	338.98	1.49	2.46
7. 其他	3.45	0.00	0.00	0.00	0.00	0.00	0.00	0.00	0.00	0.00	0.00	2.79	0.00	0.00	6.64	0.00	37.58	43.94	20.32	51.12	0.00	2.97	3.78
九、主要泌尿生殖系统疾病	10.35	0.00	0.00	0.00	0.00	4.11	2.80	0.00	0.00	0.00	0.00	5.58	3.66	11.29	6.64	21.32	37.58	54.93	182.89	153.37	508.47	9.84	13.62
1. 肾炎	9.40	0.00	0.00	0.00	0.00	4.11	2.80	0.00	0.00	0.00	0.00	5.58	3.66	11.29	6.64	21.32	37.58	54.93	162.57	51.12	508.47	8.93	12.23
2. 前列腺增生	0.63	0.00	0.00	0.00	0.00	0.00	0.00	0.00	0.00	0.00	0.00	0.00	0.00	0.00	0.00	0.00	0.00	0.00	20.32	51.12	0.00	0.59	0.87
3. 其他	0.31	0.00	0.00	0.00	0.00	0.00	0.00	0.00	0.00	0.00	0.00	0.00	0.00	0.00	0.00	12.53	0.00	0.00	0.00	51.12	0.00	0.33	0.51
十、肌肉骨骼和结缔组织病	1.25	0.00	0.00	0.00	0.00	0.00	0.00	0.00	0.00	0.00	0.00	6.64	0.00	0.00	0.00	12.53	12.53	10.99	20.32	0.00	0.00	1.08	1.43
十一、先天异常	1.57	0.00	8.37	0.00	0.00	0.00	0.00	0.00	0.00	0.00	5.58	0.00	0.00	0.00	10.66	12.53	0.00	0.00	0.00	0.00	0.00	1.45	1.76
1. 先天性心脏病	0.63	0.00	8.37	0.00	0.00	0.00	0.00	0.00	0.00	0.00	2.79	0.00	0.00	0.00	0.00	0.00	0.00	0.00	0.00	0.00	0.00	0.55	0.65
2. 其他先天畸形	0.94	0.00	0.00	0.00	0.00	0.00	0.00	0.00	0.00	0.00	2.79	0.00	0.00	0.00	10.66	12.53	0.00	0.00	0.00	0.00	169.49	0.89	1.12
Ⅲ.伤害	46.40	0.00	8.37	7.08	6.59	32.87	13.98	30.90	21.75	34.61	64.11	102.41	96.01	86.29	42.63	75.15	43.94	142.25	153.37	338.98	0.00	41.20	48.26
1. 道路交通事故	15.67	0.00	0.00	6.59	8.22	11.18	13.24	3.62	2.88	16.73	32.92	33.88	26.55	10.66	50.10	21.97	81.28	51.12	169.49	0.00	14.27	16.86
2. 意外中毒	6.58	0.00	0.00	0.00	0.00	0.00	4.41	0.00	8.65	13.94	29.26	11.29	6.64	10.66	0.00	21.97	0.00	0.00	0.00	5.28	6.26
3. 意外跌落	5.96	0.00	8.37	0.00	0.00	0.00	7.25	0.00	0.00	8.36	10.97	11.29	19.91	10.66	12.53	10.99	102.25	169.49	0.00	5.51	7.10
4. 自杀	2.51	0.00	0.00	0.00	0.00	8.22	0.00	0.00	0.00	2.88	2.79	3.66	0.00	13.27	0.00	0.00	10.99	0.00	0.00	0.00	2.09	2.50

续表

疾病名称	合计	0岁~	1岁~	5岁~	10岁~	15岁~	20岁~	25岁~	30岁~	35岁~	40岁~	45岁~	50岁~	55岁~	60岁~	65岁~	70岁~	75岁~	80岁~	85岁~	标化率(2000年)	标化率(2010年)
5. 砸死和碰撞致死	1.57	0.00	0.00	0.00	0.00	0.00	0.00	2.80	4.41	0.00	0.00	0.00	7.32	0.00	0.00	10.66	0.00	0.00	0.00	0.00	1.49	1.65
6. 意外窒息	0.94	0.00	0.00	0.00	0.00	0.00	0.00	0.00	0.00	5.77	0.00	0.00	0.00	0.00	0.00	0.00	0.00	20.32	0.00	0.00	0.77	0.87
7. 触电	0.63	0.00	0.00	0.00	0.00	0.00	0.00	4.41	0.00	0.00	0.00	3.66	0.00	0.00	0.00	0.00	0.00	0.00	0.00	0.00	0.67	0.62
8. 溺水	1.25	0.00	0.00	7.08	0.00	0.00	0.00	0.00	0.00	0.00	2.79	0.00	0.00	6.64	0.00	0.00	0.00	0.00	0.00	0.00	1.32	1.31
9. 火灾	0.31	0.00	0.00	0.00	0.00	4.11	0.00	0.00	0.00	0.00	0.00	0.00	0.00	0.00	0.00	0.00	0.00	0.00	0.00	0.00	0.34	0.31
10. 他杀	1.25	0.00	0.00	0.00	0.00	8.22	0.00	0.00	0.00	5.77	0.00	0.00	0.00	0.00	0.00	0.00	0.00	0.00	0.00	0.00	1.19	1.13
11. 其他	9.72	0.00	0.00	0.00	0.00	4.11	4.41	7.25	8.65	19.51	14.63	39.53	13.27	10.66	12.53	40.64	0.00	0.00	8.28	9.65

表 5-18 2015 年青海省死因回顾性调查分死因年龄别死亡率（城市、女性）（1/10 万）

疾病名称	合计	0岁~	1岁~	5岁~	10岁~	15岁~	20岁~	25岁~	30岁~	35岁~	40岁~	45岁~	50岁~	55岁~	60岁~	65岁~	70岁~	75岁~	80岁~	85岁~	标化率(2000年)	标化率(2010年)
全死因	423.18	359.57	56.65	15.46	21.47	22.64	0.00	35.79	31.60	35.54	83.49	226.16	158.82	442.95	806.08	1 025.27	2 513.87	5 689.23	13 991.26	23 665.48	412.72	586.13
一、传染病、母婴疾病和营养缺乏性疾病	19.25	239.71	9.44	0.00	0.00	0.00	0.00	4.47	7.90	0.00	6.18	4.04	5.88	6.71	27.48	44.97	153.43	112.44	749.53	711.74	19.40	25.43
Ⅰ.传染病和寄生虫病	3.04	0.00	9.44	0.00	0.00	0.00	0.00	0.00	0.00	0.00	6.18	4.04	0.00	0.00	9.16	8.99	0.00	0.00	187.38	0.00	2.86	3.89
1. 病毒性肝炎	2.03	0.00	0.00	0.00	0.00	0.00	0.00	0.00	0.00	0.00	6.18	4.04	0.00	0.00	9.16	8.99	0.00	0.00	62.46	0.00	1.64	2.20
2. 结核病	0.34	0.00	0.00	0.00	0.00	0.00	0.00	0.00	0.00	0.00	0.00	0.00	0.00	0.00	0.00	0.00	0.00	0.00	62.46	0.00	0.40	0.62
3. 脑膜炎	0.00	0.00	0.00	0.00	0.00	0.00	0.00	0.00	0.00	0.00	0.00	0.00	0.00	0.00	0.00	0.00	0.00	0.00	0.00	0.00	0.00	0.00
4. 感染性腹泻	0.34	0.00	0.00	0.00	0.00	0.00	0.00	0.00	0.00	0.00	0.00	0.00	0.00	0.00	0.00	0.00	0.00	0.00	62.46	0.00	0.40	0.62
5. 败血症	0.00	0.00	0.00	0.00	0.00	0.00	0.00	0.00	0.00	0.00	0.00	0.00	0.00	0.00	0.00	0.00	0.00	0.00	0.00	0.00	0.00	0.00
6. 艾滋病	0.00	0.00	0.00	0.00	0.00	0.00	0.00	0.00	0.00	0.00	0.00	0.00	0.00	0.00	0.00	0.00	0.00	0.00	0.00	0.00	0.00	0.00
7. 包虫病	0.00	0.00	0.00	0.00	0.00	0.00	0.00	0.00	0.00	0.00	0.00	0.00	0.00	0.00	0.00	0.00	0.00	0.00	0.00	0.00	0.00	0.00
8. 其他	0.34	0.00	9.44	0.00	0.00	0.00	0.00	0.00	0.00	0.00	0.00	0.00	0.00	0.00	0.00	0.00	0.00	0.00	0.00	0.00	0.42	0.44
二、呼吸道感染	11.15	0.00	0.00	0.00	0.00	0.00	0.00	0.00	0.00	0.00	0.00	0.00	5.88	6.71	9.16	35.97	129.82	67.46	499.69	711.74	10.88	15.74
1. 下呼吸道感染	10.81	0.00	0.00	0.00	0.00	0.00	0.00	0.00	0.00	0.00	0.00	0.00	5.88	6.71	9.16	35.97	129.82	67.46	499.69	533.81	10.31	14.72
2. 上呼吸道感染	0.34	0.00	0.00	0.00	0.00	0.00	0.00	0.00	0.00	0.00	0.00	0.00	0.00	0.00	0.00	0.00	0.00	0.00	0.00	177.94	0.57	1.01
三、妊娠、分娩和产褥期并发症	1.01	0.00	0.00	0.00	0.00	0.00	0.00	4.47	7.90	0.00	0.00	0.00	0.00	0.00	0.00	0.00	0.00	0.00	0.00	0.00	1.23	0.92
1. 妊娠高血压综合征	0.00	0.00	0.00	0.00	0.00	0.00	0.00	0.00	0.00	0.00	0.00	0.00	0.00	0.00	0.00	0.00	0.00	0.00	0.00	0.00	0.00	0.00
2. 产后出血	0.00	0.00	0.00	0.00	0.00	0.00	0.00	0.00	0.00	0.00	0.00	0.00	0.00	0.00	0.00	0.00	0.00	0.00	0.00	0.00	0.00	0.00
3. 羊水栓塞	0.34	0.00	0.00	0.00	0.00	0.00	0.00	0.00	3.95	0.00	0.00	0.00	0.00	0.00	0.00	0.00	0.00	0.00	0.00	0.00	0.40	0.29
4. 其他	0.68	0.00	0.00	0.00	0.00	0.00	0.00	4.47	3.95	0.00	0.00	0.00	0.00	0.00	0.00	0.00	0.00	0.00	0.00	0.00	0.83	0.63
四、围生期疾病	2.03	239.71	0.00	0.00	0.00	0.00	0.00	0.00	0.00	0.00	0.00	0.00	0.00	0.00	0.00	0.00	0.00	0.00	0.00	0.00	2.66	2.47
1. 早产	0.34	39.95	0.00	0.00	0.00	0.00	0.00	0.00	0.00	0.00	0.00	0.00	0.00	0.00	0.00	0.00	0.00	0.00	0.00	0.00	0.44	0.41
2. 产伤和窒息	1.35	159.81	0.00	0.00	0.00	0.00	0.00	0.00	0.00	0.00	0.00	0.00	0.00	0.00	0.00	0.00	0.00	0.00	0.00	0.00	1.77	1.65
3. 其他	0.34	39.95	0.00	0.00	0.00	0.00	0.00	0.00	0.00	0.00	0.00	0.00	0.00	0.00	0.00	0.00	0.00	0.00	0.00	0.00	0.44	0.41

续表

疾病名称	合计	0岁~	1岁~	5岁~	10岁~	15岁~	20岁~	25岁~	30岁~	35岁~	40岁~	45岁~	50岁~	55岁~	60岁~	65岁~	70岁~	75岁~	80岁~	85岁~	标化率（2000年）	标化率（2010年）
五、营养缺乏	2.03	0.00	0.00	0.00	0.00	0.00	0.00	0.00	0.00	0.00	0.00	0.00	0.00	0.00	9.16	0.00	0.00	23.60	62.46	0.00	1.77	2.42
Ⅱ.慢性非传染性疾病	378.60	0.00	18.88	0.00	7.16	4.53	0.00	4.47	23.70	16.15	58.75	193.85	141.18	409.40	741.96	953.32	2325.03	5284.46	12866.96	22775.80	368.23	531.80
一、恶性肿瘤	93.21	0.00	9.44	0.00	7.16	4.53	0.00	0.00	7.90	6.46	18.55	96.93	64.71	201.34	265.64	242.83	578.31	944.46	2311.06	2491.10	84.07	115.51
1.胃癌	12.50	0.00	0.00	0.00	0.00	0.00	0.00	0.00	0.00	0.00	3.09	4.04	5.88	40.27	45.80	26.98	59.01	157.41	312.30	355.87	11.35	15.97
2.肝癌	13.85	0.00	0.00	0.00	0.00	0.00	0.00	0.00	3.95	0.00	3.09	12.12	0.00	6.71	64.12	35.97	153.43	202.38	124.92	0.00	11.28	14.54
3.肺癌	13.85	0.00	0.00	0.00	0.00	0.00	0.00	0.00	0.00	0.00	3.09	4.04	17.65	40.27	18.32	17.99	35.41	157.41	687.07	889.68	13.99	21.10
4.食管癌	4.05	0.00	0.00	0.00	0.00	0.00	0.00	0.00	0.00	0.00	0.00	4.04	0.00	6.71	9.16	8.99	47.21	67.46	62.46	177.94	3.62	5.10
5.结直肠癌	5.74	0.00	0.00	0.00	0.00	0.00	0.00	0.00	0.00	0.00	0.00	8.08	5.88	6.71	0.00	26.98	35.41	89.95	187.38	177.94	5.26	7.19
6.胰腺癌	4.05	0.00	0.00	0.00	0.00	0.00	0.00	0.00	0.00	0.00	0.00	4.04	5.88	13.42	9.16	35.97	23.60	0.00	0.00	177.94	3.45	4.59
7.乳腺癌	7.43	0.00	0.00	0.00	0.00	0.00	0.00	0.00	0.00	0.00	6.18	32.31	5.88	13.42	27.48	8.99	47.21	0.00	62.46	0.00	5.97	7.58
8.宫颈癌	2.36	0.00	0.00	0.00	0.00	0.00	0.00	0.00	0.00	0.00	0.00	4.04	0.00	13.42	18.32	0.00	23.60	0.00	0.00	0.00	1.88	2.53
9.子宫体癌	0.34	0.00	0.00	0.00	0.00	0.00	0.00	0.00	0.00	0.00	0.00	0.00	0.00	6.71	0.00	0.00	0.00	0.00	0.00	0.00	0.25	0.41
10.卵巢癌	0.68	0.00	0.00	0.00	0.00	0.00	0.00	0.00	0.00	0.00	0.00	4.04	5.88	0.00	0.00	0.00	0.00	0.00	0.00	0.00	0.58	0.67
11.前列腺癌	0.00	0.00	0.00	0.00	0.00	0.00	0.00	0.00	0.00	0.00	0.00	0.00	0.00	0.00	0.00	0.00	0.00	0.00	0.00	0.00	0.00	0.00
12.脑瘤	2.03	0.00	0.00	0.00	0.00	0.00	0.00	0.00	0.00	0.00	0.00	0.00	0.00	0.00	9.16	8.99	0.00	11.80	0.00	0.00	1.67	2.18
13.白血病	2.03	0.00	0.00	0.00	0.00	4.53	0.00	0.00	0.00	3.23	0.00	0.00	5.88	0.00	0.00	0.00	0.00	11.80	67.46	0.00	1.78	2.07
14.膀胱癌	0.00	0.00	0.00	0.00	0.00	0.00	0.00	0.00	0.00	0.00	0.00	0.00	0.00	0.00	0.00	0.00	0.00	0.00	0.00	0.00	0.00	0.00
15.鼻咽癌	1.35	0.00	0.00	0.00	0.00	0.00	0.00	0.00	0.00	0.00	0.00	0.00	0.00	0.00	0.00	17.99	11.80	0.00	62.46	0.00	1.15	1.47
16.胆囊及胆道癌	4.39	0.00	0.00	0.00	0.00	0.00	0.00	0.00	0.00	0.00	0.00	0.00	0.00	20.13	0.00	17.99	11.80	11.80	124.92	177.94	4.04	5.95
17.肾癌	0.68	0.00	0.00	0.00	0.00	0.00	0.00	0.00	0.00	0.00	0.00	0.00	0.00	0.00	0.00	0.00	23.60	0.00	0.00	0.00	0.49	0.58
18.骨癌	1.01	0.00	0.00	0.00	0.00	0.00	0.00	0.00	0.00	0.00	0.00	0.00	0.00	0.00	0.00	8.99	0.00	22.49	0.00	0.00	1.26	1.08
19.皮肤癌	0.68	0.00	0.00	0.00	0.00	0.00	0.00	0.00	0.00	0.00	0.00	0.00	0.00	0.00	0.00	0.00	0.00	22.49	0.00	177.94	0.86	1.42
20.淋巴癌	1.35	0.00	0.00	0.00	0.00	0.00	0.00	0.00	0.00	0.00	0.00	4.04	0.00	0.00	9.16	0.00	0.00	0.00	62.46	177.94	1.55	2.36

续表

疾病名称	合计	0岁~	1岁~	5岁~	10岁~	15岁~	20岁~	25岁~	30岁~	35岁~	40岁~	45岁~	50岁~	55岁~	60岁~	65岁~	70岁~	75岁~	80岁~	85岁~	标化率(2000年)	标化率(2010年)
21. 喉癌	0.34	0.00	0.00	0.00	0.00	0.00	0.00	0.00	0.00	0.00	0.00	0.00	0.00	6.71	0.00	0.00	0.00	0.00	0.00	0.00	0.25	0.41
22. 甲状腺癌	0.00	0.00	0.00	0.00	0.00	0.00	0.00	0.00	0.00	0.00	0.00	0.00	0.00	0.00	0.00	0.00	0.00	0.00	0.00	0.00	0.00	0.00
23. 其他	14.52	0.00	9.44	0.00	0.00	0.00	0.00	0.00	0.00	0.00	0.00	20.19	11.76	33.56	45.80	26.98	82.62	44.97	624.61	177.94	13.40	18.31
二、其他肿瘤	1.01	0.00	0.00	0.00	0.00	0.00	0.00	0.00	0.00	0.00	3.09	4.04	0.00	0.00	9.16	0.00	0.00	0.00	62.46	0.00	0.99	1.35
三、糖尿病	12.83	0.00	0.00	0.00	0.00	0.00	0.00	0.00	0.00	0.00	0.00	0.00	5.88	0.00	9.16	35.97	70.81	269.84	687.07	355.87	12.31	17.75
四、内分泌紊乱	4.39	0.00	0.00	0.00	0.00	0.00	0.00	0.00	0.00	0.00	0.00	0.00	0.00	6.71	0.00	8.99	35.41	44.97	249.84	533.81	4.86	7.50
五、神经系统和精神障碍疾病	1.69	0.00	0.00	0.00	0.00	0.00	0.00	0.00	3.95	0.00	0.00	0.00	0.00	0.00	9.16	8.99	0.00	22.49	0.00	177.94	1.82	2.38
1. 神经系统疾病	1.69	0.00	0.00	0.00	0.00	0.00	0.00	0.00	3.95	0.00	0.00	0.00	0.00	0.00	9.16	8.99	0.00	22.49	0.00	177.94	1.82	2.38
2. 精神障碍	0.00	0.00	0.00	0.00	0.00	0.00	0.00	0.00	0.00	0.00	0.00	0.00	0.00	0.00	0.00	0.00	0.00	0.00	0.00	0.00	0.00	0.00
六、心脑血管疾病	179.34	0.00	0.00	0.00	0.00	0.00	0.00	4.47	11.85	9.69	30.92	64.62	47.06	147.65	274.80	485.66	1 215.63	2 451.09	6 308.56	12 633.45	176.91	257.91
1. 缺血性心脏病	46.95	0.00	0.00	0.00	0.00	0.00	0.00	0.00	0.00	3.23	12.37	24.23	11.76	46.98	54.96	107.92	318.66	584.66	1 873.83	3 202.85	46.27	68.00
2. 高血压及其并发症	18.24	0.00	0.00	0.00	0.00	0.00	0.00	0.00	0.00	0.00	0.00	8.08	0.00	13.42	36.64	17.99	118.02	224.87	811.99	1 957.30	19.56	29.84
3. 肺源性心脏病	14.52	0.00	0.00	0.00	0.00	0.00	0.00	0.00	0.00	0.00	0.00	0.00	0.00	13.42	9.16	8.99	82.62	224.87	687.07	1 957.30	16.30	25.59
4. 风湿性心脏病	2.70	0.00	0.00	0.00	0.00	0.00	0.00	0.00	0.00	0.00	0.00	4.04	0.00	6.71	0.00	0.00	23.60	44.97	62.46	0.00	2.39	3.03
5. 心脏性猝死	6.75	0.00	0.00	0.00	0.00	0.00	0.00	0.00	3.95	6.46	0.00	0.00	11.76	0.00	18.32	8.99	59.01	89.95	124.92	177.94	6.17	7.97
6. 脑出血	57.08	0.00	0.00	0.00	0.00	0.00	0.00	4.47	0.00	0.00	15.46	24.23	23.53	53.69	128.24	206.85	354.07	674.61	1 811.37	3 380.78	54.74	78.59
7. 脑梗死	20.60	0.00	0.00	0.00	0.00	0.00	0.00	0.00	0.00	0.00	0.00	4.04	0.00	6.71	9.16	80.94	188.84	359.79	624.61	1 245.55	19.58	28.08
8. 脑卒中（未特指出血或梗死）	1.35	0.00	0.00	0.00	0.00	0.00	0.00	0.00	0.00	0.00	0.00	0.00	0.00	0.00	9.16	9.16	23.60	0.00	0.00	0.00	1.19	1.61
9. 其他	11.15	0.00	0.00	0.00	0.00	0.00	0.00	0.00	3.95	0.00	3.09	0.00	0.00	6.71	9.16	53.96	47.21	247.36	249.84	711.74	10.69	15.20
七、主要呼吸系统疾病	61.47	0.00	0.00	0.00	0.00	0.00	0.00	0.00	0.00	0.00	0.00	12.12	11.76	33.56	119.08	80.94	295.05	1 169.33	2 685.82	5 338.08	64.27	96.94
1. 慢性阻塞性肺疾病	59.44	0.00	0.00	0.00	0.00	0.00	0.00	0.00	0.00	0.00	0.00	12.12	5.88	26.85	119.08	71.95	283.25	1 146.84	2 623.36	5 338.08	62.54	94.59
2. 哮喘	0.68	0.00	0.00	0.00	0.00	0.00	0.00	0.00	0.00	0.00	0.00	0.00	0.00	6.71	0.00	0.00	0.00	22.49	0.00	0.00	0.54	0.81

续表

疾病名称	合计	0岁~	1岁~	5岁~	10岁~	15岁~	20岁~	25岁~	30岁~	35岁~	40岁~	45岁~	50岁~	55岁~	60岁~	65岁~	70岁~	75岁~	80岁~	85岁~	标化率（2000年）	标化率（2010年）
3. 尘肺病	0.00	0.00	0.00	0.00	0.00	0.00	0.00	0.00	0.00	0.00	0.00	0.00	0.00	0.00	0.00	0.00	0.00	0.00	0.00	0.00	0.00	0.00
4. 其他	1.35	0.00	0.00	0.00	0.00	0.00	0.00	0.00	0.00	0.00	0.00	0.00	5.88	0.00	0.00	8.99	11.80	0.00	62.46	0.00	1.19	1.54
八、主要消化系统疾病	16.21	0.00	9.44	0.00	0.00	0.00	0.00	0.00	0.00	0.00	6.18	8.08	5.88	0.00	36.64	26.98	94.42	292.33	499.69	1067.62	15.97	23.09
1. 消化性溃疡	4.39	0.00	0.00	0.00	0.00	0.00	0.00	0.00	0.00	0.00	3.09	0.00	5.88	0.00	9.16	8.99	11.80	67.46	124.92	533.81	4.68	7.11
2. 肝硬化	5.07	0.00	0.00	0.00	0.00	0.00	0.00	0.00	0.00	0.00	0.00	4.04	0.00	0.00	18.32	17.99	47.21	44.97	187.38	177.94	4.71	6.54
3. 肠梗阻	2.03	0.00	0.00	0.00	0.00	0.00	0.00	0.00	0.00	0.00	0.00	0.00	0.00	0.00	0.00	0.00	23.60	44.97	62.46	177.94	2.03	3.03
4. 阑尾炎	0.00	0.00	0.00	0.00	0.00	0.00	0.00	0.00	0.00	0.00	0.00	0.00	0.00	0.00	0.00	0.00	0.00	22.49	124.92	0.00	0.00	0.00
5. 胆囊疾病	1.35	0.00	0.00	0.00	0.00	0.00	0.00	0.00	0.00	0.00	0.00	0.00	0.00	0.00	9.16	0.00	0.00	22.49	0.00	0.00	1.51	2.09
6. 胰腺炎	0.68	0.00	0.00	0.00	0.00	0.00	0.00	0.00	0.00	0.00	0.00	0.00	0.00	0.00	0.00	0.00	0.00	0.00	0.00	0.00	0.60	0.81
7. 其他	2.70	0.00	0.00	0.00	0.00	0.00	0.00	0.00	0.00	0.00	3.09	4.04	0.00	0.00	0.00	0.00	11.80	89.95	0.00	177.94	2.44	3.53
九、主要泌尿生殖系统疾病	6.75	0.00	0.00	0.00	0.00	0.00	0.00	0.00	0.00	0.00	3.09	8.08	5.88	20.13	18.32	35.97	35.41	44.97	62.46	177.94	5.71	7.74
1. 肾炎	6.42	0.00	0.00	0.00	0.00	0.00	0.00	0.00	0.00	0.00	3.09	8.08	5.88	20.13	18.32	26.98	35.41	44.97	62.46	177.94	5.45	7.46
2. 前列腺增生	0.00	0.00	0.00	0.00	0.00	0.00	0.00	0.00	0.00	0.00	0.00	0.00	0.00	0.00	0.00	0.00	0.00	0.00	0.00	0.00	0.00	0.00
3. 其他	0.34	0.00	0.00	0.00	0.00	0.00	0.00	0.00	0.00	0.00	0.00	0.00	0.00	0.00	0.00	8.99	0.00	0.00	0.00	0.00	0.25	0.28
十、肌肉骨骼和结缔组织病	1.69	0.00	0.00	0.00	0.00	0.00	0.00	0.00	0.00	0.00	0.00	0.00	0.00	0.00	0.00	26.98	0.00	44.97	0.00	0.00	1.33	1.64
十一、先天异常	0.00	0.00	0.00	0.00	0.00	0.00	0.00	0.00	0.00	0.00	0.00	0.00	0.00	0.00	0.00	0.00	0.00	0.00	0.00	0.00	0.00	0.00
1. 先天性心脏病	0.00	0.00	0.00	0.00	0.00	0.00	0.00	0.00	0.00	0.00	0.00	0.00	0.00	0.00	0.00	0.00	0.00	0.00	0.00	0.00	0.00	0.00
2. 其他先天畸形	0.00	0.00	0.00	0.00	0.00	0.00	0.00	0.00	0.00	0.00	0.00	0.00	0.00	0.00	0.00	0.00	0.00	0.00	0.00	0.00	0.00	0.00
Ⅲ. 伤害	22.97	79.90	18.88	15.46	14.31	18.12	0.00	26.85	0.00	16.15	18.55	28.27	11.76	20.13	27.48	17.99	35.41	292.33	312.30	177.94	22.73	26.05
1. 道路交通事故	8.11	0.00	9.44	0.00	7.16	13.59	0.00	8.95	0.00	0.00	6.18	12.12	11.76	6.71	0.00	8.99	11.80	112.44	124.92	0.00	7.93	9.01
2. 意外中毒	3.04	0.00	0.00	0.00	0.00	0.00	0.00	8.95	0.00	6.46	0.00	4.04	0.00	0.00	18.32	0.00	0.00	0.00	0.00	0.00	2.75	2.96
3. 意外跌落	5.40	39.95	9.44	15.46	7.16	0.00	0.00	4.47	0.00	3.23	0.00	0.00	0.00	0.00	9.16	0.00	11.80	67.46	187.38	177.94	6.60	7.49

续表

疾病名称	合计	0岁~	1岁~	5岁~	10岁~	15岁~	20岁~	25岁~	30岁~	35岁~	40岁~	45岁~	50岁~	55岁~	60岁~	65岁~	70岁~	75岁~	80岁~	85岁~	标化率（2000年）	标化率（2010年）
4. 自杀	0.34	0.00	0.00	0.00	0.00	0.00	0.00	0.00	0.00	0.00	0.00	0.00	0.00	0.00	0.00	0.00	0.00	0.00	0.00	0.00	0.29	0.40
5. 砸死和碰撞死	1.69	0.00	0.00	0.00	0.00	0.00	0.00	0.00	0.00	0.00	6.18	4.04	0.00	13.42	0.00	0.00	0.00	22.49	0.00	0.00	1.18	1.72
6. 意外窒息	0.68	39.95	0.00	0.00	0.00	0.00	0.00	0.00	0.00	0.00	0.00	0.00	0.00	0.00	0.00	0.00	0.00	22.49	0.00	0.00	0.73	0.81
7. 触电	0.34	0.00	0.00	0.00	0.00	0.00	0.00	0.00	0.00	0.00	3.09	0.00	0.00	0.00	0.00	0.00	0.00	0.00	0.00	0.00	0.20	0.29
8. 溺水	0.34	0.00	0.00	0.00	0.00	4.53	0.00	0.00	0.00	0.00	0.00	0.00	0.00	0.00	0.00	0.00	0.00	0.00	0.00	0.00	0.38	0.34
9. 火灾	0.34	0.00	0.00	0.00	0.00	0.00	0.00	0.00	0.00	6.46	0.00	0.00	0.00	0.00	0.00	8.99	0.00	0.00	0.00	0.00	0.25	0.28
10. 他杀	0.68	0.00	0.00	0.00	0.00	0.00	0.00	0.00	0.00	0.00	0.00	0.00	0.00	0.00	0.00	0.00	0.00	0.00	0.00	0.00	0.57	0.57
11. 其他	2.03	0.00	0.00	0.00	0.00	0.00	0.00	4.47	0.00	0.00	0.00	8.08	0.00	0.00	0.00	0.00	0.00	67.46	0.00	0.00	1.84	2.19

第 5 章 · 2015 年地区别、性别、年龄别、死因别死亡率

表 5-19 2015 年青海省死因回顾性调查分死因年龄别死亡率（农村，男女合计）(1/10 万)

疾病名称	合计	0岁~	1岁~	5岁~	10岁~	15岁~	20岁~	25岁~	30岁~	35岁~	40岁~	45岁~	50岁~	55岁~	60岁~	65岁~	70岁~	75岁~	80岁~	85岁~	标化率（2000年）	标化率（2010年）
全死因	600.57	972.70	99.73	50.85	29.04	45.38	79.88	116.76	134.97	188.45	243.37	374.03	642.46	910.23	1 686.22	2 764.43	5 312.35	8 008.50	15 402.79	20 135.75	690.43	914.00
Ⅰ．传染病、母婴条件和营养缺乏性疾病	30.08	603.74	14.96	9.62	5.53	2.11	4.84	7.78	4.58	4.21	7.31	15.48	23.25	12.76	62.35	99.79	112.40	240.16	685.09	1 018.10	31.86	39.26
一、传染病和寄生虫病	10.39	73.79	4.99	0.00	0.00	0.00	1.21	3.89	1.14	3.16	5.22	11.61	12.68	4.25	56.68	77.61	47.33	83.13	94.50	0.00	10.56	12.67
1. 病毒性肝炎	4.02	0.00	0.00	0.00	0.00	0.00	0.00	0.00	0.00	2.11	2.09	6.45	6.34	4.25	28.34	36.96	23.66	27.71	0.00	0.00	4.08	4.99
2. 结核病	2.94	0.00	0.00	0.00	0.00	0.00	1.21	3.89	0.00	0.00	2.09	2.58	4.23	0.00	11.34	29.57	23.66	18.47	47.25	0.00	3.22	3.86
3. 脑膜炎	1.08	20.12	3.32	0.00	0.00	0.00	0.00	0.00	0.00	0.00	1.04	0.00	0.00	0.00	8.50	3.70	0.00	9.24	0.00	0.00	0.95	1.11
4. 感染性腹泻	0.10	6.71	0.00	0.00	0.00	0.00	0.00	0.00	1.14	0.00	0.00	0.00	0.00	0.00	0.00	0.00	0.00	0.00	0.00	0.00	0.07	0.07
5. 败血症	1.67	40.25	1.66	0.00	0.00	0.00	0.00	0.00	0.00	1.05	0.00	0.00	0.00	0.00	8.50	3.70	0.00	27.71	23.62	0.00	1.63	1.89
6. 艾滋病	0.00	0.00	0.00	0.00	0.00	0.00	0.00	0.00	0.00	0.00	0.00	0.00	0.00	0.00	0.00	0.00	0.00	0.00	0.00	0.00	0.00	0.00
7. 包虫病	0.20	0.00	0.00	0.00	0.00	0.00	0.00	0.00	0.00	0.00	0.00	0.00	2.11	0.00	0.00	3.70	0.00	0.00	0.00	0.00	0.21	0.24
8. 其他	0.39	6.71	0.00	0.00	0.00	0.00	0.00	0.00	0.00	0.00	0.00	2.58	0.00	0.00	0.00	0.00	0.00	0.00	23.62	0.00	0.40	0.51
二、呼吸道感染	15.09	254.91	9.97	9.62	5.53	1.06	3.63	2.59	2.59	1.05	2.09	3.87	10.57	8.51	5.67	22.17	65.07	147.79	590.60	1 018.10	17.57	23.17
1. 下呼吸道感染	11.85	221.37	9.97	8.25	2.77	0.00	2.42	2.59	2.59	0.00	2.09	2.58	8.45	6.38	2.83	22.17	53.24	120.08	448.85	622.17	13.40	17.36
2. 上呼吸道感染	3.23	33.54	0.00	1.37	2.77	1.06	1.21	0.00	0.00	1.05	0.00	1.29	2.11	2.13	2.83	0.00	11.83	27.71	141.74	395.93	4.17	5.81
三、妊娠、分娩和产褥期并发症	0.39	0.00	0.00	0.00	0.00	0.00	0.00	1.30	3.43	0.00	0.00	0.00	0.00	0.00	0.00	0.00	0.00	0.00	0.00	0.00	0.47	0.35
1. 妊娠高血压综合征	0.00	0.00	0.00	0.00	0.00	0.00	0.00	0.00	0.00	0.00	0.00	0.00	0.00	0.00	0.00	0.00	0.00	0.00	0.00	0.00	0.00	0.00
2. 产后出血	0.29	0.00	0.00	0.00	0.00	0.00	0.00	0.00	2.29	0.00	0.00	0.00	0.00	0.00	0.00	0.00	0.00	0.00	0.00	0.00	0.36	0.27
3. 羊水栓塞	0.00	0.00	0.00	0.00	0.00	0.00	0.00	0.00	0.00	0.00	0.00	0.00	0.00	0.00	0.00	0.00	0.00	0.00	0.00	0.00	0.00	0.00
4. 其他	0.10	0.00	0.00	0.00	0.00	0.00	0.00	1.30	1.14	0.00	0.00	0.00	0.00	0.00	0.00	0.00	0.00	0.00	0.00	0.00	0.12	0.08
四、围生期疾病	4.02	275.04	0.00	0.00	0.00	0.00	0.00	0.00	0.00	0.00	0.00	0.00	0.00	0.00	0.00	0.00	0.00	0.00	0.00	0.00	3.05	2.83
1. 早产	0.78	53.67	0.00	0.00	0.00	0.00	0.00	0.00	0.00	0.00	0.00	0.00	0.00	0.00	0.00	0.00	0.00	0.00	0.00	0.00	0.60	0.55
2. 产伤和窒息	2.94	201.25	0.00	0.00	0.00	0.00	0.00	0.00	0.00	0.00	0.00	0.00	0.00	0.00	0.00	0.00	0.00	0.00	0.00	0.00	2.23	2.07
3. 其他	0.29	20.12	0.00	0.00	0.00	0.00	0.00	0.00	0.00	0.00	0.00	0.00	0.00	0.00	0.00	0.00	0.00	0.00	0.00	0.00	0.22	0.21

续表

疾病名称	合计	0岁~	1岁~	5岁~	10岁~	15岁~	20岁~	25岁~	30岁~	35岁~	40岁~	45岁~	50岁~	55岁~	60岁~	65岁~	70岁~	75岁~	80岁~	85岁~	标化率（2000年）	标化率（2010年）
五、营养缺乏	0.20	0.00	0.00	0.00	0.00	1.06	0.00	0.00	0.00	0.00	0.00	0.00	0.00	0.00	0.00	0.00	0.00	0.00	0.00	0.00	0.21	0.24
Ⅱ. 慢性非传染性疾病	494.66	275.04	24.93	12.37	6.92	13.72	23.00	41.51	57.19	90.54	146.23	255.38	500.87	782.63	1 538.85	2 546.38	5 069.81	7 555.88	14 221.59	18 495.48	582.56	789.11
一、恶性肿瘤	82.69	6.71	4.99	5.50	1.38	4.22	6.05	6.49	19.44	27.37	35.51	69.65	166.96	210.54	357.08	510.02	650.73	794.38	779.59	1 074.66	88.40	113.08
1. 胃癌	23.91	0.00	0.00	0.00	0.00	0.00	0.00	2.59	1.14	7.37	7.31	15.48	42.27	46.79	124.70	177.40	283.96	193.98	236.24	113.12	25.81	32.64
2. 肝癌	11.76	0.00	0.00	1.37	0.00	0.00	0.00	1.30	1.14	3.16	10.45	15.48	44.38	36.15	42.51	62.83	35.49	101.61	47.25	169.68	12.04	15.51
3. 肺癌	8.62	0.00	0.00	0.00	0.00	0.00	0.00	1.30	0.00	3.16	1.04	10.32	10.57	21.27	34.01	40.65	76.90	175.50	94.50	56.56	9.41	12.27
4. 食管癌	7.94	0.00	0.00	0.00	0.00	0.00	0.00	0.00	1.05	1.05	0.00	6.45	14.79	21.27	19.84	73.92	94.65	73.90	94.50	169.68	8.86	11.50
5. 结直肠癌	5.58	0.00	0.00	0.00	0.00	0.00	0.00	0.00	0.00	1.05	3.13	1.29	4.23	17.01	36.84	33.26	41.41	73.90	70.87	113.12	6.02	8.12
6. 胰腺癌	1.18	0.00	0.00	0.00	0.00	0.00	0.00	0.00	0.00	0.00	0.00	1.29	2.11	0.00	5.67	25.87	5.92	0.00	0.00	0.00	1.23	1.42
7. 乳腺癌	1.67	0.00	0.00	0.00	0.00	0.00	0.00	0.00	0.00	0.00	3.13	5.16	6.34	4.25	2.83	0.00	17.75	0.00	0.00	0.00	1.62	1.98
8. 宫颈癌	1.47	0.00	0.00	0.00	0.00	0.00	0.00	0.00	0.00	2.11	1.04	1.29	1.29	6.38	8.50	7.39	0.00	18.47	0.00	0.00	1.40	1.82
9. 子宫体癌	0.49	0.00	0.00	0.00	0.00	0.00	1.21	0.00	0.00	1.05	0.00	0.00	0.00	6.38	0.00	3.70	0.00	0.00	0.00	0.00	0.43	0.60
10. 卵巢癌	0.39	0.00	0.00	0.00	0.00	0.00	0.00	0.00	0.00	0.00	0.00	0.00	4.23	0.00	0.00	3.70	0.00	0.00	0.00	0.00	0.41	0.46
11. 前列腺癌	0.29	0.00	0.00	0.00	0.00	0.00	0.00	0.00	0.00	1.05	0.00	0.00	0.00	0.00	0.00	3.70	0.00	0.00	0.00	56.56	0.40	0.60
12. 脑瘤	1.86	0.00	0.00	1.37	0.00	0.00	1.21	1.30	2.29	0.00	0.00	0.00	2.11	10.63	2.83	11.09	5.92	9.24	0.00	56.56	2.00	2.49
13. 白血病	3.62	6.71	3.32	1.37	0.00	2.11	1.21	8.01	0.00	2.11	2.09	1.29	4.23	8.51	14.17	7.39	17.75	18.47	47.25	0.00	3.70	4.17
14. 膀胱癌	0.29	0.00	0.00	0.00	0.00	0.00	0.00	0.00	0.00	0.00	0.00	0.00	0.00	0.00	0.00	0.00	11.83	0.00	23.62	0.00	0.39	0.53
15. 鼻咽癌	0.00	0.00	0.00	0.00	0.00	0.00	0.00	0.00	0.00	0.00	0.00	0.00	0.00	0.00	0.00	0.00	0.00	0.00	0.00	0.00	0.00	0.00
16. 胆囊及胆道癌	1.18	0.00	0.00	0.00	0.00	0.00	0.00	0.00	0.00	1.05	2.09	1.29	2.11	2.13	2.83	0.00	11.83	18.47	23.62	0.00	1.23	1.63
17. 肾癌	0.39	0.00	0.00	0.00	0.00	0.00	0.00	0.00	0.00	0.00	0.00	0.00	2.11	0.00	2.83	3.70	5.92	0.00	0.00	0.00	0.41	0.50
18. 骨癌	0.69	0.00	0.00	0.00	0.00	0.00	0.00	0.00	1.14	0.00	0.00	2.58	0.00	2.13	0.00	0.00	0.00	18.47	0.00	0.00	0.72	0.87
19. 皮肤癌	0.39	0.00	0.00	0.00	0.00	1.06	0.00	0.00	0.00	0.00	0.00	0.00	0.00	0.00	2.83	0.00	0.00	0.00	0.00	56.56	0.46	0.62
20. 淋巴癌	0.78	0.00	0.00	0.00	0.00	0.00	1.21	0.00	1.14	1.05	1.04	0.00	2.11	2.13	0.00	3.70	0.00	0.00	47.25	0.00	0.87	1.14

续表

疾病名称	合计	0岁~	1岁~	5岁~	10岁~	15岁~	20岁~	25岁~	30岁~	35岁~	40岁~	45岁~	50岁~	55岁~	60岁~	65岁~	70岁~	75岁~	80岁~	85岁~	标化率(2000年)	标化率(2010年)
21. 喉癌	0.00	0.00	0.00	0.00	0.00	0.00	0.00	0.00	0.00	0.00	0.00	0.00	0.00	0.00	0.00	0.00	0.00	0.00	0.00	0.00	0.00	0.00
22. 甲状腺癌	0.10	0.00	0.00	0.00	0.00	0.00	0.00	0.00	0.00	0.00	0.00	1.04	0.00	0.00	0.00	0.00	0.00	0.00	0.00	0.00	0.07	0.10
23. 其他	10.09	0.00	1.66	1.37	0.00	1.38	1.06	0.00	3.43	3.16	3.13	3.13	7.74	25.36	25.52	56.68	51.74	92.37	94.50	282.81	10.91	14.12
二、其他肿瘤	1.27	20.12	0.00	0.00	0.00	0.00	0.00	0.00	1.14	0.00	2.09	0.00	0.00	4.23	0.00	2.83	0.00	9.24	0.00	0.00	1.27	1.46
三、糖尿病	7.84	0.00	0.00	0.00	0.00	0.00	0.00	0.00	1.14	1.14	3.13	0.00	5.16	8.45	12.76	45.34	48.04	106.48	55.42	165.37	113.12	8.78	11.46
四、内分泌营养和代谢紊乱	0.39	0.00	0.00	0.00	0.00	0.00	0.00	0.00	0.00	1.05	0.00	0.00	0.00	2.11	0.00	0.00	0.00	11.83	0.00	0.00	0.44	0.51
五、神经系统和精神障碍疾病	18.12	40.25	6.65	1.37	0.00	5.53	2.11	3.63	2.59	3.43	1.05	5.22	11.61	8.45	8.51	31.17	33.26	76.90	277.11	1063.08	1640.27	23.59	33.81
1. 神经系统疾病	17.15	40.25	6.65	1.37	0.00	5.53	2.11	3.63	2.59	2.29	1.05	4.18	9.03	6.34	8.51	25.51	33.26	76.90	258.64	1039.45	1640.27	22.54	32.49
2. 精神障碍	0.98	0.00	0.00	0.00	0.00	0.00	0.00	0.00	0.00	1.14	0.00	1.04	2.58	2.11	0.00	5.67	0.00	0.00	18.47	23.62	0.00	1.05	1.33
六、心脑血管疾病	285.98	6.71	0.00	4.12	0.00	0.00	2.11	4.84	24.65	20.59	40.01	69.98	123.82	219.79	408.33	830.36	1422.87	3224.09	4941.81	9567.68	11990.95	345.40	474.56
1. 缺血性心脏病	51.04	0.00	0.00	0.00	0.00	0.00	0.00	0.00	0.00	4.58	7.37	17.76	27.09	31.70	59.55	127.53	218.05	532.42	849.81	2031.66	2941.18	63.24	88.56
2. 高血压及其并发症	13.52	0.00	0.00	0.00	0.00	0.00	0.00	0.00	0.00	0.00	3.13	3.13	2.58	10.57	12.76	39.68	70.22	136.06	240.16	543.35	961.54	17.13	24.38
3. 肺源性心脏病	53.49	6.71	0.00	0.00	0.00	0.00	0.00	0.00	0.00	0.00	7.31	7.31	19.35	42.27	53.17	121.86	288.27	632.99	1210.05	1653.67	2375.57	65.54	90.29
4. 风湿性心脏病	4.02	0.00	0.00	0.00	0.00	0.00	0.00	0.00	1.30	1.05	2.09	2.09	0.00	2.11	14.89	14.17	18.48	17.75	64.66	118.12	169.68	4.62	6.44
5. 心脏性猝死	5.78	0.00	0.00	0.00	0.00	0.00	0.00	0.00	3.89	4.21	2.09	9.03	10.63	4.23	10.63	5.67	11.09	59.16	64.66	118.12	226.24	6.68	8.66
6. 脑出血	118.35	0.00	0.00	2.75	0.00	0.00	1.06	4.84	9.08	8.01	14.74	30.29	52.88	112.01	214.80	405.26	631.98	1342.88	1791.98	3732.58	3167.42	138.90	187.93
7. 脑梗死	13.81	0.00	0.00	0.00	0.00	0.00	0.00	0.00	0.00	0.00	3.13	3.13	5.16	4.23	14.89	36.84	99.79	183.39	267.87	448.85	339.37	16.53	22.30
8. 脑卒中（未指明出血或梗死）	4.60	0.00	0.00	0.00	0.00	0.00	0.00	0.00	0.00	1.14	0.00	0.00	1.29	0.00	8.51	17.00	3.70	65.07	110.84	141.74	169.68	5.59	7.73
9. 其他	21.36	0.00	0.00	1.37	0.00	0.00	1.06	0.00	3.89	2.29	3.16	4.18	6.45	12.68	19.14	56.68	81.31	254.38	341.77	779.59	1640.27	27.18	38.26
七、主要呼吸系统疾病	50.06	26.83	0.00	0.00	0.00	0.00	0.00	1.21	2.59	2.29	10.53	10.45	12.90	31.70	55.29	110.53	284.57	579.74	914.47	1771.79	2432.13	61.49	84.83
1. 慢性阻塞性肺疾病	45.95	0.00	0.00	0.00	0.00	0.00	0.00	1.21	1.30	1.14	2.11	6.27	10.32	27.47	48.91	107.69	277.18	567.91	859.04	1700.92	2262.44	57.06	79.08
2. 哮喘	0.29	0.00	0.00	0.00	0.00	0.00	0.00	0.00	0.00	0.00	0.00	1.04	0.00	0.00	0.00	2.83	0.00	0.00	0.00	0.00	56.56	0.34	0.54

疾病名称	合计	0岁~	1岁~	5岁~	10岁~	15岁~	20岁~	25岁~	30岁~	35岁~	40岁~	45岁~	50岁~	55岁~	60岁~	65岁~	70岁~	75岁~	80岁~	85岁~	标化率（2000年）	标化率（2010年）
3.尘肺病	1.08	0.00	0.00	0.00	0.00	0.00	0.00	0.00	0.00	0.00	1.04	1.29	2.11	2.13	0.00	0.00	0.00	0.00	0.00	0.00	0.99	1.11
4.其他	2.74	26.83	0.00	0.00	0.00	0.00	0.00	1.30	1.14	1.05	2.09	1.29	2.11	4.25	0.00	7.39	11.83	55.42	70.87	113.12	3.10	4.10
八、主要消化系统疾病	36.45	40.25	4.99	1.37	0.00	2.11	2.42	2.59	3.43	8.42	13.58	28.38	40.15	70.18	133.20	210.66	337.20	489.56	755.97	678.73	40.56	53.34
1.消化性溃疡	10.29	0.00	0.00	0.00	0.00	0.00	0.00	1.30	1.14	0.00	3.13	7.74	6.34	14.89	31.17	85.00	70.99	221.69	307.11	113.12	11.79	15.70
2.肝硬化	12.83	0.00	0.00	0.00	0.00	0.00	1.21	0.00	1.14	5.26	10.45	15.48	23.25	34.03	65.18	55.44	100.57	101.61	118.12	169.68	13.41	17.44
3.肠梗阻	2.45	13.42	0.00	0.00	0.00	0.00	0.00	1.30	1.14	1.05	0.00	0.00	0.00	2.13	5.67	14.78	23.66	73.90	23.62	0.00	2.71	3.37
4.阑尾炎	0.49	0.00	0.00	0.00	0.00	0.00	0.00	0.00	0.00	0.00	0.00	0.00	0.00	0.00	0.00	0.00	5.92	0.00	0.00	0.00	0.68	0.93
5.胆囊疾病	2.55	0.00	0.00	1.37	0.00	0.00	0.00	0.00	0.00	0.00	0.00	0.00	0.00	4.25	8.50	11.09	47.33	36.95	94.50	113.12	3.17	4.40
6.胰腺炎	2.25	0.00	0.00	0.00	0.00	0.00	1.30	1.30	0.00	0.00	2.58	2.11	2.11	6.38	8.50	22.17	17.75	9.24	47.25	56.56	2.52	3.27
7.其他	5.58	26.83	4.99	0.00	0.00	1.06	1.21	0.00	0.00	2.11	0.00	2.58	8.45	8.51	14.17	22.17	70.99	46.19	94.50	226.24	6.29	8.23
九、主要泌尿生殖系统疾病	6.27	6.71	1.66	0.00	0.00	1.06	3.63	1.30	3.43	1.05	2.09	2.58	12.68	8.51	19.84	25.87	41.41	46.19	94.50	509.05	7.42	10.05
1.肾炎	5.49	6.71	1.66	0.00	0.00	1.06	3.63	1.30	3.43	1.05	2.09	2.58	12.68	8.51	17.00	18.48	41.41	46.19	70.87	282.81	6.25	8.17
2.前列腺增生	0.39	0.00	0.00	0.00	0.00	0.00	0.00	0.00	0.00	0.00	0.00	0.00	0.00	0.00	0.00	0.00	0.00	0.00	23.62	169.68	0.69	1.20
3.其他	0.39	0.00	0.00	0.00	0.00	0.00	0.00	0.00	0.00	0.00	0.00	0.00	0.00	0.00	2.83	7.39	17.75	0.00	0.00	56.56	0.48	0.67
十、肌肉骨骼和结缔组织病	2.06	6.71	0.00	0.00	0.00	1.06	1.21	1.30	1.14	0.00	3.13	0.00	4.23	4.25	8.50	3.70	17.75	9.24	23.62	56.56	2.16	2.80
十一、先天异常	3.04	120.75	6.65	0.00	0.00	1.06	0.00	1.30	1.14	1.05	1.04	0.00	2.11	2.11	0.00	3.70	0.00	0.00	23.62	0.00	2.49	2.50
1.先天性心脏病	2.65	120.75	6.65	0.00	0.00	1.06	0.00	1.30	1.14	1.05	0.00	0.00	2.11	2.11	0.00	3.70	0.00	0.00	23.62	0.00	2.16	2.03
2.其他先天畸形	0.39	0.00	0.00	0.00	0.00	0.00	0.00	0.00	0.00	0.00	1.04	0.00	0.00	4.25	0.00	0.00	0.00	0.00	0.00	0.00	0.33	0.47
Ⅲ.伤害	68.19	53.67	53.19	24.74	16.60	28.49	49.63	66.16	66.34	87.38	86.69	98.02	116.23	110.59	79.35	107.18	100.57	147.79	165.37	169.68	66.98	73.77
1.道路交通事故	23.81	6.71	19.95	12.37	9.68	8.44	18.16	27.24	22.88	33.69	25.07	34.82	29.59	40.41	34.01	33.26	23.66	46.19	70.87	56.56	23.63	25.56
2.意外中毒	14.79	0.00	3.32	2.75	1.38	6.33	10.89	7.78	17.16	22.11	29.25	27.09	31.70	21.27	8.50	25.87	17.75	18.47	0.00	0.00	14.07	15.69
3.意外跌落	5.68	0.00	3.32	2.75	0.00	2.11	3.63	1.30	5.72	5.26	9.40	6.45	16.91	8.51	5.67	11.09	17.75	18.47	23.62	56.56	5.64	6.61
4.自杀	6.47	0.00	0.00	0.00	0.00	3.17	3.63	11.68	8.01	5.26	6.27	10.32	19.02	8.51	11.34	18.48	11.83	9.24	0.00	0.00	6.59	7.09

续表

疾病名称	合计	0岁~	1岁~	5岁~	10岁~	15岁~	20岁~	25岁~	30岁~	35岁~	40岁~	45岁~	50岁~	55岁~	60岁~	65岁~	70岁~	75岁~	80岁~	85岁~	标化率（2000年）	标化率（2010年）
5. 砸死和碰撞死	3.62	0.00	1.66	1.37	1.38	1.06	2.42	5.19	3.43	8.42	7.31	5.16	4.23	0.00	5.67	0.00	0.00	9.24	0.00	0.00	3.52	3.69
6. 意外窒息	4.02	40.25	9.97	4.12	4.15	1.06	3.63	2.59	0.00	1.05	3.13	3.87	2.11	4.25	0.00	7.39	5.92	9.24	47.25	56.56	3.98	4.36
7. 触电	0.78	0.00	1.66	0.00	0.00	0.00	0.00	1.30	0.00	1.05	0.00	2.58	0.00	6.38	0.00	0.00	0.00	0.00	0.00	0.00	0.70	0.86
8. 溺水	1.76	0.00	11.63	1.37	0.00	3.17	3.63	0.00	0.00	0.00	0.00	1.29	0.00	0.00	5.67	0.00	5.92	0.00	0.00	0.00	1.56	1.69
9. 火灾	0.20	0.00	0.00	0.00	0.00	0.00	0.00	0.00	1.14	0.00	0.00	0.00	0.00	2.13	0.00	0.00	0.00	0.00	0.00	0.00	0.20	0.21
10. 他杀	0.39	0.00	0.00	0.00	0.00	0.00	0.00	2.59	1.14	0.00	0.00	0.00	0.00	2.13	0.00	0.00	0.00	0.00	0.00	0.00	0.44	0.41
11. 其他	6.66	6.71	1.66	0.00	0.00	3.17	3.63	6.49	6.86	10.53	6.27	6.45	12.68	17.01	8.50	11.09	17.75	36.95	23.62	0.00	6.65	7.59

表 5-20 2015 年青海省死因回顾性调查分死因年龄别死亡率（农村、男性）（1/10 万）

疾病名称	合计	0岁~	1岁~	5岁~	10岁~	15岁~	20岁~	25岁~	30岁~	35岁~	40岁~	45岁~	50岁~	55岁~	60岁~	65岁~	70岁~	75岁~	80岁~	85岁~	标化率(2000年)	标化率(2010年)
全死因	683.46	1179.07	110.24	51.57	36.88	57.84	107.53	159.37	183.30	261.53	348.85	486.51	847.49	1038.46	1984.26	3243.72	6266.03	9096.26	17498.69	21589.40	817.50	1072.76
I．传染病、母婴疾病和营养缺乏性疾病	35.26	700.07	18.37	10.31	5.27	2.07	4.89	5.06	2.21	8.05	8.07	14.89	27.85	16.62	96.93	125.90	122.14	254.85	1103.52	1059.60	38.42	48.18
一、传染病和寄生虫病	12.89	98.26	6.12	0.00	0.00	0.00	2.44	2.53	2.21	6.04	4.03	14.89	11.94	4.15	85.53	103.68	73.29	58.81	105.10	0.00	13.31	15.80
1．病毒性肝炎	5.31	0.00	0.00	0.00	0.00	0.00	0.00	0.00	0.00	4.02	4.03	9.93	3.98	4.15	51.32	37.03	36.64	19.60	0.00	0.00	5.42	6.66
2．结核病	3.60	0.00	0.00	0.00	0.00	0.00	2.44	2.53	0.00	0.00	0.00	4.96	7.96	0.00	11.40	44.43	36.64	19.60	52.55	0.00	4.14	4.94
3．脑膜炎	1.33	36.85	3.06	0.00	0.00	0.00	0.00	0.00	0.00	0.00	0.00	0.00	0.00	0.00	11.40	7.41	0.00	19.60	0.00	0.00	1.14	1.25
4．感染性腹泻	0.00	0.00	0.00	0.00	0.00	0.00	0.00	0.00	0.00	0.00	0.00	0.00	0.00	0.00	0.00	0.00	0.00	0.00	0.00	0.00	0.00	0.00
5．败血症	2.28	49.13	3.06	0.00	0.00	0.00	0.00	0.00	2.21	0.00	0.00	0.00	0.00	0.00	11.40	7.41	0.00	19.60	52.55	0.00	2.26	2.59
6．艾滋病	0.00	0.00	0.00	0.00	0.00	0.00	0.00	0.00	0.00	0.00	0.00	0.00	0.00	0.00	0.00	0.00	0.00	0.00	0.00	0.00	0.00	0.00
7．包虫病	0.19	0.00	0.00	0.00	0.00	0.00	0.00	0.00	0.00	0.00	0.00	0.00	0.00	0.00	11.40	0.00	0.00	0.00	0.00	0.00	0.21	0.23
8．其他	0.19	12.28	0.00	0.00	0.00	0.00	0.00	0.00	0.00	2.01	0.00	0.00	0.00	0.00	0.00	7.41	0.00	0.00	0.00	0.00	0.14	0.13
二、呼吸道感染	17.25	294.77	12.25	10.31	5.27	0.00	2.44	2.53	0.00	2.01	4.03	0.00	15.92	12.46	11.40	22.22	48.86	176.44	998.42	1059.60	21.29	28.70
1．下呼吸道感染	13.65	245.64	12.25	7.74	5.27	0.00	0.00	0.00	0.00	2.01	4.03	0.00	11.94	8.31	5.70	22.22	48.86	137.23	735.68	794.70	16.61	22.07
2．上呼吸道感染	3.60	49.13	0.00	2.58	0.00	0.00	2.44	2.53	0.00	0.00	0.00	0.00	3.98	4.15	5.70	0.00	0.00	39.21	262.74	264.90	4.68	6.63
三、妊娠、分娩和产褥期并发症	0.00	0.00	0.00	0.00	0.00	0.00	0.00	0.00	0.00	0.00	0.00	0.00	0.00	0.00	0.00	0.00	0.00	0.00	0.00	0.00	0.00	0.00
1．妊娠高血压综合征	0.00	0.00	0.00	0.00	0.00	0.00	0.00	0.00	0.00	0.00	0.00	0.00	0.00	0.00	0.00	0.00	0.00	0.00	0.00	0.00	0.00	0.00
2．产后出血	0.00	0.00	0.00	0.00	0.00	0.00	0.00	0.00	0.00	0.00	0.00	0.00	0.00	0.00	0.00	0.00	0.00	0.00	0.00	0.00	0.00	0.00
3．羊水栓塞	0.00	0.00	0.00	0.00	0.00	0.00	0.00	0.00	0.00	0.00	0.00	0.00	0.00	0.00	0.00	0.00	0.00	0.00	0.00	0.00	0.00	0.00
4．其他	0.00	0.00	0.00	0.00	0.00	0.00	0.00	0.00	0.00	0.00	0.00	0.00	0.00	0.00	0.00	0.00	0.00	0.00	0.00	0.00	0.00	0.00
四、围生期疾病	4.74	307.05	0.00	0.00	0.00	0.00	0.00	0.00	0.00	0.00	0.00	0.00	0.00	0.00	0.00	0.00	0.00	0.00	0.00	0.00	3.41	3.16
1．早产	1.14	73.69	0.00	0.00	0.00	0.00	0.00	0.00	0.00	0.00	0.00	0.00	0.00	0.00	0.00	0.00	0.00	0.00	0.00	0.00	0.82	0.76
2．产伤和产息	3.41	221.08	0.00	0.00	0.00	0.00	0.00	0.00	0.00	0.00	0.00	0.00	0.00	0.00	0.00	0.00	0.00	0.00	0.00	0.00	2.45	2.28
3．其他	0.19	12.28	0.00	0.00	0.00	0.00	0.00	0.00	0.00	0.00	0.00	0.00	0.00	0.00	0.00	0.00	0.00	0.00	0.00	0.00	0.14	0.13

续表

疾病名称	合计	0岁~	1岁~	5岁~	10岁~	15岁~	20岁~	25岁~	30岁~	35岁~	40岁~	45岁~	50岁~	55岁~	60岁~	65岁~	70岁~	75岁~	80岁~	85岁~	标化率（2000年）	标化率（2010年）
五、营养缺乏	0.38	0.00	0.00	0.00	0.00	2.07	0.00	0.00	0.00	0.00	0.00	0.00	0.00	0.00	0.00	0.00	0.00	19.60	0.00	0.00	0.42	0.51
Ⅱ.慢性非传染性疾病	544.50	368.46	21.44	15.47	10.54	20.66	22.00	53.12	81.71	108.63	205.68	332.61	648.55	868.16	1 750.48	2 947.49	5 936.24	8 625.76	15 922.23	20 132.45	675.65	909.15
一、恶性肿瘤	101.62	12.28	3.06	7.74	2.63	6.20	4.89	10.12	24.29	36.21	50.41	81.91	210.88	261.69	444.75	651.71	891.66	921.39	1 261.17	1 059.60	112.85	143.95
1.胃癌	33.37	0.00	0.00	0.00	0.00	0.00	0.00	2.53	2.21	14.08	12.10	24.82	63.66	78.92	193.86	244.39	378.65	196.04	420.39	0.00	36.74	46.40
2.肝癌	14.60	0.00	0.00	2.58	0.00	0.00	0.00	2.53	2.21	6.04	14.12	19.86	59.68	54.00	34.21	74.06	48.86	117.62	52.55	132.45	15.02	19.12
3.肺癌	10.24	0.00	0.00	0.00	0.00	0.00	0.00	2.53	0.00	4.02	2.02	9.93	15.92	29.08	51.32	37.03	109.93	176.44	105.10	132.45	11.68	15.32
4.食管癌	12.13	0.00	0.00	0.00	0.00	0.00	0.00	0.00	0.00	0.00	0.00	4.96	27.85	41.54	22.81	125.90	171.00	98.02	157.65	264.90	14.23	18.52
5.结直肠癌	7.77	0.00	0.00	0.00	0.00	0.00	0.00	0.00	0.00	2.01	6.05	2.48	3.98	20.77	39.91	37.03	73.29	156.83	157.65	132.45	9.05	12.29
6.胰腺癌	1.33	0.00	0.00	0.00	0.00	0.00	0.00	0.00	0.00	0.00	0.00	0.00	0.00	0.00	11.40	37.03	0.00	0.00	0.00	0.00	1.42	1.64
7.乳腺癌	0.19	0.00	0.00	0.00	0.00	0.00	0.00	0.00	0.00	0.00	2.02	0.00	0.00	0.00	0.00	0.00	0.00	0.00	0.00	0.00	0.13	0.19
8.宫颈癌	0.00	0.00	0.00	0.00	0.00	0.00	0.00	0.00	0.00	0.00	0.00	0.00	0.00	0.00	0.00	0.00	0.00	0.00	0.00	0.00	0.00	0.00
9.子宫体癌	0.00	0.00	0.00	0.00	0.00	0.00	0.00	0.00	0.00	0.00	0.00	0.00	0.00	0.00	0.00	0.00	0.00	0.00	0.00	0.00	0.00	0.00
10.卵巢癌	0.00	0.00	0.00	0.00	0.00	0.00	0.00	0.00	0.00	0.00	0.00	0.00	0.00	0.00	0.00	0.00	0.00	0.00	0.00	0.00	0.00	0.00
11.前列腺癌	0.57	0.00	0.00	0.00	0.00	0.00	0.00	0.00	0.00	0.00	0.00	0.00	0.00	0.00	0.00	7.41	0.00	0.00	0.00	132.45	0.88	1.33
12.脑瘤	2.09	0.00	0.00	2.58	0.00	0.00	0.00	2.53	4.42	0.00	0.00	0.00	3.98	8.31	5.70	7.41	12.21	19.60	0.00	0.00	2.23	2.46
13.白血病	3.79	12.28	3.06	0.00	0.00	2.07	0.00	0.00	11.04	0.00	2.01	0.00	3.98	4.15	22.81	7.41	12.21	0.00	105.10	0.00	4.14	4.67
14.膀胱癌	0.38	0.00	0.00	0.00	0.00	0.00	0.00	0.00	0.00	0.00	0.00	0.00	0.00	0.00	0.00	0.00	12.21	0.00	52.55	0.00	0.59	0.83
15.鼻咽癌	0.00	0.00	0.00	0.00	0.00	0.00	0.00	0.00	0.00	0.00	0.00	0.00	0.00	0.00	0.00	0.00	0.00	0.00	0.00	0.00	0.00	0.00
16.胆囊及胆道癌	1.90	0.00	0.00	0.00	0.00	0.00	0.00	0.00	0.00	2.01	4.03	2.48	0.00	4.15	5.70	0.00	12.21	19.60	52.55	0.00	2.00	2.67
17.肾癌	0.38	0.00	0.00	0.00	0.00	0.00	0.00	0.00	0.00	0.00	0.00	2.48	0.00	0.00	0.00	7.41	12.21	0.00	0.00	0.00	0.46	0.53
18.骨癌	0.76	0.00	0.00	0.00	0.00	0.00	0.00	2.53	0.00	0.00	0.00	0.00	0.00	0.00	0.00	0.00	0.00	19.60	0.00	0.00	0.80	0.96
19.皮肤癌	0.76	0.00	0.00	0.00	0.00	2.07	0.00	0.00	0.00	2.01	0.00	0.00	0.00	0.00	5.70	0.00	0.00	0.00	0.00	132.45	0.96	1.34
20.淋巴癌	0.76	0.00	0.00	0.00	0.00	0.00	2.44	0.00	0.00	0.00	2.02	0.00	3.98	0.00	0.00	0.00	0.00	0.00	52.55	0.00	0.86	1.18

续表

疾病名称	合计	0岁~	1岁~	5岁~	10岁~	15岁~	20岁~	25岁~	30岁~	35岁~	40岁~	45岁~	50岁~	55岁~	60岁~	65岁~	70岁~	75岁~	80岁~	85岁~	标化率（2000年）	标化率（2010年）
21. 喉癌	0.00	0.00	0.00	0.00	0.00	0.00	0.00	0.00	0.00	0.00	0.00	0.00	0.00	0.00	0.00	0.00	0.00	0.00	0.00	0.00	0.00	0.00
22. 甲状腺癌	0.19	0.00	0.00	0.00	0.00	0.00	0.00	0.00	0.00	0.00	0.00	0.00	0.00	0.00	0.00	0.00	0.00	0.00	0.00	0.00	0.13	0.19
23. 其他	10.43	0.00	0.00	2.58	2.63	2.07	0.00	0.00	0.00	4.02	4.03	14.89	23.87	16.62	51.32	66.65	61.07	98.02	105.10	132.45	11.53	14.32
二、其他肿瘤	1.33	12.28	0.00	0.00	0.00	2.07	0.00	2.21	2.21	0.00	2.02	0.00	7.96	0.00	0.00	0.00	24.43	0.00	0.00	0.00	1.40	1.55
三、糖尿病	8.15	0.00	0.00	0.00	0.00	0.00	0.00	2.21	0.00	0.00	6.05	9.93	3.98	8.31	34.21	66.65	109.93	19.60	262.74	264.90	9.88	13.02
四、内分泌紊乱	0.19	0.00	0.00	0.00	0.00	0.00	0.00	0.00	0.00	0.00	0.00	0.00	3.98	0.00	0.00	0.00	0.00	0.00	0.00	0.00	0.20	0.24
五、神经系统和精神障碍疾病	18.96	36.85	6.12	0.00	7.90	4.13	7.33	2.53	4.42	0.00	6.05	12.41	7.96	12.46	28.51	37.03	73.29	431.29	945.87	1 986.75	26.63	38.12
1. 神经系统疾病	17.44	36.85	6.12	0.00	7.90	4.13	7.33	2.53	2.21	0.00	6.05	7.45	3.98	12.46	22.81	37.03	73.29	392.08	893.33	1 986.75	24.83	35.85
2. 精神障碍	1.52	0.00	0.00	0.00	0.00	0.00	0.00	0.00	2.21	0.00	0.00	4.96	3.98	0.00	5.70	0.00	0.00	39.21	52.55	0.00	1.80	2.27
六、心脑血管疾病	307.89	0.00	0.00	5.16	0.00	4.13	2.44	35.42	28.71	42.25	102.84	161.34	306.37	423.69	946.52	1 584.83	3 823.13	5 508.72	10 509.72	13 509.93	396.07	541.29
1. 缺血性心脏病	50.43	0.00	0.00	0.00	0.00	0.00	0.00	7.59	6.63	8.05	24.20	39.72	43.77	70.62	142.55	236.98	525.22	842.97	1 996.85	2 516.56	65.15	90.02
2. 高血压及其并发症	14.41	0.00	0.00	0.00	0.00	0.00	0.00	0.00	0.00	0.00	4.03	2.48	15.92	12.46	51.32	81.46	158.79	294.06	525.49	1 059.60	19.50	27.52
3. 肺源性心脏病	52.90	0.00	0.00	0.00	0.00	0.00	0.00	0.00	0.00	8.05	10.08	19.86	51.72	37.38	142.55	303.64	720.65	1 215.45	1 839.20	2 384.11	69.85	95.73
4. 风湿性心脏病	2.46	0.00	0.00	0.00	0.00	0.00	0.00	2.53	0.00	0.00	2.02	0.00	0.00	4.15	0.00	0.00	24.43	39.21	210.19	132.45	3.53	4.96
5. 心脏性猝死	6.83	0.00	0.00	0.00	0.00	0.00	0.00	2.53	6.63	4.02	4.03	14.89	7.96	16.62	17.11	7.41	73.29	78.42	52.55	132.45	7.64	9.55
6. 脑出血	137.45	0.00	0.00	2.58	0.00	2.07	2.44	15.18	8.83	18.11	46.38	67.02	171.09	224.31	490.36	747.98	1 710.03	2 293.67	4 046.24	4 635.76	171.93	232.16
7. 脑梗死	15.93	0.00	0.00	0.00	0.00	0.00	0.00	0.00	0.00	0.00	6.05	4.96	0.00	24.92	51.32	118.49	195.43	333.27	578.03	529.80	20.40	27.98
8. 脑卒中（未特指出血或梗死）	3.98	0.00	0.00	0.00	0.00	0.00	0.00	0.00	0.00	2.01	0.00	2.48	0.00	12.46	11.40	7.41	48.86	78.42	210.19	0.00	4.98	6.74
9. 其他	23.51	0.00	0.00	2.58	0.00	2.07	0.00	7.59	2.21	2.01	6.05	9.93	15.92	20.77	39.91	81.46	366.43	333.27	1 050.97	2 119.21	33.09	46.64
七、主要呼吸系统疾病	51.38	49.13	0.00	0.00	0.00	0.00	0.00	0.00	4.42	16.09	18.15	14.89	47.75	58.15	114.04	311.04	574.08	1 058.62	1 839.20	2 384.11	66.54	91.21
1. 慢性阻塞性肺疾病	45.31	0.00	0.00	0.00	0.00	0.00	0.00	0.00	2.21	2.01	10.08	9.93	39.79	45.69	108.34	311.04	549.65	980.20	1 786.65	2 251.66	60.33	83.38
2. 哮喘	0.38	0.00	0.00	0.00	0.00	0.00	0.00	0.00	0.00	0.00	2.02	0.00	0.00	0.00	5.70	0.00	0.00	0.00	0.00	0.00	0.32	0.44

续表

疾病名称	合计	0岁~	1岁~	5岁~	10岁~	15岁~	20岁~	25岁~	30岁~	35岁~	40岁~	45岁~	50岁~	55岁~	60岁~	65岁~	70岁~	75岁~	80岁~	85岁~	标化率（2000年）	标化率（2010年）
3. 尘肺病	2.09	0.00	0.00	0.00	0.00	0.00	0.00	0.00	0.00	14.08	2.02	2.48	3.98	4.15	0.00	0.00	0.00	0.00	0.00	0.00	1.90	2.12
4. 其他	3.60	49.13	0.00	0.00	0.00	0.00	0.00	0.00	2.21	0.00	4.03	2.48	3.98	8.31	0.00	0.00	24.43	78.42	52.55	132.45	3.99	5.27
八、主要消化系统疾病	43.61	73.69	6.12	2.58	0.00	2.07	4.89	5.06	6.63	14.08	14.12	44.68	47.75	83.08	165.36	259.20	390.86	627.33	998.42	264.90	49.87	64.30
1. 消化性溃疡	13.08	0.00	0.00	0.00	0.00	0.00	0.00	0.00	2.21	0.00	4.03	9.93	7.96	20.77	51.32	111.09	73.29	313.66	420.39	132.45	15.83	21.13
2. 肝硬化	14.98	0.00	0.00	0.00	0.00	0.00	0.00	2.53	2.21	8.05	10.08	29.79	27.85	45.69	57.02	59.25	122.14	137.23	105.10	0.00	15.71	19.89
3. 肠梗阻	3.03	24.56	0.00	0.00	0.00	0.00	0.00	0.00	2.21	2.01	0.00	0.00	0.00	4.15	11.40	7.41	48.86	58.81	0.00	0.00	3.35	3.99
4. 阑尾炎	0.76	0.00	0.00	2.58	0.00	0.00	0.00	0.00	0.00	0.00	0.00	0.00	0.00	0.00	0.00	0.00	0.00	0.00	157.65	0.00	1.20	1.71
5. 胆囊疾病	1.90	0.00	0.00	0.00	0.00	0.00	0.00	0.00	0.00	0.00	0.00	0.00	0.00	0.00	11.40	22.22	48.86	39.21	52.55	0.00	2.35	3.02
6. 胰腺炎	3.03	0.00	0.00	0.00	0.00	0.00	0.00	2.53	0.00	0.00	0.00	2.48	3.98	4.15	17.11	37.03	24.43	19.60	52.55	0.00	3.47	4.25
7. 其他	6.83	49.13	6.12	0.00	0.00	0.00	0.00	0.00	0.00	4.02	0.00	2.48	7.96	8.31	17.11	22.22	97.72	58.81	210.19	132.45	7.97	10.31
九、主要泌尿生殖系统疾病	5.50	0.00	3.06	0.00	0.00	0.00	0.00	0.00	4.42	0.00	2.02	4.96	7.96	8.31	17.11	14.81	48.86	39.21	105.10	662.25	7.25	10.20
1. 肾炎	4.55	0.00	3.06	0.00	0.00	0.00	0.00	0.00	4.42	0.00	2.02	4.96	7.96	8.31	11.40	14.81	48.86	39.21	52.55	264.90	5.45	7.16
2. 前列腺增生	0.76	0.00	0.00	0.00	0.00	0.00	0.00	0.00	0.00	0.00	0.00	0.00	0.00	0.00	0.00	0.00	0.00	0.00	52.55	397.35	1.61	2.79
3. 其他	0.19	0.00	0.00	0.00	0.00	0.00	0.00	0.00	0.00	0.00	0.00	0.00	0.00	0.00	5.70	0.00	0.00	0.00	0.00	0.00	0.19	0.25
十、肌肉骨骼和结缔组织病	1.33	12.28	0.00	0.00	0.00	0.00	0.00	2.53	2.21	0.00	0.00	2.02	0.00	4.15	0.00	7.41	0.00	0.00	0.00	0.00	1.23	1.35
十一、先天异常	3.98	171.95	3.06	0.00	0.00	2.07	0.00	0.00	2.21	0.00	2.02	2.02	0.00	8.31	0.00	7.41	0.00	0.00	0.00	0.00	3.09	3.15
1. 先天性心脏病	3.22	171.95	3.06	0.00	0.00	2.07	0.00	0.00	2.21	0.00	0.00	2.02	0.00	8.31	0.00	7.41	0.00	0.00	0.00	0.00	2.44	2.23
2. 其他先天畸形	0.76	0.00	0.00	0.00	0.00	0.00	0.00	0.00	0.00	0.00	2.02	0.00	0.00	0.00	0.00	0.00	0.00	0.00	0.00	132.45	0.65	0.92
Ⅲ. 伤害	96.50	61.41	64.31	25.78	21.08	33.05	75.76	101.19	92.75	134.79	131.07	131.56	171.09	149.54	136.85	155.52	158.79	196.04	157.65	132.45	95.03	104.75
1. 道路交通事故	33.94	0.00	18.37	10.31	10.54	12.39	31.77	40.47	39.75	52.31	40.33	44.68	39.79	58.15	57.02	37.03	36.64	78.42	105.10	0.00	33.86	36.78
2. 意外中毒	19.72	0.00	3.06	0.00	0.00	0.00	12.22	12.65	24.29	28.16	44.36	39.72	43.77	24.92	17.11	44.43	24.43	39.21	0.00	0.00	18.84	21.37
3. 意外跌落	8.53	0.00	6.12	5.16	0.00	4.13	4.89	4.42	4.42	10.06	12.10	7.45	27.85	12.46	11.40	22.22	36.64	19.60	0.00	132.45	8.56	10.07
4. 自杀	7.96	0.00	0.00	0.00	0.00	0.00	7.33	17.71	4.42	8.05	6.05	9.93	27.85	8.31	17.11	29.62	24.43	0.00	0.00	0.00	8.28	9.01

续表

疾病名称	合计	0岁~	1岁~	5岁~	10岁~	15岁~	20岁~	25岁~	30岁~	35岁~	40岁~	45岁~	50岁~	55岁~	60岁~	65岁~	70岁~	75岁~	80岁~	85岁~	标化率（2000年）	标化率（2010年）
5.砸死和碰撞死	5.50	0.00	0.00	0.00	2.63	2.07	4.89	10.12	6.63	14.08	12.10	4.96	3.98	0.00	5.70	0.00	0.00	19.60	0.00	0.00	5.46	5.63
6.意外窒息	5.50	49.13	12.25	7.74	7.90	2.07	7.33	5.06	0.00	2.01	6.05	4.96	3.98	4.15	0.00	7.41	0.00	0.00	0.00	0.00	5.13	5.02
7.触电	1.33	0.00	3.06	0.00	0.00	0.00	0.00	2.53	0.00	2.01	0.00	4.96	0.00	8.31	0.00	0.00	0.00	0.00	0.00	0.00	1.20	1.41
8.溺水	2.84	0.00	18.37	2.58	0.00	6.20	4.89	0.00	0.00	0.00	0.00	2.48	0.00	0.00	11.40	0.00	0.00	0.00	0.00	0.00	2.44	2.62
9.火灾	0.19	0.00	0.00	0.00	0.00	0.00	0.00	0.00	2.21	0.00	0.00	0.00	0.00	4.15	0.00	0.00	0.00	0.00	0.00	0.00	0.15	0.25
10.他杀	0.38	0.00	0.00	0.00	0.00	0.00	0.00	2.53	0.00	0.00	0.00	0.00	0.00	0.00	0.00	0.00	0.00	0.00	0.00	0.00	0.47	0.35
11.其他	10.62	12.28	3.06	0.00	0.00	4.13	2.44	7.59	11.04	18.11	10.08	12.41	23.87	29.08	17.11	14.81	36.64	39.21	52.55	0.00	10.64	12.25

第5章·2015年地区别、性别、年龄别、死因别死亡率

表5-21　2015年青海省死因回顾性调查分死因年龄别死亡率（农村、女性）（1/10万）

疾病名称	合计	0岁~	1岁~	5岁~	10岁~	15岁~	20岁~	25岁~	30岁~	35岁~	40岁~	45岁~	50岁~	55岁~	60岁~	65岁~	70岁~	75岁~	80岁~	85岁~	标化率（2000年）	标化率（2010年）
全死因	511.93	724.32	87.25	50.04	20.38	32.36	52.76	71.90	83.05	108.23	130.02	252.38	410.19	775.70	1 391.71	2 286.98	4 416.66	7 039.30	13 690.99	19 052.32	565.27	759.86
I.传染病、母婴疾病和营养缺乏性疾病	24.53	487.80	10.91	8.83	5.82	2.16	4.80	10.65	7.12	0.00	6.50	16.11	18.03	8.72	28.17	73.77	103.25	227.07	343.35	987.17	25.59	30.94
一、传染病和寄生虫病	7.70	44.35	3.64	0.00	0.00	0.00	0.00	5.33	0.00	0.00	6.50	8.05	13.52	4.36	28.17	51.64	22.94	104.80	85.84	0.00	7.74	9.47
1.病毒性肝炎	2.64	0.00	3.64	0.00	0.00	0.00	0.00	0.00	0.00	0.00	0.00	2.68	9.02	4.36	5.63	36.89	11.47	34.93	0.00	0.00	2.71	3.30
2.结核病	2.23	0.00	0.00	0.00	0.00	0.00	0.00	5.33	0.00	0.00	4.33	0.00	0.00	0.00	11.27	14.75	11.47	17.47	42.92	0.00	2.31	2.78
3.脑膜炎	0.81	0.00	3.64	0.00	0.00	0.00	0.00	0.00	0.00	0.00	2.17	0.00	0.00	0.00	5.63	0.00	0.00	17.47	0.00	0.00	0.72	0.93
4.感染性腹泻	0.20	14.78	0.00	0.00	0.00	0.00	0.00	0.00	0.00	0.00	0.00	0.00	0.00	0.00	0.00	0.00	0.00	0.00	0.00	0.00	0.16	0.15
5.败血症	1.01	29.56	0.00	0.00	0.00	0.00	0.00	0.00	0.00	0.00	0.00	0.00	0.00	0.00	5.63	0.00	0.00	34.93	0.00	0.00	0.96	1.18
6.艾滋病	0.00	0.00	0.00	0.00	0.00	0.00	0.00	0.00	0.00	0.00	0.00	0.00	0.00	0.00	0.00	0.00	0.00	0.00	0.00	0.00	0.00	0.00
7.包虫病	0.20	0.00	0.00	0.00	0.00	0.00	0.00	0.00	0.00	0.00	0.00	0.00	4.51	0.00	0.00	0.00	0.00	0.00	0.00	0.00	0.23	0.27
8.其他	0.61	0.00	0.00	0.00	0.00	0.00	0.00	0.00	0.00	0.00	0.00	5.37	0.00	0.00	0.00	0.00	0.00	0.00	42.92	0.00	0.64	0.85
二、呼吸道感染	12.77	206.95	7.27	8.83	5.82	2.16	4.80	5.33	0.00	0.00	0.00	8.05	4.51	4.36	0.00	22.13	80.30	122.27	257.51	987.17	14.24	18.31
1.下呼吸道感染	9.93	192.17	7.27	8.83	0.00	0.00	0.00	5.33	0.00	0.00	0.00	5.37	4.51	4.36	0.00	22.13	57.36	104.80	214.59	493.58	10.57	13.34
2.上呼吸道感染	2.84	14.78	0.00	0.00	5.82	2.16	4.80	0.00	0.00	0.00	0.00	2.68	0.00	0.00	0.00	0.00	22.94	17.47	42.92	493.58	3.67	4.98
三、妊娠、分娩和产褥期并发症	0.81	0.00	0.00	0.00	0.00	0.00	0.00	0.00	7.12	0.00	0.00	0.00	0.00	0.00	0.00	0.00	0.00	0.00	0.00	0.00	0.98	0.72
1.妊娠高血压综合征	0.00	0.00	0.00	0.00	0.00	0.00	0.00	0.00	0.00	0.00	0.00	0.00	0.00	0.00	0.00	0.00	0.00	0.00	0.00	0.00	0.00	0.00
2.产后出血	0.61	0.00	0.00	0.00	0.00	0.00	0.00	0.00	4.75	0.00	0.00	0.00	0.00	0.00	0.00	0.00	0.00	0.00	0.00	0.00	0.74	0.55
3.羊水栓塞	0.00	0.00	0.00	0.00	0.00	0.00	0.00	0.00	0.00	0.00	0.00	0.00	0.00	0.00	0.00	0.00	0.00	0.00	0.00	0.00	0.00	0.00
4.其他	0.20	0.00	0.00	0.00	0.00	0.00	0.00	0.00	2.37	0.00	0.00	0.00	0.00	0.00	0.00	0.00	0.00	0.00	0.00	0.00	0.24	0.17
四、围生期疾病	3.24	236.51	0.00	0.00	0.00	0.00	0.00	0.00	0.00	0.00	0.00	0.00	0.00	0.00	0.00	0.00	0.00	0.00	0.00	0.00	2.63	2.44
1.早产	0.41	29.56	0.00	0.00	0.00	0.00	0.00	0.00	0.00	0.00	0.00	0.00	0.00	0.00	0.00	0.00	0.00	0.00	0.00	0.00	0.33	0.30
2.产伤和窒息	2.43	177.38	0.00	0.00	0.00	0.00	0.00	0.00	0.00	0.00	0.00	0.00	0.00	0.00	0.00	0.00	0.00	0.00	0.00	0.00	1.97	1.83
3.其他	0.41	29.56	0.00	0.00	0.00	0.00	0.00	0.00	0.00	0.00	0.00	0.00	0.00	0.00	0.00	0.00	0.00	0.00	0.00	0.00	0.33	0.30

续表

疾病名称	合计	0岁~	1岁~	5岁~	10岁~	15岁~	20岁~	25岁~	30岁~	35岁~	40岁~	45岁~	50岁~	55岁~	60岁~	65岁~	70岁~	75岁~	80岁~	85岁~	标化率(2000年)	标化率(2010年)
五、营养缺乏	0.00	0.00	0.00	0.00	0.00	0.00	0.00	0.00	0.00	0.00	0.00	0.00	0.00	0.00	0.00	0.00	0.00	0.00	0.00	0.00	0.00	0.00
Ⅱ.慢性非传染性疾病	441.37	162.60	29.08	8.83	2.91	6.47	23.98	29.29	30.85	70.68	82.35	171.83	333.56	692.90	1 329.73	2 146.81	4 256.05	6 602.62	12 832.62	17 275.42	492.95	675.20
一、恶性肿瘤	62.45	0.00	7.27	2.94	0.00	2.16	7.19	2.66	14.24	17.67	19.50	56.38	117.20	156.88	270.45	368.87	424.46	681.22	3 86.27	1 085.88	64.32	82.93
1.胃癌	13.79	0.00	0.00	0.00	0.00	0.00	0.00	2.66	0.00	0.00	2.17	5.37	18.03	13.07	56.34	110.66	195.02	192.14	85.84	197.43	14.82	18.82
2.肝癌	8.72	0.00	0.00	0.00	0.00	0.00	0.00	0.00	0.00	0.00	6.50	10.74	27.05	17.43	50.71	51.64	22.94	87.34	42.92	197.43	8.84	11.63
3.肺癌	6.89	0.00	0.00	0.00	0.00	0.00	0.00	0.00	0.00	2.21	0.00	5.37	4.51	13.07	16.90	44.26	45.89	174.67	85.84	0.00	7.19	9.34
4.食管癌	3.45	0.00	0.00	0.00	0.00	0.00	0.00	0.00	0.00	2.21	0.00	8.05	0.00	0.00	16.90	22.13	22.94	52.40	42.92	98.72	3.67	4.76
5.结直肠癌	3.24	0.00	0.00	3.64	0.00	0.00	0.00	0.00	0.00	0.00	0.00	0.00	4.51	13.07	33.81	29.51	11.47	0.00	85.84	98.72	3.23	4.31
6.胰腺癌	1.01	0.00	0.00	0.00	0.00	0.00	0.00	0.00	0.00	0.00	0.00	2.68	4.51	0.00	0.00	14.75	11.47	0.00	0.00	0.00	1.06	1.22
7.乳腺癌	3.24	0.00	0.00	0.00	0.00	0.00	0.00	0.00	2.37	0.00	4.33	10.74	13.52	8.72	5.63	0.00	34.42	0.00	0.00	0.00	3.18	3.86
8.宫颈癌	3.04	0.00	0.00	0.00	0.00	0.00	0.00	0.00	0.00	4.42	2.17	2.68	2.68	13.07	16.90	14.75	0.00	34.93	0.00	0.00	2.81	3.66
9.子宫体癌	1.01	0.00	0.00	0.00	0.00	0.00	0.00	0.00	0.00	2.21	0.00	0.00	0.00	13.07	0.00	7.38	0.00	0.00	0.00	0.00	0.89	1.22
10.卵巢癌	0.81	0.00	0.00	0.00	0.00	0.00	0.00	0.00	0.00	2.21	0.00	0.00	9.02	0.00	0.00	7.38	0.00	0.00	0.00	0.00	0.86	0.96
11.前列腺癌	0.00	0.00	0.00	0.00	0.00	0.00	0.00	0.00	0.00	0.00	0.00	0.00	0.00	0.00	0.00	0.00	0.00	0.00	0.00	0.00	0.00	0.00
12.脑瘤	1.62	0.00	0.00	0.00	0.00	0.00	0.00	0.00	0.00	2.21	0.00	0.00	0.00	13.07	0.00	14.75	11.47	17.47	0.00	98.72	1.68	2.41
13.白血病	3.45	0.00	3.64	2.94	0.00	2.16	2.40	0.00	4.75	0.00	2.17	2.68	4.51	13.07	5.63	7.38	22.94	0.00	0.00	0.00	3.33	3.78
14.膀胱癌	0.20	0.00	0.00	0.00	0.00	0.00	0.00	0.00	0.00	0.00	0.00	0.00	0.00	0.00	0.00	0.00	11.47	0.00	0.00	0.00	0.24	0.28
15.鼻咽癌	0.00	0.00	0.00	0.00	0.00	0.00	0.00	0.00	0.00	0.00	0.00	0.00	0.00	0.00	0.00	0.00	0.00	17.47	0.00	0.00	0.00	0.00
16.胆囊及胆道癌	0.41	0.00	0.00	0.00	0.00	0.00	0.00	0.00	0.00	0.00	0.00	0.00	0.00	0.00	5.63	0.00	11.47	17.47	0.00	0.00	0.46	0.60
17.肾癌	0.41	0.00	0.00	0.00	0.00	0.00	0.00	0.00	0.00	0.00	0.00	0.00	4.51	0.00	0.00	7.38	0.00	0.00	0.00	0.00	0.37	0.48
18.骨癌	0.61	0.00	0.00	0.00	0.00	0.00	0.00	0.00	0.00	0.00	0.00	2.68	0.00	4.51	0.00	0.00	0.00	17.47	0.00	0.00	0.64	0.79
19.皮肤癌	0.00	0.00	0.00	0.00	0.00	0.00	0.00	0.00	0.00	0.00	0.00	0.00	0.00	0.00	0.00	0.00	0.00	0.00	0.00	0.00	0.00	0.00
20.淋巴癌	0.81	0.00	0.00	0.00	0.00	0.00	0.00	0.00	2.37	0.00	0.00	0.00	0.00	4.36	0.00	7.38	0.00	0.00	42.92	0.00	0.89	1.10

续表

疾病名称	合计	0岁~	1岁~	5岁~	10岁~	15岁~	20岁~	25岁~	30岁~	35岁~	40岁~	45岁~	50岁~	55岁~	60岁~	65岁~	70岁~	75岁~	80岁~	85岁~	标化率（2000年）	标化率（2010年）
21. 喉癌	0.00	0.00	0.00	0.00	0.00	0.00	0.00	0.00	0.00	0.00	0.00	0.00	0.00	0.00	0.00	0.00	0.00	0.00	0.00	0.00	0.00	0.00
22. 甲状腺癌	0.00	0.00	0.00	0.00	0.00	0.00	0.00	0.00	0.00	0.00	0.00	0.00	0.00	0.00	0.00	0.00	0.00	0.00	0.00	0.00	0.00	0.00
23. 其他	9.73	0.00	3.64	0.00	0.00	0.00	0.00	0.00	0.00	0.00	2.17	0.00	27.05	34.86	61.98	36.89	22.94	87.34	85.84	394.87	10.18	13.74
二、其他肿瘤	1.22	29.56	0.00	0.00	0.00	0.00	0.00	0.00	0.00	0.00	2.17	0.00	0.00	0.00	5.63	0.00	11.47	17.47	0.00	0.00	1.12	1.35
三、糖尿病	7.50	0.00	0.00	0.00	0.00	0.00	0.00	0.00	0.00	0.00	0.00	0.00	13.52	17.43	56.34	29.51	103.25	87.34	85.84	0.00	7.85	10.22
四、内分泌紊乱	0.61	0.00	0.00	0.00	0.00	0.00	0.00	0.00	0.00	2.21	0.00	0.00	0.00	0.00	0.00	0.00	0.00	0.00	0.00	0.00	0.67	0.76
五、神经系统和精神障碍疾病	17.23	44.35	7.27	2.94	2.91	0.00	0.00	2.66	2.37	2.21	4.33	10.74	9.02	4.36	33.81	29.51	80.30	139.74	1158.80	1382.03	20.90	30.09
1. 神经系统疾病	16.83	44.35	7.27	2.94	2.91	0.00	0.00	2.66	2.37	2.21	2.17	10.74	9.02	4.36	28.17	29.51	80.30	139.74	1158.80	1382.03	20.57	29.63
2. 精神障碍	0.41	0.00	0.00	0.00	0.00	0.00	0.00	0.00	0.00	0.00	2.17	0.00	0.00	0.00	5.63	0.00	0.00	0.00	0.00	0.00	0.33	0.45
六、心脑血管疾病	262.55	14.78	0.00	2.94	0.00	0.00	7.19	13.32	11.86	37.55	34.67	83.23	121.70	392.21	715.57	1261.53	2661.47	4436.68	8798.28	10858.84	297.55	412.53
1. 缺血性心脏病	51.70	0.00	0.00	0.00	0.00	0.00	0.00	5.33	2.37	6.63	10.83	13.42	18.03	47.94	112.69	199.19	539.18	855.90	2060.09	3257.65	60.70	86.13
2. 高血压及其并发症	12.57	0.00	0.00	0.00	0.00	0.00	0.00	0.00	0.00	0.00	2.17	2.68	4.51	13.07	28.17	59.02	114.72	192.14	557.94	888.45	14.88	21.45
3. 肺源性心脏病	54.13	14.78	0.00	0.00	0.00	0.00	0.00	0.00	0.00	6.63	4.33	18.79	31.55	69.73	101.42	272.96	550.65	1205.24	1502.15	2369.20	61.55	85.32
4. 风湿性心脏病	5.68	0.00	0.00	0.00	0.00	0.00	0.00	0.00	0.00	2.21	0.00	0.00	4.51	26.15	28.17	36.89	11.47	87.34	42.92	197.43	5.78	8.04
5. 心脏性猝死	4.66	0.00	0.00	0.00	0.00	0.00	0.00	5.33	0.00	4.42	2.68	0.00	0.00	4.36	4.36	14.75	45.89	52.40	171.67	296.15	5.50	7.45
6. 脑出血	97.93	0.00	0.00	2.94	0.00	0.00	7.19	2.66	7.12	11.04	13.00	37.59	45.08	204.82	321.16	516.41	998.05	1344.98	3476.39	2073.05	107.99	147.24
7. 脑梗死	11.56	0.00	0.00	0.00	0.00	0.00	0.00	0.00	0.00	0.00	5.37	0.00	9.02	4.36	22.54	81.15	172.08	209.61	343.35	197.43	13.08	17.28
8. 脑卒中（未特指出血或梗死）	5.27	0.00	0.00	0.00	0.00	0.00	0.00	0.00	0.00	2.21	0.00	2.68	0.00	4.36	4.36	22.54	0.00	80.30	139.74	296.15	6.05	8.48
9. 其他	19.06	0.00	0.00	0.00	0.00	0.00	0.00	5.33	2.37	4.42	2.17	10.74	13.52	52.29	73.25	81.15	149.13	349.34	557.94	1283.32	22.02	31.13
七、主要呼吸系统疾病	48.66	0.00	0.00	0.00	0.00	0.00	0.00	0.00	0.00	4.42	2.17	10.74	13.52	52.29	107.05	258.21	585.06	786.03	1716.74	2467.92	56.42	78.49
1. 慢性阻塞性肺疾病	46.63	0.00	0.00	0.00	0.00	0.00	0.00	2.66	2.37	2.21	2.17	10.74	13.52	52.29	107.05	243.45	585.06	751.09	1630.90	2270.48	53.93	75.02
2. 哮喘	0.20	0.00	0.00	0.00	0.00	0.00	0.00	0.00	0.00	0.00	0.00	0.00	0.00	0.00	0.00	0.00	0.00	0.00	0.00	98.72	0.32	0.56
3. 尘肺病	0.00	0.00	0.00	0.00	0.00	0.00	0.00	0.00	0.00	0.00	0.00	0.00	0.00	0.00	0.00	0.00	0.00	0.00	0.00	0.00	0.00	0.00

续表

疾病名称	合计	0岁~	1岁~	5岁~	10岁~	15岁~	20岁~	25岁~	30岁~	35岁~	40岁~	45岁~	50岁~	55岁~	60岁~	65岁~	70岁~	75岁~	80岁~	85岁~	标化率（2000年）	标化率（2010年）
4.其他	1.82	0.00	0.00	0.00	0.00	0.00	0.00	2.66	0.00	2.21	0.00	0.00	0.00	0.00	0.00	14.75	0.00	34.93	85.84	98.72	2.17	2.90
八、主要消化系统疾病	28.79	0.00	3.64	0.00	0.00	2.16	0.00	0.00	0.00	2.21	13.00	10.74	31.55	56.65	101.42	162.30	286.80	366.81	557.94	987.17	31.13	42.23
1.消化性溃疡	7.30	0.00	0.00	0.00	0.00	0.00	0.00	0.00	0.00	0.00	2.17	5.37	4.51	8.72	11.27	59.02	68.83	139.74	214.59	98.72	7.99	10.65
2.肝硬化	10.54	0.00	0.00	0.00	0.00	0.00	0.00	0.00	0.00	0.00	10.83	0.00	18.03	21.79	73.25	51.64	80.30	69.87	128.76	296.15	10.86	14.63
3.肠梗阻	1.82	0.00	0.00	0.00	0.00	0.00	0.00	0.00	0.00	2.21	0.00	0.00	0.00	0.00	0.00	22.13	0.00	87.34	42.92	0.00	2.01	2.67
4.阑尾炎	0.20	0.00	0.00	0.00	0.00	0.00	0.00	0.00	0.00	0.00	0.00	0.00	0.00	0.00	0.00	0.00	11.47	0.00	0.00	0.00	0.24	0.28
5.胆囊疾病	3.24	0.00	0.00	0.00	0.00	0.00	0.00	0.00	0.00	0.00	0.00	2.68	0.00	8.72	5.63	7.38	68.83	34.93	128.76	197.43	3.84	5.52
6.胰腺炎	1.42	0.00	0.00	0.00	0.00	0.00	0.00	0.00	0.00	0.00	0.00	2.68	0.00	0.00	0.00	0.00	11.47	0.00	42.92	98.72	1.54	2.25
7.其他	4.26	0.00	3.64	0.00	0.00	2.16	0.00	0.00	0.00	2.21	2.17	2.68	9.02	8.72	11.27	22.13	45.89	34.93	0.00	296.15	4.65	6.23
九、主要泌尿生殖系统疾病	7.10	0.00	0.00	0.00	0.00	0.00	4.80	2.66	2.37	0.00	2.17	0.00	18.03	8.72	22.54	36.89	34.42	52.40	85.84	394.87	7.76	10.17
1.肾炎	6.49	14.78	0.00	0.00	0.00	0.00	4.80	2.66	2.37	0.00	2.17	0.00	18.03	8.72	22.54	22.13	34.42	52.40	85.84	296.15	7.04	9.15
2.前列腺增生	0.00	0.00	0.00	0.00	0.00	0.00	0.00	0.00	0.00	0.00	0.00	0.00	0.00	0.00	0.00	0.00	0.00	0.00	0.00	0.00	0.00	0.00
3.其他	0.61	14.78	0.00	0.00	0.00	0.00	0.00	0.00	0.00	0.00	0.00	0.00	0.00	0.00	0.00	14.75	0.00	0.00	0.00	98.72	0.73	1.02
十、肌肉骨骼和结缔组织病	2.84	0.00	0.00	0.00	0.00	0.00	2.40	0.00	0.00	0.00	4.33	0.00	4.51	4.36	16.90	0.00	34.42	17.47	42.92	98.72	2.95	4.07
十一、先天异常	2.03	59.13	10.91	0.00	0.00	0.00	0.00	2.66	0.00	2.21	0.00	0.00	4.51	0.00	0.00	0.00	0.00	0.00	0.00	0.00	1.82	1.78
1.先天性心脏病	2.03	59.13	10.91	0.00	0.00	0.00	0.00	2.66	0.00	2.21	0.00	0.00	4.51	0.00	0.00	0.00	0.00	0.00	0.00	0.00	1.82	1.78
2.其他先天畸形	0.00	0.00	0.00	0.00	0.00	0.00	0.00	0.00	0.00	0.00	0.00	0.00	0.00	0.00	0.00	0.00	0.00	0.00	0.00	0.00	0.00	0.00
Ⅲ.伤害	37.91	44.35	39.99	23.55	11.65	23.73	23.98	29.29	37.96	35.34	39.01	61.75	54.09	69.73	22.54	59.02	45.89	104.80	171.67	197.43	37.29	41.06
1.道路交通事故	12.98	14.78	21.81	14.72	8.73	4.31	4.80	13.32	4.75	13.25	8.67	24.16	18.03	21.79	11.27	29.51	11.47	17.47	42.92	98.72	12.93	13.86
2.意外中毒	9.53	0.00	3.64	5.89	2.91	12.94	9.59	2.66	9.49	15.46	13.00	13.42	18.03	17.43	0.00	7.38	11.47	0.00	0.00	0.00	9.05	9.71
3.意外跌落	2.64	0.00	0.00	0.00	0.00	0.00	2.40	0.00	7.12	0.00	6.50	5.37	4.51	4.36	5.63	7.38	0.00	17.47	42.92	0.00	2.60	3.06
4.自杀	4.87	0.00	0.00	0.00	0.00	4.31	0.00	5.33	11.86	2.21	6.50	10.74	9.02	8.72	5.63	7.38	0.00	17.47	0.00	0.00	4.84	5.10
5.砸死和碰撞死	1.62	0.00	3.64	2.94	0.00	0.00	0.00	0.00	0.00	2.21	2.17	5.37	4.51	0.00	5.63	0.00	0.00	0.00	0.00	0.00	1.50	1.66

续表

疾病名称	合计	0岁~	1岁~	5岁~	10岁~	15岁~	20岁~	25岁~	30岁~	35岁~	40岁~	45岁~	50岁~	55岁~	60岁~	65岁~	70岁~	75岁~	80岁~	85岁~	标化率（2000年）	标化率（2010年）
6.意外窒息	2.43	29.56	7.27	0.00	0.00	0.00	0.00	0.00	0.00	0.00	0.00	0.00	2.68	0.00	4.36	0.00	7.38	11.47	17.47	85.84	98.72	2.53	3.36
7.触电	0.20	0.00	0.00	0.00	0.00	0.00	0.00	0.00	0.00	0.00	0.00	0.00	0.00	0.00	4.36	0.00	0.00	0.00	0.00	0.00	0.16	0.27
8.溺水	0.61	0.00	3.64	0.00	0.00	0.00	2.40	0.00	0.00	0.00	0.00	0.00	0.00	0.00	0.00	0.00	0.00	11.47	0.00	0.00	0.58	0.68
9.火灾	0.20	0.00	0.00	0.00	0.00	0.00	0.00	0.00	2.37	0.00	0.00	0.00	0.00	0.00	0.00	0.00	0.00	0.00	0.00	0.00	0.24	0.17
10.他杀	0.41	0.00	0.00	0.00	0.00	0.00	0.00	2.66	0.00	0.00	0.00	0.00	0.00	0.00	4.36	0.00	0.00	0.00	0.00	0.00	0.41	0.47
11.其他	2.43	0.00	0.00	0.00	0.00	2.16	4.80	5.33	2.37	2.21	0.00	2.17	0.00	0.00	4.36	7.38	0.00	0.00	34.93	0.00	2.44	2.71

表 5-22 2015 年青海省死因回顾性调查分死因年龄别死亡率（牧区、男女合计）（1/10 万）

疾病名称	合计	0岁~	1岁~	5岁~	10岁~	15岁~	20岁~	25岁~	30岁~	35岁~	40岁~	45岁~	50岁~	55岁~	60岁~	65岁~	70岁~	75岁~	80岁~	85岁~	标化率（2000年）	标化率（2010年）
全死因	594.90	2 373.57	200.76	44.76	44.85	89.25	117.69	136.97	121.54	163.26	245.13	399.65	635.02	941.60	1 737.49	2 699.00	4 348.99	7 018.31	13 764.59	17 623.16	667.97	870.58
I. 传染病、母婴疾病和营养缺乏性疾病	60.13	1 827.08	109.69	14.92	7.91	11.99	11.21	34.24	20.03	22.64	12.77	26.98	44.72	56.62	59.27	102.68	113.74	186.42	243.19	406.30	55.69	59.26
一、传染病和寄生虫病	25.40	122.35	39.32	10.44	6.60	7.99	8.41	25.31	10.69	20.26	8.94	25.29	44.72	38.74	51.87	88.01	93.67	120.63	145.91	253.94	26.57	30.12
1. 病毒性肝炎	8.39	0.00	2.07	0.00	0.00	1.33	1.40	5.96	2.67	4.77	2.55	6.75	20.87	11.92	29.64	53.78	60.22	76.76	97.28	152.36	9.54	11.79
2. 结核病	5.24	0.00	2.07	1.49	2.64	1.33	2.80	8.93	0.00	5.96	1.28	13.49	8.94	11.92	0.00	19.56	20.07	32.90	0.00	50.79	5.61	6.32
3. 脑膜炎	2.21	16.31	10.35	7.46	0.00	0.00	0.00	1.49	0.00	2.38	2.55	0.00	0.00	0.00	3.70	0.00	0.00	0.00	0.00	50.79	1.99	2.06
4. 感染性腹泻	1.40	16.31	12.42	1.49	0.00	0.00	0.00	4.47	0.00	0.00	0.00	1.69	0.00	0.00	3.70	0.00	6.69	0.00	0.00	0.00	1.26	1.16
5. 败血症	0.58	8.16	0.00	0.00	0.00	0.00	0.00	1.49	0.00	0.00	0.00	0.00	2.98	0.00	0.00	0.00	0.00	0.00	0.00	0.00	0.61	0.66
6. 艾滋病	1.75	73.41	6.21	0.00	1.33	1.33	1.40	0.00	0.00	0.00	0.00	0.00	0.00	0.00	3.70	0.00	0.00	0.00	0.00	0.00	1.46	1.45
7. 包虫病	5.01	0.00	2.07	0.00	2.64	2.66	2.80	2.98	6.68	7.15	2.55	3.37	11.93	14.90	11.11	14.67	6.69	10.97	48.64	0.00	5.32	5.97
8. 其他	0.82	8.16	4.14	0.00	0.00	1.33	0.00	0.00	1.34	0.00	0.00	0.00	0.00	0.00	3.70	0.00	0.00	0.00	0.00	0.00	0.78	0.71
二、呼吸道感染	18.30	734.09	70.37	2.98	1.32	1.33	4.47	4.47	1.34	2.98	1.28	1.69	0.00	17.88	3.70	14.67	20.07	54.83	97.28	101.57	15.67	16.46
1. 下呼吸道感染	16.08	652.53	53.81	2.98	1.32	1.33	2.80	4.47	1.34	1.49	1.19	1.69	0.00	14.90	3.70	14.67	20.07	54.83	97.28	101.57	13.92	14.67
2. 上呼吸道感染	2.21	81.57	16.56	0.00	0.00	0.00	1.19	0.00	0.00	1.49	1.19	0.00	0.00	2.98	0.00	0.00	0.00	0.00	0.00	0.00	1.75	1.79
三、妊娠、分娩和产褥期并发症	2.21	0.00	0.00	0.00	0.00	2.66	4.47	4.47	8.01	2.38	3.83	0.00	0.00	0.00	3.70	0.00	0.00	0.00	0.00	0.00	2.26	2.12
1. 妊娠高血压综合征	0.35	0.00	0.00	0.00	0.00	1.33	0.00	0.00	1.34	0.00	1.28	0.00	0.00	0.00	0.00	0.00	0.00	0.00	0.00	0.00	0.33	0.32
2. 产后出血	1.28	0.00	0.00	0.00	0.00	1.33	2.80	4.01	4.01	1.19	2.55	0.00	0.00	0.00	3.70	0.00	0.00	0.00	0.00	0.00	1.27	1.28
3. 羊水栓塞	0.35	0.00	0.00	0.00	0.00	0.00	1.49	0.00	1.34	1.19	0.00	0.00	0.00	0.00	0.00	0.00	0.00	0.00	0.00	0.00	0.38	0.32
4. 其他	0.23	0.00	0.00	0.00	0.00	0.00	0.00	1.49	1.34	0.00	0.00	0.00	0.00	0.00	0.00	0.00	0.00	0.00	0.00	0.00	0.28	0.21
四、围生期疾病	13.52	946.17	0.00	0.00	0.00	0.00	0.00	0.00	0.00	0.00	0.00	0.00	0.00	0.00	0.00	0.00	0.00	0.00	0.00	0.00	10.50	9.75
1. 早产	3.03	212.07	0.00	0.00	0.00	0.00	0.00	0.00	0.00	0.00	0.00	0.00	0.00	0.00	0.00	0.00	0.00	0.00	0.00	0.00	2.35	2.18
2. 产伤和窒息	8.97	628.06	0.00	0.00	0.00	0.00	0.00	0.00	0.00	0.00	0.00	0.00	0.00	0.00	0.00	0.00	0.00	0.00	0.00	0.00	6.97	6.47
3. 其他	1.51	106.04	0.00	0.00	0.00	0.00	0.00	0.00	0.00	0.00	0.00	0.00	0.00	0.00	0.00	0.00	0.00	0.00	0.00	0.00	1.18	1.09

续表

疾病名称	合计	0岁~	1岁~	5岁~	10岁~	15岁~	20岁~	25岁~	30岁~	35岁~	40岁~	45岁~	50岁~	55岁~	60岁~	65岁~	70岁~	75岁~	80岁~	85岁~	标化率（2000年）	标化率（2010年）
五、营养缺乏	0.70	24.47	0.00	1.49	0.00	0.00	0.00	0.00	0.00	0.00	0.00	0.00	0.00	0.00	0.00	0.00	0.00	0.00	0.00	50.79	0.68	0.82
II．慢性非传染性疾病	466.95	285.48	43.46	8.95	13.19	22.65	39.23	38.71	46.75	83.42	144.27	295.10	497.88	783.67	1 570.78	2 488.75	4 168.34	6 700.30	13 351.17	16 505.84	544.39	735.71
一、恶性肿瘤	116.18	8.16	4.14	2.98	3.96	10.66	8.41	11.91	20.03	38.13	72.77	107.92	172.92	256.26	455.67	787.21	1 003.61	1 195.31	1 678.02	2 183.85	130.54	168.92
1. 胃癌	37.64	0.00	0.00	0.00	0.00	0.00	0.00	1.49	1.34	7.15	10.21	18.55	47.70	86.41	170.41	317.82	388.06	405.75	729.57	761.81	43.42	57.13
2. 肝癌	27.04	0.00	0.00	0.00	0.00	1.33	0.00	0.00	6.68	7.15	26.81	45.53	47.70	62.57	122.25	166.24	194.03	230.29	364.79	152.36	29.60	37.90
3. 肺癌	13.98	0.00	0.00	0.00	0.00	0.00	0.00	0.00	4.01	2.38	10.21	10.12	20.87	20.86	59.27	107.57	100.36	230.29	48.64	558.66	15.94	20.96
4. 食管癌	9.09	0.00	0.00	0.00	0.00	0.00	0.00	0.00	0.00	0.00	3.83	5.06	17.89	17.88	22.23	53.78	120.43	76.76	218.87	457.08	10.76	14.68
5. 结直肠癌	4.66	0.00	0.00	0.00	0.00	0.00	1.40	0.00	1.34	2.38	2.55	3.37	0.00	11.92	18.52	24.45	53.53	76.76	72.96	152.36	5.37	7.16
6. 胰腺癌	1.75	0.00	0.00	0.00	0.00	0.00	0.00	0.00	0.00	0.00	0.00	1.69	2.98	5.96	7.41	14.67	20.07	21.93	24.32	0.00	2.00	2.58
7. 乳腺癌	1.40	0.00	0.00	0.00	0.00	0.00	0.00	0.00	1.34	2.38	2.55	3.37	2.98	5.96	11.92	4.89	0.00	0.00	24.32	0.00	1.41	1.75
8. 宫颈癌	2.56	0.00	0.00	0.00	0.00	0.00	1.40	0.00	2.67	4.77	2.55	1.69	0.00	0.00	7.41	14.67	6.69	6.69	0.00	50.79	2.75	3.08
9. 子宫体癌	0.47	0.00	0.00	0.00	0.00	0.00	0.00	0.00	0.00	0.00	0.00	1.69	0.00	0.00	0.00	3.70	0.00	0.00	0.00	0.00	0.44	0.60
10. 卵巢癌	0.47	0.00	0.00	0.00	0.00	0.00	0.00	0.00	1.49	0.00	1.28	1.69	0.00	0.00	0.00	0.00	6.69	0.00	0.00	0.00	0.48	0.53
11. 前列腺癌	1.17	0.00	0.00	0.00	0.00	0.00	0.00	0.00	0.00	0.00	0.00	0.00	0.00	0.00	0.00	0.00	13.38	32.90	97.28	50.79	1.48	2.18
12. 脑瘤	2.33	0.00	2.07	0.00	1.32	2.66	0.00	0.00	0.00	0.00	1.28	1.69	0.00	8.94	3.70	9.78	13.38	24.32	0.00	0.00	2.29	2.79
13. 白血病	2.45	0.00	2.07	1.49	2.64	2.66	1.40	5.96	0.00	3.58	2.55	1.28	0.00	2.98	2.98	3.70	4.89	13.38	24.32	50.79	2.52	2.50
14. 膀胱癌	1.05	0.00	0.00	0.00	0.00	0.00	0.00	0.00	0.00	0.00	1.28	1.69	0.00	0.00	7.41	4.89	4.89	10.97	0.00	0.00	1.20	1.66
15. 鼻咽癌	0.12	0.00	0.00	0.00	0.00	0.00	0.00	0.00	0.00	0.00	0.00	0.00	0.00	0.00	3.70	0.00	0.00	0.00	0.00	0.00	0.12	0.16
16. 胆囊及胆道癌	1.86	0.00	0.00	0.00	0.00	0.00	0.00	0.00	0.00	1.19	0.00	3.37	0.00	2.98	2.98	3.70	9.78	26.76	32.90	24.32	2.08	2.65
17. 肾癌	0.12	0.00	0.00	0.00	0.00	0.00	0.00	0.00	0.00	0.00	0.00	0.00	0.00	0.00	3.70	0.00	0.00	0.00	0.00	0.00	0.12	0.16
18. 骨癌	1.40	0.00	0.00	0.00	0.00	1.33	0.00	0.00	0.00	3.58	0.00	2.55	2.98	2.98	2.98	3.70	4.89	6.69	0.00	0.00	1.36	1.63
19. 皮肤癌	0.12	0.00	0.00	0.00	0.00	0.00	0.00	0.00	0.00	0.00	0.00	0.00	0.00	0.00	0.00	0.00	0.00	6.69	0.00	0.00	0.14	0.17
20. 淋巴癌	0.70	0.00	0.00	0.00	0.00	0.00	0.00	1.49	0.00	0.00	0.00	0.00	0.00	2.98	2.98	0.00	4.89	0.00	10.97	0.00	0.82	0.98

续表

疾病名称	合计	0岁~	1岁~	5岁~	10岁~	15岁~	20岁~	25岁~	30岁~	35岁~	40岁~	45岁~	50岁~	55岁~	60岁~	65岁~	70岁~	75岁~	80岁~	85岁~	标化率（2000年）	标化率（2010年）
21. 喉癌	0.00	0.00	0.00	0.00	0.00	0.00	0.00	0.00	0.00	0.00	0.00	0.00	0.00	0.00	0.00	0.00	0.00	0.00	0.00	0.00	0.00	0.00
22. 甲状腺癌	0.23	0.00	0.00	0.00	0.00	0.00	0.00	0.00	0.00	0.00	0.00	0.00	0.00	0.00	0.00	0.00	0.00	0.00	0.00	0.00	0.28	0.39
23. 其他	5.59	8.16	0.00	1.49	0.00	2.66	1.40	1.49	2.67	1.19	5.11	6.75	11.93	20.86	14.82	44.01	13.38	43.86	24.32	0.00	5.95	7.27
二、其他肿瘤	1.17	8.16	0.00	1.49	0.00	0.00	0.00	0.00	1.34	1.28	5.11	1.69	0.00	2.98	14.82	39.12	20.07	21.93	0.00	0.00	1.20	1.49
三、糖尿病	9.44	0.00	0.00	0.00	0.00	0.00	0.00	0.00	1.34	1.19	5.11	5.06	8.94	8.94	70.39	39.12	113.74	98.70	243.19	152.36	10.82	14.33
四、内分泌紊乱	0.35	0.00	0.00	0.00	0.00	0.00	0.00	0.00	0.00	1.28	0.00	0.00	0.00	0.00	3.70	0.00	0.00	0.00	0.00	0.00	0.34	0.36
五、神经系统和精神障碍疾病	5.59	48.94	10.35	0.00	3.96	2.66	4.20	4.47	1.34	1.19	6.38	3.37	0.00	11.92	7.41	14.67	6.69	10.97	121.60	50.79	5.58	6.58
1. 神经系统疾病	5.01	48.94	10.35	0.00	2.64	2.66	4.20	4.47	1.34	1.19	5.11	3.37	0.00	8.94	7.41	14.67	6.69	10.97	97.28	50.79	4.96	5.87
2. 精神障碍	0.58	0.00	0.00	0.00	1.32	0.00	0.00	0.00	0.00	0.00	1.28	0.00	0.00	2.98	0.00	0.00	0.00	0.00	24.32	0.00	0.62	0.72
六、心脑血管疾病	196.01	8.16	0.00	1.49	2.64	5.33	14.01	11.91	10.69	25.03	22.98	112.98	196.77	342.67	618.68	938.78	1 719.52	3 081.48	6 979.57	8 989.33	233.84	324.38
1. 缺血性心脏病	69.10	0.00	0.00	0.00	0.00	0.00	4.20	4.47	1.34	9.53	10.21	26.98	59.63	113.23	192.64	288.48	562.02	1 008.88	2 772.37	4 824.78	83.72	119.73
2. 高血压及其并发症	6.99	0.00	0.00	0.00	0.00	0.00	1.40	1.49	0.00	1.19	0.00	5.06	8.94	8.94	14.82	53.78	73.60	131.59	121.60	253.94	8.28	10.97
3. 肺源性心脏病	9.91	0.00	0.00	0.00	0.00	0.00	1.40	1.49	1.34	1.19	0.00	0.00	5.96	2.98	25.93	14.67	113.74	252.22	510.70	406.30	12.19	17.21
4. 风湿性心脏病	1.40	0.00	0.00	0.00	0.00	0.00	0.00	0.00	0.00	0.00	0.00	1.69	0.00	11.92	7.41	4.89	0.00	10.97	72.96	0.00	1.55	2.26
5. 心脏性猝死	1.05	0.00	0.00	0.00	0.00	1.33	0.00	0.00	0.00	0.00	0.00	1.69	2.98	0.00	7.41	9.78	13.38	0.00	0.00	0.00	1.18	1.37
6. 脑出血	87.17	0.00	0.00	0.00	0.00	0.00	2.80	1.49	8.01	10.73	10.21	67.45	110.31	184.74	318.60	484.06	816.27	1 381.73	2 456.23	2 488.57	102.37	138.57
7. 脑梗死	7.23	0.00	0.00	0.00	0.00	0.00	0.00	0.00	0.00	1.19	1.28	5.06	2.98	5.96	25.93	39.12	53.53	131.59	340.47	253.94	8.66	12.04
8. 脑卒中（未特指出血或梗死）	0.47	0.00	0.00	0.00	0.00	0.00	0.00	0.00	0.00	0.00	0.00	0.00	0.00	0.00	3.70	0.00	6.69	21.93	0.00	0.00	0.54	0.72
9. 其他	12.70	8.16	0.00	1.49	2.64	4.00	4.20	4.47	0.00	1.19	1.28	5.06	5.96	14.90	22.23	44.01	80.29	142.56	705.25	761.81	15.34	21.50
七、主要呼吸系统疾病	102.20	0.00	4.14	0.00	0.00	4.00	4.20	1.49	1.34	2.38	12.77	20.24	59.63	95.35	314.90	542.73	1 097.28	2 039.70	3 793.77	4 672.42	123.53	171.91
1. 慢性阻塞性肺疾病	99.99	0.00	2.07	0.00	0.00	2.80	2.80	0.00	0.00	2.38	8.94	16.86	59.63	95.35	307.49	537.84	1 097.28	2 006.80	3 720.82	4 621.64	121.14	168.76
2. 哮喘	0.82	0.00	0.00	0.00	0.00	0.00	0.00	0.00	1.34	0.00	1.69	1.69	0.00	0.00	3.70	0.00	0.00	21.93	0.00	50.79	0.90	1.20
3. 尘肺病	0.12	0.00	0.00	0.00	0.00	0.00	0.00	0.00	0.00	0.00	1.28	1.69	0.00	0.00	0.00	0.00	0.00	0.00	0.00	0.00	0.08	0.12

续表

疾病名称	合计	0岁~	1岁~	5岁~	10岁~	15岁~	20岁~	25岁~	30岁~	35岁~	40岁~	45岁~	50岁~	55岁~	60岁~	65岁~	70岁~	75岁~	80岁~	85岁~	标化率（2000年）	标化率（2010年）
4. 其他	1.28	0.00	2.07	0.00	0.00	0.00	1.40	1.49	0.00	0.00	0.00	1.28	1.69	0.00	3.70	4.89	0.00	10.97	72.96	0.00	1.41	1.84
八、主要消化系统疾病	22.72	48.94	10.35	0.00	0.00	0.00	2.80	4.47	8.01	7.15	16.60	30.35	35.78	53.64	81.50	136.91	133.82	175.46	316.15	355.51	24.82	31.59
1. 消化性溃疡	4.89	0.00	0.00	0.00	0.00	0.00	0.00	0.00	1.34	1.19	0.00	0.00	0.00	14.90	11.11	34.23	66.91	76.76	97.28	101.57	5.67	7.50
2. 肝硬化	9.09	0.00	0.00	0.00	0.00	0.00	0.00	1.49	2.67	2.38	10.21	16.86	17.89	32.78	40.75	68.45	26.76	43.86	72.96	101.57	9.78	12.52
3. 肠梗阻	1.40	16.31	0.00	0.00	0.00	0.00	0.00	1.49	0.00	1.19	1.28	0.00	0.00	2.98	0.00	0.00	20.07	0.00	48.64	0.00	1.50	1.85
4. 阑尾炎	0.23	0.00	2.07	0.00	0.00	0.00	1.40	0.00	0.00	0.00	0.00	0.00	1.69	0.00	0.00	0.00	0.00	21.93	48.64	0.00	0.21	0.23
5. 胆囊疾病	1.86	0.00	4.14	0.00	0.00	0.00	0.00	1.49	1.34	1.19	0.00	1.28	1.69	8.94	11.11	4.89	0.00	0.00	24.32	0.00	2.07	2.61
6. 胰腺炎	0.70	0.00	0.00	0.00	0.00	0.00	1.40	0.00	0.00	0.00	1.28	0.00	0.00	5.96	7.41	0.00	6.69	32.90	24.32	152.36	0.74	0.99
7. 其他	4.54	32.63	4.14	0.00	0.00	0.00	0.00	0.00	4.01	1.19	3.83	3.83	5.06	2.98	11.11	29.34	13.38	43.86	145.91	101.57	4.86	5.89
九、主要泌尿生殖系统疾病	6.41	0.00	2.07	0.00	0.00	0.00	4.20	1.49	2.67	5.96	3.83	8.43	20.87	8.94	3.70	29.34	40.14	32.90	145.91	101.57	7.17	9.02
1. 肾炎	5.83	0.00	2.07	0.00	0.00	0.00	4.20	1.49	2.67	5.96	3.83	8.43	17.89	5.96	3.70	29.34	33.45	32.90	145.91	50.79	6.47	8.01
2. 前列腺增生	0.00	0.00	0.00	0.00	0.00	0.00	0.00	0.00	0.00	0.00	0.00	0.00	0.00	0.00	0.00	0.00	0.00	0.00	0.00	0.00	0.00	0.00
3. 其他	0.58	0.00	0.00	0.00	0.00	0.00	0.00	0.00	0.00	0.00	0.00	0.00	2.98	2.98	0.00	0.00	6.69	0.00	0.00	50.79	0.70	1.01
十、肌肉骨骼和结缔组织病	2.45	0.00	0.00	0.00	0.00	0.00	1.40	1.49	1.34	2.38	0.00	1.28	3.37	0.00	0.00	0.00	33.45	32.90	48.64	0.00	2.68	3.42
十一、先天异常	4.20	163.13	12.42	2.98	1.32	4.00	4.20	1.49	1.34	0.00	0.00	0.00	1.69	2.98	0.00	0.00	0.00	0.00	0.00	0.00	3.59	3.31
1. 先天性心脏病	3.15	122.35	6.21	2.98	1.32	4.00	4.20	1.49	1.34	0.00	0.00	0.00	1.69	2.98	0.00	0.00	0.00	0.00	0.00	0.00	2.71	2.42
2. 其他先天畸形	1.05	40.78	6.21	0.00	0.00	0.00	0.00	0.00	0.00	0.00	0.00	0.00	0.00	0.00	0.00	0.00	0.00	0.00	0.00	0.00	0.88	0.88
Ⅲ. 伤害	60.71	73.41	45.53	19.40	21.11	54.62	61.65	62.53	53.43	54.82	86.82	77.57	92.42	101.31	103.73	97.79	46.84	98.70	72.96	101.57	60.54	66.28
1. 道路交通事故	28.43	8.16	16.56	7.46	7.91	15.99	29.42	40.20	26.71	19.07	45.96	42.16	47.70	41.72	66.68	53.78	6.69	54.83	24.32	50.79	28.74	31.66
2. 意外中毒	5.94	0.00	2.07	1.49	0.00	6.66	4.20	1.49	5.34	9.53	15.32	15.18	5.96	5.96	3.70	4.89	0.00	10.97	0.00	0.00	5.57	6.28
3. 意外跌落	6.64	0.00	0.00	1.49	1.32	2.66	9.81	4.47	4.01	3.58	8.94	8.43	11.93	17.88	14.82	24.45	20.07	10.97	24.32	50.79	6.85	8.17
4. 自杀	4.78	0.00	0.00	0.00	0.00	6.66	7.01	2.98	1.34	5.96	5.11	8.94	8.94	17.88	7.41	4.89	13.38	0.00	0.00	0.00	4.76	5.47
5. 砸死和碰撞死	2.45	0.00	4.14	0.00	0.00	6.66	2.80	0.00	4.01	3.58	1.28	2.98	2.98	2.98	3.70	0.00	0.00	0.00	0.00	0.00	2.38	2.47

续表

疾病名称	合计	0岁~	1岁~	5岁~	10岁~	15岁~	20岁~	25岁~	30岁~	35岁~	40岁~	45岁~	50岁~	55岁~	60岁~	65岁~	70岁~	75岁~	80岁~	85岁~	标化率（2000年）	标化率（2010年）
6.意外窒息	1.40	57.10	4.14	0.00	1.32	0.00	0.00	0.00	0.00	0.00	0.00	0.00	0.00	5.96	0.00	0.00	0.00	0.00	0.00	0.00	1.17	1.22
7.触电	0.58	0.00	0.00	0.00	1.32	0.00	0.00	0.00	2.67	0.00	2.55	0.00	0.00	0.00	0.00	0.00	0.00	0.00	0.00	0.00	0.57	0.51
8.溺水	5.24	0.00	14.49	4.48	6.60	6.66	5.60	10.42	2.67	4.77	1.28	0.00	8.94	5.96	0.00	4.89	0.00	0.00	24.32	0.00	5.34	5.13
9.火灾	0.35	8.16	0.00	0.00	0.00	0.00	0.00	0.00	0.00	1.19	0.00	0.00	0.00	2.98	0.00	0.00	0.00	0.00	0.00	0.00	0.31	0.37
10.他杀	1.05	0.00	0.00	0.00	0.00	2.66	0.00	1.49	2.67	1.19	2.55	1.69	0.00	0.00	0.00	4.89	0.00	0.00	0.00	0.00	1.02	0.99
11.其他	3.85	0.00	4.14	4.48	0.00	6.66	2.80	1.49	4.01	5.96	3.83	1.69	5.96	0.00	7.41	4.89	6.69	21.93	0.00	0.00	3.82	4.01

第5章·2015年地区别、性别、年龄别、死因别死亡率

表 5-23 2015年青海省死因回顾性调查分死因年龄别死亡率（牧区、男性）（1/10万）

疾病名称	合计	0岁~	1岁~	5岁~	10岁~	15岁~	20岁~	25岁~	30岁~	35岁~	40岁~	45岁~	50岁~	55岁~	60岁~	65岁~	70岁~	75岁~	80岁~	85岁~	标化率（2000年）	标化率（2010年）
全死因	665.47	2 420.36	213.70	52.55	49.74	111.07	156.42	147.31	130.15	176.86	333.69	518.70	786.74	1 170.88	2 024.56	3 342.15	5 410.02	8 337.29	16 074.45	20 451.13	798.42	1 042.44
I . 传染病、母婴疾病和营养缺乏性疾病	61.40	1 873.83	116.93	14.60	10.47	5.17	13.72	34.66	13.02	22.67	7.25	31.82	44.96	52.17	65.78	137.21	113.90	261.28	338.41	150.38	57.47	61.25
一、传染病和寄生虫病	27.87	140.54	44.35	11.68	7.85	2.58	13.72	26.00	10.41	22.67	7.25	31.82	44.96	46.37	58.47	107.81	99.66	166.27	225.61	150.38	29.72	33.94
1. 病毒性肝炎	9.52	0.00	0.00	0.00	0.00	0.00	2.74	2.89	2.60	6.80	0.00	6.36	33.72	23.19	58.81	107.81	42.71	118.76	112.80	150.38	11.33	14.41
2. 结核病	6.80	0.00	4.03	2.92	2.62	2.58	5.49	11.55	0.00	9.07	0.00	19.09	5.62	5.80	0.00	39.20	28.47	47.51	0.00	0.00	7.28	7.85
3. 脑膜炎	1.59	15.62	12.10	5.84	0.00	0.00	0.00	2.89	0.00	0.00	4.84	0.00	0.00	0.00	0.00	0.00	0.00	0.00	0.00	0.00	1.37	1.33
4. 感染性腹泻	2.04	31.23	0.00	2.92	2.62	0.00	0.00	8.67	0.00	0.00	0.00	0.00	0.00	0.00	0.00	0.00	14.24	0.00	0.00	0.00	1.92	1.69
5. 败血症	0.68	15.62	0.00	0.00	0.00	0.00	0.00	0.00	0.00	0.00	0.00	3.18	0.00	0.00	0.00	0.00	0.00	0.00	0.00	0.00	0.69	0.76
6. 艾滋病	2.04	78.08	4.03	0.00	0.00	0.00	5.49	0.00	5.21	0.00	2.42	0.00	0.00	17.39	0.00	0.00	14.24	0.00	0.00	0.00	1.69	1.70
7. 包虫病	4.53	0.00	8.06	0.00	5.24	0.00	0.00	8.67	2.60	6.80	0.00	3.18	5.62	5.80	7.31	9.80	14.24	0.00	112.80	0.00	4.82	5.63
8. 其他	0.68	0.00	8.06	0.00	0.00	0.00	0.00	0.00	0.00	0.00	0.00	0.00	0.00	0.00	0.00	0.00	0.00	0.00	0.00	0.00	0.62	0.56
二、呼吸道感染	17.67	655.84	72.58	2.92	2.62	2.58	0.00	8.67	2.60	0.00	0.00	0.00	5.80	5.80	7.31	29.40	14.24	71.26	112.80	0.00	15.49	15.79
1. 下呼吸道感染	16.54	608.99	64.51	2.92	2.62	2.58	0.00	8.67	2.60	0.00	0.00	0.00	5.80	5.80	7.31	29.40	14.24	71.26	112.80	0.00	14.61	14.94
2. 上呼吸道感染	1.13	46.85	8.06	0.00	0.00	0.00	0.00	0.00	0.00	0.00	0.00	0.00	0.00	0.00	0.00	0.00	0.00	0.00	0.00	0.00	0.88	0.86
三、妊娠、分娩和产褥期并发症	0.00	0.00	0.00	0.00	0.00	0.00	0.00	0.00	0.00	0.00	0.00	0.00	0.00	0.00	0.00	0.00	0.00	0.00	0.00	0.00	0.00	0.00
1. 妊娠高血压综合征	0.00	0.00	0.00	0.00	0.00	0.00	0.00	0.00	0.00	0.00	0.00	0.00	0.00	0.00	0.00	0.00	0.00	0.00	0.00	0.00	0.00	0.00
2. 产后出血	0.00	0.00	0.00	0.00	0.00	0.00	0.00	0.00	0.00	0.00	0.00	0.00	0.00	0.00	0.00	0.00	0.00	0.00	0.00	0.00	0.00	0.00
3. 羊水栓塞	0.00	0.00	0.00	0.00	0.00	0.00	0.00	0.00	0.00	0.00	0.00	0.00	0.00	0.00	0.00	0.00	0.00	0.00	0.00	0.00	0.00	0.00
4. 其他	0.00	0.00	0.00	0.00	0.00	0.00	0.00	0.00	0.00	0.00	0.00	0.00	0.00	0.00	0.00	0.00	0.00	0.00	0.00	0.00	0.00	0.00
四、围生期疾病	15.41	1 061.84	0.00	0.00	0.00	0.00	0.00	0.00	0.00	0.00	0.00	0.00	0.00	0.00	0.00	0.00	0.00	0.00	0.00	0.00	11.79	10.94
1. 早产	3.17	218.61	0.00	0.00	0.00	0.00	0.00	0.00	0.00	0.00	0.00	0.00	0.00	0.00	0.00	0.00	0.00	0.00	0.00	0.00	2.43	2.25
2. 产伤和窒息	10.42	718.30	0.00	0.00	0.00	0.00	0.00	0.00	0.00	0.00	0.00	0.00	0.00	0.00	0.00	0.00	0.00	0.00	0.00	0.00	7.97	7.40
3. 其他	1.81	124.92	0.00	0.00	0.00	0.00	0.00	0.00	0.00	0.00	0.00	0.00	0.00	0.00	0.00	0.00	0.00	0.00	0.00	0.00	1.39	1.29

青海省死因谱及死亡模式的变迁（1975—2020）

续表

疾病名称	合计	0岁~	1岁~	5岁~	10岁~	15岁~	20岁~	25岁~	30岁~	35岁~	40岁~	45岁~	50岁~	55岁~	60岁~	65岁~	70岁~	75岁~	80岁~	85岁~	标化率（2000年）	标化率（2010年）
五、营养缺乏	0.45	15.62	0.00	0.00	0.00	0.00	0.00	0.00	0.00	0.00	0.00	0.00	0.00	0.00	0.00	0.00	0.00	23.75	0.00	0.00	0.48	0.59
Ⅱ.慢性非传染性疾病	507.09	218.61	36.29	2.92	7.85	25.83	41.16	28.88	41.65	77.09	186.19	365.95	618.15	996.99	1 761.44	3 057.92	5 182.23	7 838.48	15 454.03	19 699.25	643.93	873.04
一、恶性肿瘤	138.44	0.00	8.06	0.00	2.62	15.50	5.49	11.55	15.62	34.01	89.47	127.29	207.92	376.77	628.56	1 029.11	1 309.79	1 543.94	1 917.65	2 105.26	162.94	211.48
1. 胃癌	45.32	0.00	0.00	0.00	0.00	0.00	0.00	0.00	2.60	6.80	12.09	22.28	50.58	127.52	263.12	450.85	484.05	451.31	676.82	902.26	54.95	71.87
2. 肝癌	37.61	0.00	0.00	0.00	0.00	2.58	0.00	0.00	7.81	11.34	36.27	76.37	78.67	86.95	204.65	186.22	298.97	380.05	282.01	0.00	41.80	52.91
3. 肺癌	16.09	0.00	0.00	0.00	0.00	0.00	0.00	0.00	5.21	2.27	14.51	15.91	33.72	40.58	36.54	127.41	113.90	332.54	112.80	300.75	19.09	24.81
4. 食管癌	12.46	0.00	0.00	0.00	0.00	0.00	0.00	0.00	0.00	0.00	4.84	6.36	28.10	28.98	36.54	88.21	213.55	118.76	225.61	451.13	15.77	20.94
5. 结直肠癌	4.98	0.00	0.00	0.00	0.00	0.00	0.00	0.00	0.00	2.27	0.00	0.00	0.00	17.39	29.24	39.20	42.71	47.51	169.20	300.75	6.46	9.07
6. 胰腺癌	1.59	0.00	0.00	0.00	0.00	0.00	0.00	0.00	0.00	0.00	0.00	0.00	0.00	11.59	7.31	19.60	0.00	47.51	0.00	0.00	1.83	2.48
7. 乳腺癌	0.00	0.00	0.00	0.00	0.00	0.00	0.00	0.00	0.00	0.00	0.00	0.00	0.00	0.00	0.00	0.00	0.00	0.00	0.00	0.00	0.00	0.00
8. 宫颈癌	0.00	0.00	0.00	0.00	0.00	0.00	0.00	0.00	0.00	0.00	0.00	0.00	0.00	0.00	0.00	0.00	0.00	0.00	0.00	0.00	0.00	0.00
9. 子宫体癌	0.00	0.00	0.00	0.00	0.00	0.00	0.00	0.00	0.00	0.00	0.00	0.00	0.00	0.00	0.00	0.00	0.00	0.00	0.00	0.00	0.00	0.00
10. 卵巢癌	0.00	0.00	0.00	0.00	0.00	0.00	0.00	0.00	0.00	0.00	0.00	0.00	0.00	0.00	0.00	0.00	0.00	0.00	0.00	0.00	0.00	0.00
11. 前列腺癌	2.27	0.00	0.00	0.00	0.00	0.00	0.00	0.00	0.00	2.27	0.00	0.00	0.00	0.00	0.00	0.00	0.00	0.00	0.00	150.38	0.00	0.00
12. 脑瘤	2.72	0.00	4.03	0.00	0.00	0.00	0.00	0.00	0.00	0.00	7.25	0.00	0.00	11.59	7.31	9.80	28.47	71.26	225.61	0.00	3.42	5.09
13. 白血病	2.49	0.00	4.03	0.00	2.62	2.58	0.00	5.78	0.00	4.53	2.42	0.00	0.00	5.80	0.00	9.80	14.24	0.00	56.40	0.00	2.69	3.50
14. 膀胱癌	1.36	0.00	0.00	0.00	0.00	0.00	0.00	0.00	0.00	0.00	2.42	0.00	0.00	0.00	7.31	9.80	14.24	0.00	0.00	0.00	2.54	2.60
15. 鼻咽癌	0.23	0.00	0.00	0.00	0.00	0.00	0.00	0.00	0.00	0.00	0.00	0.00	0.00	0.00	0.00	0.00	28.47	0.00	56.40	0.00	1.63	2.12
16. 胆囊及胆道癌	1.36	0.00	0.00	0.00	0.00	0.00	0.00	2.74	0.00	2.27	0.00	0.00	0.00	0.00	0.00	9.80	14.24	23.75	56.40	0.00	0.25	0.32
17. 肾癌	0.23	0.00	0.00	0.00	0.00	0.00	0.00	0.00	0.00	0.00	0.00	0.00	0.00	0.00	7.31	0.00	14.24	0.00	0.00	0.00	1.64	2.11
18. 骨癌	1.59	0.00	0.00	0.00	0.00	0.00	0.00	0.00	2.60	2.27	2.42	0.00	5.62	5.80	7.31	9.80	14.24	14.24	0.00	0.00	0.25	0.32
19. 皮肤癌	0.23	0.00	0.00	0.00	0.00	0.00	0.00	0.00	0.00	0.00	0.00	0.00	0.00	0.00	0.00	0.00	0.00	0.00	0.00	0.00	1.67	2.09
20. 淋巴癌	1.13	0.00	0.00	0.00	0.00	0.00	0.00	2.89	0.00	0.00	0.00	0.00	5.62	5.80	0.00	9.80	14.24	0.00	0.00	0.00	0.29	0.35
																						1.34	1.56

续表

疾病名称	合计	0岁~	1岁~	5岁~	10岁~	15岁~	20岁~	25岁~	30岁~	35岁~	40岁~	45岁~	50岁~	55岁~	60岁~	65岁~	70岁~	75岁~	80岁~	85岁~	标化率(2000年)	标化率(2010年)
21.喉癌	0.00	0.00	0.00	0.00	0.00	0.00	0.00	0.00	0.00	0.00	0.00	0.00	0.00	0.00	0.00	0.00	0.00	0.00	0.00	0.00	0.00	0.00
22.甲状腺癌	0.45	0.00	0.00	0.00	0.00	0.00	0.00	0.00	0.00	0.00	0.00	0.00	0.00	0.00	0.00	0.00	0.00	47.51	0.00	0.00	0.61	0.85
23.其他	6.34	0.00	0.00	0.00	0.00	0.00	5.17	2.74	2.89	2.27	7.25	6.36	5.62	34.78	14.62	58.81	14.24	23.75	56.40	0.00	6.70	8.50
二、其他肿瘤	0.68	0.00	0.00	2.92	0.00	0.00	0.00	0.00	0.00	0.00	0.00	0.00	0.00	0.00	0.00	0.00	28.47	0.00	0.00	0.00	0.80	0.86
三、糖尿病	11.10	0.00	0.00	0.00	0.00	0.00	0.00	0.00	0.00	2.27	9.67	6.36	16.86	11.59	65.78	29.40	128.13	213.78	282.01	300.75	13.74	18.64
四、内分泌素乱	0.00	0.00	0.00	0.00	0.00	0.00	0.00	0.00	0.00	0.00	0.00	0.00	0.00	0.00	0.00	0.00	0.00	0.00	0.00	0.00	0.00	0.00
五、神经系统和精神障碍疾病	5.21	31.23	8.06	0.00	2.62	0.00	8.23	0.00	0.00	2.27	7.25	3.18	0.00	11.59	7.31	19.60	0.00	0.00	112.80	150.38	5.35	6.77
1.神经系统疾病	5.21	31.23	8.06	0.00	2.62	5.17	8.23	0.00	0.00	2.27	7.25	3.18	0.00	11.59	7.31	19.60	0.00	0.00	112.80	150.38	5.35	6.77
2.精神障碍	0.00	0.00	0.00	0.00	0.00	0.00	0.00	0.00	0.00	0.00	0.00	0.00	0.00	0.00	0.00	0.00	0.00	0.00	0.00	0.00	0.00	0.00
六、心脑血管疾病	208.68	15.62	0.00	0.00	2.62	2.58	8.23	5.78	13.02	22.67	36.27	149.56	236.02	405.75	613.95	1185.93	2277.90	3705.46	7727.02	9924.81	274.36	378.60
1.缺血性心脏病	67.97	0.00	0.00	0.00	0.00	0.00	2.74	2.89	0.00	6.80	14.51	41.37	78.67	133.32	146.18	362.64	754.56	1068.88	2820.08	5112.78	92.55	131.22
2.高血压及其并发症	8.38	0.00	0.00	0.00	0.00	0.00	0.00	0.00	2.60	0.00	0.00	3.18	11.24	17.39	14.62	58.81	128.13	190.02	169.20	451.13	11.18	15.26
3.肺源性心脏病	10.20	0.00	0.00	0.00	0.00	0.00	2.74	0.00	2.60	2.27	0.00	0.00	11.24	5.80	29.24	29.40	99.66	356.29	507.61	150.38	13.61	18.64
4.风湿性心脏病	1.13	0.00	0.00	0.00	0.00	0.00	0.00	0.00	0.00	0.00	3.18	3.18	0.00	5.80	7.31	9.80	0.00	0.00	56.40	0.00	1.32	1.79
5.心脏性猝死	1.59	0.00	0.00	0.00	0.00	0.00	0.00	0.00	0.00	0.00	0.00	3.18	5.62	0.00	7.31	19.60	28.47	0.00	0.00	0.00	1.89	2.21
6.脑出血	98.79	0.00	0.00	0.00	0.00	0.00	0.00	0.00	10.41	11.34	16.93	82.74	123.63	220.26	358.13	588.06	1096.24	1733.97	3045.69	3157.89	126.24	171.09
7.脑梗死	8.16	0.00	0.00	0.00	0.00	0.00	0.00	0.00	0.00	0.00	2.42	9.55	0.00	5.80	29.24	49.01	56.95	190.02	451.21	300.75	10.84	15.17
8.脑卒中（未特指出血或梗死）	0.45	0.00	0.00	0.00	0.00	0.00	0.00	0.00	0.00	0.00	0.00	0.00	0.00	0.00	0.00	7.31	0.00	23.75	0.00	0.00	0.55	0.75
9.其他	12.01	15.62	0.00	0.00	2.62	2.58	2.74	2.89	0.00	2.27	2.42	6.36	5.62	17.39	14.62	68.61	113.90	142.52	676.82	751.88	16.18	22.48
七、主要呼吸系统疾病	103.55	0.00	4.03	0.00	0.00	0.00	5.49	2.89	0.00	0.00	12.09	15.91	78.67	115.93	343.52	578.26	1210.14	2185.27	4681.33	6315.79	142.16	199.98
1.慢性阻塞性肺疾病	101.28	0.00	0.00	0.00	0.00	0.00	2.74	2.89	0.00	0.00	9.67	15.91	78.67	115.93	343.52	568.46	1210.14	2137.77	4624.93	6165.41	139.34	196.32
2.哮喘	0.68	0.00	0.00	0.00	0.00	0.00	0.00	0.00	0.00	0.00	0.00	0.00	0.00	0.00	0.00	0.00	0.00	23.75	0.00	150.38	1.05	1.47
3.尘肺病	0.23	0.00	0.00	0.00	0.00	0.00	0.00	0.00	0.00	0.00	0.00	2.42	0.00	0.00	0.00	0.00	0.00	0.00	0.00	0.00	0.16	0.23

续表

疾病名称	合计	0岁~	1岁~	5岁~	10岁~	15岁~	20岁~	25岁~	30岁~	35岁~	40岁~	45岁~	50岁~	55岁~	60岁~	65岁~	70岁~	75岁~	80岁~	85岁~	标化率(2000年)	标化率(2010年)
4.其他	1.36	0.00	4.03	0.00	0.00	0.00	2.74	2.89	0.00	0.00	0.00	0.00	0.00	0.00	0.00	9.80	0.00	23.75	56.40	0.00	1.60	1.96
八.主要消化系统疾病	26.06	31.23	12.10	0.00	0.00	0.00	5.49	5.78	5.21	9.07	21.76	44.55	56.20	63.76	95.02	176.42	156.61	118.76	282.01	601.50	29.51	37.66
1.消化性溃疡	4.53	0.00	0.00	0.00	0.00	0.00	0.00	0.00	2.60	2.27	0.00	3.18	0.00	11.59	14.62	39.20	85.42	23.75	112.80	0.00	5.49	6.86
2.肝硬化	12.01	0.00	0.00	0.00	0.00	0.00	0.00	2.89	0.00	2.27	14.51	28.64	28.10	46.37	43.85	107.81	28.47	47.51	56.40	150.38	13.08	16.76
3.肠梗阻	1.36	15.62	0.00	0.00	0.00	0.00	0.00	0.00	0.00	2.27	2.42	0.00	5.62	5.80	0.00	0.00	14.24	47.51	56.40	150.38	1.33	1.63
4.阑尾炎	0.00	0.00	0.00	0.00	0.00	0.00	0.00	0.00	0.00	0.00	0.00	0.00	0.00	0.00	0.00	0.00	0.00	0.00	0.00	0.00	0.00	0.00
5.胆囊疾病	2.27	0.00	8.06	0.00	0.00	0.00	2.74	0.00	0.00	0.00	0.00	3.18	11.24	0.00	14.62	0.00	0.00	23.75	56.40	0.00	2.51	3.18
6.胰腺炎	0.68	0.00	0.00	0.00	0.00	0.00	0.00	0.00	0.00	0.00	2.42	3.18	0.00	5.80	7.31	0.00	0.00	0.00	0.00	0.00	0.62	0.80
7.其他	5.21	15.62	4.03	0.00	0.00	0.00	2.74	2.89	2.60	2.27	2.42	6.36	11.24	0.00	14.62	29.40	28.47	23.75	56.40	451.13	6.48	8.43
九.主要泌尿生殖系统疾病	7.93	0.00	0.00	0.00	0.00	0.00	5.49	2.89	5.21	4.53	7.25	12.73	16.86	11.59	7.31	39.20	28.47	23.75	338.41	300.75	9.63	12.67
1.肾炎	7.48	0.00	0.00	0.00	0.00	0.00	5.49	2.89	5.21	4.53	7.25	12.73	16.86	5.80	7.31	39.20	28.47	23.75	338.41	150.38	8.93	11.46
2.前列腺增生	0.00	0.00	0.00	0.00	0.00	0.00	0.00	0.00	0.00	0.00	0.00	0.00	0.00	0.00	0.00	0.00	0.00	0.00	0.00	0.00	0.00	0.00
3.其他	0.45	0.00	0.00	0.00	0.00	0.00	0.00	0.00	0.00	0.00	0.00	0.00	5.62	5.80	0.00	0.00	0.00	0.00	0.00	150.38	0.70	1.21
十.肌肉骨骼和结缔组织病	2.72	0.00	0.00	0.00	0.00	0.00	2.74	0.00	0.00	2.27	2.42	6.36	0.00	0.00	0.00	0.00	42.71	0.00	112.80	0.00	3.21	4.23
十一.先天异常	2.72	140.54	4.03	0.00	0.00	2.58	0.00	0.00	0.00	0.00	0.00	0.00	5.62	0.00	0.00	0.00	0.00	47.51	0.00	0.00	2.24	2.16
1.先天性心脏病	1.81	109.31	0.00	0.00	0.00	2.58	0.00	0.00	0.00	0.00	0.00	0.00	0.00	0.00	0.00	0.00	0.00	0.00	0.00	0.00	1.43	1.32
2.其他先天畸形	0.91	31.23	4.03	0.00	0.00	0.00	0.00	0.00	0.00	0.00	0.00	0.00	5.62	0.00	0.00	0.00	0.00	47.51	0.00	0.00	0.81	0.84
Ⅲ.伤害	88.14	78.08	56.45	35.03	26.18	80.07	93.30	83.76	72.89	74.82	140.25	120.92	123.63	121.73	190.03	137.21	71.18	166.27	112.80	0.00	87.13	95.85
1.道路交通事故	42.82	15.62	20.16	14.60	10.47	23.25	35.67	57.77	39.05	31.74	77.38	66.83	61.82	52.17	124.25	68.61	14.24	95.01	56.40	0.00	42.80	47.22
2.意外中毒	9.97	0.00	0.00	2.92	0.00	10.33	8.23	2.89	7.81	13.60	26.60	28.64	5.62	11.59	7.31	9.80	0.00	23.75	0.00	0.00	9.22	10.56
3.意外跌落	9.74	0.00	0.00	2.92	2.62	5.17	19.21	5.78	5.21	2.27	14.51	6.36	22.48	23.19	29.24	39.20	14.24	23.75	56.40	0.00	10.08	11.98
4.自杀	5.21	0.00	0.00	0.00	2.62	2.58	8.23	2.89	5.21	6.80	4.84	9.55	11.24	11.59	14.62	9.80	28.47	0.00	0.00	0.00	5.30	6.18
5.砸死和碰撞死	2.95	0.00	0.00	0.00	0.00	10.33	5.49	0.00	5.21	2.27	0.00	3.18	5.62	5.80	7.31	0.00	0.00	0.00	0.00	0.00	2.97	3.14

续表

疾病名称	合计	0岁~	1岁~	5岁~	10岁~	15岁~	20岁~	25岁~	30岁~	35岁~	40岁~	45岁~	50岁~	55岁~	60岁~	65岁~	70岁~	75岁~	80岁~	85岁~	标化率（2000年）	标化率（2010年）
6.意外窒息	0.91	46.85	4.03	0.00	0.00	0.00	0.00	0.00	0.00	0.00	0.00	0.00	0.00	0.00	0.00	0.00	0.00	0.00	0.00	0.00	0.70	0.67
7.触电	0.91	0.00	0.00	0.00	2.62	0.00	0.00	0.00	5.21	0.00	2.42	0.00	0.00	0.00	0.00	0.00	0.00	0.00	0.00	0.00	0.96	0.75
8.溺水	7.48	0.00	24.19	5.84	7.85	10.33	10.98	11.55	2.60	6.80	2.42	0.00	11.24	11.59	0.00	9.80	0.00	0.00	0.00	0.00	7.38	7.26
9.火灾	0.68	15.62	0.00	0.00	0.00	0.00	0.00	0.00	0.00	2.27	0.00	0.00	0.00	5.80	0.00	0.00	0.00	0.00	0.00	0.00	0.59	0.72
10.他杀	1.59	0.00	0.00	0.00	0.00	5.17	0.00	2.89	0.00	2.27	4.84	3.18	5.62	0.00	0.00	0.00	0.00	0.00	0.00	0.00	1.44	1.51
11.其他	5.89	0.00	8.06	8.76	0.00	12.92	5.49	0.00	7.81	6.80	7.25	3.18	5.62	0.00	7.31	0.00	14.24	23.75	0.00	0.00	5.70	5.86

表 5-24　2015 年青海省死因回顾性调查分死因年龄别死亡率（牧区、女性）（1/10 万）

疾病名称	合计	0岁~	1岁~	5岁~	10岁~	15岁~	20岁~	25岁~	30岁~	35岁~	40岁~	45岁~	50岁~	55岁~	60岁~	65岁~	70岁~	75岁~	80岁~	85岁~	标化率(2000年)	标化率(2010年)
全死因	520.17	2 322.40	187.11	36.62	39.88	66.01	77.29	125.97	112.47	148.20	146.06	265.45	463.58	699.04	1 442.42	2 058.74	3 408.23	5 887.15	12 013.68	16 180.98	546.41	713.53
一、传染病、母婴疾病和营养缺乏性疾病	58.78	1 775.96	102.06	15.26	5.32	19.25	8.59	33.80	27.43	22.61	18.93	21.52	44.45	61.32	52.59	68.30	113.61	122.22	171.01	536.81	53.80	56.98
1.传染病和寄生虫病	22.79	102.46	34.02	9.15	5.32	13.75	2.86	24.58	10.97	17.58	10.82	17.94	44.45	30.66	45.08	68.30	88.36	81.48	85.51	306.75	23.37	26.20
1.病毒性肝炎	7.20	0.00	4.25	0.00	0.00	2.75	0.00	9.22	2.74	2.51	5.41	7.17	6.35	0.00	7.51	48.79	75.74	40.74	85.51	153.37	7.70	9.14
2.结核病	3.60	0.00	0.00	0.00	2.66	0.00	0.00	6.14	0.00	2.51	2.70	7.17	12.70	18.40	0.00	0.00	12.62	20.37	0.00	76.69	3.84	4.65
3.脑膜炎	2.88	17.08	17.01	9.15	0.00	0.00	0.00	0.00	0.00	5.02	2.70	0.00	0.00	0.00	7.51	0.00	0.00	0.00	0.00	76.69	2.55	2.66
4.感染性腹泻	0.72	0.00	12.76	0.00	0.00	0.00	0.00	3.07	0.00	0.00	0.00	0.00	0.00	0.00	0.00	0.00	0.00	0.00	0.00	0.00	0.57	0.59
5.败血症	0.48	0.00	0.00	0.00	0.00	0.00	0.00	0.00	0.00	0.00	0.00	0.00	0.00	0.00	7.51	0.00	0.00	0.00	0.00	0.00	0.54	0.56
6.艾滋病	1.44	68.31	0.00	0.00	0.00	2.75	2.86	0.00	0.00	0.00	0.00	0.00	0.00	0.00	0.00	0.00	0.00	0.00	0.00	0.00	1.20	1.18
7.包虫病	5.52	0.00	0.00	0.00	5.32	5.50	0.00	6.14	8.23	7.54	0.00	3.59	25.40	12.26	15.03	19.51	0.00	20.37	0.00	0.00	6.03	6.56
8.其他	0.96	17.08	0.00	0.00	0.00	2.75	0.00	0.00	0.00	0.00	0.00	0.00	0.00	0.00	7.51	0.00	0.00	0.00	0.00	0.00	0.94	0.86
二、呼吸道感染	18.95	819.67	68.04	3.05	2.66	2.75	5.72	9.22	16.46	5.02	8.11	3.59	0.00	30.66	0.00	0.00	25.25	40.74	85.51	153.37	15.81	16.99
1.下呼吸道感染	15.60	700.14	42.53	3.05	2.66	2.75	5.72	3.07	8.23	2.74	5.41	0.00	0.00	24.53	0.00	7.51	25.25	40.74	85.51	153.37	13.12	14.21
2.上呼吸道感染	3.36	119.54	25.52	0.00	0.00	0.00	0.00	3.07	8.23	2.74	2.70	0.00	0.00	6.13	0.00	0.00	0.00	0.00	0.00	0.00	2.69	2.79
三、妊娠、分娩和产褥期并发症	4.56	0.00	0.00	0.00	0.00	0.00	5.72	9.22	16.46	5.02	0.00	0.00	0.00	0.00	7.51	0.00	0.00	0.00	0.00	0.00	4.67	4.39
1.妊娠高血压综合征	0.72	0.00	0.00	0.00	0.00	0.00	0.00	0.00	2.74	0.00	2.70	0.00	0.00	0.00	0.00	0.00	0.00	0.00	0.00	0.00	0.69	0.66
2.产后出血	2.64	0.00	0.00	0.00	0.00	0.00	2.75	5.72	8.23	2.51	5.41	0.00	0.00	0.00	7.51	0.00	0.00	0.00	0.00	0.00	2.62	2.65
3.羊水栓塞	0.72	0.00	0.00	0.00	0.00	0.00	0.00	0.00	2.74	2.51	0.00	0.00	0.00	0.00	0.00	0.00	0.00	0.00	0.00	0.00	0.79	0.66
4.其他	0.48	0.00	0.00	0.00	0.00	0.00	0.00	3.07	2.74	0.00	0.00	0.00	0.00	0.00	0.00	0.00	0.00	0.00	0.00	0.00	0.57	0.43
四、围生期病病	11.52	819.67	0.00	0.00	0.00	0.00	0.00	0.00	0.00	0.00	0.00	0.00	0.00	0.00	0.00	0.00	0.00	0.00	0.00	0.00	9.10	8.44
1.早产	2.88	204.92	0.00	0.00	0.00	0.00	0.00	0.00	0.00	0.00	0.00	0.00	0.00	0.00	0.00	0.00	0.00	0.00	0.00	0.00	2.27	2.11
2.产伤和窒息	7.44	529.37	0.00	0.00	0.00	0.00	0.00	0.00	0.00	0.00	0.00	0.00	0.00	0.00	0.00	0.00	0.00	0.00	0.00	0.00	5.88	5.45
3.其他	1.20	85.38	0.00	0.00	0.00	0.00	0.00	0.00	0.00	0.00	0.00	0.00	0.00	0.00	0.00	0.00	0.00	0.00	0.00	0.00	0.95	0.88

续表

疾病名称	合计	0岁~	1岁~	5岁~	10岁~	15岁~	20岁~	25岁~	30岁~	35岁~	40岁~	45岁~	50岁~	55岁~	60岁~	65岁~	70岁~	75岁~	80岁~	85岁~	标化率（2000年）	标化率（2010年）
五、营养缺乏	0.96	34.15	0.00	3.05	0.00	0.00	0.00	0.00	0.00	0.00	0.00	0.00	0.00	0.00	0.00	0.00	0.00	0.00	0.00	76.69	0.85	0.95
Ⅱ.慢性非传染性疾病	424.44	358.61	51.03	15.26	18.61	19.25	37.21	49.16	52.12	90.43	97.38	215.23	361.97	558.01	1 374.80	1 922.14	3 269.38	5 724.18	11 757.16	14 877.30	455.49	615.33
一、恶性肿瘤	92.61	17.08	0.00	6.10	5.32	5.50	11.45	12.29	24.69	42.70	54.10	86.09	133.36	128.77	277.97	546.39	732.14	896.31	1 496.37	2 223.93	98.88	127.27
1.胃癌	29.51	0.00	0.00	0.00	0.00	0.00	0.00	3.07	0.00	7.54	8.11	14.35	44.45	42.92	75.13	185.38	302.95	366.67	769.56	690.18	32.12	42.73
2.肝癌	15.84	0.00	0.00	0.00	0.00	0.00	0.00	0.00	5.49	2.51	16.23	10.76	12.70	36.79	37.56	146.36	100.98	427.53	230.06	0.00	16.82	22.05
3.肺癌	11.76	0.00	0.00	0.00	0.00	0.00	0.00	0.00	2.74	2.51	5.41	3.59	6.35	0.00	82.64	87.81	88.36	142.60	101.85	690.18	12.52	16.60
4.食管癌	5.52	0.00	0.00	0.00	0.00	0.00	0.00	0.00	0.00	0.00	2.70	3.59	6.35	6.13	7.51	19.51	37.87	40.74	0.00	460.12	5.92	8.64
5.结直肠癌	4.32	0.00	0.00	0.00	0.00	0.00	0.00	0.00	2.74	2.51	0.00	7.17	6.35	6.13	7.51	9.76	63.12	101.85	0.00	76.69	4.60	5.82
6.胰腺癌	1.92	0.00	0.00	0.00	0.00	0.00	0.00	0.00	0.00	2.51	2.70	3.59	6.35	0.00	0.00	9.76	37.87	0.00	0.00	0.00	2.15	2.65
7.乳腺癌	2.88	0.00	0.00	0.00	0.00	0.00	0.00	0.00	2.74	5.02	0.00	7.17	0.00	12.26	0.00	9.76	0.00	42.75	0.00	0.00	2.90	3.57
8.宫颈癌	5.28	0.00	0.00	0.00	0.00	0.00	0.00	0.00	5.49	10.05	5.41	7.17	31.75	0.00	15.03	29.27	12.62	0.00	42.75	0.00	5.71	6.39
9.子宫体癌	0.96	0.00	0.00	0.00	0.00	0.00	0.00	0.00	0.00	0.00	0.00	3.59	0.00	6.13	7.51	0.00	0.00	0.00	0.00	0.00	0.90	1.24
10.卵巢癌	0.96	0.00	0.00	0.00	0.00	0.00	0.00	0.00	3.07	0.00	0.00	3.59	0.00	0.00	0.00	0.00	12.62	0.00	0.00	0.00	0.97	1.08
11.前列腺癌	0.00	0.00	0.00	0.00	0.00	0.00	0.00	0.00	0.00	0.00	0.00	0.00	0.00	0.00	0.00	0.00	0.00	0.00	0.00	0.00	0.00	0.00
12.脑瘤	1.92	0.00	0.00	0.00	0.00	0.00	0.00	2.86	0.00	5.02	0.00	3.59	0.00	6.13	0.00	9.76	12.62	0.00	0.00	0.00	1.94	2.14
13.白血病	2.40	0.00	0.00	3.05	2.66	0.00	2.75	6.14	0.00	2.51	2.70	0.00	3.59	0.00	6.13	7.51	12.62	0.00	0.00	0.00	2.50	2.41
14.膀胱癌	0.72	0.00	0.00	0.00	0.00	0.00	0.00	0.00	0.00	0.00	0.00	0.00	0.00	0.00	0.00	7.51	0.00	20.37	0.00	76.69	0.76	1.13
15.鼻咽癌	0.00	0.00	0.00	0.00	0.00	0.00	0.00	0.00	0.00	0.00	0.00	0.00	0.00	0.00	0.00	0.00	0.00	0.00	0.00	0.00	0.00	0.00
16.胆囊及胆道癌	2.40	0.00	0.00	0.00	0.00	0.00	0.00	0.00	0.00	0.00	0.00	0.00	0.00	6.13	7.51	9.76	37.87	0.00	40.74	0.00	2.55	3.24
17.胃癌	0.00	0.00	0.00	0.00	0.00	0.00	0.00	0.00	0.00	0.00	0.00	0.00	0.00	0.00	0.00	0.00	0.00	0.00	0.00	0.00	0.00	0.00
18.骨癌	1.20	0.00	0.00	0.00	0.00	0.00	2.75	0.00	0.00	5.02	2.70	0.00	0.00	0.00	0.00	0.00	0.00	0.00	0.00	0.00	1.06	1.18
19.皮肤癌	0.00	0.00	0.00	0.00	0.00	0.00	0.00	0.00	0.00	0.00	0.00	0.00	0.00	0.00	0.00	0.00	0.00	0.00	0.00	0.00	0.00	0.00
20.淋巴癌	0.24	0.00	0.00	0.00	0.00	0.00	0.00	0.00	0.00	0.00	0.00	0.00	0.00	0.00	0.00	0.00	0.00	20.37	0.00	0.00	0.26	0.36

续表

疾病名称	合计	0岁~	1岁~	5岁~	10岁~	15岁~	20岁~	25岁~	30岁~	35岁~	40岁~	45岁~	50岁~	55岁~	60岁~	65岁~	70岁~	75岁~	80岁~	85岁~	标化率（2000年）	标化率（2010年）
21. 喉癌	0.00	0.00	0.00	0.00	0.00	0.00	0.00	0.00	0.00	0.00	0.00	0.00	0.00	0.00	0.00	0.00	0.00	0.00	0.00	0.00	0.00	0.00
22. 甲状腺癌	0.00	0.00	0.00	0.00	0.00	0.00	0.00	0.00	0.00	0.00	0.00	0.00	0.00	0.00	0.00	0.00	0.00	0.00	0.00	0.00	0.00	0.00
23. 其他	4.80	17.08	0.00	3.05	0.00	0.00	0.00	0.00	0.00	0.00	0.00	0.00	19.05	0.00	15.03	29.27	0.00	61.11	0.00	0.00	5.21	6.03
二、其他肿瘤	1.68	17.08	0.00	0.00	0.00	0.00	0.00	0.00	0.00	0.00	2.70	3.59	0.00	6.13	0.00	0.00	12.62	40.74	0.00	0.00	1.62	2.13
三、糖尿病	7.68	0.00	0.00	3.05	0.00	0.00	0.00	0.00	0.00	0.00	2.70	3.59	0.00	6.13	75.13	48.79	100.98	0.00	213.77	76.69	8.34	10.74
四、内分泌紊乱	0.72	0.00	0.00	0.00	2.66	0.00	0.00	0.00	2.74	0.00	0.00	0.00	0.00	0.00	7.51	0.00	0.00	0.00	0.00	0.00	0.70	0.73
五、神经系统和精神障碍疾病	6.00	68.31	12.76	0.00	5.32	0.00	0.00	9.22	2.74	0.00	5.41	3.59	0.00	12.26	7.51	9.76	12.62	20.37	128.26	0.00	5.94	6.62
1. 神经系统疾病	4.80	68.31	12.76	0.00	2.66	0.00	0.00	9.22	2.74	0.00	2.70	3.59	0.00	6.13	7.51	9.76	12.62	20.37	85.51	0.00	4.71	5.22
2. 精神障碍	1.20	0.00	0.00	0.00	2.66	0.00	0.00	0.00	0.00	0.00	2.70	0.00	0.00	6.13	0.00	0.00	0.00	0.00	42.75	0.00	1.23	1.40
六、心脑血管疾病	182.59	0.00	0.00	3.05	2.66	8.25	20.04	18.43	8.23	27.63	8.11	71.74	152.41	275.94	623.54	692.75	1 224.44	2 546.34	6 413.00	8 512.27	197.68	276.82
1. 缺血性心脏病	70.30	0.00	0.00	0.00	0.00	0.00	5.72	6.14	2.74	12.56	5.41	10.76	38.10	91.98	240.40	214.66	391.32	957.43	2 736.21	4 677.91	75.75	109.57
2. 高血压及并发症	5.52	0.00	0.00	0.00	0.00	0.00	2.86	3.07	0.00	2.51	0.00	7.17	6.35	0.00	15.03	48.79	25.25	81.48	85.51	153.37	6.02	7.65
3. 肺源性心脏病	9.60	0.00	0.00	0.00	0.00	0.00	0.00	0.00	0.00	0.00	0.00	0.00	0.00	0.00	22.54	0.00	126.23	162.97	513.04	536.81	10.44	15.22
4. 风湿性心脏病	1.68	0.00	0.00	0.00	0.00	0.00	0.00	0.00	0.00	0.00	0.00	0.00	0.00	18.40	7.51	0.00	0.00	20.37	85.51	0.00	1.75	2.67
5. 心脏性碎死	0.48	0.00	0.00	0.00	0.00	2.75	0.00	0.00	0.00	0.00	0.00	0.00	0.00	0.00	7.51	0.00	0.00	0.00	0.00	0.00	0.48	0.54
6. 脑出血	74.86	0.00	0.00	0.00	0.00	0.00	5.72	3.07	5.49	10.05	2.70	50.22	95.26	147.17	277.97	380.52	568.04	1 079.65	2 009.41	2 147.24	81.39	110.55
7. 脑梗死	6.24	0.00	0.00	0.00	0.00	0.00	2.86	0.00	0.00	2.51	0.00	0.00	6.35	6.13	22.54	29.27	50.49	81.48	256.52	230.06	6.81	9.45
8. 脑卒中（未特指出血或梗死）	0.48	0.00	0.00	0.00	0.00	0.00	0.00	0.00	0.00	0.00	0.00	0.00	0.00	0.00	0.00	0.00	12.62	20.37	0.00	0.00	0.52	0.68
9. 其他	13.44	0.00	0.00	3.05	2.66	5.50	5.72	6.14	0.00	0.00	3.59	6.35	12.26	30.05	19.51	50.49	142.60	726.81	766.87	14.52	20.51
七、主要呼吸系统疾病	100.77	0.00	4.25	0.00	0.00	0.00	2.86	0.00	0.00	5.02	13.52	25.11	38.10	73.58	285.48	507.37	997.22	1 914.85	3 120.99	3 834.36	109.24	151.07
1. 慢性阻塞性肺疾病	98.61	0.00	4.25	0.00	0.00	0.00	2.86	0.00	0.00	5.02	8.11	17.94	38.10	73.58	270.45	507.37	997.22	1 894.48	3 035.49	3 834.36	107.08	148.12
2. 哮喘	0.96	0.00	0.00	0.00	0.00	0.00	0.00	0.00	0.00	0.00	2.70	3.59	0.00	0.00	7.51	0.00	0.00	20.37	0.00	0.00	0.94	1.23
3. 尘肺病	0.00	0.00	0.00	0.00	0.00	0.00	0.00	0.00	0.00	0.00	0.00	0.00	0.00	0.00	0.00	0.00	0.00	0.00	0.00	0.00	0.00	0.00

续表

疾病名称	合计	0岁~	1岁~	5岁~	10岁~	15岁~	20岁~	25岁~	30岁~	35岁~	40岁~	45岁~	50岁~	55岁~	60岁~	65岁~	70岁~	75岁~	80岁~	85岁~	标化率（2000年）	标化率（2010年）
4. 其他	1.20	0.00	0.00	0.00	0.00	0.00	0.00	0.00	0.00	0.00	2.70	3.59	0.00	0.00	0.00	7.51	0.00	0.00	0.00	85.51	0.00	1.22	1.72
八、主要消化系统疾病	19.19	68.31	8.51	0.00	0.00	0.00	0.00	3.07	10.97	5.02	10.82	14.35	12.70	42.92	67.61	97.57	113.61	224.08	342.03	230.06	20.07	25.62
1. 消化性溃疡	5.28	0.00	0.00	0.00	0.00	0.00	0.00	0.00	0.00	0.00	0.00	3.59	0.00	18.40	7.51	29.27	50.49	122.22	85.51	153.37	5.65	7.80
2. 肝硬化	6.00	0.00	0.00	0.00	0.00	0.00	0.00	0.00	5.49	2.51	5.41	3.59	6.35	18.40	37.56	29.27	25.25	40.74	85.51	76.69	6.31	8.11
3. 肠梗阻	1.44	17.08	0.00	0.00	0.00	0.00	0.00	3.07	0.00	0.00	0.00	0.00	0.00	0.00	0.00	0.00	25.25	0.00	85.51	0.00	1.55	1.89
4. 阑尾炎	0.48	0.00	4.25	0.00	0.00	0.00	0.00	0.00	0.00	0.00	0.00	3.59	0.00	0.00	0.00	0.00	0.00	0.00	0.00	0.00	0.44	0.48
5. 胆囊疾病	1.44	0.00	0.00	0.00	0.00	0.00	0.00	0.00	0.00	2.51	0.00	0.00	6.35	0.00	7.51	9.76	0.00	20.37	42.75	0.00	1.60	2.02
6. 胰腺炎	0.72	0.00	4.25	0.00	0.00	0.00	0.00	0.00	5.49	0.00	5.41	3.59	0.00	0.00	7.51	0.00	12.62	0.00	42.75	0.00	0.79	1.07
7. 其他	3.84	51.23	0.00	0.00	0.00	0.00	0.00	0.00	0.00	0.00	0.00	0.00	0.00	6.13	7.51	29.27	0.00	40.74	0.00	0.00	3.74	4.25
九、主要泌尿生殖系统疾病	4.80	0.00	4.25	0.00	0.00	0.00	2.86	0.00	0.00	7.54	0.00	3.59	25.40	6.13	0.00	19.51	50.49	61.11	0.00	0.00	5.21	6.24
1. 肾炎	4.08	0.00	4.25	0.00	0.00	0.00	2.86	0.00	0.00	7.54	0.00	3.59	19.05	6.13	0.00	19.51	37.87	40.74	0.00	0.00	4.36	5.19
2. 前列腺增生	0.00	0.00	0.00	0.00	0.00	0.00	0.00	0.00	0.00	0.00	0.00	0.00	0.00	0.00	0.00	0.00	0.00	0.00	0.00	0.00	0.00	0.00
3. 其他	0.72	0.00	0.00	0.00	0.00	0.00	0.00	0.00	0.00	0.00	0.00	0.00	6.35	0.00	0.00	0.00	12.62	20.37	0.00	0.00	0.84	1.05
十、肌肉骨骼和结缔组织病	2.16	0.00	0.00	0.00	0.00	0.00	0.00	3.07	0.00	2.51	0.00	0.00	0.00	6.13	22.54	0.00	25.25	20.37	0.00	0.00	2.28	2.81
十一、先天异常	5.76	187.84	21.26	6.10	2.66	5.50	0.00	3.07	2.74	0.00	2.74	3.59	0.00	6.13	0.00	19.51	0.00	20.37	0.00	0.00	5.02	4.52
1. 先天性心脏病	4.56	136.61	12.76	6.10	2.66	5.50	0.00	3.07	2.74	0.00	2.74	3.59	0.00	6.13	0.00	19.51	0.00	20.37	0.00	0.00	4.07	3.60
2. 其他先天畸形	1.20	51.23	8.51	0.00	0.00	0.00	0.00	0.00	0.00	0.00	0.00	0.00	0.00	0.00	0.00	0.00	0.00	0.00	0.00	0.00	0.95	0.92
Ⅲ. 伤害	31.67	68.31	34.02	3.05	15.95	27.51	28.62	39.94	32.92	32.66	27.05	28.70	57.15	79.72	15.03	58.54	25.25	40.74	42.75	153.37	32.15	34.62
1. 道路交通事故	13.20	0.00	12.76	0.00	5.32	8.25	22.90	21.51	13.72	5.02	10.82	14.35	31.75	30.66	7.51	39.03	0.00	20.37	0.00	76.69	13.72	15.00
2. 意外中毒	1.68	0.00	4.25	0.00	0.00	2.75	0.00	0.00	2.74	5.02	2.70	0.00	6.35	0.00	7.51	0.00	0.00	0.00	0.00	0.00	1.64	1.68
3. 意外跌落	3.36	0.00	0.00	0.00	0.00	0.00	0.00	3.07	2.74	5.02	2.70	10.76	0.00	12.26	0.00	9.76	25.25	0.00	0.00	76.69	3.43	4.09
4. 自杀	4.32	0.00	0.00	0.00	2.66	11.00	5.72	3.07	2.74	5.02	5.41	0.00	6.35	24.53	0.00	0.00	0.00	25.25	0.00	0.00	4.22	4.78
5. 砸死和碰撞死	1.92	0.00	8.51	0.00	0.00	2.75	0.00	0.00	2.74	5.02	2.70	3.59	0.00	0.00	0.00	0.00	0.00	0.00	0.00	0.00	1.75	1.78

续表

疾病名称	合计	0岁~	1岁~	5岁~	10岁~	15岁~	20岁~	25岁~	30岁~	35岁~	40岁~	45岁~	50岁~	55岁~	60岁~	65岁~	70岁~	75岁~	80岁~	85岁~	标化率（2000年）	标化率（2010年）
6.意外窒息	1.92	68.31	4.25	0.00	2.66	0.00	0.00	0.00	0.00	0.00	0.00	0.00	0.00	12.26	0.00	0.00	0.00	0.00	0.00	0.00	1.67	1.80
7.触电	0.24	0.00	0.00	0.00	0.00	0.00	0.00	0.00	0.00	0.00	2.70	0.00	0.00	0.00	0.00	0.00	0.00	0.00	0.00	0.00	0.18	0.25
8.溺水	2.88	0.00	4.25	3.05	5.32	2.75	0.00	9.22	2.74	2.51	0.00	0.00	6.35	0.00	0.00	0.00	0.00	0.00	42.75	0.00	3.15	2.79
9.火灾	0.00	0.00	0.00	0.00	0.00	0.00	0.00	0.00	0.00	0.00	0.00	0.00	0.00	0.00	0.00	0.00	0.00	0.00	0.00	0.00	0.00	0.00
10.他杀	0.48	0.00	0.00	0.00	0.00	0.00	0.00	0.00	5.49	0.00	0.00	0.00	0.00	0.00	0.00	0.00	0.00	0.00	0.00	0.00	0.56	0.40
11.其他	1.68	0.00	0.00	0.00	0.00	0.00	0.00	3.07	0.00	5.02	0.00	0.00	6.35	0.00	7.51	9.76	0.00	20.37	0.00	0.00	1.84	2.05

5.3 2006年地区别、性别、年龄别、死因别死亡率

表5-25 2006年青海省死因回顾性调查分死因年龄别死亡率（城乡合计、男女合计）（1/10万）

疾病名称	合计	0岁~	1岁~	5岁~	10岁~	15岁~	20岁~	25岁~	30岁~	35岁~	40岁~	45岁~	50岁~	55岁~	60岁~	65岁~	70岁~	75岁~	80岁~	标化率（2000年）	标化率（2010年）
全死因	555.85	2 093.55	121.98	66.21	48.26	81.97	115.51	98.53	144.44	225.75	336.06	448.05	796.44	1 002.15	1 690.23	3 280.26	6 073.62	9 006.56	17 965.70	790.10	1 032.47
I．传染病、母婴疾病和营养缺乏性疾病	64.40	1 786.97	62.58	14.55	9.65	9.84	19.74	14.70	12.65	27.73	27.37	45.51	60.80	57.32	91.57	150.97	212.26	403.00	1 324.50	71.79	84.92
一、传染病和寄生虫病	28.70	131.39	20.15	8.00	6.89	5.74	8.77	8.71	8.43	24.51	24.08	45.51	56.24	55.58	80.12	129.01	154.37	281.16	390.56	35.09	42.86
1．病毒性肝炎	13.64	0.00	1.06	0.73	0.00	0.00	1.46	1.09	4.22	14.19	19.70	33.84	44.08	43.42	45.78	65.88	72.36	131.21	101.88	17.00	21.43
2．结核病	7.19	0.00	0.00	0.00	2.07	1.64	2.92	5.44	3.16	6.45	2.19	7.00	9.12	12.16	20.98	54.90	57.89	93.72	118.87	9.29	11.36
3．脑膜炎	3.47	39.42	8.49	4.37	3.45	3.28	2.19	1.63	0.53	1.29	2.19	2.33	1.52	0.00	9.54	0.00	4.82	9.37	50.94	3.65	3.94
4．感染性腹泻	3.35	91.98	9.55	2.18	1.38	0.82	0.73	0.00	0.00	0.00	0.00	1.17	1.52	1.52	1.91	0.00	9.65	46.86	118.87	4.03	4.92
5．包虫病	0.50	0.00	0.00	0.00	0.00	0.00	0.00	0.54	0.00	1.93	0.00	0.00	0.00	0.00	0.00	8.23	0.00	0.00	0.00	0.51	0.54
6．其他	0.56	0.00	1.06	0.73	0.00	0.00	0.00	0.00	0.53	0.64	0.00	1.17	0.00	1.74	9.54	0.00	9.65	0.00	0.00	0.61	0.67
二、呼吸道感染	15.43	411.70	40.31	6.55	2.76	0.82	2.92	1.09	1.58	1.93	1.09	0.00	3.04	1.74	9.54	16.47	48.24	112.46	916.96	20.15	26.24
1．下呼吸道感染	14.44	402.94	32.88	6.55	2.07	0.82	2.92	1.09	1.58	1.93	1.09	0.00	3.04	1.74	9.54	16.47	48.24	103.09	832.06	18.72	24.26
2．上呼吸道感染	0.99	8.76	7.42	0.00	0.69	0.00	0.00	0.00	0.00	0.00	0.00	0.00	0.00	0.00	0.00	0.00	0.00	9.37	84.90	1.43	1.97
三、妊娠、分娩和产褥期并发症	1.92	0.00	0.00	0.00	0.00	3.28	8.04	4.90	2.11	0.64	2.19	0.00	0.00	0.00	0.00	0.00	0.00	0.00	0.00	1.76	1.80
1．妊娠高血压综合征	0.81	0.00	0.00	0.00	0.00	0.00	3.66	2.72	1.05	0.00	1.09	0.00	0.00	0.00	0.00	0.00	0.00	0.00	0.00	0.72	0.74
2．产后出血	0.37	0.00	0.00	0.00	0.00	0.00	0.73	1.09	0.53	0.00	0.00	0.00	0.00	0.00	0.00	0.00	0.00	0.00	0.00	0.34	0.31
3．其他	0.74	0.00	0.00	0.00	0.00	2.46	3.66	1.09	0.53	0.64	1.09	0.00	0.00	0.00	0.00	0.00	0.00	0.00	0.00	0.71	0.76
四、围生期疾病	17.48	1 235.11	0.00	0.00	0.00	0.00	0.00	0.00	0.00	0.00	0.00	0.00	0.00	0.00	0.00	0.00	0.00	0.00	0.00	13.71	12.72
1．早产	0.50	35.04	0.00	0.00	0.00	0.00	0.00	0.00	0.00	0.00	0.00	0.00	0.00	0.00	0.00	0.00	0.00	0.00	0.00	0.39	0.36
2．产伤和窒息	12.52	884.72	0.00	0.00	0.00	0.00	0.00	0.00	0.00	0.00	0.00	0.00	0.00	0.00	0.00	0.00	0.00	0.00	0.00	9.82	9.11
3．其他新生儿病	4.46	315.35	0.00	0.00	0.00	0.00	0.00	0.00	0.00	0.00	0.00	0.00	0.00	0.00	0.00	0.00	0.00	0.00	0.00	3.50	3.25
五、营养缺乏	0.87	8.76	2.12	0.00	0.00	0.00	0.00	0.00	0.53	0.64	0.00	0.00	0.00	1.52	0.00	1.91	5.49	9.65	16.98	1.08	1.30

续表

疾病名称	合计	0岁~	1岁~	5岁~	10岁~	15岁~	20岁~	25岁~	30岁~	35岁~	40岁~	45岁~	50岁~	55岁~	60岁~	65岁~	70岁~	75岁~	80岁~	标化率（2000年）	标化率（2010年）
1. 缺铁性贫血	0.50	0.00	0.00	0.00	0.00	0.00	0.00	0.00	0.53	0.00	0.00	0.00	1.52	0.00	1.91	5.49	4.82	9.37	16.98	0.73	0.93
2. 其他营养不良	0.37	8.76	2.12	0.00	0.00	0.00	0.00	0.00	0.00	0.64	0.00	0.00	0.00	0.00	0.00	0.00	4.82	0.00	0.00	0.35	0.36
II. 慢性非传染性疾病	408.21	236.51	29.70	16.73	9.65	20.49	20.47	29.94	43.75	98.04	194.85	296.37	614.05	842.36	1 486.10	2 961.84	5 600.85	8 191.19	15 452.54	622.56	836.45
一、恶性肿瘤	112.06	13.14	6.36	8.00	4.83	9.84	2.92	8.17	17.92	42.57	75.53	135.35	252.31	310.89	524.62	804.28	1 239.81	1 537.02	2 224.49	154.29	200.42
1. 胃癌	32.79	0.00	0.00	0.00	0.69	0.00	0.00	1.09	3.69	12.25	13.14	38.50	79.04	109.42	164.06	219.60	439.00	468.60	560.37	45.32	59.11
2. 肝癌	19.71	0.00	0.00	0.73	0.00	0.00	0.00	0.00	3.16	12.25	17.51	33.84	68.40	48.63	101.11	126.27	168.85	243.67	203.77	25.81	32.83
3. 肺癌	15.31	0.00	0.00	0.00	0.00	0.00	0.00	0.00	0.53	3.22	9.85	10.50	27.36	33.00	64.86	150.97	207.44	271.79	424.52	22.56	29.87
4. 食管癌	11.03	0.00	0.00	0.00	0.00	0.00	0.00	0.00	1.05	0.00	4.38	10.50	18.24	50.37	66.77	90.58	196.81	220.75	135.85	15.33	20.57
5. 结直肠癌	5.27	0.00	0.00	0.00	0.00	2.46	0.00	1.63	1.05	0.00	4.38	11.67	1.52	5.21	30.52	41.17	53.07	84.35	203.77	7.48	9.69
6. 胰腺癌	2.91	0.00	0.00	0.00	0.00	0.00	0.00	0.00	0.00	0.64	0.00	2.33	10.64	10.42	20.98	24.70	24.12	28.12	50.94	3.89	5.09
7. 乳腺癌	1.55	0.00	0.00	0.00	0.00	0.00	0.00	0.00	0.00	0.64	2.19	3.50	6.08	12.16	0.00	5.49	14.47	18.74	16.98	2.06	2.77
8. 子宫体癌	2.98	0.00	0.00	0.00	0.00	0.00	0.00	0.54	2.11	3.22	0.00	7.00	4.56	8.68	7.63	10.98	33.77	18.74	33.96	3.76	4.64
9. 卵巢癌	0.43	0.00	0.00	0.00	0.00	0.00	0.00	0.00	0.00	0.00	0.00	1.17	1.52	0.00	0.00	8.23	4.82	9.37	0.00	0.61	0.72
10. 前列腺癌	0.93	0.00	0.00	0.00	0.00	0.00	0.00	0.00	0.00	0.00	0.00	0.00	1.52	0.00	0.00	0.00	14.47	18.74	152.83	2.08	3.18
11. 脑瘤	3.84	0.00	2.12	2.91	0.00	2.46	0.73	1.09	1.05	4.51	1.09	3.50	10.64	1.74	13.35	35.68	19.30	37.49	16.98	4.58	5.28
12. 白血病	3.90	13.14	2.12	2.91	3.45	1.64	0.73	2.18	3.69	3.22	7.66	2.33	7.60	3.47	5.72	16.47	9.65	18.74	16.98	4.29	4.66
13. 膀胱癌	1.43	0.00	0.00	0.00	0.00	0.00	0.00	0.00	0.00	0.64	0.00	0.00	1.52	3.47	5.72	13.72	14.47	18.74	101.88	2.36	3.33
14. 鼻咽癌	0.74	0.00	0.00	0.73	0.00	0.00	0.73	0.00	0.00	0.00	0.00	1.17	3.04	1.74	1.91	5.49	0.00	18.74	16.98	1.03	1.34
15. 胆囊及胆道癌	1.67	0.00	0.00	0.00	0.00	0.00	0.00	0.00	0.00	0.64	1.09	2.33	0.00	5.21	15.26	5.49	24.12	0.00	84.90	2.46	3.43
16. 肾癌	0.81	0.00	0.00	0.00	0.69	0.00	0.00	0.54	0.00	0.00	1.09	0.00	3.04	0.00	0.00	5.49	24.12	9.37	16.98	1.21	1.52
17. 骨癌	1.61	0.00	0.00	0.00	0.00	0.00	0.00	0.00	0.00	0.64	2.19	2.33	0.00	8.68	9.54	8.23	24.12	18.74	0.00	2.04	2.62
18. 皮肤癌	0.31	0.00	0.00	0.00	0.00	0.00	0.00	0.00	0.00	0.00	1.09	0.00	1.52	0.00	0.00	0.00	9.65	0.00	16.98	0.51	0.70
19. 淋巴癌	1.74	0.00	1.06	0.73	0.00	0.82	0.00	0.00	0.53	0.00	3.28	2.33	4.56	1.74	5.72	21.96	14.47	0.00	16.98	2.16	2.61

续表

疾病名称	合计	0岁~	1岁~	5岁~	10岁~	15岁~	20岁~	25岁~	30岁~	35岁~	40岁~	45岁~	50岁~	55岁~	60岁~	65岁~	70岁~	75岁~	80岁~	标化率(2000年)	标化率(2010年)
20. 喉癌	0.56	0.00	0.00	0.00	0.00	0.00	0.00	0.00	0.00	0.00	0.64	0.00	0.00	1.52	1.74	0.00	2.74	9.65	18.74	0.00	0.78	0.97
21. 甲状腺癌	0.74	0.00	0.00	0.00	0.00	0.00	0.00	0.00	0.53	0.00	0.00	2.33	0.00	0.00	1.74	5.72	8.23	0.00	33.96	33.96	1.11	1.52
22. 其他	1.80	0.00	1.06	0.00	0.00	0.00	0.73	0.00	0.53	0.00	3.28	0.00	0.00	3.47	1.74	5.72	2.74	33.77	101.88	101.88	2.84	3.97
二、其他肿瘤	0.68	0.00	1.06	0.00	0.00	0.00	0.00	0.00	1.05	0.00	1.09	0.00	0.00	0.00	1.74	3.82	2.74	9.65	0.00	0.00	0.82	0.99
三、糖尿病	10.85	0.00	0.00	0.00	0.00	0.00	0.73	0.00	2.64	2.58	6.57	5.83	21.28	22.58	34.34	93.33	207.44	187.44	203.77	15.70	20.27
四、内分泌紊乱	0.19	0.00	0.00	0.00	0.00	0.00	0.00	0.00	0.00	0.00	0.00	1.17	0.00	0.00	0.00	0.00	0.00	4.82	9.37	0.00	0.30	0.38
五、神经系统和精神神经障碍疾病	3.35	21.90	7.42	2.18	0.00	0.69	2.92	1.09	2.11	3.22	4.38	2.33	0.00	1.74	1.74	2.74	19.30	18.74	101.88	4.02	4.97
1. 神经系统疾病	2.67	21.90	7.42	2.18	0.00	0.69	2.92	1.09	1.58	1.93	4.38	2.33	0.00	1.74	1.74	5.72	0.00	9.65	33.96	2.81	3.26
2. 精神障碍疾病	0.68	0.00	0.00	0.00	0.00	0.00	0.00	0.00	0.53	1.29	0.00	0.00	0.00	0.00	0.00	0.00	2.74	9.65	67.92	1.21	1.71
六、心脑血管疾病	156.94	21.90	1.06	0.73	1.38	7.38	5.12	10.89	11.07	22.57	73.34	89.84	229.51	319.58	536.07	1125.45	2267.35	3411.43	7250.81	249.72	341.26
1. 缺血性心脏病	40.91	0.00	0.00	0.00	0.69	1.64	1.46	2.72	2.64	4.51	14.23	21.00	47.12	59.05	137.35	274.50	583.72	899.72	2598.06	69.00	96.29
2. 高血压及其并发症	2.23	0.00	0.00	0.00	0.00	0.82	0.00	0.00	0.00	0.64	0.00	0.00	7.60	3.47	3.82	8.23	24.12	84.35	135.85	3.88	5.44
3. 肺源性心脏病	10.10	0.00	0.00	0.00	0.00	3.28	0.73	2.72	0.53	1.93	5.47	7.00	10.64	19.11	24.80	76.86	106.13	234.30	526.41	16.20	22.17
4. 风湿性心脏病	5.08	0.00	0.00	0.00	0.00	0.00	0.73	0.54	0.53	1.93	7.66	5.83	10.64	17.37	9.54	30.19	67.54	112.46	84.90	7.23	9.55
5. 脑出血	79.96	0.00	0.00	0.00	0.00	1.64	2.19	1.63	6.33	9.67	38.31	51.34	132.23	201.47	316.68	609.39	1220.51	1640.11	2615.05	121.33	162.93
6. 脑梗死	9.05	13.14	0.00	0.00	0.00	0.00	0.00	0.00	0.00	1.29	3.28	2.33	9.12	6.95	22.89	60.39	154.37	281.16	560.37	15.83	22.08
7. 脑卒中（未特指出血或梗死）	5.21	0.00	0.00	0.00	0.00	0.00	0.00	0.00	0.00	0.00	2.19	1.17	1.52	3.47	13.35	38.43	67.54	131.21	458.48	9.53	13.67
8. 其他	4.40	8.76	1.06	0.73	0.00	0.00	0.00	2.18	1.05	2.58	2.19	1.17	10.64	8.68	27.45	43.42	28.12	271.69	6.71	9.13	
七、主要呼吸系统疾病	91.92	0.00	1.06	0.73	0.73	0.00	0.73	1.63	2.11	8.38	17.51	29.17	53.20	138.95	305.23	757.62	1553.38	2558.58	4635.76	153.03	210.46
1. 慢性阻塞性肺疾病	89.62	0.00	1.06	0.00	0.73	0.00	0.73	1.63	1.58	8.38	17.51	28.00	53.20	133.74	293.79	738.40	1514.79	2511.72	4550.86	149.51	205.75
2. 哮喘	1.49	0.00	0.00	0.00	0.00	0.00	0.00	0.00	0.00	0.00	0.00	1.17	0.00	0.00	3.47	10.98	24.12	37.49	67.92	2.38	3.22
3. 尘肺病	0.68	0.00	0.00	0.00	0.00	0.00	0.00	0.00	0.00	0.00	0.00	0.00	0.00	1.74	7.63	5.49	9.65	9.37	16.98	0.96	1.28
4. 其他	0.12	0.00	0.00	0.00	0.00	0.00	0.00	0.00	0.00	0.00	0.00	0.00	0.00	0.00	0.00	2.74	4.82	0.00	0.00	0.18	0.20

续表

疾病名称	合计	0岁~	1岁~	5岁~	10岁~	15岁~	20岁~	25岁~	30岁~	35岁~	40岁~	45岁~	50岁~	55岁~	60岁~	65岁~	70岁~	75岁~	80岁~	标化率（2000年）	标化率（2010年）
八、主要消化系统疾病	17.29	43.80	2.12	2.91	0.69	0.82	2.19	4.35	3.69	11.61	107.28	25.67	36.48	34.74	49.60	101.56	197.79	168.70	492.44	23.87	30.72
1. 消化性溃疡	6.76	0.00	0.00	0.00	0.00	0.00	0.73	1.63	1.05	1.93	2.19	9.33	9.12	10.42	20.98	60.39	106.13	93.72	220.75	10.03	13.11
2. 肝硬化	3.72	0.00	0.00	0.00	0.00	0.00	0.00	1.09	0.00	4.51	4.38	11.67	10.64	6.95	7.63	19.21	33.77	28.12	84.90	5.05	6.47
3. 肠梗阻	1.61	13.14	0.00	1.46	0.00	0.00	0.73	0.54	0.53	1.29	0.00	0.00	3.04	5.21	1.91	5.49	14.47	18.74	33.96	2.00	2.50
4. 阑尾炎	0.74	0.00	0.00	0.73	0.00	0.82	0.00	0.00	1.58	0.64	1.09	0.00	0.00	1.74	0.00	2.74	4.82	9.37	16.98	0.94	1.12
5. 胆囊疾病	1.24	8.76	0.00	0.00	0.00	0.00	0.00	0.00	0.00	0.00	0.00	1.17	1.52	6.95	3.82	2.74	19.30	9.37	67.92	1.89	2.66
6. 胰腺炎	1.05	0.00	0.00	0.73	0.00	0.00	0.73	0.54	0.53	1.29	0.00	2.33	6.08	1.74	1.91	2.74	9.65	0.00	33.96	1.42	1.78
7. 其他	2.17	21.90	1.06	0.00	0.69	0.00	0.00	0.54	0.00	1.93	1.09	1.17	6.08	1.74	13.35	8.23	9.65	9.37	33.96	2.54	3.08
九、主要泌尿生殖系统疾病	8.99	0.00	0.00	0.00	0.69	0.00	5.12	3.81	2.64	5.80	4.38	4.67	13.68	6.95	11.45	54.90	77.19	224.93	441.50	13.98	18.76
1. 肾炎	7.38	0.00	0.00	0.73	0.69	0.00	4.39	3.27	2.64	5.80	4.38	3.50	9.12	6.95	9.54	46.66	62.71	178.07	305.65	11.06	14.62
2. 前列腺增生	0.74	0.00	0.00	0.00	0.00	0.00	0.00	0.00	0.00	0.00	0.00	0.00	0.00	0.00	0.00	2.74	9.65	46.86	67.92	1.53	2.23
3. 其他	0.87	0.00	0.00	0.00	0.00	0.00	0.73	0.54	0.00	0.00	0.00	1.17	4.56	0.00	1.91	5.49	4.82	0.00	67.92	1.39	1.91
十、肌肉骨骼和结缔组织病	2.48	0.00	0.00	0.00	1.38	0.82	0.00	0.00	0.53	1.29	3.28	1.17	7.60	3.47	11.45	13.72	19.30	37.49	50.94	3.38	4.30
十一、先天异常	2.54	135.77	9.55	0.73	0.00	0.00	0.00	0.00	0.00	0.00	0.00	0.00	0.00	0.00	0.00	0.00	0.00	0.00	0.00	1.98	1.88
1. 先天性心脏病	1.74	83.22	8.49	0.73	0.00	0.00	0.00	0.00	0.00	0.00	0.00	0.00	0.00	0.00	0.00	0.00	0.00	0.00	0.00	1.35	1.29
2. 其他先天畸形	0.81	52.56	1.06	0.00	0.00	0.00	0.00	0.00	0.00	0.00	0.00	0.00	0.00	0.00	0.00	0.00	0.00	0.00	0.00	0.63	0.59
Ⅲ. 伤害	71.59	43.80	28.64	30.56	26.20	49.18	71.64	51.17	85.40	95.46	107.28	105.01	112.47	85.10	68.68	112.54	135.08	271.79	526.41	78.04	87.12
1. 道路交通事故	31.05	4.38	9.55	16.01	9.65	14.76	30.70	27.22	40.06	44.50	56.92	50.17	42.56	34.74	34.34	46.66	28.94	65.60	152.83	32.76	36.02
2. 意外中毒	6.07	0.00	2.12	2.18	2.76	4.10	2.19	2.18	6.33	9.67	9.85	7.00	15.20	6.95	7.63	10.98	28.94	37.49	50.94	7.03	8.03
3. 意外跌落	8.12	21.90	7.42	4.37	3.45	4.92	1.46	4.90	6.33	5.16	8.76	8.17	12.16	10.42	9.54	16.47	38.59	103.09	203.77	10.32	12.54
4. 自杀	8.93	0.00	0.00	0.00	4.83	9.02	4.39	3.27	11.07	11.61	10.95	21.00	24.32	12.16	5.72	24.70	19.30	46.86	50.94	10.25	11.44
5. 砸死和砸伤死	4.65	0.00	2.12	0.73	0.00	3.28	9.50	2.18	5.80	7.74	10.95	9.33	1.52	8.68	0.00	5.49	9.65	0.00	0.00	4.73	5.36

续表

疾病名称	合计	0岁~	1岁~	5岁~	10岁~	15岁~	20岁~	25岁~	30岁~	35岁~	40岁~	45岁~	50岁~	55岁~	60岁~	65岁~	70岁~	75岁~	80岁~	标化率(2000年)	标化率(2010年)
6.意外窒息	1.05	8.76	2.12	0.00	0.00	0.69	0.00	0.00	0.00	1.58	3.87	1.09	1.17	0.00	0.00	0.00	0.00	0.00	16.98	1.08	1.15
7.触电	0.62	0.00	0.00	0.00	0.00	2.46	0.00	0.54	0.00	0.64	1.09	1.17	3.04	1.74	0.00	0.00	0.00	0.00	0.00	0.68	0.76
8.溺水	2.48	0.00	4.24	5.82	3.45	4.10	3.66	1.63	1.05	1.29	1.09	1.17	3.04	3.47	0.00	0.00	0.00	0.00	0.00	2.39	2.26
9.火灾	0.19	0.00	0.00	0.00	0.00	0.00	0.00	0.00	1.05	0.00	0.00	0.00	1.52	0.00	0.00	0.00	0.00	0.00	0.00	0.19	0.17
10.他杀	3.41	0.00	0.00	0.73	1.38	3.28	10.97	4.35	6.85	2.58	1.09	2.33	3.04	1.74	1.91	0.00	0.00	0.00	16.98	3.32	3.39
11.其他	5.02	8.76	1.06	0.73	0.00	3.28	8.77	4.90	5.27	8.38	5.47	3.50	6.08	5.21	9.54	8.23	9.65	18.74	33.96	5.29	6.01

表 5-26 2006 年青海省死因回顾性调查分死因年龄别死亡率（城乡合计，男性）（1/10 万）

疾病名称	合计	0 岁~	1 岁~	5 岁~	10 岁~	15 岁~	20 岁~	25 岁~	30 岁~	35 岁~	40 岁~	45 岁~	50 岁~	55 岁~	60 岁~	65 岁~	70 岁~	75 岁~	80 岁~	标化率（2000年）	标化率（2010年）
全死因	655.74	2 134.10	121.82	82.19	56.69	102.03	153.49	120.34	204.97	313.20	424.70	604.03	979.51	1 213.07	2 085.49	3 676.93	6 847.82	10 759.14	21 111.53	939.73	1 226.98
一、传染病、母婴疾病和营养缺乏性疾病	67.28	1 806.42	55.75	17.01	10.80	6.38	15.78	10.56	14.14	33.16	28.86	60.85	86.60	56.75	81.20	162.37	255.31	468.60	1 491.98	77.39	92.25
一、传染病和寄生虫病	33.04	126.03	20.65	9.92	6.75	4.78	11.48	10.56	13.13	31.93	26.80	60.85	83.62	56.75	70.13	136.18	200.60	299.91	410.29	40.53	48.98
1. 病毒性肝炎	15.86	0.00	2.06	0.00	0.00	0.00	1.43	2.11	7.07	19.65	20.62	42.82	65.70	39.02	44.29	68.09	82.06	131.21	74.60	19.43	23.83
2. 结核病	9.01	0.00	0.00	0.00	1.35	1.59	1.43	5.28	5.05	9.83	2.06	11.27	14.93	17.73	22.15	62.85	91.18	93.72	186.50	11.96	14.79
3. 脑膜炎	3.84	33.61	10.32	7.09	4.05	3.19	4.30	2.11	0.00	0.00	2.06	2.25	2.99	0.00	0.00	0.00	9.12	18.74	74.60	4.27	4.71
4. 感染性腹泻	3.12	92.42	8.26	1.42	1.35	0.00	1.43	0.00	0.00	0.00	0.00	2.25	0.00	2.99	3.69	0.00	9.12	56.23	74.60	3.64	4.37
5. 包虫病	0.48	0.00	0.00	0.00	0.00	0.00	1.43	1.06	0.00	1.23	0.00	0.00	0.00	0.00	0.00	5.24	0.00	0.00	0.00	0.46	0.49
6. 其他	0.72	0.00	0.00	1.42	0.00	0.00	1.43	0.00	1.01	1.23	2.06	2.25	2.99	0.00	0.00	0.00	9.12	0.00	0.00	0.77	0.80
二、呼吸道感染	15.26	394.89	33.04	7.09	4.05	1.59	4.30	0.00	1.01	1.23	1.23	2.06	2.99	0.00	11.07	20.95	45.59	149.95	1 044.39	21.57	28.62
1. 下呼吸道感染	14.42	394.89	24.78	7.09	2.70	1.59	4.30	0.00	1.01	1.23	1.23	2.06	2.99	0.00	11.07	20.95	45.59	131.21	1 007.09	20.47	27.24
2. 上呼吸道感染	0.84	0.00	8.26	0.00	1.35	0.00	0.00	0.00	0.00	0.00	0.00	0.00	0.00	0.00	0.00	0.00	0.00	18.74	37.30	1.10	1.38
三、妊娠、分娩和产褥期并发症	0.00	0.00	0.00	0.00	0.00	0.00	0.00	0.00	0.00	0.00	0.00	0.00	0.00	0.00	0.00	0.00	0.00	0.00	0.00	0.00	0.00
1. 妊娠高血压综合征	0.00	0.00	0.00	0.00	0.00	0.00	0.00	0.00	0.00	0.00	0.00	0.00	0.00	0.00	0.00	0.00	0.00	0.00	0.00	0.00	0.00
2. 产后出血	0.00	0.00	0.00	0.00	0.00	0.00	0.00	0.00	0.00	0.00	0.00	0.00	0.00	0.00	0.00	0.00	0.00	0.00	0.00	0.00	0.00
3. 其他	0.00	0.00	0.00	0.00	0.00	0.00	0.00	0.00	0.00	0.00	0.00	0.00	0.00	0.00	0.00	0.00	0.00	0.00	0.00	0.00	0.00
四、围生期疾病	18.14	1 268.69	0.00	0.00	0.00	0.00	0.00	0.00	0.00	0.00	0.00	0.00	0.00	0.00	0.00	0.00	0.00	0.00	0.00	14.08	13.07
1. 早产	0.36	25.21	0.00	0.00	0.00	0.00	0.00	0.00	0.00	0.00	0.00	0.00	0.00	0.00	0.00	0.00	0.00	0.00	0.00	0.28	0.26
2. 产伤和窒息	12.98	907.41	0.00	0.00	0.00	0.00	0.00	0.00	0.00	0.00	0.00	0.00	0.00	0.00	0.00	0.00	0.00	0.00	0.00	10.07	9.35
3. 其他新生儿病	4.81	336.08	0.00	0.00	0.00	0.00	0.00	0.00	0.00	0.00	0.00	0.00	0.00	0.00	0.00	0.00	0.00	0.00	0.00	3.73	3.46
五、营养缺乏	0.84	16.80	2.06	0.00	1.35	1.59	0.00	0.00	0.00	0.00	0.00	0.00	0.00	0.00	0.00	5.24	9.12	18.74	37.30	1.21	1.58
1. 缺铁性贫血	0.48	0.00	0.00	0.00	0.00	0.00	0.00	0.00	0.00	0.00	0.00	0.00	0.00	0.00	0.00	5.24	9.12	18.74	0.00	0.93	1.31
2. 其他营养不良	0.36	16.80	2.06	0.00	0.00	0.00	0.00	0.00	0.00	0.00	0.00	0.00	0.00	0.00	0.00	0.00	0.00	0.00	0.00	0.28	0.27

续表

疾病名称	合计	0岁~	1岁~	5岁~	10岁~	15岁~	20岁~	25岁~	30岁~	35岁~	40岁~	45岁~	50岁~	55岁~	60岁~	65岁~	70岁~	75岁~	80岁~	标化率(2000年)	标化率(2010年)
II.慢性非传染性疾病	463.51	243.66	24.78	14.17	10.80	22.32	18.65	28.50	42.41	110.54	214.41	365.12	710.74	1 007.34	1 856.64	3 268.38	6 264.25	9 803.19	18 202.16	722.00	974.29
一、恶性肿瘤	138.65	16.80	2.06	7.09	5.40	11.16	1.43	7.39	17.16	42.99	76.28	171.29	334.47	432.73	719.77	974.23	1 349.50	2 099.34	3 245.06	195.83	257.95
1.胃癌	45.17	0.00	0.00	0.00	1.35	0.00	0.00	1.06	3.03	11.05	18.55	51.84	119.45	180.90	239.92	282.84	547.10	712.28	820.59	63.37	83.71
2.肝癌	25.59	0.00	0.00	0.00	0.00	0.00	0.00	2.11	4.04	17.20	26.80	54.09	101.53	67.39	143.95	136.18	164.13	299.91	149.20	32.58	41.18
3.肺癌	20.18	0.00	0.00	0.00	0.00	0.00	0.00	0.00	0.00	3.68	12.37	54.09	32.85	39.02	92.28	209.51	237.07	393.63	708.69	30.88	41.42
4.食管癌	15.98	0.00	0.00	0.00	0.00	0.00	0.00	0.00	1.01	0.00	0.00	20.28	20.90	95.77	103.35	125.71	127.66	281.16	298.40	22.22	30.05
5.结直肠癌	5.89	0.00	0.00	0.00	0.00	0.00	0.00	0.00	2.02	0.00	4.12	13.52	0.00	7.09	36.91	62.85	36.47	93.72	111.90	8.09	10.29
6.胰腺癌	3.24	0.00	0.00	0.00	0.00	0.00	0.00	0.00	0.00	0.00	0.00	2.25	11.95	7.09	25.84	31.43	27.35	37.49	74.60	4.54	5.94
7.乳腺癌	0.12	0.00	0.00	0.00	0.00	0.00	0.00	0.00	0.00	0.00	0.00	0.00	0.00	0.00	0.00	0.00	9.12	0.00	0.00	0.19	0.23
8.子宫体癌	0.00	0.00	0.00	0.00	0.00	0.00	0.00	0.00	0.00	0.00	0.00	0.00	0.00	0.00	0.00	0.00	0.00	0.00	0.00	0.00	0.00
9.卵巢癌	0.00	0.00	0.00	0.00	0.00	0.00	0.00	0.00	0.00	0.00	0.00	0.00	0.00	0.00	0.00	0.00	0.00	0.00	0.00	0.00	0.00
10.前列腺癌	1.80	0.00	0.00	0.00	0.00	0.00	0.00	0.00	0.00	0.00	0.00	0.00	2.99	0.00	0.00	0.00	27.35	37.49	335.70	4.42	6.79
11.脑瘤	4.33	0.00	2.06	2.83	0.00	4.78	0.00	1.06	1.01	3.68	0.00	6.76	17.92	3.55	18.46	26.19	18.24	56.23	0.00	5.18	5.97
12.白血病	3.84	16.80	0.00	1.42	2.70	0.00	0.00	3.17	3.03	3.68	8.25	2.25	8.96	7.09	7.38	15.71	15.71	37.49	37.30	4.44	5.17
13.膀胱癌	1.92	0.00	0.00	1.42	0.00	0.00	0.00	0.00	0.00	0.00	0.00	0.00	0.00	3.55	11.07	15.71	9.12	37.49	223.80	3.76	5.60
14.鼻咽癌	0.72	0.00	0.00	0.00	0.00	0.00	1.43	0.00	0.00	0.00	0.00	2.25	2.99	3.55	3.69	5.24	0.00	0.00	0.00	0.79	0.89
15.胆囊及胆道癌	1.08	0.00	0.00	0.00	0.00	0.00	0.00	0.00	0.00	1.23	0.00	2.25	0.00	0.00	3.69	10.48	0.00	0.00	149.20	2.11	3.11
16.肾癌	0.84	0.00	0.00	0.00	0.00	0.00	0.00	0.00	0.00	0.00	2.06	2.06	0.00	0.00	0.00	10.48	27.35	0.00	37.30	1.35	1.78
17.骨癌	1.92	0.00	0.00	0.00	1.35	0.00	0.00	0.00	0.00	1.23	2.06	0.00	0.00	10.64	11.07	5.24	36.47	37.49	0.00	2.53	3.25
18.皮肤癌	0.36	0.00	0.00	0.00	0.00	0.00	0.00	0.00	0.00	0.00	0.00	0.00	0.00	0.00	0.00	0.00	0.00	0.00	37.30	0.70	0.99
19.淋巴癌	2.04	0.00	0.00	1.42	0.00	1.59	0.00	0.00	1.01	0.00	0.00	2.25	0.00	3.55	7.38	26.19	18.24	0.00	0.00	2.44	2.77
20.喉癌	0.84	0.00	0.00	0.00	0.00	0.00	0.00	0.00	0.00	0.00	0.00	0.00	2.99	2.99	0.00	5.24	18.24	18.74	0.00	1.15	1.45
21.甲状腺癌	0.60	0.00	0.00	0.00	0.00	0.00	0.00	0.00	1.01	0.00	0.00	0.00	0.00	0.00	3.69	5.24	0.00	18.74	37.30	0.97	1.32

续表

疾病名称	合计	0岁~	1岁~	5岁~	10岁~	15岁~	20岁~	25岁~	30岁~	35岁~	40岁~	45岁~	50岁~	55岁~	60岁~	65岁~	70岁~	75岁~	80岁~	标化率(2000年)	标化率(2010年)
22. 其他	2.16	0.00	0.00	0.00	0.00	0.00	0.00	0.00	1.01	0.00	2.06	0.00	0.00	3.55	11.07	0.00	36.47	37.49	223.80	4.12	6.06
二、其他肿瘤	0.84	0.00	2.06	0.00	0.00	0.00	0.00	0.00	1.01	0.00	0.00	0.00	0.00	3.55	3.69	5.24	9.12	18.74	0.00	1.03	1.27
三、糖尿病	13.70	0.00	0.00	0.00	0.00	0.00	1.43	0.00	4.04	3.68	8.25	4.51	29.86	24.83	33.22	94.28	310.02	243.67	335.70	20.63	26.82
四、内分泌紊乱	0.24	0.00	0.00	0.00	0.00	0.00	0.00	0.00	0.00	0.00	0.00	2.25	0.00	0.00	0.00	0.00	0.00	0.00	0.00	0.39	0.51
五、神经系统和精神障碍疾病	3.60	16.80	6.19	1.42	0.00	0.00	2.87	1.06	4.04	4.91	4.12	4.51	0.00	0.00	7.38	5.24	27.35	18.74	74.60	4.22	5.03
1. 神经系统疾病	2.76	16.80	6.19	1.42	0.00	0.00	2.87	1.06	3.03	3.68	4.12	4.51	0.00	3.55	7.38	0.00	18.24	0.00	74.60	2.72	2.96
2. 精神障碍疾病	0.84	0.00	0.00	0.00	0.00	0.00	0.00	0.00	1.01	1.23	0.00	0.00	0.00	3.55	0.00	5.24	9.12	18.74	0.00	1.50	2.08
六、心脑血管疾病	169.16	8.40	0.00	1.42	2.70	7.97	2.87	10.56	10.10	22.11	86.59	105.93	212.03	340.51	642.26	1183.74	2534.88	3955.01	7982.10	275.96	377.92
1. 缺血性心脏病	43.25	0.00	0.00	0.00	1.35	1.59	0.00	3.17	3.03	2.46	12.37	24.79	50.77	74.49	151.34	251.41	692.99	993.44	2872.06	75.66	105.93
2. 高血压及其并发症	1.80	0.00	0.00	0.00	0.00	1.59	0.00	0.00	0.00	1.23	0.00	0.00	5.97	0.00	3.69	5.24	18.24	93.72	74.60	3.11	4.20
3. 肺源性心脏病	10.21	0.00	0.00	0.00	0.00	3.19	2.87	2.11	0.00	0.00	4.12	6.76	8.96	17.73	25.84	78.57	118.54	318.65	522.19	17.16	23.53
4. 风湿性心脏病	3.72	0.00	0.00	0.00	1.35	0.00	1.43	1.06	0.00	1.23	4.12	4.51	5.97	10.64	7.38	31.43	63.83	74.98	37.30	5.25	6.73
5. 脑出血	89.75	8.40	0.00	0.00	0.00	1.59	0.00	2.11	7.07	12.28	53.60	63.11	122.44	216.37	398.64	659.96	1385.98	1855.67	3133.16	138.74	187.06
6. 脑梗死	11.41	0.00	0.00	0.00	0.00	0.00	0.00	2.11	0.00	2.46	6.18	4.51	8.96	10.64	33.22	68.09	155.01	449.86	708.69	20.56	28.90
7. 脑卒中（未指出血或梗死）	5.05	0.00	0.00	0.00	1.42	0.00	0.00	2.11	0.00	0.00	2.06	0.00	0.00	3.55	18.46	57.62	36.47	131.21	410.29	9.07	12.85
8. 其他	3.96	0.00	0.00	0.00	0.00	0.00	0.00	0.00	0.00	2.46	2.06	2.25	8.96	7.09	3.69	31.43	63.83	37.49	223.80	6.41	8.71
七、主要呼吸系统疾病	102.24	0.00	2.06	0.00	0.00	0.00	0.00	1.06	0.00	11.05	22.68	36.06	65.70	159.61	387.57	817.10	1705.12	2830.37	5445.73	174.07	240.39
1. 慢性阻塞性肺疾病	99.72	0.00	2.06	0.00	0.00	0.00	1.43	1.06	0.00	11.05	22.68	36.06	65.70	156.07	365.42	796.14	1659.52	2792.88	5333.83	170.11	235.00
2. 哮喘	1.08	0.00	0.00	0.00	0.00	0.00	0.00	0.00	0.00	0.00	0.00	0.00	0.00	0.00	7.38	5.24	27.35	18.74	74.60	1.91	2.67
3. 尘肺病	1.32	0.00	0.00	0.00	0.00	1.59	4.30	7.39	5.05	18.42	12.37	33.81	53.75	3.55	14.76	10.48	18.24	18.74	37.30	1.90	2.56
4. 其他	0.12	0.00	0.00	0.00	0.00	0.00	0.00	0.00	0.00	0.00	0.00	0.00	0.00	0.00	0.00	5.24	0.00	0.00	0.00	0.15	0.16
八、主要消化系统疾病	20.30	58.81	4.13	2.83	0.00	1.59	1.43	3.17	2.02	3.68	4.12	11.27	14.93	31.92	47.98	109.99	191.48	168.70	522.19	27.34	34.52
1. 消化性溃疡	8.29	0.00	0.00	0.00	0.00	0.00	1.43	3.17	2.02	3.68	4.12	11.27	14.93	10.64	25.84	73.33	100.30	93.72	298.40	12.19	15.90

续表

疾病名称	合计	0岁~	1岁~	5岁~	10岁~	15岁~	20岁~	25岁~	30岁~	35岁~	40岁~	45岁~	50岁~	55岁~	60岁~	65岁~	70岁~	75岁~	80岁~	标化率（2000年）	标化率（2010年）
2. 肝硬化	4.57	0.00	0.00	0.00	0.00	0.00	0.00	1.06	0.00	7.37	8.25	20.28	17.92	3.55	3.69	20.95	27.35	18.74	74.60	5.96	7.38
3. 肠梗阻	1.92	8.40	2.06	1.42	0.00	0.00	1.43	1.06	1.01	0.00	0.00	0.00	5.97	3.55	3.69	5.24	27.35	18.74	37.30	2.47	3.04
4. 阑尾炎	0.60	0.00	0.00	0.00	0.00	1.59	0.00	0.00	1.01	1.23	0.00	0.00	0.00	3.55	0.00	0.00	0.00	0.00	37.30	0.83	1.10
5. 胆囊疾病	0.84	16.80	0.00	0.00	0.00	0.00	0.00	0.00	1.01	2.46	0.00	0.00	0.00	7.09	3.69	0.00	9.12	18.74	37.30	1.24	1.75
6. 胰腺炎	1.32	0.00	0.00	0.00	0.00	0.00	0.00	1.06	0.00	0.00	0.00	2.25	8.96	3.55	11.07	0.00	9.12	0.00	0.00	1.47	1.68
7. 其他	2.76	33.61	2.06	1.42	0.00	1.35	1.43	1.06	1.01	3.68	0.00	0.00	5.97	0.00	0.00	10.48	18.24	18.74	37.30	3.18	3.67
九、主要泌尿生殖系统疾病	9.61	0.00	0.00	0.00	0.00	1.59	4.30	1.06	1.06	6.14	2.06	6.76	8.96	14.19	7.38	57.62	118.54	356.14	522.19	16.56	22.88
1. 肾炎	7.93	0.00	0.00	0.00	0.00	1.59	4.30	1.06	1.06	6.14	2.06	6.76	2.99	14.19	7.38	52.38	100.30	262.42	373.00	13.10	17.89
2. 前列腺增生	1.44	0.00	0.00	0.00	0.00	0.00	0.00	0.00	0.00	0.00	0.00	0.00	0.00	0.00	0.00	5.24	18.24	93.72	149.20	3.15	4.63
3. 其他	0.24	0.00	0.00	0.00	0.00	0.00	0.00	0.00	0.00	0.00	0.00	0.00	5.97	0.00	0.00	0.00	0.00	0.00	0.00	0.30	0.35
十、肌肉骨骼和结缔组织病	1.68	0.00	0.00	0.00	0.00	1.35	0.00	1.06	1.01	1.23	2.06	0.00	5.97	0.00	7.38	10.48	9.12	37.49	37.30	2.35	2.93
十一、先天异常	2.64	142.83	8.26	1.42	0.00	0.00	0.00	0.00	0.00	0.00	0.00	0.00	0.00	0.00	0.00	0.00	0.00	0.00	0.00	2.06	1.93
1. 先天性心脏病	1.92	100.82	6.19	1.42	0.00	0.00	0.00	0.00	0.00	0.00	0.00	0.00	0.00	0.00	0.00	0.00	0.00	0.00	0.00	1.50	1.40
2. 其他先天畸形	0.72	42.01	2.06	0.00	0.00	0.00	0.00	0.00	0.00	0.00	0.00	0.00	0.00	0.00	0.00	0.00	0.00	0.00	0.00	0.56	0.53
Ⅲ、伤害	110.65	50.41	39.23	43.93	33.74	71.74	114.76	78.12	145.39	162.13	175.24	175.80	170.22	124.14	92.28	162.37	155.01	318.65	745.99	119.03	132.06
1. 道路交通事故	49.62	0.00	14.45	22.67	14.85	20.73	45.90	45.39	68.66	77.38	96.90	85.65	68.69	46.11	51.68	57.62	18.24	112.46	223.80	51.88	56.70
2. 意外中毒	10.33	0.00	4.13	4.25	1.35	4.78	4.30	2.11	12.12	18.42	16.49	11.27	29.86	14.19	11.07	15.71	54.71	74.98	74.60	11.93	13.84
3. 意外跌落	10.81	33.61	8.26	5.67	2.70	6.38	2.87	6.33	12.12	9.83	14.43	11.27	20.90	14.19	11.07	20.95	27.35	74.98	261.10	13.18	15.76
4. 自杀	10.69	0.00	0.00	0.00	5.40	11.16	2.87	1.06	14.14	13.51	12.37	36.06	17.92	14.19	7.38	47.14	27.35	18.74	111.90	12.60	14.20
5. 踊死和碰撞死	8.05	0.00	0.00	0.00	0.00	6.38	18.65	4.22	9.09	13.51	16.49	18.03	2.99	17.73	0.00	10.48	18.24	18.74	0.00	8.27	9.44
6. 意外窒息	1.92	8.40	4.13	0.00	1.35	0.00	0.00	3.03	0.00	7.37	2.06	2.25	0.00	0.00	0.00	0.00	0.00	0.00	37.30	2.02	2.18
7. 触电	1.08	0.00	0.00	4.25	0.00	4.78	0.00	1.06	2.02	1.23	2.06	2.25	5.97	3.55	0.00	0.00	0.00	0.00	0.00	1.18	1.31
8. 溺水	3.72	0.00	6.19	8.50	5.40	6.38	5.74	1.06	2.02	1.23	2.06	2.25	5.97	7.09	0.00	0.00	0.00	0.00	0.00	3.68	3.56

续表

疾病名称	合计	0岁~	1岁~	5岁~	10岁~	15岁~	20岁~	25岁~	30岁~	35岁~	40岁~	45岁~	50岁~	55岁~	60岁~	65岁~	70岁~	75岁~	80岁~	标化率（2000年）	标化率（2010年）
9. 火灾	0.24	0.00	0.00	0.00	0.00	0.00	0.00	0.00	2.02	0.00	0.00	0.00	0.00	0.00	0.00	0.00	0.00	0.00	0.00	0.21	0.15
10. 他杀	6.49	0.00	0.00	1.42	2.70	6.38	21.52	7.39	13.13	4.91	2.06	4.51	5.97	3.55	3.69	0.00	0.00	0.00	37.30	6.38	6.58
11. 其他	7.69	8.40	2.06	1.42	0.00	4.78	12.91	9.50	9.09	14.74	10.31	4.51	11.95	3.55	7.38	10.48	9.12	37.49	0.00	7.72	8.33

第5章·2006年地区别、性别、年龄别、死因别死亡率

表5-27 2006年青海省死因回顾性调查分死因年龄别死亡率（城乡合计、女性）（1/10万）

疾病名称	合计	0岁~	1岁~	5岁~	10岁~	15岁~	20岁~	25岁~	30岁~	35岁~	40岁~	45岁~	50岁~	55岁~	60岁~	65岁~	70岁~	75岁~	80岁~	标化率（2000年）	标化率（2010年）
全死因	449.39	2 049.41	122.15	49.34	39.46	60.74	76.03	75.31	78.31	129.03	235.72	280.63	606.68	799.78	1 267.42	2 843.47	5 203.85	7 253.98	15 336.66	637.96	837.72
1.传染病、母婴疾病和营养缺乏性疾病	61.33	1 765.78	69.80	11.96	8.46	13.50	23.85	19.11	11.03	21.73	25.67	29.03	34.05	57.86	102.66	138.42	163.90	337.39	1 184.54	66.16	77.71
一、传染病和寄生虫病	24.07	137.24	19.63	5.98	7.05	6.75	5.96	6.74	3.31	16.30	21.00	29.03	27.86	54.45	90.81	121.12	102.44	262.42	374.06	29.28	36.37
1.病毒性肝炎	11.27	0.00	0.00	1.50	0.00	0.00	1.49	0.00	1.10	8.15	18.67	24.19	21.67	47.65	47.38	63.44	61.46	131.21	124.69	14.33	18.74
2.结核病	5.25	0.00	0.00	0.00	2.82	1.69	4.47	5.62	1.10	2.72	2.33	2.42	3.10	6.81	19.74	46.14	20.49	93.72	62.34	6.55	7.92
3.脑膜炎	3.07	45.75	6.54	1.50	2.82	3.37	0.00	1.12	1.10	2.72	0.00	2.42	0.00	0.00	19.74	0.00	0.00	0.00	31.17	3.06	3.22
4.感染性腹泻	3.58	91.49	10.91	2.99	1.41	1.69	0.00	0.00	0.00	0.00	0.00	0.00	3.10	0.00	0.00	0.00	10.24	37.49	155.86	4.34	5.37
5.包虫病	0.51	0.00	0.00	0.00	0.00	0.00	0.00	0.00	0.00	0.00	0.00	0.00	0.00	0.00	0.00	11.54	0.00	0.00	0.00	0.56	0.60
6.其他	0.38	0.00	2.18	0.00	0.00	0.00	0.00	2.25	0.00	0.00	0.00	0.00	0.00	3.40	3.95	0.00	10.24	0.00	0.00	0.44	0.53
二、呼吸道感染	15.62	430.01	47.99	5.98	1.41	0.00	1.49	2.25	2.21	2.72	0.00	0.00	3.10	3.40	7.90	11.54	51.22	74.98	810.47	18.94	24.19
1.下呼吸道感染	14.47	411.71	41.44	5.98	1.41	0.00	1.49	2.25	2.21	2.72	0.00	0.00	3.10	3.40	7.90	11.54	51.22	74.98	685.79	17.25	21.74
2.上呼吸道感染	1.15	18.30	6.54	0.00	0.00	0.00	0.00	0.00	0.00	0.00	0.00	0.00	0.00	0.00	0.00	0.00	0.00	0.00	124.69	1.69	2.45
三、妊娠、分娩和产褥期并发症	3.97	0.00	0.00	0.00	0.00	6.75	16.40	10.12	4.41	1.36	4.67	0.00	0.00	0.00	0.00	0.00	0.00	0.00	0.00	3.64	3.72
1.妊娠高血压综合征	1.66	0.00	0.00	0.00	0.00	0.00	7.45	5.62	2.21	0.00	2.33	0.00	0.00	0.00	0.00	0.00	0.00	0.00	0.00	1.48	1.52
2.产后出血	0.77	0.00	0.00	0.00	0.00	1.69	1.49	2.25	1.10	1.36	0.00	0.00	0.00	0.00	0.00	0.00	0.00	0.00	0.00	0.70	0.64
3.其他	1.54	0.00	0.00	0.00	0.00	5.06	7.45	2.25	1.10	0.00	2.33	0.00	0.00	0.00	0.00	0.00	0.00	0.00	0.00	1.47	1.56
四、围生期疾病	16.77	1 198.54	6.54	0.00	0.00	0.00	0.00	0.00	0.00	0.00	0.00	0.00	0.00	0.00	0.00	0.00	0.00	0.00	0.00	13.30	12.34
1.早产	0.64	45.75	0.00	0.00	0.00	0.00	0.00	0.00	0.00	0.00	0.00	0.00	0.00	0.00	0.00	0.00	0.00	0.00	0.00	0.51	0.47
2.产伤和窒息	12.03	860.02	0.00	0.00	0.00	0.00	0.00	0.00	0.00	0.00	0.00	0.00	0.00	0.00	0.00	0.00	0.00	0.00	0.00	9.55	8.86
3.其他新生儿病	4.10	292.77	0.00	0.00	0.00	0.00	0.00	0.00	0.00	0.00	0.00	0.00	0.00	0.00	0.00	0.00	0.00	0.00	0.00	3.25	3.02
五、营养缺乏	0.90	0.00	2.18	0.00	0.00	0.00	0.00	0.00	1.10	1.36	0.00	0.00	3.10	0.00	3.95	5.77	0.00	0.00	0.00	0.99	1.09
1.缺铁性贫血	0.51	0.00	0.00	0.00	0.00	0.00	0.00	0.00	1.10	0.00	0.00	0.00	3.10	0.00	3.95	5.77	0.00	0.00	0.00	0.56	0.61
2.其他营养不良	0.38	0.00	2.18	0.00	0.00	0.00	0.00	0.00	0.00	1.36	0.00	0.00	0.00	0.00	0.00	0.00	10.24	0.00	0.00	0.43	0.47

续表

疾病名称	合计	0岁~	1岁~	5岁~	10岁~	15岁~	20岁~	25岁~	30岁~	35岁~	40岁~	45岁~	50岁~	55岁~	60岁~	65岁~	70岁~	75岁~	80岁~	标化率（2000年）	标化率（2010年）
II.慢性非传染性疾病	349.27	228.73	34.90	19.44	8.46	18.56	22.36	31.47	45.22	84.21	172.70	222.57	513.82	684.07	1 089.75	2 624.29	4 855.56	6 579.19	13 154.61	523.49	701.04
一、恶性肿瘤	83.73	9.15	10.91	8.97	4.23	8.44	4.47	8.99	18.75	42.11	74.68	96.77	167.15	193.99	315.87	617.14	1 116.57	974.70	1 371.57	113.00	143.99
1. 胃癌	19.59	0.00	0.00	0.00	0.00	0.00	0.00	1.12	4.41	13.58	7.00	24.19	37.14	40.84	82.92	149.96	317.56	224.93	342.89	26.98	34.39
2. 肝癌	13.44	0.00	0.00	1.50	0.00	0.00	0.00	0.00	2.21	6.79	7.00	12.10	34.05	30.63	55.28	115.35	174.14	187.44	249.38	18.56	23.89
3. 肺癌	10.11	0.00	0.00	0.00	0.00	0.00	0.00	0.00	1.10	2.72	7.00	7.26	21.67	27.23	35.54	86.52	174.14	149.95	187.03	14.35	18.64
4. 食管癌	5.76	0.00	0.00	0.00	0.00	0.00	0.00	0.00	1.10	0.00	9.34	0.00	15.48	6.81	27.64	51.91	61.46	112.46	155.86	8.35	11.08
5. 结直肠癌	4.61	0.00	0.00	0.00	0.00	0.00	0.00	3.37	0.00	0.00	4.67	9.68	3.10	3.40	23.69	17.30	71.71	74.98	155.86	6.79	8.98
6. 胰腺癌	2.56	0.00	0.00	0.00	0.00	0.00	0.00	0.00	0.00	1.36	0.00	2.42	6.19	13.61	15.79	17.30	20.49	18.74	31.17	3.24	4.25
7. 乳腺癌	3.07	0.00	0.00	0.00	0.00	0.00	0.00	0.00	0.00	1.36	4.67	7.26	12.38	23.82	0.00	11.54	20.49	37.49	31.17	3.97	5.34
8. 子宫体癌	6.15	0.00	0.00	0.00	0.00	3.37	0.00	1.12	4.41	6.79	7.00	14.52	9.29	17.02	15.79	23.07	71.71	37.49	62.34	7.73	9.48
9. 卵巢癌	0.90	0.00	0.00	0.00	0.00	0.00	0.00	0.00	0.00	0.00	0.00	2.42	3.10	0.00	0.00	17.30	10.24	18.74	0.00	1.26	1.50
10. 前列腺癌	0.00	0.00	0.00	0.00	0.00	0.00	0.00	0.00	0.00	0.00	0.00	0.00	0.00	0.00	0.00	0.00	0.00	0.00	0.00	0.00	0.00
11. 脑瘤	3.33	0.00	2.18	2.99	0.00	0.00	1.49	1.12	1.10	5.43	2.33	0.00	3.10	0.00	7.90	46.14	20.49	18.74	31.17	3.95	4.55
12. 白血病	3.97	9.15	4.36	4.49	4.23	0.00	1.49	1.12	4.41	2.72	7.00	2.42	6.19	0.00	3.95	17.30	20.49	0.00	0.00	4.22	4.24
13. 膀胱癌	0.90	0.00	0.00	0.00	0.00	0.00	0.00	0.00	0.00	1.36	0.00	0.00	3.10	3.40	3.95	11.54	20.49	0.00	31.17	1.15	1.37
14. 鼻咽癌	0.77	0.00	0.00	0.00	0.00	0.00	0.00	0.00	0.00	0.00	0.00	0.00	0.00	3.40	0.00	5.77	0.00	37.49	0.00	1.23	1.73
15. 胆囊及胆道癌	2.30	0.00	0.00	0.00	0.00	0.00	0.00	0.00	0.00	0.00	2.33	2.42	0.00	10.21	27.64	0.00	51.22	0.00	31.17	2.98	4.00
16. 肾癌	0.77	0.00	0.00	0.00	0.00	0.00	0.00	1.12	0.00	0.00	0.00	0.00	6.19	6.81	0.00	0.00	20.49	18.74	0.00	1.08	1.29
17. 骨癌	1.28	0.00	0.00	0.00	0.00	0.00	0.00	0.00	0.00	0.00	2.33	4.84	0.00	0.00	7.90	11.54	10.24	0.00	0.00	1.54	1.97
18. 皮肤癌	0.26	0.00	0.00	0.00	0.00	0.00	0.00	0.00	0.00	0.00	2.33	0.00	0.00	0.00	0.00	0.00	10.24	0.00	0.00	0.36	0.47
19. 淋巴癌	1.41	0.00	2.18	0.00	0.00	0.00	0.00	0.00	0.00	0.00	7.00	2.42	0.00	7.00	3.95	17.30	10.24	0.00	31.17	1.85	2.40
20. 喉癌	0.26	0.00	0.00	0.00	0.00	0.00	0.00	0.00	0.00	0.00	0.00	0.00	0.00	0.00	0.00	0.00	0.00	18.74	0.00	0.38	0.46
21. 甲状腺癌	0.90	0.00	0.00	0.00	0.00	0.00	1.69	0.00	0.00	0.00	0.00	0.00	0.00	3.40	7.90	11.54	0.00	18.74	31.17	1.25	1.74

第5章·2006年地区别、性别、年龄别、死因别死亡率

续表

疾病名称	合计	0岁~	1岁~	5岁~	10岁~	15岁~	20岁~	25岁~	30岁~	35岁~	40岁~	45岁~	50岁~	55岁~	60岁~	65岁~	70岁~	75岁~	80岁~	标化率（2000年）	标化率（2010年）
22. 其他	1.41	0.00	2.18	0.00	0.00	0.00	1.49	0.00	0.00	0.00	0.00	4.67	4.84	0.00	3.40	0.00	5.77	30.73	0.00	1.77	2.21
二、其他肿瘤	0.51	0.00	0.00	0.00	0.00	0.00	0.00	0.00	1.10	0.00	0.00	2.33	0.00	0.00	0.00	3.95	0.00	10.24	0.00	0.61	0.73
三、糖尿病	7.81	0.00	0.00	0.00	0.00	0.00	0.00	0.00	1.10	1.36	4.67	7.26	12.38	20.42	35.54	92.28	92.19	131.21	93.52	10.68	13.69
四、内分泌紊乱	0.13	0.00	0.00	0.00	0.00	0.00	0.00	0.00	0.00	0.00	0.00	0.00	0.00	0.00	0.00	0.00	0.00	10.24	0.00	0.21	0.25
五、神经系统和精神障碍疾病	3.07	27.45	8.73	2.99	1.41	0.00	2.98	1.12	0.00	1.36	4.67	0.00	0.00	3.40	3.95	0.00	10.24	18.74	124.69	3.72	4.78
1. 神经系统疾病	2.56	27.45	8.73	2.99	1.41	0.00	2.98	1.12	1.10	1.36	4.67	0.00	0.00	3.40	3.95	0.00	0.00	18.74	62.34	2.79	3.43
2. 精神障碍疾病	0.51	0.00	0.00	0.00	0.00	0.00	0.00	0.00	0.00	0.00	0.00	4.67	0.00	0.00	0.00	0.00	10.24	0.00	62.34	0.93	1.35
六、心脑血管疾病	143.91	36.60	2.18	0.00	0.00	6.75	7.45	11.24	12.13	23.09	58.35	72.58	247.62	299.49	422.47	1 061.25	1 966.81	2 867.85	6 639.65	223.42	305.02
1. 缺血性心脏病	38.41	0.00	0.00	0.00	0.00	1.69	2.98	2.25	2.21	6.79	16.34	16.93	43.33	44.24	122.40	299.92	460.97	806.00	2 369.08	62.56	87.11
2. 高血压及其并发症	2.69	0.00	0.00	0.00	0.00	0.00	0.00	0.00	0.00	0.00	0.00	0.00	9.29	6.81	3.95	11.54	30.73	74.98	187.03	4.57	6.53
3. 肺源性心脏病	9.99	0.00	0.00	0.00	0.00	3.37	0.00	3.37	1.10	4.07	7.00	7.26	12.38	20.42	23.69	74.98	92.19	149.95	529.93	15.22	20.79
4. 风湿性心脏病	6.53	0.00	0.00	0.00	0.00	0.00	1.49	0.00	1.10	2.72	11.67	7.26	15.48	23.82	11.85	28.84	71.71	149.95	124.69	9.20	12.32
5. 脑出血	69.52	18.30	0.00	0.00	0.00	1.69	2.98	1.12	5.51	6.79	21.00	38.71	142.38	187.18	229.00	553.70	1 034.62	1 424.55	2 182.04	103.80	139.00
6. 脑梗死	6.53	0.00	0.00	0.00	0.00	0.00	0.00	0.00	0.00	0.00	0.00	0.00	0.00	9.29	11.85	51.91	153.66	112.46	436.41	11.25	15.54
7. 脑卒中（未特指出血或梗死）	5.38	0.00	0.00	0.00	0.00	0.00	0.00	0.00	0.00	0.00	2.33	2.42	0.00	3.40	11.85	17.30	102.44	131.21	498.75	9.93	14.39
8. 其他	4.87	18.30	2.18	0.00	0.00	0.00	0.00	4.50	2.21	2.21	0.00	0.00	12.38	10.21	11.85	23.07	20.49	18.74	311.72	6.90	9.35
七、主要呼吸系统疾病	80.92	0.00	2.18	1.50	0.00	0.00	0.00	2.25	4.41	5.43	11.67	21.77	40.24	119.12	217.16	692.12	1 382.91	2 286.79	3 958.85	132.44	181.63
1. 慢性阻塞性肺疾病	78.87	0.00	0.00	1.50	0.00	0.00	0.00	2.25	3.31	5.43	11.67	19.35	40.24	112.31	217.16	674.82	1 352.18	2 230.55	3 896.51	129.36	177.59
2. 哮喘	1.92	0.00	0.00	0.00	0.00	0.00	0.00	0.00	1.10	0.00	0.00	2.42	0.00	0.00	0.00	17.30	20.49	56.23	62.34	2.87	3.79
3. 尘肺病	0.00	0.00	0.00	0.00	0.00	0.00	0.00	0.00	0.00	0.00	0.00	0.00	0.00	0.00	0.00	0.00	0.00	0.00	0.00	0.00	0.00
4. 其他	0.13	0.00	0.00	0.00	0.00	0.00	0.00	0.00	0.00	0.00	0.00	0.00	0.00	0.00	0.00	0.00	10.24	0.00	0.00	0.21	0.25
八、主要消化系统疾病	14.08	27.45	0.00	2.99	0.00	0.00	0.00	1.12	2.21	4.07	4.67	16.93	18.57	37.44	51.33	92.28	204.88	168.70	467.58	20.20	26.73
1. 消化性溃疡	5.12	0.00	0.00	0.00	0.00	0.00	0.00	0.00	0.00	0.00	0.00	0.00	7.26	3.10	10.21	15.79	46.14	112.68	93.72	155.86	7.88	10.40

续表

疾病名称	合计	0岁~	1岁~	5岁~	10岁~	15岁~	20岁~	25岁~	30岁~	35岁~	40岁~	45岁~	50岁~	55岁~	60岁~	65岁~	70岁~	75岁~	80岁~	标化率（2000年）	标化率（2010年）
2. 肝硬化	2.82	0.00	0.00	0.00	0.00	0.00	0.00	1.12	0.00	1.36	0.00	2.42	3.10	10.21	11.85	17.30	40.98	37.49	93.52	4.03	5.41
3. 肠梗阻	1.28	18.30	0.00	1.50	0.00	0.00	0.00	0.00	0.00	2.72	2.33	0.00	0.00	6.81	0.00	5.77	0.00	18.74	31.17	1.50	1.93
4. 阑尾炎	0.90	0.00	0.00	1.50	0.00	0.00	0.00	0.00	2.21	0.00	0.00	0.00	0.00	0.00	0.00	5.77	10.24	18.74	0.00	1.10	1.22
5. 胆囊疾病	1.66	0.00	0.00	1.50	0.00	0.00	0.00	0.00	0.00	0.00	0.00	2.42	3.10	6.81	7.90	5.77	30.73	0.00	93.52	2.54	3.54
6. 胰腺炎	0.77	0.00	0.00	0.00	0.00	0.00	0.00	0.00	0.00	0.00	0.00	2.42	3.10	0.00	0.00	5.77	10.24	0.00	62.34	1.30	1.78
7. 其他	1.54	9.15	0.00	0.00	0.00	0.00	0.00	0.00	0.00	0.00	2.33	2.42	6.19	3.40	15.79	5.77	0.00	0.00	31.17	1.85	2.44
九、主要泌尿生殖系统疾病	8.32	0.00	0.00	1.50	0.00	0.00	1.69	6.74	5.51	5.43	7.00	2.42	18.57	0.00	15.79	51.91	30.73	93.72	374.06	11.50	14.80
1. 肾炎	6.79	0.00	0.00	1.50	0.00	0.00	1.69	5.62	5.51	5.43	7.00	0.00	15.48	3.40	11.85	40.37	20.49	93.72	249.38	9.09	11.46
2. 前列腺增生	0.00	0.00	0.00	0.00	0.00	0.00	0.00	0.00	0.00	0.00	0.00	0.00	0.00	0.00	0.00	0.00	0.00	0.00	0.00	0.00	0.00
3. 其他	1.54	0.00	0.00	0.00	0.00	0.00	0.00	1.12	0.00	0.00	0.00	2.42	3.10	0.00	3.95	11.54	10.24	0.00	124.69	2.41	3.34
十、肌肉骨骼和结缔组织病	3.33	0.00	0.00	0.00	0.00	0.00	1.49	1.49	0.00	1.36	0.00	2.42	9.29	6.81	15.79	17.30	30.73	37.49	62.34	4.44	5.70
十一、先天异常	2.43	128.09	10.91	0.00	0.00	0.00	0.00	0.00	0.00	0.00	0.00	2.42	0.00	0.00	0.00	0.00	0.00	0.00	0.00	1.91	1.82
1. 先天性心脏病	1.54	64.04	10.91	0.00	0.00	0.00	0.00	0.00	0.00	0.00	0.00	0.00	0.00	0.00	0.00	0.00	0.00	0.00	0.00	1.20	1.16
2. 其他先天畸形	0.90	64.04	0.00	0.00	0.00	0.00	0.00	0.00	0.00	0.00	0.00	0.00	0.00	0.00	0.00	0.00	0.00	0.00	0.00	0.71	0.66
Ⅲ．伤害	29.96	36.60	17.45	16.45	18.32	25.31	26.83	22.48	19.85	21.73	30.34	29.03	52.62	47.65	43.43	57.68	112.68	224.93	342.89	34.44	39.66
1. 道路交通事故	11.27	9.15	4.36	8.97	4.23	8.44	14.91	7.87	8.82	8.15	11.67	12.10	15.48	23.82	15.79	34.61	40.98	18.74	93.52	12.32	14.02
2. 意外中毒	1.54	0.00	0.00	0.00	4.23	3.37	0.00	2.25	0.00	0.00	2.33	2.42	0.00	0.00	3.95	5.77	0.00	0.00	31.17	1.83	1.91
3. 意外跌落	5.25	9.15	6.54	2.99	4.23	3.37	0.00	3.37	0.00	0.00	2.33	4.84	3.10	6.81	7.90	11.54	51.22	131.21	155.86	7.35	9.27
4. 自杀	7.04	0.00	0.00	0.00	4.23	6.75	5.96	5.62	7.72	9.51	9.34	4.84	30.95	10.21	3.95	0.00	10.24	74.98	0.00	7.80	8.62
5. 砸死和碰撞死	1.02	0.00	4.36	1.50	0.00	0.00	0.00	0.00	2.21	1.36	4.67	0.00	0.00	0.00	0.00	0.00	10.24	0.00	0.00	0.95	1.00
6. 意外窒息	0.13	9.15	0.00	0.00	0.00	0.00	0.00	0.00	0.00	0.00	0.00	0.00	0.00	0.00	0.00	0.00	0.00	0.00	0.00	0.10	0.09
7. 触电	0.13	0.00	0.00	0.00	0.00	0.19	0.00	0.00	0.00	0.00	0.00	2.42	0.00	0.00	0.00	0.00	0.00	0.00	0.00	0.17	0.19

续表

疾病名称	合计	0岁~	1岁~	5岁~	10岁~	15岁~	20岁~	25岁~	30岁~	35岁~	40岁~	45岁~	50岁~	55岁~	60岁~	65岁~	70岁~	75岁~	80岁~	标化率（2000年）	标化率（2010年）
8.溺水	1.15	0.00	2.18	2.99	1.41	1.69	1.49	2.25	0.00	1.36	0.00	0.00	0.00	0.00	0.00	0.00	0.00	0.00	0.00	1.04	0.90
9.火灾	0.13	0.00	0.00	0.00	0.00	0.00	0.00	0.00	0.00	0.00	0.00	0.00	3.10	0.00	0.00	0.00	0.00	0.00	0.00	0.16	0.18
10.他杀	0.13	0.00	0.00	0.00	0.00	0.00	0.00	1.12	0.00	0.00	0.00	0.00	0.00	0.00	0.00	0.00	0.00	0.00	0.00	0.11	0.09
11.其他	2.18	9.15	0.00	0.00	0.00	1.69	4.47	0.00	1.10	1.36	0.00	2.42	0.00	6.81	11.85	5.77	10.24	0.00	62.34	2.60	3.39

表 5-28 2006 年青海省死因回顾性调查分死因年龄别死亡率（城市、男女合计）(1/10 万)

疾病名称	合计	0 岁~	1 岁~	5 岁~	10 岁~	15 岁~	20 岁~	25 岁~	30 岁~	35 岁~	40 岁~	45 岁~	50 岁~	55 岁~	60 岁~	65 岁~	70 岁~	75 岁~	80 岁~	标化率（2000年）	标化率（2010年）
全死因	541.91	541.91	31.12	16.19	25.98	36.73	47.13	53.01	104.17	136.89	223.66	364.29	615.86	632.72	878.95	2 465.34	4 315.43	7 892.48	17 466.31	596.33	801.81
I. 传染病、母婴疾病和营养缺乏性疾病	24.40	541.91	0.00	0.00	0.00	0.00	7.85	5.58	0.00	9.78	3.79	9.71	32.08	18.25	52.63	78.76	70.28	171.58	1 078.17	29.20	38.23
一、传染病和寄生虫病	13.20	36.13	0.00	0.00	0.00	0.00	7.85	0.00	0.00	7.33	3.79	9.71	32.08	18.25	47.37	70.89	28.11	28.60	431.27	13.53	18.15
1. 病毒性肝炎	7.46	0.00	0.00	0.00	0.00	0.00	0.00	0.00	0.00	7.33	3.79	4.86	32.08	18.25	21.05	55.14	0.00	0.00	107.82	6.83	8.72
2. 结核病	2.58	0.00	0.00	0.00	0.00	0.00	3.93	0.00	0.00	0.00	0.00	0.00	0.00	0.00	5.26	15.75	28.11	0.00	161.73	3.05	4.33
3. 脑膜炎	1.15	36.13	0.00	0.00	0.00	0.00	0.00	0.00	0.00	0.00	0.00	0.00	0.00	0.00	15.79	0.00	0.00	0.00	0.00	0.93	1.07
4. 感染性腹泻	1.15	0.00	0.00	0.00	0.00	0.00	0.00	0.00	0.00	0.00	0.00	0.00	0.00	0.00	0.00	0.00	0.00	28.60	161.73	1.92	3.05
5. 包虫病	0.00	0.00	0.00	0.00	0.00	0.00	0.00	0.00	0.00	0.00	0.00	0.00	0.00	0.00	0.00	0.00	0.00	0.00	0.00	0.00	0.00
6. 其他	0.86	0.00	0.00	0.00	0.00	0.00	3.93	0.00	0.00	0.00	0.00	4.86	0.00	0.00	5.26	0.00	0.00	0.00	0.00	0.81	0.99
二、呼吸道感染	7.18	108.38	0.00	0.00	0.00	0.00	0.00	5.58	0.00	0.00	0.00	0.00	0.00	0.00	5.26	7.88	42.17	142.98	646.90	10.51	15.35
1. 下呼吸道感染	7.18	108.38	0.00	0.00	0.00	0.00	0.00	2.79	0.00	0.00	0.00	0.00	0.00	0.00	5.26	7.88	42.17	142.98	646.90	10.51	15.35
2. 上呼吸道感染	0.00	0.00	0.00	0.00	0.00	0.00	0.00	2.79	0.00	0.00	0.00	0.00	0.00	0.00	0.00	0.00	0.00	0.00	0.00	0.00	0.00
三、妊娠、分娩和产褥期并发症	0.57	0.00	0.00	0.00	0.00	0.00	0.00	0.00	5.58	0.00	0.00	0.00	0.00	0.00	0.00	0.00	0.00	0.00	0.00	0.53	0.42
1. 妊娠高血压综合征	0.00	0.00	0.00	0.00	0.00	0.00	0.00	0.00	0.00	0.00	0.00	0.00	0.00	0.00	0.00	0.00	0.00	0.00	0.00	0.00	0.00
2. 产后出血	0.29	0.00	0.00	0.00	0.00	0.00	0.00	0.00	2.79	0.00	0.00	0.00	0.00	0.00	0.00	0.00	0.00	0.00	0.00	0.26	0.21
3. 其他	0.29	0.00	0.00	0.00	0.00	0.00	0.00	0.00	2.79	0.00	0.00	0.00	0.00	0.00	0.00	0.00	0.00	0.00	0.00	0.26	0.21
四、围生期疾病	3.16	397.40	0.00	0.00	0.00	0.00	0.00	0.00	0.00	0.00	0.00	0.00	0.00	0.00	0.00	0.00	0.00	0.00	0.00	4.41	4.09
1. 早产	0.00	0.00	0.00	0.00	0.00	0.00	0.00	0.00	0.00	0.00	0.00	0.00	0.00	0.00	0.00	0.00	0.00	0.00	0.00	0.00	0.00
2. 产伤和窒息	2.01	252.89	0.00	0.00	0.00	0.00	0.00	0.00	0.00	0.00	0.00	0.00	0.00	0.00	0.00	0.00	0.00	0.00	0.00	2.81	2.60
3. 其他新生儿病	1.15	144.51	0.00	0.00	0.00	0.00	0.00	0.00	0.00	2.44	0.00	0.00	0.00	0.00	0.00	0.00	0.00	0.00	0.00	1.60	1.49
五、营养缺乏	0.29	0.00	0.00	0.00	0.00	0.00	0.00	0.00	0.00	0.00	0.00	0.00	0.00	0.00	0.00	0.00	0.00	0.00	0.00	0.21	0.22
1. 缺铁性贫血	0.00	0.00	0.00	0.00	0.00	0.00	0.00	0.00	0.00	0.00	0.00	0.00	0.00	0.00	0.00	0.00	0.00	0.00	0.00	0.00	0.00
2. 其他营养不良	0.29	0.00	0.00	0.00	0.00	0.00	0.00	0.00	0.00	2.44	0.00	0.00	0.00	0.00	0.00	0.00	0.00	0.00	0.00	0.21	0.22

续表

疾病名称	合计	0岁~	1岁~	5岁~	10岁~	15岁~	20岁~	25岁~	30岁~	35岁~	40岁~	45岁~	50岁~	55岁~	60岁~	65岁~	70岁~	75岁~	80岁~	标化率(2000年)	标化率(2010年)
Ⅱ.慢性非传染性疾病	456.09	0.00	15.56	10.79	12.99	24.49	7.85	30.69	50.87	75.78	155.43	286.57	474.72	535.38	763.16	2 244.80	4 034.30	7 377.75	14 770.89	502.04	681.65
一、恶性肿瘤	148.68	0.00	7.78	10.79	4.33	12.24	0.00	5.58	16.96	31.78	64.45	145.43	256.61	219.02	352.63	732.51	1 321.34	1 601.37	3 018.87	152.16	199.44
1. 胃癌	28.13	0.00	0.00	0.00	0.00	0.00	0.00	0.00	2.42	9.78	7.58	24.29	44.91	60.84	68.42	78.76	323.31	400.34	485.18	28.78	38.25
2. 肝癌	23.54	0.00	0.00	0.00	0.00	0.00	0.00	0.00	12.11	2.44	3.79	58.29	64.15	24.34	73.68	86.64	168.68	171.58	323.45	23.57	29.57
3. 肺癌	33.30	0.00	0.00	0.00	0.00	0.00	0.00	0.00	0.00	2.44	11.37	14.57	38.49	18.25	63.16	244.17	351.42	571.92	646.90	34.33	45.20
4. 食管癌	10.33	0.00	0.00	0.00	0.00	0.00	0.00	0.00	0.00	0.00	7.58	9.71	6.42	24.34	31.58	86.64	42.17	142.98	107.82	9.62	12.69
5. 结直肠癌	5.17	0.00	0.00	0.00	0.00	0.00	0.00	2.79	2.42	0.00	0.00	14.57	6.42	6.08	31.58	7.88	28.11	0.00	107.82	4.96	6.31
6. 胰腺癌	6.03	0.00	0.00	0.00	0.00	0.00	0.00	0.00	0.00	2.44	0.00	0.00	19.25	30.42	26.32	15.75	14.06	57.19	107.82	5.71	7.92
7. 乳腺癌	3.16	0.00	0.00	0.00	0.00	0.00	0.00	0.00	0.00	0.00	3.79	4.86	19.25	18.25	0.00	15.75	14.06	0.00	0.00	2.97	3.82
8. 子宫体癌	4.31	0.00	0.00	0.00	0.00	0.00	0.00	0.00	0.00	4.89	3.79	14.57	0.00	0.00	0.00	15.75	56.23	28.60	107.82	4.68	6.02
9. 卵巢癌	1.15	0.00	0.00	0.00	0.00	0.00	0.00	0.00	0.00	0.00	0.00	0.00	0.00	0.00	0.00	15.75	14.06	28.60	0.00	1.10	1.34
10. 前列腺癌	1.44	0.00	0.00	0.00	0.00	0.00	0.00	0.00	0.00	0.00	0.00	0.00	0.00	0.00	0.00	0.00	0.00	0.00	269.54	2.59	4.23
11. 脑瘤	7.46	0.00	0.00	10.79	4.33	8.16	0.00	2.79	0.00	4.89	0.00	0.00	25.66	0.00	10.53	63.01	56.23	57.19	53.91	7.20	8.44
12. 白血病	3.73	0.00	0.00	0.00	0.00	4.08	0.00	0.00	0.00	2.44	3.79	0.00	12.83	0.00	0.00	15.75	28.11	0.00	53.91	4.21	4.48
13. 膀胱癌	2.58	0.00	0.00	0.00	0.00	5.00	0.00	0.00	0.00	0.00	0.00	0.00	0.00	0.00	5.26	15.75	14.06	0.00	269.54	3.50	5.30
14. 鼻咽癌	0.29	0.00	0.00	0.00	0.00	0.00	0.00	0.00	0.00	0.00	0.00	0.00	6.42	0.00	0.00	0.00	0.00	0.00	0.00	0.33	0.38
15. 胆囊及胆道癌	4.02	0.00	0.00	0.00	0.00	0.00	0.00	0.00	0.00	0.00	3.79	0.00	0.00	12.17	21.05	0.00	56.23	0.00	161.73	4.12	5.95
16. 肾癌	1.72	0.00	0.00	0.00	0.00	0.00	0.00	0.00	0.00	0.00	0.00	0.00	6.42	0.00	0.00	0.00	28.11	28.60	53.91	2.01	2.67
17. 骨癌	2.30	0.00	0.00	0.00	0.00	0.00	0.00	0.00	0.00	0.00	3.79	0.00	0.00	12.17	10.53	7.88	14.06	28.60	0.00	1.93	2.66
18. 皮肤癌	0.00	0.00	0.00	0.00	0.00	0.00	0.00	0.00	0.00	0.00	0.00	0.00	0.00	0.00	0.00	0.00	0.00	0.00	0.00	0.00	0.00
19. 淋巴癌	2.58	0.00	0.00	0.00	0.00	0.00	0.00	0.00	0.00	0.00	0.00	4.86	0.00	0.00	0.00	31.51	28.11	0.00	0.00	2.39	2.76
20. 喉癌	2.01	0.00	7.78	0.00	0.00	0.00	0.00	0.00	0.00	2.44	0.00	0.00	6.42	0.00	0.00	7.88	28.11	28.60	0.00	1.93	2.42
21. 甲状腺癌	1.15	0.00	0.00	0.00	0.00	0.00	0.00	0.00	0.00	0.00	0.00	0.00	0.00	0.00	5.26	7.88	0.00	0.00	107.82	1.43	2.17

续表

疾病名称	合计	0岁~	1岁~	5岁~	10岁~	15岁~	20岁~	25岁~	30岁~	35岁~	40岁~	45岁~	50岁~	55岁~	60岁~	65岁~	70岁~	75岁~	80岁~	标化率（2000年）	标化率（2010年）
22. 其他	4.31	0.00	0.00	0.00	0.00	0.00	0.00	0.00	0.00	0.00	11.37	0.00	0.00	0.00	6.08	5.26	7.88	56.23	57.19	161.73	4.81	6.86
二、其他肿瘤	2.01	0.00	7.78	0.00	0.00	0.00	0.00	0.00	2.42	0.00	0.00	0.00	0.00	6.08	0.00	0.00	7.88	28.11	28.60	0.00	1.99	2.36
三、糖尿病	24.97	0.00	0.00	0.00	0.00	0.00	0.00	0.00	7.27	2.44	11.37	9.71	25.66	36.50	57.89	141.78	253.02	343.15	485.18	25.22	33.25
四、内分泌紊乱	0.86	0.00	0.00	0.00	0.00	0.00	0.00	0.00	0.00	0.00	0.00	4.86	0.00	0.00	0.00	0.00	14.06	28.60	0.00	0.99	1.24
五、神经系统和精神障碍疾病	3.44	0.00	0.00	0.00	0.00	0.00	0.00	2.79	2.42	4.89	3.79	4.86	4.86	0.00	0.00	0.00	0.00	57.19	215.63	4.33	5.97
1. 神经系统疾病	2.01	0.00	0.00	0.00	0.00	0.00	0.00	2.79	2.42	2.44	3.79	4.86	4.86	0.00	0.00	0.00	0.00	28.60	53.91	2.19	2.70
2. 精神障碍疾病	1.44	0.00	0.00	0.00	0.00	0.00	0.00	0.00	0.00	2.44	0.00	0.00	0.00	0.00	0.00	0.00	0.00	28.60	161.73	2.13	3.27
六、心脑血管疾病	172.50	0.00	0.00	0.00	0.00	12.24	0.00	13.95	12.11	24.44	64.45	68.00	153.96	200.77	215.79	858.54	1 588.42	3 059.77	6 469.00	195.22	269.29
1. 缺血性心脏病	50.23	0.00	0.00	0.00	0.00	0.00	0.00	5.58	4.85	4.89	15.16	14.57	32.08	42.59	47.37	244.17	491.99	886.47	2 371.97	59.35	83.14
2. 高血压及其并发症	3.16	0.00	0.00	0.00	0.00	0.00	0.00	0.00	0.00	0.00	0.00	0.00	6.42	6.08	0.00	7.88	14.06	85.79	215.63	4.23	6.26
3. 肺源性心脏病	12.63	0.00	0.00	0.00	0.00	4.08	0.00	0.00	0.00	2.44	3.79	4.86	19.25	6.08	5.26	55.14	84.34	257.36	700.81	15.82	22.39
4. 风湿性心脏病	6.89	0.00	0.00	0.00	0.00	0.00	0.00	0.00	0.00	0.00	11.37	4.86	12.83	12.17	0.00	31.51	84.34	114.38	107.82	7.30	9.74
5. 脑出血	78.07	0.00	0.00	0.00	0.00	8.16	0.00	5.58	7.27	0.00	34.12	43.71	76.98	97.34	147.37	425.33	688.78	1 344.01	1 940.70	82.69	110.91
6. 脑梗死	13.20	0.00	0.00	0.00	0.00	0.00	0.00	0.00	0.00	0.00	12.22	0.00	0.00	6.08	15.79	55.14	154.62	285.96	754.72	16.39	23.55
7. 脑卒中（未特指出血或梗死）	1.44	0.00	0.00	0.00	0.00	0.00	0.00	0.00	0.00	0.00	0.00	0.00	0.00	6.08	6.08	15.75	0.00	28.60	53.91	1.55	2.21
8. 其他	6.89	0.00	0.00	0.00	0.00	0.00	0.00	2.79	0.00	4.89	0.00	0.00	6.42	24.34	0.00	23.63	70.28	57.19	323.45	7.87	11.07
七、主要呼吸系统疾病	79.51	0.00	0.00	0.00	0.00	0.00	0.00	0.00	0.00	0.00	3.79	19.43	12.83	66.92	110.53	401.70	688.78	1 973.12	3 665.77	94.55	134.07
1. 慢性阻塞性肺疾病	75.20	0.00	0.00	0.00	0.00	0.00	0.00	0.00	0.00	2.44	3.79	19.43	12.83	60.84	100.00	370.20	646.61	1 915.93	3 504.04	89.93	127.66
2. 哮喘	2.30	0.00	0.00	0.00	0.00	0.00	0.00	0.00	0.00	0.00	0.00	0.00	0.00	0.00	5.26	15.75	14.06	57.19	107.82	2.67	3.78
3. 尘肺病	1.72	0.00	0.00	0.00	0.00	0.00	0.00	0.00	0.00	0.00	0.00	0.00	0.00	6.08	5.26	7.88	28.11	0.00	53.91	1.72	2.39
4. 其他	0.29	0.00	0.00	0.00	0.00	0.00	0.00	0.00	0.00	0.00	0.00	0.00	0.00	0.00	0.00	7.88	0.00	0.00	0.00	0.22	0.24
八、主要消化系统疾病	11.48	0.00	0.00	0.00	0.00	0.00	0.00	8.37	2.42	4.89	3.79	29.14	12.83	0.00	15.79	39.38	84.34	28.60	539.08	13.29	17.63
1. 消化性溃疡	2.01	0.00	0.00	0.00	0.00	0.00	0.00	2.79	0.00	0.00	0.00	4.86	0.00	0.00	0.00	7.88	42.17	0.00	53.91	2.20	2.73

续表

疾病名称	合计	0岁~	1岁~	5岁~	10岁~	15岁~	20岁~	25岁~	30岁~	35岁~	40岁~	45岁~	50岁~	55岁~	60岁~	65岁~	70岁~	75岁~	80岁~	标化率（2000年）	标化率（2010年）
2. 肝硬化	2.58	0.00	0.00	0.00	0.00	0.00	0.00	2.79	0.00	2.44	3.79	14.57	0.00	0.00	0.00	7.88	0.00	0.00	107.82	2.98	3.87
3. 肠梗阻	1.15	0.00	0.00	0.00	0.00	0.00	0.00	2.79	2.42	0.00	0.00	0.00	0.00	0.00	0.00	0.00	14.06	0.00	53.91	1.32	1.58
4. 阑尾炎	0.29	0.00	0.00	0.00	0.00	0.00	0.00	0.00	0.00	0.00	0.00	0.00	0.00	0.00	0.00	0.00	0.00	0.00	53.91	0.52	0.85
5. 胆囊疾病	1.72	0.00	0.00	0.00	0.00	0.00	0.00	0.00	0.00	0.00	0.00	4.86	6.42	0.00	0.00	7.88	14.06	28.60	107.82	2.25	3.18
6. 胰腺炎	1.72	0.00	0.00	0.00	0.00	0.00	0.00	0.00	0.00	0.00	0.00	0.00	6.42	5.26	5.26	7.88	14.06	0.00	107.82	2.05	2.89
7. 其他	2.01	0.00	0.00	0.00	0.00	0.00	0.00	0.00	0.00	2.44	0.00	4.86	6.42	0.00	10.53	7.88	14.06	0.00	53.91	1.97	2.53
九、主要泌尿生殖系统疾病	7.75	0.00	0.00	0.00	0.00	0.00	0.00	3.93	7.27	4.89	0.00	0.00	6.42	0.00	5.26	47.26	42.17	142.98	269.54	8.59	11.24
1. 肾炎	7.18	0.00	0.00	0.00	0.00	0.00	0.00	3.93	7.27	4.89	0.00	0.00	6.42	0.00	5.26	39.38	42.17	142.98	215.63	7.85	10.15
2. 前列腺增生	0.29	0.00	0.00	0.00	0.00	0.00	0.00	0.00	0.00	0.00	0.00	0.00	0.00	0.00	0.00	7.88	0.00	0.00	53.91	0.52	0.85
3. 其他	0.29	0.00	0.00	0.00	0.00	0.00	0.00	0.00	0.00	0.00	0.00	0.00	0.00	0.00	0.00	0.00	0.00	0.00	0.00	0.22	0.24
十、肌肉骨骼和结缔组织疾病	3.44	0.00	0.00	0.00	0.00	8.66	3.93	0.00	0.00	0.00	3.79	0.00	6.42	6.08	5.26	15.75	14.06	57.19	0.00	3.61	4.05
十一、先天异常	0.00	0.00	0.00	0.00	0.00	0.00	0.00	0.00	0.00	0.00	0.00	0.00	0.00	0.00	0.00	0.00	0.00	0.00	0.00	0.00	0.00
1. 先天性心脏病	0.00	0.00	0.00	0.00	0.00	0.00	0.00	0.00	0.00	0.00	0.00	0.00	0.00	0.00	0.00	0.00	0.00	0.00	0.00	0.00	0.00
2. 其他先天畸形	0.00	0.00	0.00	0.00	0.00	0.00	0.00	0.00	0.00	0.00	0.00	0.00	0.00	0.00	0.00	0.00	0.00	0.00	0.00	0.00	0.00
Ⅲ、伤害	40.76	0.00	15.56	5.40	8.66	12.24	19.64	13.95	50.87	51.33	53.07	68.00	83.40	36.50	21.05	63.01	84.34	142.98	646.90	41.51	48.78
1. 道路交通事故	11.77	0.00	0.00	5.40	0.00	0.00	7.85	0.00	12.11	14.67	18.95	29.14	32.08	6.08	5.26	31.51	0.00	28.60	215.63	12.12	14.67
2. 意外中毒	9.18	0.00	7.78	0.00	0.00	4.08	0.00	2.79	14.54	12.22	11.37	19.43	12.83	6.08	10.53	7.88	56.23	0.00	53.91	8.72	9.69
3. 意外跌落	5.74	0.00	7.78	0.00	0.00	8.16	0.00	0.00	2.42	2.44	3.79	4.86	0.00	12.17	0.00	23.63	14.06	57.19	269.54	6.79	9.18
4. 自杀	5.17	0.00	0.00	0.00	4.33	0.00	0.00	2.79	4.85	9.78	7.58	0.00	32.08	6.08	5.26	0.00	0.00	28.60	0.00	4.95	5.39
5. 砸死和碰撞死	0.86	0.00	0.00	0.00	0.00	0.00	0.00	0.00	4.85	0.00	0.00	4.86	0.00	0.00	5.26	0.00	0.00	0.00	0.00	0.83	0.74
6. 意外窒息	1.44	0.00	0.00	0.00	4.33	0.00	0.00	0.00	0.00	4.89	3.79	0.00	0.00	4.89	0.00	0.00	0.00	0.00	53.91	1.63	1.88
7. 触电	0.57	0.00	0.00	0.00	0.00	0.00	0.00	0.00	0.00	0.00	3.79	4.86	0.00	4.86	0.00	0.00	0.00	0.00	0.00	0.58	0.74

续表

疾病名称	合计	0岁~	1岁~	5岁~	10岁~	15岁~	20岁~	25岁~	30岁~	35岁~	40岁~	45岁~	50岁~	55岁~	60岁~	65岁~	70岁~	75岁~	80岁~	标化率（2000年）	标化率（2010年）
8. 溺水	0.86	0.00	0.00	0.00	0.00	0.00	3.93	2.79	0.00	0.00	0.00	0.00	0.00	0.00	6.08	0.00	0.00	0.00	0.00	0.79	0.96
9. 火灾	0.29	0.00	0.00	0.00	0.00	0.00	0.00	0.00	2.42	0.00	0.00	0.00	0.00	0.00	0.00	0.00	0.00	0.00	0.00	0.25	0.18
10. 他杀	1.44	0.00	0.00	0.00	0.00	0.00	3.93	5.58	2.42	0.00	0.00	0.00	6.42	0.00	0.00	0.00	0.00	0.00	0.00	1.40	1.35
11. 其他	3.44	0.00	0.00	0.00	0.00	0.00	3.93	0.00	7.27	7.33	3.79	4.86	0.00	0.00	0.00	0.00	14.06	28.60	53.91	3.44	4.00

第5章·2006年地区别、性别、年龄别、死因别死亡率

表5-29 2006年青海省死因回顾性调查分死因年龄别死亡率（城市、男性）（1/10万）

疾病名称	合计	0岁~	1岁~	5岁~	10岁~	15岁~	20岁~	25岁~	30岁~	35岁~	40岁~	45岁~	50岁~	55岁~	60岁~	65岁~	70岁~	75岁~	80岁~	标化率（2000年）	标化率（2010年）
全死因	665.86	479.45	45.05	20.87	16.76	32.28	45.42	55.31	150.87	182.53	250.50	485.15	931.51	837.52	1083.81	2763.39	4902.67	9320.29	21621.62	723.45	975.40
Ⅰ.传染病、母婴疾病和营养缺乏性疾病	26.57	479.45	0.00	0.00	0.00	0.00	15.14	0.00	0.00	14.41	0.00	19.41	68.49	13.96	21.46	71.96	96.13	308.96	1175.09	33.03	43.61
一、传染病和寄生虫病	16.39	0.00	0.00	0.00	0.00	0.00	15.14	0.00	0.00	14.41	0.00	19.41	68.49	13.96	21.46	71.96	48.07	51.49	705.05	18.91	25.50
1.病毒性肝炎	10.17	0.00	0.00	0.00	0.00	0.00	15.14	0.00	0.00	14.41	0.00	9.70	68.49	13.96	21.46	57.57	0.00	0.00	235.02	10.53	13.35
2.结核病	3.96	0.00	0.00	0.00	0.00	0.00	7.57	0.00	0.00	0.00	0.00	0.00	0.00	0.00	0.00	14.39	48.07	0.00	352.53	5.35	7.89
3.脑膜炎	0.00	0.00	0.00	0.00	0.00	0.00	0.00	0.00	0.00	0.00	0.00	0.00	0.00	0.00	0.00	0.00	0.00	0.00	0.00	0.00	0.00
4.感染性腹泻	1.13	0.00	0.00	0.00	0.00	0.00	0.00	0.00	0.00	0.00	0.00	0.00	0.00	0.00	0.00	0.00	0.00	51.49	117.51	1.79	2.77
5.包虫病	0.00	0.00	0.00	0.00	0.00	0.00	0.00	0.00	0.00	0.00	0.00	0.00	0.00	0.00	0.00	0.00	0.00	0.00	0.00	0.00	0.00
6.其他	1.13	0.00	0.00	0.00	0.00	0.00	7.57	0.00	0.00	0.00	0.00	9.70	0.00	0.00	0.00	0.00	0.00	0.00	0.00	1.24	1.49
二、呼吸道感染	7.35	136.99	0.00	0.00	0.00	0.00	0.00	0.00	0.00	0.00	0.00	0.00	0.00	0.00	0.00	0.00	48.07	257.47	470.04	10.32	14.59
1.下呼吸道感染	7.35	136.99	0.00	0.00	0.00	0.00	0.00	0.00	0.00	0.00	0.00	0.00	0.00	0.00	0.00	0.00	48.07	257.47	470.04	10.32	14.59
2.上呼吸道感染	0.00	0.00	0.00	0.00	0.00	0.00	0.00	0.00	0.00	0.00	0.00	0.00	0.00	0.00	0.00	0.00	0.00	0.00	0.00	0.00	0.00
三、妊娠、分娩和产褥期并发症	0.00	0.00	0.00	0.00	0.00	0.00	0.00	0.00	0.00	0.00	0.00	0.00	0.00	0.00	0.00	0.00	0.00	0.00	0.00	0.00	0.00
1.妊娠高血压综合征	0.00	0.00	0.00	0.00	0.00	0.00	0.00	0.00	0.00	0.00	0.00	0.00	0.00	0.00	0.00	0.00	0.00	0.00	0.00	0.00	0.00
2.产后出血	0.00	0.00	0.00	0.00	0.00	0.00	0.00	0.00	0.00	0.00	0.00	0.00	0.00	0.00	0.00	0.00	0.00	0.00	0.00	0.00	0.00
3.其他	0.00	0.00	0.00	0.00	0.00	0.00	0.00	0.00	0.00	0.00	0.00	0.00	0.00	0.00	0.00	0.00	0.00	0.00	0.00	0.00	0.00
四、围生期疾病	2.83	342.47	0.00	0.00	0.00	0.00	0.00	0.00	0.00	0.00	0.00	0.00	0.00	0.00	0.00	0.00	0.00	0.00	0.00	3.80	3.53
1.早产	0.00	0.00	0.00	0.00	0.00	0.00	0.00	0.00	0.00	0.00	0.00	0.00	0.00	0.00	0.00	0.00	0.00	0.00	0.00	0.00	0.00
2.产伤和窒息	1.70	205.48	0.00	0.00	0.00	0.00	0.00	0.00	0.00	0.00	0.00	0.00	0.00	0.00	0.00	0.00	0.00	0.00	0.00	2.28	2.12
3.其他新生儿病	1.13	136.99	0.00	0.00	0.00	0.00	0.00	0.00	0.00	0.00	0.00	0.00	0.00	0.00	0.00	0.00	0.00	0.00	0.00	1.52	1.41
五、营养缺乏	0.00	0.00	0.00	0.00	0.00	0.00	0.00	0.00	0.00	0.00	0.00	0.00	0.00	0.00	0.00	0.00	0.00	0.00	0.00	0.00	0.00
1.缺铁性贫血	0.00	0.00	0.00	0.00	0.00	0.00	0.00	0.00	0.00	0.00	0.00	0.00	0.00	0.00	0.00	0.00	0.00	0.00	0.00	0.00	0.00
2.其他营养不良	0.00	0.00	0.00	0.00	0.00	0.00	0.00	0.00	0.00	0.00	0.00	0.00	0.00	0.00	0.00	0.00	0.00	0.00	0.00	0.00	0.00

续表

疾病名称	合计	0岁~	1岁~	5岁~	10岁~	15岁~	20岁~	25岁~	30岁~	35岁~	40岁~	45岁~	50岁~	55岁~	60岁~	65岁~	70岁~	75岁~	80岁~	标化率(2000年)	标化率(2010年)
Ⅱ．慢性非传染性疾病	556.77	0.00	15.02	10.43	8.38	24.21	0.00	38.71	61.29	72.05	154.72	359.01	712.33	725.85	987.23	2 518.71	4 518.14	8 753.86	18 448.88	604.63	825.57
一、恶性肿瘤	184.84	0.00	0.00	10.43	0.00	16.14	0.00	5.53	18.86	14.41	29.47	174.66	397.26	321.05	504.35	820.38	1 321.80	2 111.23	4 935.37	193.51	259.87
1. 胃癌	37.31	0.00	0.00	0.00	0.00	0.00	0.00	0.00	0.00	4.80	0.00	19.41	82.19	111.67	107.31	71.96	408.56	566.43	705.05	38.16	51.87
2. 肝癌	31.09	0.00	0.00	0.00	0.00	0.00	0.00	0.00	14.14	0.00	0.00	87.33	123.29	55.83	118.04	100.75	144.20	154.48	235.02	30.29	37.64
3. 肺癌	47.48	0.00	0.00	0.00	0.00	0.00	0.00	0.00	0.00	0.00	7.37	19.41	54.79	13.96	96.58	331.03	408.56	875.39	1 175.09	48.54	64.97
4. 食管癌	16.39	0.00	0.00	0.00	0.00	0.00	0.00	0.00	0.00	0.00	0.00	19.41	13.70	55.83	53.65	100.75	72.10	257.47	235.02	15.78	21.30
5. 结直肠癌	7.35	0.00	0.00	0.00	0.00	0.00	0.00	0.00	4.71	0.00	0.00	19.41	0.00	13.96	53.65	14.39	24.03	0.00	235.02	7.30	9.82
6. 胰腺癌	6.78	0.00	0.00	0.00	0.00	0.00	0.00	0.00	0.00	0.00	0.00	0.00	27.40	27.92	32.19	14.39	24.03	51.49	235.02	7.33	10.39
7. 乳腺癌	0.00	0.00	0.00	0.00	0.00	0.00	0.00	0.00	0.00	0.00	0.00	0.00	0.00	0.00	0.00	0.00	0.00	0.00	0.00	0.00	0.00
8. 子宫体癌	0.00	0.00	0.00	0.00	0.00	0.00	0.00	0.00	0.00	0.00	0.00	0.00	0.00	0.00	0.00	0.00	0.00	0.00	0.00	0.00	0.00
9. 卵巢癌	0.00	0.00	0.00	0.00	0.00	0.00	0.00	0.00	0.00	0.00	0.00	0.00	0.00	0.00	0.00	0.00	0.00	0.00	0.00	0.00	0.00
10. 前列腺癌	2.83	0.00	0.00	0.00	0.00	0.00	0.00	0.00	0.00	0.00	0.00	0.00	0.00	0.00	0.00	0.00	0.00	0.00	587.54	5.64	9.22
11. 脑瘤	7.91	0.00	0.00	0.00	0.00	16.14	0.00	5.53	0.00	4.80	0.00	0.00	41.10	0.00	10.73	43.18	48.07	51.49	0.00	7.59	8.39
12. 白血病	3.39	0.00	0.00	10.43	0.00	0.00	0.00	0.00	0.00	0.00	7.37	0.00	27.40	13.96	0.00	14.39	0.00	0.00	117.51	4.16	5.15
13. 膀胱癌	3.96	0.00	0.00	0.00	0.00	0.00	0.00	0.00	0.00	0.00	0.00	0.00	0.00	0.00	10.73	14.39	24.03	51.49	587.54	6.40	10.14
14. 鼻咽癌	0.57	0.00	0.00	0.00	0.00	0.00	0.00	0.00	0.00	0.00	0.00	0.00	13.70	0.00	0.00	0.00	0.00	0.00	0.00	0.70	0.81
15. 胆囊及胆道癌	1.13	0.00	0.00	0.00	0.00	0.00	0.00	0.00	0.00	0.00	0.00	0.00	0.00	0.00	0.00	14.39	0.00	0.00	235.02	2.26	3.69
16. 肾癌	1.70	0.00	0.00	0.00	0.00	0.00	0.00	0.00	0.00	0.00	0.00	0.00	0.00	13.96	10.73	14.39	24.03	51.49	117.51	2.03	2.88
17. 骨癌	2.83	0.00	0.00	0.00	0.00	0.00	0.00	0.00	0.00	0.00	0.00	9.70	0.00	13.96	0.00	14.39	24.03	0.00	0.00	2.44	3.28
18. 皮肤癌	0.00	0.00	0.00	0.00	0.00	0.00	0.00	0.00	0.00	0.00	0.00	0.00	0.00	0.00	0.00	0.00	0.00	0.00	0.00	0.00	0.00
19. 淋巴癌	3.39	0.00	0.00	0.00	0.00	0.00	0.00	0.00	0.00	0.00	0.00	0.00	0.00	0.00	0.00	57.57	24.03	0.00	0.00	2.77	3.14
20. 喉癌	3.39	0.00	0.00	0.00	0.00	0.00	0.00	0.00	0.00	4.80	0.00	0.00	13.70	13.96	0.00	14.39	48.07	0.00	0.00	3.03	3.72
21. 甲状腺癌	1.13	0.00	0.00	0.00	0.00	0.00	0.00	0.00	0.00	0.00	0.00	0.00	0.00	0.00	0.00	14.39	0.00	0.00	117.51	1.53	2.29

续表

疾病名称	合计	0岁~	1岁~	5岁~	10岁~	15岁~	20岁~	25岁~	30岁~	35岁~	40岁~	45岁~	50岁~	55岁~	60岁~	65岁~	70岁~	75岁~	80岁~	标化率（2000年）	标化率（2010年）
22. 其他	6.22	0.00	0.00	0.00	0.00	0.00	0.00	0.00	0.00	0.00	7.37	0.00	0.00	13.96	10.73	0.00	72.10	102.99	352.53	7.55	11.17
二、其他肿瘤	2.83	0.00	15.02	0.00	0.00	0.00	0.00	0.00	0.00	4.80	0.00	9.70	0.00	13.96	0.00	14.39	24.03	51.49	0.00	2.74	3.51
三、糖尿病	31.65	0.00	0.00	0.00	0.00	0.00	0.00	0.00	14.14	4.80	22.10	9.70	54.79	41.88	53.65	129.53	312.42	360.45	822.56	32.71	43.52
四、内分泌紊乱	1.13	0.00	0.00	0.00	0.00	0.00	0.00	0.00	0.00	0.00	0.00	9.70	0.00	0.00	0.00	0.00	0.00	51.49	0.00	1.33	1.69
五、神经系统和精神障碍疾病	3.96	0.00	0.00	0.00	0.00	0.00	0.00	5.53	0.00	4.80	0.00	9.70	0.00	0.00	0.00	0.00	0.00	51.49	235.02	5.01	6.57
1. 神经系统疾病	2.26	0.00	0.00	0.00	0.00	0.00	0.00	5.53	4.71	4.80	0.00	9.70	0.00	0.00	0.00	0.00	0.00	51.49	0.00	2.10	1.96
2. 精神障碍疾病	1.70	0.00	0.00	0.00	0.00	0.00	0.00	0.00	4.71	0.00	0.00	0.00	0.00	0.00	0.00	0.00	0.00	51.49	235.02	2.92	4.61
六、心脑血管疾病	202.92	0.00	0.00	0.00	0.00	8.07	0.00	16.59	18.86	24.02	88.41	97.03	191.78	251.26	289.73	949.91	1 802.45	3 450.05	6 698.00	219.80	301.43
1. 缺血性心脏病	59.92	0.00	0.00	0.00	0.00	0.00	0.00	5.53	4.71	0.00	22.10	19.41	41.10	69.79	53.65	273.46	672.92	978.37	2 350.18	66.89	92.87
2. 高血压及其并发症	2.83	0.00	0.00	0.00	0.00	0.00	0.00	0.00	4.71	0.00	0.00	0.00	13.70	0.00	0.00	14.39	0.00	51.49	235.02	4.02	5.86
3. 肺源性心脏病	13.00	0.00	0.00	0.00	0.00	0.00	0.00	0.00	0.00	0.00	0.00	0.00	27.40	13.96	0.00	71.96	72.10	360.45	587.54	15.67	22.14
4. 风湿性心脏病	5.09	0.00	0.00	0.00	0.00	0.00	0.00	0.00	0.00	0.00	7.37	9.70	13.70	0.00	0.00	28.79	48.07	51.49	117.51	5.43	7.11
5. 脑出血	97.79	0.00	0.00	0.00	0.00	8.07	0.00	11.06	14.14	19.21	58.94	67.92	82.19	125.63	225.35	460.56	793.08	1 441.81	2 232.67	98.94	132.14
6. 脑梗死	15.26	0.00	0.00	0.00	0.00	0.00	0.00	0.00	0.00	0.00	0.00	0.00	0.00	13.96	10.73	57.57	120.16	463.44	822.56	18.80	27.27
7. 脑卒中（未特指出血或梗死）	1.13	0.00	0.00	0.00	0.00	0.00	0.00	0.00	0.00	0.00	0.00	0.00	13.70	0.00	0.00	14.39	0.00	51.49	0.00	1.06	1.37
8. 其他	7.91	0.00	0.00	0.00	0.00	0.00	0.00	0.00	0.00	4.80	0.00	0.00	13.70	27.92	0.00	28.79	96.13	51.49	352.53	8.99	12.66
七、主要呼吸系统疾病	108.53	0.00	0.00	0.00	0.00	0.00	0.00	0.00	0.00	4.80	7.37	19.41	27.40	97.71	128.77	561.31	961.31	2 317.20	5 052.88	125.29	177.74
1. 慢性阻塞性肺病	102.31	0.00	0.00	0.00	0.00	0.00	0.00	0.00	0.00	4.80	7.37	19.41	27.40	83.75	107.31	518.13	889.21	2 317.20	4 817.86	119.10	169.14
3. 哮喘	2.26	0.00	0.00	0.00	0.00	0.00	0.00	0.00	0.00	0.00	0.00	0.00	0.00	0.00	10.73	14.39	24.03	0.00	117.51	2.39	3.35
3. 尘肺病	3.39	0.00	0.00	0.00	0.00	0.00	0.00	0.00	0.00	0.00	0.00	0.00	0.00	13.96	10.73	14.39	48.07	0.00	117.51	3.40	4.80
4. 其他	0.57	0.00	0.00	0.00	0.00	0.00	0.00	0.00	0.00	0.00	0.00	0.00	0.00	0.00	0.00	14.39	0.00	0.00	0.00	0.40	0.44
八、主要消化系统疾病	11.30	0.00	0.00	0.00	0.00	0.00	0.00	11.06	4.71	9.61	7.37	38.81	27.40	0.00	10.73	14.39	24.03	51.49	470.04	13.35	17.23
1. 消化性溃疡	1.13	0.00	0.00	0.00	0.00	0.00	0.00	5.53	0.00	0.00	0.00	9.70	0.00	0.00	0.00	0.00	0.00	0.00	0.00	1.19	1.19

续表

疾病名称	合计	0岁~	1岁~	5岁~	10岁~	15岁~	20岁~	25岁~	30岁~	35岁~	40岁~	45岁~	50岁~	55岁~	60岁~	65岁~	70岁~	75岁~	80岁~	标化率（2000年）	标化率（2010年）
2.肝硬化	3.96	0.00	0.00	0.00	0.00	0.00	0.00	0.00	0.00	4.80	7.37	29.11	0.00	0.00	0.00	14.39	0.00	0.00	117.51	4.44	5.71
3.肠梗阻	1.70	0.00	0.00	0.00	0.00	0.00	0.00	5.53	4.71	0.00	0.00	0.00	0.00	0.00	0.00	0.00	24.03	0.00	0.00	1.50	1.36
4.阑尾炎	0.57	0.00	0.00	0.00	0.00	0.00	0.00	0.00	0.00	0.00	0.00	0.00	0.00	0.00	0.00	0.00	0.00	0.00	117.51	1.13	1.84
5.胆囊疾病	1.13	0.00	0.00	0.00	0.00	0.00	0.00	0.00	0.00	0.00	0.00	0.00	0.00	13.96	0.00	0.00	0.00	51.49	117.51	1.79	2.77
6.胰腺炎	1.13	0.00	0.00	0.00	0.00	0.00	0.00	0.00	0.00	0.00	0.00	0.00	13.70	0.00	10.73	0.00	0.00	0.00	0.00	1.06	1.28
7.其他	1.70	0.00	0.00	0.00	0.00	0.00	0.00	0.00	0.00	4.80	0.00	0.00	13.70	0.00	0.00	0.00	0.00	0.00	117.51	2.25	3.08
九、主要泌尿生殖系统疾病	5.65	0.00	0.00	0.00	0.00	0.00	0.00	0.00	0.00	9.61	0.00	0.00	0.00	0.00	0.00	14.39	48.07	205.97	117.51	6.00	8.01
1.肾炎	5.09	0.00	0.00	0.00	0.00	0.00	0.00	0.00	0.00	9.61	0.00	0.00	0.00	0.00	0.00	14.39	48.07	205.97	0.00	4.87	6.17
2.前列腺增生	0.57	0.00	0.00	0.00	0.00	0.00	0.00	0.00	0.00	0.00	0.00	0.00	0.00	0.00	0.00	0.00	0.00	0.00	117.51	1.13	1.84
3.其他	0.00	0.00	0.00	0.00	0.00	0.00	0.00	0.00	0.00	0.00	0.00	0.00	0.00	0.00	0.00	0.00	0.00	0.00	0.00	0.00	0.00
十、肌肉骨骼和结缔组织病	2.26	0.00	0.00	0.00	8.38	0.00	0.00	0.00	0.00	0.00	0.00	0.00	0.00	0.00	0.00	14.39	24.03	0.00	0.00	2.44	2.32
十一、先天异常	0.00	0.00	0.00	0.00	0.00	0.00	0.00	0.00	0.00	0.00	0.00	0.00	0.00	0.00	0.00	0.00	0.00	0.00	0.00	0.00	0.00
1.先天性心脏病	0.00	0.00	0.00	0.00	0.00	0.00	0.00	0.00	0.00	0.00	0.00	0.00	0.00	0.00	0.00	0.00	0.00	0.00	0.00	0.00	0.00
2.其他先天畸形	0.00	0.00	0.00	0.00	0.00	0.00	0.00	0.00	0.00	0.00	0.00	0.00	0.00	0.00	0.00	0.00	0.00	0.00	0.00	0.00	0.00
Ⅲ.伤害	58.79	0.00	30.03	10.43	8.38	8.07	15.14	11.06	84.86	96.07	88.41	106.73	109.59	41.88	32.19	57.57	144.20	102.99	940.07	59.21	69.12
1.道路交通事故	16.96	0.00	0.00	10.43	0.00	0.00	0.00	0.00	18.86	24.02	29.47	58.22	41.10	0.00	10.73	28.79	0.00	51.49	352.53	18.03	21.67
2.意外中毒	16.39	0.00	15.02	0.00	8.07	8.07	0.00	0.00	28.29	24.02	14.74	29.11	27.40	13.96	21.46	14.39	96.13	0.00	117.51	15.46	17.25
3.意外跌落	6.22	0.00	15.02	0.00	0.00	0.00	0.00	0.00	4.71	4.80	7.37	9.70	0.00	13.96	0.00	14.39	24.03	0.00	352.53	7.52	10.35
4.自杀	5.09	0.00	0.00	0.00	0.00	0.00	0.00	0.00	4.71	19.21	14.74	0.00	27.40	0.00	0.00	0.00	0.00	0.00	0.00	4.53	5.04
5.砸死和碰撞死	1.13	0.00	0.00	0.00	0.00	0.00	0.00	0.00	4.71	0.00	0.00	9.70	0.00	0.00	0.00	0.00	0.00	0.00	0.00	1.15	1.11
6.意外窒息	2.83	0.00	0.00	0.00	8.38	0.00	0.00	0.00	0.00	9.61	7.37	0.00	0.00	0.00	0.00	0.00	0.00	0.00	117.51	3.30	3.86
7.触电	0.57	0.00	0.00	0.00	0.00	0.00	0.00	0.00	0.00	0.00	7.37	0.00	0.00	0.00	0.00	0.00	0.00	0.00	0.00	0.48	0.69

续表

疾病名称	合计	0岁~	1岁~	5岁~	10岁~	15岁~	20岁~	25岁~	30岁~	35岁~	40岁~	45岁~	50岁~	55岁~	60岁~	65岁~	70岁~	75岁~	80岁~	标化率（2000年）	标化率（2010年）
8. 溺水	1.13	0.00	0.00	0.00	0.00	0.00	7.57	0.00	0.00	0.00	0.00	0.00	0.00	13.96	0.00	0.00	0.00	0.00	0.00	1.10	1.58
9. 火灾	0.57	0.00	0.00	0.00	0.00	0.00	0.00	0.00	4.71	0.00	0.00	0.00	0.00	0.00	0.00	0.00	0.00	0.00	0.00	0.48	0.34
10. 他杀	2.83	0.00	0.00	0.00	0.00	0.00	7.57	11.06	4.71	0.00	0.00	0.00	13.70	0.00	0.00	0.00	0.00	0.00	0.00	2.80	2.72
11. 其他	5.09	0.00	0.00	0.00	0.00	0.00	0.00	0.00	14.14	14.41	7.37	0.00	0.00	0.00	0.00	0.00	24.03	51.49	0.00	4.35	4.51

表 5-30　2006 年青海省死因回顾性调查分死因年龄别死亡率（城市、女性）（1/10万）

疾病名称	合计	0岁~	1岁~	5岁~	10岁~	15岁~	20岁~	25岁~	30岁~	35岁~	40岁~	45岁~	50岁~	55岁~	60岁~	65岁~	70岁~	75岁~	80岁~	标化率（2000年）	标化率（2010年）
全死因	414.04	611.62	16.14	11.18	35.83	41.29	48.98	54.81	50.68	89.59	195.24	243.14	337.84	474.50	681.75	2 105.45	3 489.16	6 109.32	13 944.22	467.55	628.95
I. 传染病、母婴疾病和营养缺乏性疾病	22.16	611.62	0.00	0.00	0.00	0.00	0.00	11.26	0.00	4.98	7.81	0.00	0.00	21.57	82.64	87.00	33.88	0.00	996.02	25.08	32.43
一、传染病和寄生虫病	9.91	76.45	0.00	0.00	0.00	0.00	0.00	0.00	0.00	0.00	7.81	0.00	0.00	21.57	72.31	69.60	0.00	0.00	199.20	8.45	11.29
1. 病毒性肝炎	4.67	0.00	0.00	0.00	0.00	0.00	0.00	0.00	0.00	0.00	7.81	0.00	0.00	21.57	20.66	52.20	0.00	0.00	0.00	3.47	4.56
2. 结核病	1.17	0.00	0.00	0.00	0.00	0.00	0.00	0.00	0.00	0.00	0.00	0.00	0.00	0.00	10.33	17.40	0.00	0.00	0.00	0.83	0.99
3. 脑膜炎	2.33	76.45	0.00	0.00	0.00	0.00	0.00	0.00	0.00	0.00	0.00	0.00	0.00	0.00	30.99	0.00	0.00	0.00	199.20	1.89	2.15
4. 感染性腹泻	1.17	0.00	0.00	0.00	0.00	0.00	0.00	0.00	0.00	0.00	0.00	0.00	0.00	0.00	0.00	0.00	33.88	0.00	0.00	1.91	3.13
5. 包虫病	0.00	0.00	0.00	0.00	0.00	0.00	0.00	0.00	0.00	0.00	0.00	0.00	0.00	0.00	0.00	0.00	0.00	0.00	0.00	0.00	0.00
6. 其他	0.58	0.00	0.00	0.00	0.00	0.00	0.00	0.00	0.00	0.00	0.00	0.00	0.00	0.00	10.33	0.00	0.00	0.00	0.00	0.35	0.45
二、呼吸道感染	7.00	76.45	0.00	0.00	0.00	0.00	0.00	0.00	0.00	0.00	0.00	0.00	0.00	0.00	10.33	17.40	33.88	0.00	796.81	10.03	15.12
1. 下呼吸道感染	7.00	76.45	0.00	0.00	0.00	0.00	0.00	0.00	0.00	0.00	0.00	0.00	0.00	0.00	10.33	17.40	33.88	0.00	796.81	10.03	15.12
2. 上呼吸道感染	0.00	0.00	0.00	0.00	0.00	0.00	0.00	0.00	0.00	0.00	0.00	0.00	0.00	0.00	0.00	0.00	0.00	0.00	0.00	0.00	0.00
三、妊娠、分娩和产褥期并发症	1.17	0.00	0.00	0.00	0.00	0.00	0.00	11.26	0.00	0.00	0.00	0.00	0.00	0.00	0.00	0.00	0.00	0.00	0.00	1.07	0.85
1. 妊娠高血压综合征	0.00	0.00	0.00	0.00	0.00	0.00	0.00	0.00	0.00	0.00	0.00	0.00	0.00	0.00	0.00	0.00	0.00	0.00	0.00	0.00	0.00
2. 产后出血	0.58	0.00	0.00	0.00	0.00	0.00	0.00	5.63	0.00	0.00	0.00	0.00	0.00	0.00	0.00	0.00	0.00	0.00	0.00	0.53	0.43
3. 其他	0.58	0.00	0.00	0.00	0.00	0.00	0.00	5.63	0.00	0.00	0.00	0.00	0.00	0.00	0.00	0.00	0.00	0.00	0.00	0.53	0.43
四、围生期疾病	3.50	458.72	0.00	0.00	0.00	0.00	0.00	0.00	0.00	0.00	0.00	0.00	0.00	0.00	0.00	0.00	0.00	0.00	0.00	5.09	4.72
1. 早产	0.00	0.00	0.00	0.00	0.00	0.00	0.00	0.00	0.00	0.00	0.00	0.00	0.00	0.00	0.00	0.00	0.00	0.00	0.00	0.00	0.00
2. 产伤和窒息	2.33	305.81	0.00	0.00	0.00	0.00	0.00	0.00	0.00	0.00	0.00	0.00	0.00	0.00	0.00	0.00	0.00	0.00	0.00	3.39	3.15
3. 其他新生儿病	1.17	152.91	0.00	0.00	0.00	0.00	0.00	0.00	0.00	0.00	0.00	0.00	0.00	0.00	0.00	0.00	0.00	0.00	0.00	1.70	1.57
五、营养缺乏	0.58	0.00	0.00	0.00	0.00	0.00	0.00	0.00	0.00	4.98	0.00	0.00	0.00	0.00	0.00	0.00	0.00	0.00	0.00	0.44	0.44
1. 缺铁性贫血	0.00	0.00	0.00	0.00	0.00	0.00	0.00	0.00	0.00	0.00	0.00	0.00	0.00	0.00	0.00	0.00	0.00	0.00	0.00	0.00	0.00
2. 其他营养不良	0.58	0.00	0.00	0.00	0.00	0.00	0.00	0.00	0.00	4.98	0.00	0.00	0.00	0.00	0.00	0.00	0.00	0.00	0.00	0.44	0.44

续表

疾病名称	合计	0岁~	1岁~	5岁~	10岁~	15岁~	20岁~	25岁~	30岁~	35岁~	40岁~	45岁~	50岁~	55岁~	60岁~	65岁~	70岁~	75岁~	80岁~	标化率（2000年）	标化率（2010年）
II．慢性非传染性疾病	352.23	0.00	16.14	11.18	17.91	24.77	16.33	22.52	39.86	79.64	156.19	213.97	265.44	388.22	547.46	1 914.04	3 353.66	5 659.16	11 653.39	398.15	538.50
一、恶性肿瘤	111.38	0.00	16.14	11.18	8.96	8.26	0.00	5.63	14.95	49.77	101.52	116.71	132.72	140.19	206.59	626.41	1 321.14	964.63	1 394.42	113.64	143.71
1. 胃癌	18.66	0.00	0.00	0.00	0.00	0.00	0.00	0.00	4.98	14.93	15.62	29.18	12.07	21.57	30.99	87.00	203.25	192.93	298.80	19.27	24.70
2. 肝癌	15.75	0.00	0.00	0.00	0.00	0.00	0.00	0.00	9.97	4.98	0.00	29.18	12.07	0.00	30.99	69.60	203.25	192.93	398.41	17.55	22.43
3. 肺癌	18.66	0.00	0.00	0.00	0.00	0.00	0.00	0.00	0.00	4.98	15.62	9.73	24.13	21.57	30.99	139.20	271.00	192.93	199.20	19.06	24.34
4. 食管癌	4.08	0.00	0.00	0.00	0.00	0.00	0.00	0.00	0.00	0.00	15.62	0.00	0.00	0.00	10.33	69.60	0.00	0.00	0.00	3.32	4.06
5. 结直肠癌	2.92	0.00	0.00	0.00	0.00	0.00	0.00	5.63	0.00	0.00	0.00	9.73	12.07	0.00	10.33	0.00	33.88	0.00	0.00	2.86	3.20
6. 胰腺癌	5.25	0.00	0.00	0.00	0.00	0.00	0.00	0.00	0.00	4.98	0.00	0.00	12.07	32.35	20.66	17.40	0.00	64.31	0.00	4.26	5.72
7. 乳腺癌	6.41	0.00	0.00	0.00	0.00	0.00	0.00	0.00	0.00	0.00	7.81	9.73	36.20	32.35	0.00	34.80	33.88	0.00	0.00	5.90	7.52
8. 子宫体癌	8.75	0.00	0.00	0.00	0.00	0.00	0.00	0.00	0.00	9.95	7.81	29.18	0.00	0.00	0.00	34.80	135.50	64.31	199.20	9.89	12.62
9. 卵巢癌	2.33	0.00	0.00	0.00	0.00	0.00	0.00	0.00	0.00	0.00	0.00	0.00	12.07	0.00	10.33	34.80	33.88	64.31	0.00	2.50	3.06
10. 前列腺癌	0.00	0.00	0.00	0.00	0.00	0.00	0.00	0.00	0.00	0.00	0.00	0.00	0.00	0.00	0.00	0.00	0.00	0.00	0.00	0.00	0.00
11. 脑瘤	7.00	0.00	0.00	0.00	0.00	0.00	8.26	0.00	0.00	4.98	0.00	0.00	0.00	0.00	10.33	87.00	67.75	64.31	99.60	7.01	8.68
12. 白血病	4.08	0.00	0.00	11.18	8.96	0.00	0.00	0.00	0.00	4.98	0.00	0.00	0.00	0.00	0.00	17.40	67.75	0.00	0.00	4.72	4.37
13. 膀胱癌	1.17	0.00	0.00	0.00	0.00	0.00	0.00	0.00	0.00	0.00	0.00	0.00	0.00	0.00	0.00	17.40	33.88	0.00	0.00	1.19	1.37
14. 鼻咽癌	0.00	0.00	0.00	0.00	0.00	0.00	0.00	0.00	0.00	0.00	0.00	0.00	0.00	0.00	0.00	0.00	0.00	0.00	0.00	0.00	0.00
15. 胆囊及胆道癌	7.00	0.00	0.00	0.00	0.00	0.00	0.00	0.00	0.00	0.00	7.81	0.00	0.00	21.57	41.32	0.00	135.50	0.00	99.60	6.45	8.78
16. 肾癌	1.75	0.00	0.00	0.00	0.00	0.00	0.00	0.00	0.00	0.00	0.00	0.00	12.07	0.00	0.00	0.00	33.88	64.31	0.00	2.14	2.70
17. 骨癌	1.75	0.00	0.00	0.00	0.00	0.00	0.00	0.00	0.00	0.00	7.81	0.00	0.00	0.00	10.78	10.33	0.00	0.00	0.00	1.26	1.84
18. 皮肤癌	0.00	0.00	0.00	0.00	0.00	0.00	0.00	0.00	0.00	0.00	0.00	0.00	0.00	0.00	0.00	0.00	0.00	0.00	0.00	0.00	0.00
19. 淋巴癌	1.75	0.00	16.14	0.00	0.00	0.00	0.00	0.00	0.00	0.00	0.00	0.00	0.00	0.00	0.00	0.00	33.88	0.00	0.00	1.93	2.32
20. 喉癌	0.58	0.00	0.00	0.00	0.00	0.00	0.00	0.00	0.00	0.00	0.00	0.00	0.00	0.00	0.00	0.00	0.00	64.31	0.00	0.82	1.15
21. 甲状腺癌	1.17	0.00	0.00	0.00	0.00	0.00	0.00	0.00	0.00	0.00	0.00	0.00	0.00	0.00	10.33	0.00	0.00	0.00	99.60	1.30	2.02

续表

疾病名称	合计	0岁~	1岁~	5岁~	10岁~	15岁~	20岁~	25岁~	30岁~	35岁~	40岁~	45岁~	50岁~	55岁~	60岁~	65岁~	70岁~	75岁~	80岁~	标化率（2000年）	标化率（2010年）
22.其他	2.33	0.00	0.00	0.00	0.00	0.00	0.00	0.00	0.00	0.00	15.62	0.00	0.00	0.00	0.00	17.40	33.88	0.00	0.00	2.21	2.83
二、其他肿瘤	1.17	0.00	0.00	0.00	0.00	0.00	0.00	0.00	4.98	0.00	0.00	0.00	0.00	0.00	0.00	0.00	33.88	0.00	0.00	1.21	1.20
三、糖尿病	18.08	0.00	0.00	0.00	0.00	0.00	0.00	0.00	0.00	0.00	0.00	9.73	0.00	32.35	61.98	156.60	169.38	321.54	199.20	17.86	23.36
四、内分泌紊乱	0.58	0.00	0.00	0.00	0.00	0.00	0.00	0.00	0.00	0.00	0.00	0.00	0.00	0.00	0.00	0.00	33.88	0.00	0.00	0.70	0.84
五、神经系统和精神障碍紊乱	2.92	0.00	0.00	0.00	0.00	0.00	0.00	0.00	0.00	4.98	7.81	0.00	0.00	0.00	0.00	0.00	0.00	64.31	199.20	3.68	5.45
1.神经系统疾病	1.75	0.00	0.00	0.00	0.00	0.00	0.00	0.00	0.00	0.00	7.81	0.00	0.00	0.00	0.00	0.00	0.00	64.31	99.60	2.29	3.45
2.精神障碍疾病	1.17	0.00	0.00	0.00	0.00	0.00	0.00	0.00	0.00	4.98	0.00	0.00	0.00	0.00	0.00	0.00	0.00	0.00	99.60	1.39	2.00
六、心脑血管疾病	141.12	0.00	0.00	0.00	0.00	16.52	0.00	11.26	4.98	24.89	39.05	38.90	120.66	161.76	144.61	748.22	1 287.26	2 572.35	6 274.90	168.03	234.16
1.缺血性心脏病	40.24	0.00	0.00	0.00	0.00	0.00	0.00	5.63	4.98	9.95	7.81	9.73	24.13	21.57	41.32	208.80	237.13	771.70	2 390.44	50.08	71.36
2.高血压及其并发症	3.50	0.00	0.00	0.00	0.00	0.00	0.00	0.00	0.00	0.00	0.00	0.00	0.00	10.78	0.00	0.00	33.88	128.62	199.20	4.66	6.92
3.肺源性心脏病	12.25	0.00	0.00	0.00	0.00	8.26	0.00	0.00	0.00	4.98	7.81	9.73	12.07	0.00	10.33	34.80	101.63	128.62	796.81	15.63	22.12
4.风湿性心脏病	8.75	0.00	0.00	0.00	0.00	0.00	0.00	0.00	0.00	0.00	15.62	0.00	12.07	21.57	0.00	34.80	135.50	192.93	99.60	9.63	12.93
5.脑出血	57.73	0.00	0.00	0.00	0.00	8.26	0.00	0.00	0.00	4.98	7.81	19.45	72.39	75.49	72.31	382.81	542.01	1 221.86	1 693.23	65.68	89.03
6.脑梗死	11.08	0.00	0.00	0.00	0.00	0.00	0.00	0.00	0.00	0.00	0.00	7.81	0.00	0.00	20.66	52.20	203.25	64.31	697.21	13.86	19.63
7.脑卒中（未特指出血或梗死）	1.75	0.00	0.00	0.00	0.00	0.00	0.00	0.00	0.00	0.00	0.00	0.00	10.78	0.00	0.00	17.40	0.00	0.00	99.60	1.85	2.76
8.其他	5.83	0.00	0.00	0.00	0.00	0.00	0.00	5.63	0.00	4.98	0.00	0.00	0.00	21.57	0.00	17.40	33.88	64.31	298.80	6.65	9.40
七、主要呼吸系统疾病	49.57	0.00	0.00	0.00	0.00	0.00	0.00	0.00	0.00	0.00	0.00	19.45	0.00	43.14	92.97	208.80	304.88	1 543.41	2 490.04	61.86	88.94
1.慢性阻塞性肺疾病	47.24	0.00	0.00	0.00	0.00	0.00	0.00	0.00	0.00	0.00	0.00	19.45	0.00	43.14	92.97	191.40	304.88	1 414.79	2 390.44	58.77	84.54
2.哮喘	2.33	0.00	0.00	0.00	0.00	0.00	0.00	0.00	0.00	0.00	0.00	0.00	0.00	0.00	0.00	17.40	0.00	128.62	99.60	3.09	4.40
3.尘肺病	0.00	0.00	0.00	0.00	0.00	0.00	0.00	0.00	0.00	0.00	0.00	0.00	0.00	0.00	0.00	0.00	0.00	0.00	0.00	0.00	0.00
4.其他	0.00	0.00	0.00	0.00	0.00	0.00	0.00	0.00	0.00	0.00	0.00	0.00	0.00	0.00	0.00	0.00	0.00	0.00	0.00	0.00	0.00
八、主要消化系统疾病	11.66	0.00	0.00	0.00	0.00	0.00	0.00	5.63	0.00	0.00	0.00	19.45	0.00	0.00	20.66	69.60	169.38	0.00	597.61	13.74	18.59
1.消化性溃疡	2.92	0.00	0.00	0.00	0.00	0.00	0.00	0.00	0.00	0.00	0.00	0.00	0.00	0.00	0.00	17.40	101.63	0.00	99.60	3.54	4.61

续表

疾病名称	合计	0岁~	1岁~	5岁~	10岁~	15岁~	20岁~	25岁~	30岁~	35岁~	40岁~	45岁~	50岁~	55岁~	60岁~	65岁~	70岁~	75岁~	80岁~	标化率（2000年）	标化率（2010年）
2.肝硬化	1.17	0.00	0.00	0.00	0.00	0.00	0.00	5.63	0.00	0.00	0.00	0.00	0.00	0.00	0.00	0.00	0.00	0.00	99.60	1.49	1.99
3.肠梗阻	0.58	0.00	0.00	0.00	0.00	0.00	0.00	0.00	0.00	0.00	0.00	0.00	0.00	0.00	0.00	0.00	0.00	0.00	99.60	0.96	1.56
4.阑尾炎	0.00	0.00	0.00	0.00	0.00	0.00	0.00	0.00	0.00	0.00	0.00	0.00	0.00	0.00	0.00	0.00	0.00	0.00	0.00	0.00	0.00
5.胆囊疾病	2.33	0.00	0.00	0.00	0.00	0.00	0.00	0.00	0.00	0.00	0.00	9.73	0.00	0.00	0.00	17.40	33.88	0.00	99.60	2.81	3.71
6.胰腺炎	2.33	0.00	0.00	0.00	0.00	0.00	0.00	0.00	0.00	0.00	0.00	0.00	0.00	0.00	0.00	17.40	33.88	0.00	199.20	3.10	4.50
7.其他	2.33	0.00	0.00	0.00	0.00	0.00	0.00	0.00	0.00	0.00	0.00	9.73	0.00	0.00	20.66	17.40	0.00	0.00	0.00	1.85	2.22
九、主要泌尿生殖系统疾病	9.91	0.00	0.00	0.00	0.00	0.00	0.00	0.00	14.95	0.00	0.00	0.00	12.07	0.00	10.33	87.00	33.88	64.31	398.41	10.90	13.96
1.肾炎	9.33	0.00	0.00	0.00	0.00	0.00	8.16	0.00	14.95	0.00	0.00	0.00	12.07	0.00	10.33	69.60	33.88	64.31	398.41	10.41	13.42
2.前列腺增生	0.00	0.00	0.00	0.00	0.00	0.00	0.00	0.00	0.00	0.00	0.00	0.00	0.00	0.00	0.00	0.00	0.00	0.00	0.00	0.00	0.00
3.其他	0.58	0.00	0.00	0.00	0.00	0.00	0.00	0.00	0.00	0.00	0.00	0.00	0.00	0.00	0.00	17.40	0.00	0.00	0.00	0.49	0.54
十、肌肉骨骼和结缔组织病	4.67	0.00	0.00	0.00	8.96	0.00	8.16	0.00	0.00	0.00	7.81	0.00	0.00	10.78	10.33	17.40	0.00	128.62	0.00	4.92	5.97
十一、先天性畸形	0.00	0.00	0.00	0.00	0.00	0.00	0.00	0.00	0.00	0.00	0.00	0.00	0.00	0.00	0.00	0.00	0.00	0.00	0.00	0.00	0.00
1.先天性心脏病	0.00	0.00	0.00	0.00	0.00	0.00	0.00	0.00	0.00	0.00	0.00	0.00	0.00	0.00	0.00	0.00	0.00	0.00	0.00	0.00	0.00
2.其他先天畸形	0.00	0.00	0.00	0.00	0.00	0.00	0.00	0.00	0.00	0.00	0.00	0.00	0.00	0.00	0.00	0.00	0.00	0.00	0.00	0.00	0.00
Ⅲ.伤害	22.16	0.00	0.00	0.00	0.00	16.52	24.49	16.89	14.95	4.98	15.62	29.18	60.33	32.35	10.33	69.60	0.00	192.93	398.41	23.60	28.51
1.道路交通事故	6.41	0.00	0.00	0.00	0.00	0.00	16.33	0.00	0.00	4.98	7.81	0.00	24.13	10.78	0.00	34.80	0.00	0.00	99.60	6.26	7.82
2.意外中毒	1.75	0.00	0.00	0.00	0.00	0.00	0.00	5.63	0.00	0.00	7.81	9.73	0.00	0.00	0.00	0.00	0.00	0.00	0.00	1.71	1.93
3.意外跌落	5.25	0.00	0.00	0.00	0.00	16.52	0.00	0.00	0.00	0.00	0.00	0.00	0.00	10.78	0.00	34.80	0.00	128.62	199.20	6.30	8.40
4.自杀	5.25	0.00	0.00	0.00	8.96	0.00	0.00	5.63	4.98	0.00	0.00	0.00	36.20	10.78	10.33	0.00	0.00	64.31	0.00	5.36	5.70
5.淹死和碰撞死	0.58	0.00	0.00	0.00	0.00	0.00	0.00	0.00	0.00	0.00	0.00	0.00	0.00	0.00	0.00	0.00	0.00	0.00	0.00	0.51	0.36
6.意外窒息	0.00	0.00	0.00	0.00	0.00	0.00	0.00	0.00	0.00	0.00	0.00	0.00	0.00	0.00	0.00	0.00	0.00	0.00	0.00	0.00	0.00
7.触电	0.58	0.00	0.00	0.00	0.00	0.00	0.00	0.00	0.00	0.00	0.00	9.73	0.00	0.00	0.00	0.00	0.00	0.00	0.00	0.67	0.77

续表

疾病名称	合计	0岁~	1岁~	5岁~	10岁~	15岁~	20岁~	25岁~	30岁~	35岁~	40岁~	45岁~	50岁~	55岁~	60岁~	65岁~	70岁~	75岁~	80岁~	标化率(2000年)	标化率(2010年)
8. 溺水	0.58	0.00	0.00	0.00	0.00	0.00	0.00	5.63	0.00	0.00	0.00	0.00	0.00	0.00	0.00	0.00	0.00	0.00	0.00	0.53	0.43
9. 火灾	0.00	0.00	0.00	0.00	0.00	0.00	0.00	0.00	0.00	0.00	0.00	0.00	0.00	0.00	0.00	0.00	0.00	0.00	0.00	0.00	0.00
10. 他杀	0.00	0.00	0.00	0.00	0.00	0.00	0.00	0.00	0.00	0.00	0.00	0.00	0.00	0.00	0.00	0.00	0.00	0.00	0.00	0.00	0.00
11. 其他	1.75	0.00	0.00	0.00	0.00	0.00	8.16	0.00	0.00	0.00	0.00	9.73	0.00	0.00	0.00	0.00	0.00	0.00	99.60	2.25	3.11

第5章·2006年地区别、性别、年龄别、死因别死亡率

表 5-31　2006 年青海省死因回顾性调查分死因年龄别死亡率（农村、男女合计）（1/10 万）

疾病名称	合计	0岁~	1岁~	5岁~	10岁~	15岁~	20岁~	25岁~	30岁~	35岁~	40岁~	45岁~	50岁~	55岁~	60岁~	65岁~	70岁~	75岁~	80岁~	标化率（2000年）	标化率（2010年）
全死因	614.14	2572.25	110.51	49.39	39.50	66.46	116.08	96.56	173.85	237.68	364.92	433.26	916.62	1015.86	1980.61	3308.03	6812.92	10222.49	21200.75	875.31	1151.34
1. 传染病、母婴疾病和营养缺乏性疾病	70.50	2118.32	35.52	16.46	4.39	5.54	12.62	11.59	16.47	18.64	22.34	50.13	93.06	59.76	62.77	117.50	278.08	601.32	2313.95	85.48	105.49
一、传染病和寄生虫病	26.23	90.79	15.79	9.41	2.19	0.00	2.52	3.86	10.98	16.31	22.34	50.13	88.40	54.32	48.82	63.27	185.39	390.86	375.23	33.00	41.23
1. 病毒性肝炎	14.06	0.00	3.95	2.35	0.00	0.00	2.52	1.93	3.66	6.99	22.34	42.97	69.79	48.89	20.92	27.11	92.69	120.26	0.00	16.41	20.38
2. 结核病	6.29	0.00	0.00	0.00	0.00	0.00	0.00	0.00	5.49	6.99	0.00	7.16	13.96	5.43	13.95	27.11	61.80	180.40	125.08	8.78	11.06
3. 脑膜炎	1.47	15.13	3.95	4.70	2.19	0.00	0.00	0.00	0.00	0.00	0.00	0.00	0.00	0.00	6.97	0.00	0.00	30.07	62.54	1.90	2.42
4. 感染性腹泻	3.57	75.65	7.89	2.35	2.19	0.00	0.00	0.00	0.00	0.00	0.00	0.00	4.65	0.00	6.97	0.00	15.45	60.13	187.62	4.94	6.38
5. 包虫病	0.21	0.00	0.00	0.00	0.00	0.00	0.00	0.00	0.00	0.00	0.00	0.00	0.00	0.00	0.00	9.04	0.00	0.00	0.00	0.25	0.28
6. 其他	0.63	0.00	0.00	0.00	0.00	0.00	0.00	0.00	1.83	2.33	0.00	0.00	4.65	0.00	0.00	0.00	15.45	0.00	0.00	0.71	0.72
二、呼吸道感染	17.41	317.75	19.73	7.06	2.19	0.00	5.05	1.93	1.83	2.33	0.00	0.00	4.65	5.43	6.97	36.15	77.24	180.40	1876.17	29.69	42.27
1. 下呼吸道感染	16.37	317.75	15.79	7.06	2.19	0.00	5.05	1.93	1.83	2.33	0.00	0.00	4.65	5.43	6.97	36.15	77.24	150.33	1688.56	27.33	38.61
2. 上呼吸道感染	1.05	0.00	3.95	0.00	0.00	5.54	0.00	0.00	0.00	0.00	0.00	0.00	0.00	0.00	0.00	0.00	0.00	30.07	187.62	2.36	3.67
三、妊娠、分娩和产褥期并发症	1.89	0.00	0.00	0.00	0.00	0.00	5.54	5.05	5.79	3.66	0.00	0.00	0.00	0.00	0.00	0.00	0.00	0.00	0.00	1.77	1.60
1. 妊娠高血压综合征	1.05	0.00	0.00	0.00	0.00	0.00	0.00	5.05	5.79	0.00	0.00	0.00	0.00	0.00	0.00	0.00	0.00	0.00	0.00	0.92	0.71
2. 产后出血	0.00	0.00	0.00	0.00	0.00	0.00	0.00	0.00	0.00	0.00	0.00	0.00	0.00	0.00	0.00	0.00	0.00	0.00	0.00	0.00	0.00
3. 其他	0.84	0.00	0.00	0.00	0.00	0.00	5.54	0.00	0.00	3.66	0.00	0.00	0.00	0.00	0.00	0.00	0.00	0.00	0.00	0.84	0.90
四、围生期病	23.71	1709.79	0.00	0.00	0.00	0.00	0.00	0.00	0.00	0.00	0.00	0.00	0.00	0.00	0.00	0.00	0.00	0.00	0.00	18.98	17.61
1. 早产	1.05	75.65	0.00	0.00	0.00	0.00	0.00	0.00	0.00	0.00	0.00	0.00	0.00	0.00	0.00	0.00	0.00	0.00	0.00	0.84	0.78
2. 产伤和窒息	18.04	1301.26	0.00	0.00	0.00	0.00	0.00	0.00	0.00	0.00	0.00	0.00	0.00	0.00	0.00	0.00	0.00	0.00	0.00	14.44	13.40
3. 其他新生儿病	4.62	332.88	0.00	0.00	0.00	0.00	0.00	0.00	0.00	0.00	0.00	0.00	0.00	0.00	0.00	0.00	0.00	0.00	0.00	3.69	3.43
五、营养缺乏	1.26	0.00	0.00	0.00	0.00	0.00	0.00	0.00	0.00	0.00	0.00	0.00	0.00	0.00	6.97	18.08	15.45	30.07	62.54	2.04	2.77
1. 缺铁性贫血	1.26	0.00	0.00	0.00	0.00	0.00	0.00	0.00	0.00	0.00	0.00	0.00	0.00	0.00	6.97	18.08	15.45	30.07	62.54	2.04	2.77
2. 其他营养不良	0.00	0.00	0.00	0.00	0.00	0.00	0.00	0.00	0.00	0.00	0.00	0.00	0.00	0.00	0.00	0.00	0.00	0.00	0.00	0.00	0.00

续表

疾病名称	合计	0岁~	1岁~	5岁~	10岁~	15岁~	20岁~	25岁~	30岁~	35岁~	40岁~	45岁~	50岁~	55岁~	60岁~	65岁~	70岁~	75岁~	80岁~	标化率(2000年)	标化率(2010年)
II．慢性非传染性疾病	458.87	363.14	31.57	11.76	4.39	13.85	22.71	32.83	58.56	107.19	212.25	261.39	674.67	890.92	1 806.26	3 063.99	6 349.45	9 200.24	17 823.64	693.71	935.52
一、恶性肿瘤	127.99	15.13	0.00	7.06	4.39	5.54	7.57	11.59	29.28	58.26	78.20	118.16	260.56	418.30	676.48	894.79	1 251.35	1 713.77	1 938.71	167.59	217.03
1. 胃癌	42.59	0.00	0.00	0.00	2.19	0.00	0.00	1.93	3.66	25.63	11.17	46.55	107.02	157.54	244.09	316.34	417.12	450.99	500.31	54.51	70.19
2. 肝癌	21.61	0.00	0.00	0.00	0.00	0.00	0.00	1.93	3.66	18.64	26.07	28.65	69.79	65.19	90.66	153.65	200.83	270.60	0.00	26.43	33.13
3. 肺癌	12.17	0.00	0.00	0.00	0.00	0.00	0.00	0.00	0.00	18.64	14.89	28.65	23.26	32.59	69.74	108.46	139.04	90.20	375.23	17.06	22.81
4. 食管癌	15.11	0.00	0.00	0.00	0.00	0.00	0.00	0.00	1.83	0.00	0.00	3.58	23.26	86.92	118.56	90.38	108.14	330.73	187.62	19.82	26.76
5. 结直肠癌	8.18	0.00	0.00	0.00	0.00	0.00	0.00	1.93	3.66	0.00	7.45	14.32	0.00	5.43	41.84	63.27	139.04	180.40	187.62	12.01	15.71
6. 胰腺癌	3.78	0.00	0.00	0.00	0.00	0.00	0.00	0.00	0.00	0.00	0.00	3.58	18.61	5.43	27.90	36.15	30.90	30.07	62.54	4.97	6.34
7. 乳腺癌	1.89	0.00	0.00	0.00	0.00	0.00	0.00	0.00	0.00	0.00	0.00	3.58	0.00	16.30	0.00	0.00	30.90	60.13	62.54	2.86	4.10
8. 子宫体癌	1.89	0.00	0.00	0.00	0.00	0.00	0.00	0.00	2.33	0.00	3.72	0.00	0.00	10.86	0.00	18.08	15.45	60.13	0.00	2.05	2.42
9. 卵巢癌	0.42	0.00	0.00	0.00	0.00	0.00	0.00	0.00	0.00	0.00	0.00	0.00	4.65	0.00	0.00	9.04	0.00	0.00	0.00	0.49	0.55
10. 前列腺癌	1.05	0.00	0.00	0.00	0.00	0.00	0.00	0.00	0.00	0.00	0.00	0.00	0.00	0.00	0.00	0.00	15.45	30.07	187.62	2.50	3.87
11. 脑癌	3.57	0.00	0.00	2.35	0.00	0.00	2.52	1.93	1.83	6.99	3.72	0.00	9.31	5.43	27.90	9.04	15.45	30.07	0.00	3.84	4.54
12. 白血病	4.62	15.13	0.00	2.35	2.19	2.77	2.52	1.93	12.81	2.33	7.45	3.58	0.00	5.43	6.97	9.04	0.00	60.13	0.00	4.88	5.11
13. 膀胱癌	1.68	0.00	0.00	0.00	0.00	0.00	0.00	0.00	0.00	0.00	0.00	3.58	0.00	5.43	6.97	18.08	15.45	60.13	62.54	2.63	3.63
14. 鼻咽癌	1.68	0.00	0.00	2.35	0.00	0.00	2.52	0.00	0.00	0.00	0.00	0.00	0.00	5.43	0.00	18.08	0.00	60.13	62.54	2.44	3.31
15. 胆囊及胆道癌	1.26	0.00	0.00	0.00	0.00	0.00	0.00	0.00	0.00	0.00	0.00	3.58	0.00	5.43	13.95	0.00	15.45	0.00	62.54	1.84	2.59
16. 肾癌	0.63	0.00	0.00	0.00	0.00	0.00	0.00	1.93	0.00	0.00	0.00	0.00	0.00	0.00	0.00	9.04	15.45	0.00	0.00	0.75	0.81
17. 骨癌	1.89	0.00	0.00	0.00	0.00	0.00	0.00	0.00	0.00	0.00	2.33	3.58	0.00	5.43	6.97	9.04	46.35	0.00	0.00	2.34	2.90
18. 皮肤癌	0.63	0.00	0.00	0.00	0.00	0.00	0.00	0.00	0.00	0.00	0.00	0.00	4.65	0.00	0.00	0.00	30.90	0.00	0.00	0.87	1.04
19. 淋巴癌	1.47	0.00	0.00	0.00	0.00	0.00	0.00	0.00	0.00	0.00	2.33	3.58	0.00	5.43	13.95	9.04	15.45	0.00	62.54	2.03	2.72
20. 喉癌	0.42	0.00	0.00	0.00	0.00	2.77	0.00	0.00	1.83	0.00	0.00	0.00	0.00	0.00	0.00	0.00	0.00	30.07	0.00	0.61	0.75
21. 甲状腺癌	0.84	0.00	0.00	0.00	0.00	0.00	0.00	0.00	0.00	0.00	0.00	0.00	0.00	0.00	6.97	18.08	0.00	30.07	0.00	1.13	1.40

续表

疾病名称	合计	0岁~	1岁~	5岁~	10岁~	15岁~	20岁~	25岁~	30岁~	35岁~	40岁~	45岁~	50岁~	55岁~	60岁~	65岁~	70岁~	75岁~	80岁~	标化率（2000年）	标化率（2010年）
22. 其他	0.63	0.00	0.00	0.00	0.00	0.00	0.00	0.00	0.00	0.00	0.00	0.00	0.00	0.00	0.00	0.00	0.00	0.00	125.08	1.52	2.35
二、其他肿瘤	0.63	0.00	0.00	0.00	0.00	0.00	0.00	0.00	0.00	0.00	0.00	0.00	0.00	0.00	13.95	0.00	15.45	0.00	0.00	0.66	0.75
三、糖尿病	10.28	0.00	0.00	0.00	0.00	0.00	2.52	0.00	1.83	4.66	3.72	7.16	27.92	21.73	13.95	72.31	247.18	120.26	125.08	14.08	17.74
四、内分泌素乱	0.00	0.00	0.00	0.00	0.00	0.00	0.00	0.00	0.00	0.00	0.00	0.00	0.00	0.00	0.00	0.00	0.00	0.00	0.00	0.00	0.00
五、神经系统和精神障碍疾病	2.52	30.26	3.95	2.35	0.00	0.00	0.00	0.00	0.00	0.00	7.45	0.00	0.00	5.43	0.00	9.04	30.90	0.00	62.54	3.05	3.80
1. 神经系统疾病	1.68	30.26	3.95	2.35	0.00	0.00	0.00	0.00	0.00	0.00	7.45	0.00	0.00	5.43	0.00	9.04	30.90	0.00	0.00	1.56	1.78
2. 精神障碍疾病	0.84	0.00	0.00	0.00	0.00	0.00	0.00	0.00	1.83	0.00	0.00	0.00	0.00	0.00	0.00	0.00	0.00	0.00	62.54	1.49	2.02
六、心脑血管疾病	179.81	30.26	3.95	2.35	0.00	2.77	7.57	9.66	16.47	18.64	70.75	100.26	255.91	298.78	697.40	1156.91	2394.56	4179.19	9255.78	288.92	398.63
1. 缺血性心脏病	39.45	0.00	0.00	0.00	0.00	2.77	2.52	1.93	3.66	2.33	18.62	14.32	60.49	65.19	174.35	207.88	463.46	901.98	2501.56	65.68	92.44
2. 高血压及其并发症	2.31	0.00	0.00	0.00	0.00	0.00	0.00	0.00	0.00	0.00	0.00	0.00	4.65	0.00	13.95	9.04	30.90	90.20	187.62	4.31	6.22
3. 肺源性心脏病	8.39	0.00	0.00	0.00	0.00	0.00	0.00	3.86	0.00	0.00	7.45	7.16	9.31	16.30	20.92	54.23	92.69	270.60	375.23	13.39	18.44
4. 风湿性心脏病	4.41	0.00	0.00	0.00	0.00	0.00	0.00	0.00	4.66	4.66	3.72	3.58	9.31	16.30	20.92	9.04	30.90	180.40	0.00	5.88	7.78
5. 脑出血	97.15	15.13	0.00	0.00	0.00	0.00	5.05	0.00	10.98	9.32	33.51	75.19	162.85	190.13	390.54	695.95	1374.94	2044.50	3752.35	148.37	200.67
6. 脑梗死	10.07	0.00	0.00	0.00	0.00	0.00	0.00	0.00	0.00	0.00	3.72	0.00	4.65	4.65	27.90	63.27	185.39	390.86	625.39	18.01	25.19
7. 脑卒中（未特指出血或梗死）	13.22	0.00	0.00	0.00	0.00	0.00	0.00	3.86	0.00	0.00	3.72	0.00	4.65	5.43	34.87	90.38	154.49	270.60	1626.02	26.64	39.46
8. 其他	4.83	15.13	3.95	2.35	0.00	0.00	0.00	3.86	1.83	2.33	0.00	0.00	9.31	5.43	13.95	27.11	61.80	30.07	187.62	6.63	8.44
七、主要呼吸系统疾病	95.05	0.00	3.95	0.00	0.00	0.00	0.00	3.86	0.00	13.98	26.07	14.32	46.53	92.35	265.01	714.03	1977.44	2555.62	4815.51	158.67	217.33
1. 慢性阻塞性肺病	93.37	0.00	0.00	0.00	0.00	0.00	0.00	3.86	0.00	13.98	26.07	14.32	46.53	92.35	244.09	704.99	1931.10	2555.62	4752.97	156.16	214.01
2. 哮喘	0.84	0.00	0.00	0.00	0.00	0.00	0.00	0.00	0.00	0.00	0.00	0.00	0.00	0.00	0.00	9.04	30.90	0.00	62.54	1.49	2.02
3. 尘肺病	0.63	0.00	0.00	0.00	0.00	0.00	0.00	0.00	0.00	0.00	0.00	0.00	0.00	0.00	20.92	0.00	0.00	0.00	0.00	0.70	0.92
4. 其他	0.21	0.00	0.00	0.00	0.00	0.00	0.00	0.00	0.00	0.00	0.00	0.00	0.00	0.00	0.00	0.00	15.45	0.00	0.00	0.32	0.38
八、主要消化系统疾病	24.13	60.52	3.95	0.00	0.00	0.00	2.52	3.86	3.66	9.32	18.62	17.90	60.49	32.59	83.69	153.65	308.98	300.66	750.47	34.10	44.57
1. 消化性溃疡	10.28	0.00	0.00	0.00	0.00	0.00	0.00	1.93	3.66	4.66	3.72	3.58	13.96	0.00	41.84	81.34	185.39	120.26	500.31	16.01	21.22

续表

疾病名称	合计	0岁~	1岁~	5岁~	10岁~	15岁~	20岁~	25岁~	30岁~	35岁~	40岁~	45岁~	50岁~	55岁~	60岁~	65岁~	70岁~	75岁~	80岁~	标化率（2000年）	标化率（2010年）
2. 肝硬化	6.50	0.00	0.00	0.00	0.00	0.00	0.00	0.00	0.00	4.66	11.17	10.74	23.26	16.30	27.90	36.15	46.35	90.20	62.54	8.33	10.76
3. 肠梗阻	1.68	0.00	3.95	0.00	0.00	0.00	0.00	0.00	0.00	0.00	0.00	0.00	4.65	0.00	0.00	18.08	15.45	60.13	62.54	2.61	3.45
4. 阑尾炎	0.63	0.00	0.00	0.00	0.00	2.77	0.00	0.00	0.00	0.00	3.72	0.00	0.00	0.00	0.00	0.00	0.00	30.07	0.00	0.86	1.09
5. 胆囊疾病	1.26	0.00	0.00	0.00	0.00	0.00	0.00	0.00	0.00	0.00	0.00	0.00	0.00	10.86	6.97	0.00	30.90	0.00	62.54	1.88	2.71
6. 胰腺炎	1.05	0.00	0.00	0.00	0.00	0.00	2.52	0.00	0.00	0.00	0.00	3.58	9.31	5.43	0.00	18.08	15.45	0.00	0.00	1.24	1.55
7. 其他	2.73	60.52	0.00	0.00	0.00	0.00	2.52	1.93	0.00	0.00	0.00	0.00	9.31	0.00	6.97	18.08	15.45	0.00	62.54	3.18	3.79
九.主要泌尿生殖系统疾病	9.65	0.00	0.00	0.00	0.00	0.00	2.52	3.86	1.83	2.33	0.00	3.58	9.31	10.86	27.90	45.19	92.69	270.60	750.47	16.86	23.91
1. 肾炎	6.29	0.00	0.00	0.00	0.00	0.00	2.52	3.86	1.83	2.33	0.00	3.58	4.65	10.86	20.92	36.15	61.80	150.33	312.70	9.75	13.26
2. 前列腺增生	1.68	0.00	0.00	0.00	0.00	0.00	0.00	0.00	0.00	0.00	0.00	0.00	0.00	0.00	0.00	0.00	15.45	120.26	187.62	3.66	5.48
3. 其他	1.68	0.00	0.00	0.00	0.00	0.00	0.00	0.00	0.00	0.00	0.00	0.00	4.65	0.00	6.97	9.04	15.45	0.00	250.16	3.44	5.17
十.肌肉骨骼和结缔组织病	3.99	0.00	0.00	0.00	0.00	2.77	0.00	0.00	1.83	0.00	7.45	0.00	13.96	5.43	27.90	18.08	30.90	30.07	125.08	5.48	7.24
十一.先天异常	3.99	226.96	15.79	15.79	0.00	0.00	0.00	0.00	0.00	0.00	0.00	0.00	0.00	0.00	0.00	0.00	0.00	0.00	0.00	3.22	3.07
1. 先天性心脏病	2.52	121.05	15.79	0.00	0.00	2.77	0.00	0.00	0.00	0.00	0.00	0.00	0.00	0.00	0.00	0.00	0.00	0.00	0.00	2.04	1.98
2. 其他先天畸形	1.47	105.92	0.00	0.00	0.00	0.00	0.00	0.00	0.00	0.00	0.00	0.00	0.00	0.00	0.00	0.00	0.00	0.00	0.00	1.18	1.09
Ⅲ. 伤害	81.41	60.52	43.41	21.17	28.53	44.31	78.23	52.14	96.99	109.52	126.61	121.74	148.89	65.19	97.64	126.54	169.94	420.93	750.47	90.71	102.86
1. 道路交通事故	33.78	15.13	15.79	16.46	8.78	11.08	45.42	30.90	51.24	44.27	70.75	42.97	41.88	16.30	27.90	36.15	46.35	90.20	187.62	35.57	38.97
2. 意外中毒	7.13	0.00	3.95	0.00	4.39	5.54	0.00	3.86	0.00	16.31	3.72	3.58	27.92	10.86	6.97	27.11	30.90	120.26	0.00	8.36	9.58
3. 意外跌落	10.07	15.13	7.89	2.35	2.19	2.77	2.52	1.93	10.98	9.32	7.45	10.74	23.26	5.43	27.90	18.08	61.80	120.26	312.70	13.33	16.62
4. 自杀	11.33	0.00	0.00	6.58	5.54	2.77	2.52	3.86	10.98	13.98	14.89	35.81	37.22	16.30	13.95	27.11	0.00	60.13	125.08	13.17	15.27
5. 砸死和砸塌死	5.67	0.00	3.95	0.00	6.58	8.31	7.57	0.00	5.49	11.65	14.89	14.32	0.00	5.43	0.00	9.04	30.90	0.00	0.00	6.08	6.86
6. 意外窒息	0.84	15.13	7.89	0.00	0.00	0.00	0.00	0.00	0.00	2.33	0.00	0.00	0.00	0.00	0.00	0.00	0.00	0.00	0.00	0.72	0.73
7. 触电	0.84	0.00	0.00	0.00	0.00	0.00	0.00	0.00	0.00	2.33	0.00	0.00	9.31	5.43	0.00	0.00	0.00	0.00	0.00	0.88	1.09

续表

疾病名称	合计	0岁~	1岁~	5岁~	10岁~	15岁~	20岁~	25岁~	30岁~	35岁~	40岁~	45岁~	50岁~	55岁~	60岁~	65岁~	70岁~	75岁~	80岁~	标化率（2000年）	标化率（2010年）
8. 溺水	2.31	0.00	3.95	2.35	4.39	2.77	2.52	3.86	1.83	0.00	3.72	3.58	0.00	0.00	0.00	0.00	0.00	0.00	0.00	2.25	2.06
9. 火灾	0.21	0.00	0.00	0.00	0.00	0.00	0.00	0.00	1.83	0.00	0.00	0.00	0.00	0.00	0.00	0.00	0.00	0.00	0.00	0.19	0.13
10. 他杀	3.57	0.00	0.00	0.00	2.19	0.00	12.62	3.36	9.15	2.33	3.72	3.58	9.31	0.00	0.00	0.00	0.00	0.00	62.54	3.78	4.11
11. 其他	5.67	15.13	0.00	0.00	0.00	8.31	5.05	3.86	5.49	6.99	7.45	7.16	9.31	5.43	20.92	9.04	0.00	30.07	62.54	6.38	7.44

表 5-32　2006 年青海省死因回顾性调查分死因年龄别死亡率（农村，男性）（1/10 万）

疾病名称	合计	0岁~	1岁~	5岁~	10岁~	15岁~	20岁~	25岁~	30岁~	35岁~	40岁~	45岁~	50岁~	55岁~	60岁~	65岁~	70岁~	75岁~	80岁~	标化率（2000年）	标化率（2010年）
全死因	723.76	2 684.56	144.65	50.34	56.84	76.05	163.42	105.41	251.34	373.49	523.89	625.31	1 099.00	1 131.32	2 467.15	3 788.81	7 642.12	11 002.44	24 214.66	1 028.00	1 344.59
Ⅰ.传染病、母婴疾病和营养缺乏性疾病	76.23	2 159.32	45.68	13.73	8.74	0.00	10.21	7.53	14.16	27.00	21.24	77.29	144.13	31.72	40.23	122.79	434.92	489.00	2 879.58	96.06	119.37
一、传染病和寄生虫病	31.15	87.54	22.84	9.15	4.37	0.00	5.11	7.53	14.16	22.50	21.24	77.29	144.13	31.72	26.82	52.62	310.66	305.62	261.78	38.04	45.39
1.病毒性肝炎	16.80	0.00	7.61	0.00	0.00	0.00	5.11	3.76	3.54	9.00	21.24	63.23	117.11	31.72	0.00	17.54	155.33	61.12	0.00	19.59	23.50
2.结核病	7.79	0.00	7.61	9.15	0.00	0.00	0.00	3.76	7.08	9.00	0.00	14.05	27.02	0.00	13.41	35.08	93.20	122.25	130.89	10.39	12.52
3.脑膜炎	1.64	0.00	0.00	0.00	0.00	0.00	0.00	0.00	0.00	0.00	0.00	0.00	0.00	0.00	0.00	0.00	0.00	61.12	0.00	1.78	1.93
4.感染性腹泻	3.69	87.54	7.61	0.00	4.37	0.00	0.00	0.00	0.00	0.00	0.00	0.00	0.00	0.00	13.41	0.00	31.07	61.12	130.89	4.88	6.01
5.包虫病	0.00	0.00	0.00	0.00	0.00	0.00	0.00	0.00	0.00	0.00	0.00	0.00	0.00	0.00	0.00	0.00	0.00	0.00	0.00	0.00	0.00
6.其他	1.23	0.00	0.00	0.00	0.00	0.00	0.00	0.00	3.54	4.50	0.00	0.00	0.00	0.00	0.00	0.00	31.07	0.00	0.00	1.40	1.42
二、呼吸道感染	18.03	262.62	22.84	4.58	4.37	0.00	5.11	0.00	0.00	4.50	0.00	0.00	0.00	0.00	13.41	52.62	93.20	122.25	2 486.91	34.77	50.88
1.下呼吸道感染	16.80	262.62	15.23	4.58	0.00	0.00	5.11	0.00	0.00	4.50	0.00	0.00	0.00	0.00	13.41	52.62	93.20	61.12	2 356.02	32.39	47.38
2.上呼吸道感染	1.23	0.00	7.61	0.00	0.00	0.00	0.00	0.00	0.00	0.00	0.00	0.00	0.00	0.00	0.00	0.00	0.00	61.12	130.89	2.38	3.50
三、妊娠、分娩和产褥期并发症	0.00	0.00	0.00	0.00	0.00	0.00	0.00	0.00	0.00	0.00	0.00	0.00	0.00	0.00	0.00	0.00	0.00	0.00	0.00	0.00	0.00
1.妊娠高血压综合征	0.00	0.00	0.00	0.00	0.00	0.00	0.00	0.00	0.00	0.00	0.00	0.00	0.00	0.00	0.00	0.00	0.00	0.00	0.00	0.00	0.00
2.产后出血	0.00	0.00	0.00	0.00	0.00	0.00	0.00	0.00	0.00	0.00	0.00	0.00	0.00	0.00	0.00	0.00	0.00	0.00	0.00	0.00	0.00
3.其他	0.00	0.00	0.00	0.00	0.00	0.00	0.00	0.00	0.00	0.00	0.00	0.00	0.00	0.00	0.00	0.00	0.00	0.00	0.00	0.00	0.00
四、围生期病症	25.41	1 809.16	0.00	0.00	0.00	0.00	0.00	0.00	0.00	0.00	0.00	0.00	0.00	0.00	0.00	0.00	0.00	0.00	0.00	20.08	18.63
1.早产	0.82	58.36	0.00	0.00	0.00	0.00	0.00	0.00	0.00	0.00	0.00	0.00	0.00	0.00	0.00	0.00	0.00	0.00	0.00	0.65	0.60
2.产伤和窒息	21.31	1 517.36	0.00	0.00	0.00	0.00	0.00	0.00	0.00	0.00	0.00	0.00	0.00	0.00	0.00	0.00	0.00	0.00	0.00	16.84	15.63
3.其他新生儿病	3.28	233.44	0.00	0.00	0.00	0.00	0.00	0.00	0.00	0.00	0.00	0.00	0.00	0.00	0.00	0.00	0.00	0.00	0.00	2.59	2.40
五、营养缺乏	1.64	0.00	0.00	0.00	0.00	0.00	0.00	0.00	0.00	0.00	0.00	0.00	0.00	0.00	0.00	17.54	31.07	61.12	130.89	3.17	4.46
1.缺铁性贫血	1.64	0.00	0.00	0.00	0.00	0.00	0.00	0.00	0.00	0.00	0.00	0.00	0.00	0.00	0.00	17.54	31.07	61.12	130.89	3.17	4.46
2.其他营养不良	0.00	0.00	0.00	0.00	0.00	0.00	0.00	0.00	0.00	0.00	0.00	0.00	0.00	0.00	0.00	0.00	0.00	0.00	0.00	0.00	0.00

续表

疾病名称	合计	0岁~	1岁~	5岁~	10岁~	15岁~	20岁~	25岁~	30岁~	35岁~	40岁~	45岁~	50岁~	55岁~	60岁~	65岁~	70岁~	75岁~	80岁~	标化率(2000年)	标化率(2010年)
Ⅱ.慢性非传染性疾病	515.97	437.70	30.45	9.15	8.74	10.86	15.32	15.06	60.18	139.50	290.27	344.27	729.66	1 015.01	2 306.25	3 473.07	6 958.68	10 085.57	20 026.18	786.77	1 061.80
一、恶性肿瘤	163.93	29.18	0.00	4.58	8.74	0.00	5.11	7.53	21.24	76.50	99.12	168.62	369.34	560.37	978.81	1 157.69	1 335.82	2 139.36	2 748.69	215.91	282.23
1.胃癌	60.24	0.00	0.00	0.00	4.37	0.00	0.00	0.00	0.00	31.50	14.16	70.26	162.15	232.61	348.62	491.14	465.98	672.37	916.23	78.36	102.09
2.肝癌	29.51	0.00	0.00	0.00	0.00	0.00	0.00	3.76	0.00	31.50	14.16	56.21	108.10	74.01	160.90	140.33	186.39	305.62	0.00	35.12	43.88
3.肺癌	13.52	0.00	0.00	0.00	0.00	0.00	0.00	0.00	0.00	0.00	42.48	7.03	27.02	31.72	93.86	157.87	93.20	61.12	392.67	18.48	24.63
4.食管癌	24.18	0.00	0.00	0.00	0.00	0.00	0.00	0.00	3.54	0.00	21.24	7.03	27.02	158.60	187.72	157.87	217.46	366.75	392.67	31.81	43.31
5.结直肠癌	6.97	0.00	0.00	0.00	0.00	0.00	0.00	0.00	0.00	0.00	0.00	7.08	0.00	10.57	26.82	87.70	93.20	183.37	130.89	10.22	13.38
6.胰腺癌	5.33	0.00	0.00	0.00	0.00	0.00	0.00	0.00	0.00	0.00	0.00	0.00	18.02	0.00	40.23	70.16	62.13	61.12	0.00	6.78	8.18
7.乳腺癌	0.41	0.00	0.00	0.00	0.00	0.00	0.00	0.00	0.00	0.00	0.00	0.00	0.00	0.00	0.00	0.00	31.07	0.00	0.00	0.64	0.77
8.子宫体癌	0.00	0.00	0.00	0.00	0.00	0.00	0.00	0.00	0.00	0.00	0.00	0.00	0.00	0.00	0.00	0.00	0.00	0.00	0.00	0.00	0.00
9.卵巢癌	0.00	0.00	0.00	0.00	0.00	0.00	0.00	0.00	0.00	0.00	0.00	0.00	0.00	0.00	0.00	0.00	0.00	0.00	0.00	0.00	0.00
10.前列腺癌	2.05	0.00	0.00	0.00	0.00	0.00	0.00	0.00	0.00	4.50	0.00	0.00	18.02	10.57	40.23	0.00	31.07	61.12	392.67	5.19	8.03
11.脑瘤	3.69	0.00	0.00	0.00	0.00	0.00	0.00	0.00	3.54	4.50	0.00	7.03	0.00	10.57	13.41	0.00	0.00	61.12	0.00	4.20	5.23
12.白血病	5.33	29.18	0.00	4.58	4.37	0.00	0.00	3.76	10.62	0.00	7.08	0.00	0.00	10.57	13.41	17.54	0.00	122.25	0.00	5.96	6.65
13.膀胱癌	2.46	0.00	0.00	0.00	0.00	0.00	0.00	0.00	0.00	0.00	0.00	0.00	0.00	10.57	13.41	17.54	0.00	122.25	130.89	4.16	6.02
14.鼻咽癌	1.23	0.00	0.00	4.58	0.00	0.00	5.11	0.00	0.00	0.00	0.00	0.00	9.01	0.00	0.00	0.00	0.00	0.00	0.00	1.21	1.27
15.胆囊及胆道癌	0.82	0.00	0.00	0.00	0.00	0.00	0.00	0.00	0.00	0.00	0.00	7.03	0.00	0.00	0.00	0.00	0.00	0.00	130.89	1.74	2.61
16.肾癌	0.82	0.00	0.00	0.00	0.00	0.00	0.00	0.00	0.00	4.50	0.00	0.00	0.00	10.57	13.41	17.54	31.07	0.00	0.00	1.13	1.31
17.骨癌	2.46	0.00	0.00	0.00	0.00	0.00	0.00	0.00	0.00	0.00	7.08	0.00	0.00	0.00	13.41	0.00	62.13	0.00	0.00	2.98	3.83
18.皮肤癌	0.82	0.00	0.00	0.00	0.00	0.00	0.00	0.00	0.00	0.00	0.00	0.00	9.01	0.00	0.00	0.00	0.00	31.07	0.00	1.10	1.30
19.淋巴癌	2.05	0.00	0.00	0.00	0.00	0.00	0.00	3.76	0.00	0.00	0.00	0.00	10.57	10.57	26.82	0.00	31.07	0.00	0.00	2.30	2.85
20.喉癌	0.41	0.00	0.00	0.00	0.00	0.00	0.00	0.00	0.00	0.00	0.00	0.00	0.00	0.00	0.00	0.00	0.00	61.12	0.00	0.78	1.09
21.甲状腺癌	0.82	0.00	0.00	0.00	0.00	0.00	0.00	0.00	0.00	0.00	0.00	0.00	0.00	0.00	13.41	0.00	0.00	61.12	0.00	1.23	1.68

续表

疾病名称	合计	0岁~	1岁~	5岁~	10岁~	15岁~	20岁~	25岁~	30岁~	35岁~	40岁~	45岁~	50岁~	55岁~	60岁~	65岁~	70岁~	75岁~	80岁~	标化率（2000年）	标化率（2010年）
22.其他	0.82	0.00	0.00	0.00	0.00	0.00	0.00	0.00	0.00	0.00	0.00	0.00	0.00	0.00	0.00	0.00	0.00	0.00	261.78	2.51	4.11
二、其他肿瘤	0.82	0.00	0.00	0.00	0.00	0.00	0.00	0.00	3.54	0.00	0.00	0.00	0.00	0.00	13.41	0.00	0.00	0.00	0.00	0.81	0.85
三、糖尿病	16.39	0.00	0.00	0.00	0.00	0.00	5.11	0.00	3.54	9.00	7.08	7.03	36.03	31.72	13.41	87.70	465.98	244.50	261.78	23.65	30.11
四、内分泌紊乱	0.00	0.00	0.00	0.00	0.00	0.00	0.00	0.00	0.00	0.00	0.00	0.00	0.00	0.00	0.00	0.00	0.00	0.00	0.00	0.00	0.00
五、神经系统和精神障碍疾病	2.87	29.18	7.61	0.00	0.00	0.00	0.00	0.00	3.54	0.00	14.16	0.00	0.00	0.00	0.00	17.54	31.07	0.00	0.00	3.08	3.54
1.神经系统疾病	2.05	29.18	7.61	0.00	0.00	0.00	0.00	0.00	3.54	0.00	14.16	0.00	0.00	0.00	0.00	17.54	31.07	0.00	0.00	1.95	2.24
2.精神障碍疾病	0.82	0.00	0.00	0.00	0.00	0.00	0.00	0.00	0.00	0.00	0.00	0.00	0.00	0.00	0.00	0.00	0.00	0.00	0.00	1.13	1.31
六、心脑血管疾病	187.29	29.18	0.00	4.58	0.00	5.43	0.00	0.00	17.70	18.00	92.04	112.41	180.16	296.05	831.32	1245.40	2640.57	4339.85	10340.31	310.48	430.24
1.缺血性心脏病	38.52	0.00	0.00	0.00	0.00	5.43	0.00	0.00	3.54	0.00	21.24	21.08	63.06	63.44	214.53	122.79	372.79	794.62	3272.25	69.14	99.95
2.高血压及其并发症	1.23	0.00	0.00	0.00	0.00	0.00	0.00	0.00	0.00	0.00	0.00	0.00	0.00	0.00	13.41	0.00	0.00	122.25	0.00	2.02	2.78
3.肺源性心脏病	9.02	0.00	0.00	0.00	0.00	0.00	0.00	0.00	0.00	0.00	7.08	14.05	0.00	10.57	26.82	87.70	62.13	427.87	261.78	14.45	19.61
4.风湿性心脏病	3.28	0.00	0.00	0.00	0.00	0.00	0.00	0.00	0.00	4.50	7.08	0.00	0.00	10.57	26.82	0.00	31.07	122.25	0.00	4.36	5.84
5.脑出血	106.97	29.18	0.00	0.00	0.00	0.00	0.00	0.00	14.16	9.00	42.48	77.29	108.10	200.89	455.89	771.79	1801.80	2139.36	4581.15	169.06	229.42
6.脑梗死	12.70	0.00	0.00	0.00	0.00	0.00	0.00	0.00	0.00	0.00	7.08	0.00	0.00	0.00	53.63	105.24	186.39	489.00	785.34	22.85	31.95
7.脑卒中（未特指出血或梗死）	12.29	0.00	0.00	0.00	0.00	0.00	0.00	0.00	0.00	0.00	7.08	0.00	0.00	10.57	40.23	140.33	93.20	183.37	1439.79	24.23	35.59
8.其他	3.28	0.00	0.00	0.00	4.58	0.00	0.00	0.00	0.00	4.50	0.00	0.00	0.00	9.01	0.00	17.54	93.20	61.12	0.00	4.38	5.11
七、主要呼吸系统疾病	95.49	0.00	0.00	0.00	0.00	0.00	0.00	0.00	0.00	18.00	42.48	14.05	45.04	74.01	348.62	701.63	1957.13	2628.36	4842.93	162.19	222.23
1.慢性阻塞性肺疾病	94.26	0.00	0.00	0.00	0.00	0.00	0.00	0.00	0.00	18.00	42.48	14.05	45.04	74.01	308.39	701.63	1957.13	2628.36	4842.93	160.84	220.46
2.哮喘	0.00	0.00	0.00	0.00	0.00	0.00	0.00	0.00	0.00	0.00	0.00	0.00	0.00	0.00	0.00	0.00	0.00	0.00	0.00	0.00	0.00
3.尘肺病	1.23	0.00	0.00	0.00	0.00	0.00	0.00	0.00	0.00	0.00	0.00	0.00	0.00	0.00	40.23	0.00	0.00	0.00	0.00	1.35	1.77
4.其他	0.00	0.00	0.00	0.00	0.00	0.00	0.00	0.00	0.00	0.00	0.00	0.00	0.00	0.00	0.00	0.00	0.00	0.00	0.00	0.00	0.00
八、主要消化系统疾病	30.74	87.54	7.61	0.00	0.00	5.43	5.11	7.53	7.08	18.00	28.32	35.13	90.08	31.72	80.45	192.95	372.79	183.37	916.23	42.13	53.88
1.消化性溃疡	13.93	0.00	0.00	0.00	0.00	0.00	0.00	3.76	7.08	9.00	7.08	7.03	27.02	0.00	53.63	105.24	217.46	61.12	785.34	21.74	28.81

续表

疾病名称	合计	0岁~	1岁~	5岁~	10岁~	15岁~	20岁~	25岁~	30岁~	35岁~	40岁~	45岁~	50岁~	55岁~	60岁~	65岁~	70岁~	75岁~	80岁~	标化率（2000年）	标化率（2010年）
2.肝硬化	7.38	0.00	0.00	0.00	0.00	0.00	0.00	0.00	0.00	9.00	21.24	21.08	36.03	10.57	13.41	35.08	31.07	61.12	0.00	8.71	10.76
3.肠梗阻	2.46	0.00	7.61	0.00	0.00	0.00	0.00	0.00	0.00	0.00	0.00	0.00	9.01	0.00	0.00	17.54	31.07	61.12	130.89	3.97	5.34
4.阑尾炎	0.41	0.00	0.00	0.00	0.00	5.43	0.00	0.00	0.00	0.00	0.00	0.00	0.00	0.00	0.00	0.00	0.00	0.00	0.00	0.45	0.41
5.胆囊疾病	0.82	0.00	0.00	0.00	0.00	0.00	0.00	0.00	0.00	0.00	0.00	7.03	0.00	10.57	0.00	0.00	0.00	0.00	0.00	1.03	1.41
6.胰腺炎	1.64	0.00	0.00	0.00	0.00	0.00	0.00	0.00	0.00	0.00	0.00	0.00	9.01	10.57	0.00	0.00	31.07	0.00	0.00	1.98	2.50
7.其他	4.10	87.54	0.00	0.00	0.00	0.00	5.11	3.76	0.00	0.00	0.00	0.00	0.00	0.00	13.41	35.08	31.07	0.00	0.00	4.25	4.65
九、主要泌尿生殖系统疾病	11.48	0.00	0.00	0.00	0.00	0.00	0.00	0.00	0.00	0.00	0.00	7.03	9.01	21.15	26.82	70.16	124.26	427.87	916.23	21.43	30.83
1.肾炎	7.79	0.00	0.00	0.00	0.00	0.00	0.00	0.00	0.00	0.00	0.00	7.03	9.01	21.15	26.82	70.16	93.20	183.37	523.56	13.43	18.99
2.前列腺增生	3.28	0.00	0.00	0.00	0.00	0.00	0.00	0.00	0.00	0.00	0.00	0.00	0.00	0.00	0.00	0.00	31.07	244.50	392.67	7.54	11.31
3.其他	0.41	0.00	0.00	0.00	0.00	0.00	0.00	0.00	0.00	0.00	7.08	0.00	0.00	0.00	0.00	0.00	0.00	0.00	0.00	0.46	0.53
十、肌肉骨骼和结缔组织病	1.64	0.00	0.00	0.00	0.00	0.00	0.00	0.00	3.54	0.00	0.00	0.00	9.01	0.00	13.41	0.00	0.00	61.12	0.00	2.06	2.60
十一、先天异常	4.51	262.62	15.23	0.00	0.00	0.00	0.00	0.00	0.00	0.00	0.00	0.00	0.00	0.00	0.00	0.00	0.00	0.00	0.00	3.59	3.41
1.先天性心脏病	3.28	175.08	15.23	0.00	0.00	0.00	0.00	0.00	0.00	0.00	0.00	0.00	0.00	0.00	0.00	0.00	0.00	0.00	0.00	2.62	2.51
2.其他先天畸形	1.23	87.54	0.00	0.00	0.00	0.00	0.00	0.00	0.00	0.00	0.00	0.00	0.00	0.00	0.00	0.00	0.00	0.00	0.00	0.97	0.90
Ⅲ.伤害	129.10	58.36	68.52	27.46	39.35	65.19	137.88	82.82	177.00	202.49	212.39	203.75	225.20	84.58	120.68	192.95	217.46	427.87	916.23	140.04	155.79
1.道路交通事故	55.74	0.00	30.45	22.88	13.12	21.73	76.60	52.70	92.04	85.50	120.35	70.26	81.07	10.57	26.82	35.08	62.13	122.25	130.89	57.10	60.90
2.意外中毒	11.07	0.00	7.61	0.00	0.00	0.00	0.00	3.76	0.00	31.50	7.08	7.03	54.05	21.15	0.00	35.08	62.13	244.50	0.00	13.34	16.12
3.意外跌落	13.52	29.18	7.61	0.00	4.37	5.43	5.11	3.76	21.24	18.00	14.16	7.03	36.03	10.57	40.23	35.08	31.07	0.00	392.67	16.44	19.66
4.自杀	14.34	0.00	0.00	0.00	8.74	5.43	0.00	3.76	17.70	18.00	14.16	63.23	18.02	21.15	26.82	52.62	0.00	0.00	261.78	16.95	19.67
5.砸死和磕撞死	10.66	0.00	15.23	22.88	0.00	16.30	15.32	0.00	10.62	22.50	28.32	28.10	18.02	10.57	17.54	17.54	62.13	0.00	0.00	11.53	13.05
6.意外窒息	1.23	0.00	15.23	0.00	0.00	0.00	0.00	0.00	0.00	4.50	0.00	0.00	0.00	10.57	0.00	0.00	0.00	0.00	0.00	1.07	1.10
7.触电	1.64	0.00	0.00	0.00	0.00	0.00	0.00	0.00	0.00	4.50	0.00	0.00	18.02	10.57	0.00	0.00	0.00	0.00	0.00	1.71	2.11

续表

疾病名称	合计	0岁~	1岁~	5岁~	10岁~	15岁~	20岁~	25岁~	30岁~	35岁~	40岁~	45岁~	50岁~	55岁~	60岁~	65岁~	70岁~	75岁~	80岁~	标化率（2000年）	标化率（2010年）
8.溺水	4.10	0.00	7.61	4.58	8.74	5.43	5.11	3.76	3.54	0.00	7.08	7.03	0.00	0.00	0.00	0.00	0.00	0.00	0.00	4.06	3.75
9.火灾	0.41	0.00	0.00	0.00	0.00	0.00	0.00	0.00	3.54	0.00	0.00	0.00	0.00	0.00	0.00	0.00	0.00	0.00	0.00	0.36	0.26
10.他杀	6.97	0.00	0.00	0.00	4.37	0.00	25.53	7.53	17.70	4.50	7.08	7.03	18.02	0.00	0.00	0.00	0.00	0.00	130.89	7.51	8.22
11.其他	9.43	29.18	0.00	0.00	0.00	10.86	10.21	7.53	10.62	13.50	14.16	14.05	18.02	0.00	26.82	17.54	0.00	61.12	0.00	9.97	10.95

表 5-33　2006 年青海省死因回顾性调查分死因年龄别死亡率（农村，女性）(1/10 万)

疾病名称	合计	0 岁~	1 岁~	5 岁~	10 岁~	15 岁~	20 岁~	25 岁~	30 岁~	35 岁~	40 岁~	45 岁~	50 岁~	55 岁~	60 岁~	65 岁~	70 岁~	75 岁~	80 岁~	标化率（2000年）	标化率（2010年）
全死因	499.15	2 451.29	73.75	48.38	22.02	56.50	69.84	87.25	90.92	91.83	188.53	233.64	721.71	893.85	1 453.28	2 796.42	5 992.62	9 467.46	18 465.23	719.36	955.55
I. 传染病、母婴疾病和营养缺乏性疾病	64.49	2 074.17	24.58	19.35	0.00	11.30	14.97	15.86	18.94	9.67	23.57	21.90	38.49	89.39	87.20	111.86	122.93	710.06	1 798.56	75.18	92.18
一、传染病和寄生虫病	21.07	94.28	8.19	9.68	0.00	0.00	0.00	0.00	7.58	9.67	23.57	21.90	28.87	78.21	72.66	74.57	61.46	473.37	479.62	27.63	36.71
1. 病毒性肝炎	11.18	0.00	0.00	4.84	0.00	0.00	0.00	0.00	3.79	4.83	23.57	21.90	19.25	67.04	43.60	37.29	30.73	177.51	0.00	13.11	17.13
2. 结核病	4.73	0.00	0.00	0.00	0.00	0.00	0.00	0.00	3.79	4.83	0.00	0.00	0.00	11.17	14.53	18.64	30.73	236.69	119.90	7.05	9.48
3. 脑膜炎	1.29	31.43	0.00	0.00	0.00	0.00	0.00	0.00	0.00	0.00	0.00	0.00	0.00	0.00	14.53	0.00	0.00	0.00	119.90	1.99	2.85
4. 感染性腹泻	3.44	62.85	8.19	4.84	0.00	0.00	0.00	0.00	0.00	0.00	0.00	0.00	9.62	0.00	0.00	18.64	0.00	59.17	239.81	4.96	6.68
5. 包虫病	0.43	0.00	0.00	0.00	0.00	0.00	0.00	0.00	0.00	0.00	0.00	0.00	0.00	0.00	0.00	18.64	0.00	0.00	0.00	0.52	0.57
6. 其他	0.00	0.00	0.00	0.00	0.00	0.00	0.00	0.00	0.00	0.00	0.00	0.00	0.00	0.00	0.00	0.00	0.00	0.00	0.00	0.00	0.00
二、呼吸道感染	16.77	377.12	16.39	9.68	0.00	0.00	4.99	3.97	3.79	0.00	0.00	0.00	9.62	11.17	0.00	18.64	61.46	236.69	1 318.94	25.15	34.50
1. 下呼吸道感染	15.91	377.12	16.39	9.68	0.00	0.00	4.99	3.97	3.79	0.00	0.00	0.00	9.62	11.17	0.00	18.64	61.46	236.69	1 079.14	22.84	30.73
2. 上呼吸道感染	0.86	0.00	0.00	0.00	0.00	11.30	0.00	0.00	0.00	0.00	0.00	0.00	0.00	0.00	0.00	0.00	0.00	0.00	239.81	2.30	3.76
三、妊娠、分娩和产褥期并发症	3.87	0.00	0.00	0.00	0.00	0.00	9.98	11.90	7.58	0.00	0.00	0.00	0.00	0.00	0.00	0.00	0.00	0.00	0.00	3.60	3.25
1. 妊娠高血压综合征	2.15	0.00	0.00	0.00	0.00	0.00	0.00	11.90	7.58	0.00	0.00	0.00	0.00	0.00	0.00	0.00	0.00	0.00	0.00	1.90	1.45
2. 产后出血	0.00	0.00	0.00	0.00	0.00	0.00	0.00	0.00	0.00	0.00	0.00	0.00	0.00	0.00	0.00	0.00	0.00	0.00	0.00	0.00	0.00
3. 其他	1.72	0.00	0.00	0.00	0.00	0.00	9.98	0.00	0.00	0.00	0.00	0.00	0.00	0.00	0.00	0.00	0.00	0.00	0.00	1.70	1.80
四、围生期疾病	21.93	1 602.77	0.00	0.00	0.00	0.00	0.00	0.00	0.00	0.00	0.00	0.00	0.00	0.00	0.00	0.00	0.00	0.00	0.00	17.79	16.51
1. 早产	1.29	94.28	0.00	0.00	0.00	0.00	0.00	0.00	0.00	0.00	0.00	0.00	0.00	0.00	0.00	0.00	0.00	0.00	0.00	1.05	0.97
2. 产伤和窒息	14.62	1 068.51	0.00	0.00	0.00	0.00	0.00	0.00	0.00	0.00	0.00	0.00	0.00	0.00	0.00	0.00	0.00	0.00	0.00	11.86	11.01
3. 其他新生儿病	6.02	439.97	0.00	0.00	0.00	0.00	0.00	0.00	0.00	0.00	0.00	0.00	0.00	0.00	0.00	0.00	0.00	0.00	0.00	4.88	4.53
五、营养缺乏	0.86	0.00	0.00	0.00	0.00	0.00	0.00	0.00	0.00	0.00	0.00	0.00	0.00	0.00	14.53	18.64	0.00	0.00	0.00	1.01	1.21
1. 缺铁性贫血	0.86	0.00	0.00	0.00	0.00	0.00	0.00	0.00	0.00	0.00	0.00	0.00	0.00	0.00	14.53	18.64	0.00	0.00	0.00	1.01	1.21
2. 其他营养不良	0.00	0.00	0.00	0.00	0.00	0.00	0.00	0.00	0.00	0.00	0.00	0.00	0.00	0.00	0.00	0.00	0.00	0.00	0.00	0.00	0.00

续表

疾病名称	合计	0岁~	1岁~	5岁~	10岁~	15岁~	20岁~	25岁~	30岁~	35岁~	40岁~	45岁~	50岁~	55岁~	60岁~	65岁~	70岁~	75岁~	80岁~	标化率（2000年）	标化率（2010年）
II．慢性非传染性疾病	398.98	282.84	32.78	14.52	0.00	16.95	29.93	51.55	56.82	72.50	125.69	175.23	615.86	759.78	1 264.35	2 628.64	5 746.77	8 343.20	15 827.34	599.56	808.57
一、恶性肿瘤	90.29	0.00	0.00	9.68	0.00	11.30	9.98	15.86	37.88	38.66	54.99	65.71	144.34	268.16	348.79	615.21	1 167.79	1 301.78	1 199.04	117.82	150.21
1. 胃癌	24.08	0.00	0.00	0.00	0.00	0.00	0.00	3.97	7.58	19.33	7.86	21.90	48.11	78.21	130.79	130.50	368.78	236.69	119.90	30.06	37.65
2. 肝癌	13.33	0.00	0.00	0.00	0.00	0.00	0.00	0.00	0.00	4.83	7.86	0.00	28.87	55.87	14.53	167.79	215.12	236.69	0.00	17.14	21.63
3. 肺癌	10.75	0.00	0.00	0.00	0.00	0.00	0.00	0.00	3.79	0.00	7.86	7.30	19.25	33.52	43.60	55.93	184.39	118.34	359.71	15.43	20.73
4. 食管癌	5.59	0.00	0.00	0.00	0.00	0.00	0.00	0.00	3.79	0.00	0.00	0.00	19.25	11.17	43.60	18.64	0.00	295.86	0.00	7.56	9.88
5. 结直肠癌	9.46	0.00	0.00	4.84	0.00	0.00	0.00	3.97	0.00	0.00	0.00	21.90	0.00	0.00	58.13	37.29	184.39	177.51	239.81	13.77	17.97
6. 胰腺癌	2.15	0.00	0.00	0.00	0.00	0.00	0.00	0.00	0.00	0.00	0.00	0.00	19.25	11.17	14.53	0.00	0.00	119.90	119.90	3.04	4.34
7. 乳腺癌	3.44	0.00	0.00	0.00	0.00	0.00	0.00	0.00	0.00	0.00	0.00	7.30	0.00	33.52	0.00	0.00	30.73	118.34	119.90	5.05	7.38
8. 子宫体癌	3.87	0.00	0.00	0.00	0.00	0.00	0.00	0.00	7.58	4.83	0.00	0.00	0.00	22.35	0.00	37.29	30.73	0.00	0.00	4.23	4.99
9. 卵巢癌	0.86	0.00	0.00	0.00	0.00	0.00	0.00	0.00	0.00	0.00	0.00	0.00	9.62	0.00	0.00	18.64	0.00	0.00	0.00	1.01	1.14
10. 前列腺癌	0.00	0.00	0.00	0.00	0.00	0.00	0.00	0.00	0.00	0.00	0.00	0.00	0.00	0.00	0.00	0.00	0.00	0.00	0.00	0.00	0.00
11. 脑瘤	3.44	0.00	0.00	0.00	0.00	0.00	4.99	3.97	0.00	9.67	0.00	7.86	0.00	0.00	14.53	18.64	0.00	0.00	0.00	3.48	3.84
12. 白血病	3.87	0.00	0.00	4.84	0.00	5.65	4.99	0.00	15.15	0.00	7.86	0.00	0.00	0.00	0.00	18.64	0.00	0.00	0.00	3.79	3.57
13. 膀胱癌	0.86	0.00	0.00	0.00	0.00	0.00	0.00	0.00	0.00	0.00	0.00	0.00	0.00	0.00	0.00	18.64	30.73	0.00	0.00	1.16	1.33
14. 鼻咽癌	2.15	0.00	0.00	0.00	0.00	0.00	0.00	0.00	0.00	0.00	0.00	0.00	0.00	11.17	0.00	18.64	0.00	118.34	119.90	3.60	5.26
15. 胆囊及胆道癌	1.72	0.00	0.00	0.00	0.00	0.00	0.00	0.00	0.00	0.00	0.00	0.00	0.00	11.17	29.07	0.00	30.73	0.00	0.00	2.03	2.72
16. 肾癌	0.43	0.00	0.00	0.00	0.00	0.00	0.00	3.97	0.00	0.00	0.00	0.00	0.00	0.00	0.00	0.00	0.00	0.00	0.00	0.38	0.30
17. 骨癌	1.29	0.00	0.00	0.00	0.00	0.00	0.00	0.00	0.00	0.00	0.00	7.30	0.00	0.00	0.00	18.64	30.73	0.00	0.00	1.66	1.91
18. 皮肤癌	0.43	0.00	0.00	0.00	0.00	0.00	0.00	0.00	0.00	0.00	0.00	0.00	0.00	0.00	0.00	18.64	0.00	0.00	0.00	0.63	0.76
19. 淋巴癌	0.86	0.00	0.00	0.00	0.00	0.00	0.00	0.00	0.00	0.00	0.00	0.00	0.00	0.00	0.00	18.64	30.73	0.00	119.90	1.67	2.46
20. 喉癌	0.43	0.00	0.00	0.00	0.00	5.65	0.00	0.00	0.00	0.00	0.00	0.00	0.00	0.00	0.00	0.00	0.00	0.00	0.00	0.47	0.42

续表

疾病名称	合计	0岁~	1岁~	5岁~	10岁~	15岁~	20岁~	25岁~	30岁~	35岁~	40岁~	45岁~	50岁~	55岁~	60岁~	65岁~	70岁~	75岁~	80岁~	标化率（2000年）	标化率（2010年）
21. 甲状腺癌	0.86	0.00	0.00	0.00	0.00	0.00	0.00	0.00	0.00	0.00	0.00	0.00	0.00	0.00	0.00	37.29	0.00	0.00	0.00	1.04	1.15
22. 其他	0.43	0.00	0.00	0.00	0.00	0.00	0.00	0.00	0.00	0.00	0.00	0.00	0.00	0.00	14.53	0.00	30.73	0.00	0.00	0.63	0.76
二、其他肿瘤	0.43	0.00	0.00	0.00	0.00	0.00	0.00	0.00	0.00	0.00	0.00	0.00	0.00	0.00	14.53	0.00	0.00	0.00	0.00	0.49	0.64
三、糖尿病	3.87	0.00	0.00	0.00	0.00	0.00	0.00	0.00	0.00	0.00	0.00	0.00	7.30	11.17	14.53	55.93	30.73	0.00	0.00	4.59	5.52
四、内分泌紊乱	0.00	0.00	0.00	0.00	0.00	0.00	0.00	0.00	0.00	0.00	0.00	0.00	0.00	0.00	0.00	0.00	0.00	0.00	0.00	0.00	0.00
五、神经系统和精神障碍疾病	2.15	31.43	0.00	0.00	4.84	0.00	0.00	0.00	0.00	0.00	0.00	0.00	0.00	11.17	0.00	0.00	30.73	0.00	119.90	2.90	3.90
1. 神经系统疾病	1.29	31.43	0.00	0.00	4.84	0.00	0.00	0.00	0.00	0.00	0.00	0.00	0.00	11.17	0.00	0.00	0.00	0.00	0.00	1.12	1.26
2. 精神障碍疾病	0.86	0.00	0.00	0.00	0.00	0.00	0.00	0.00	0.00	0.00	0.00	0.00	0.00	0.00	0.00	0.00	30.73	0.00	119.90	1.78	2.64
六、心脑血管疾病	171.97	31.43	8.19	0.00	0.00	0.00	14.97	19.83	15.15	19.33	47.13	87.62	336.80	301.68	552.25	1062.64	2151.20	4023.67	8273.38	268.04	368.19
1. 缺血性心脏病	40.41	0.00	0.00	0.00	0.00	0.00	4.99	3.97	3.79	4.83	15.71	7.30	57.74	67.04	130.79	298.28	553.17	1005.92	1798.56	62.82	85.88
2. 高血压及其并发症	3.44	0.00	0.00	0.00	0.00	0.00	0.00	0.00	0.00	0.00	0.00	0.00	0.00	0.00	14.53	18.64	61.46	59.17	359.71	6.49	9.44
3. 肺源性心脏病	7.74	0.00	0.00	0.00	0.00	0.00	0.00	7.93	0.00	0.00	7.86	0.00	9.62	22.35	14.53	18.64	122.93	118.34	479.62	12.25	17.17
4. 风湿性心脏病	5.59	0.00	0.00	0.00	0.00	0.00	0.00	0.00	0.00	4.83	0.00	7.30	19.25	22.35	14.53	18.64	30.73	236.69	0.00	7.41	9.72
5. 脑出血	86.85	0.00	0.00	0.00	0.00	0.00	9.98	0.00	7.58	9.67	23.57	73.01	221.32	178.77	319.72	615.21	952.67	1952.66	2997.60	128.25	172.90
6. 脑梗死	7.31	0.00	0.00	0.00	0.00	0.00	0.00	0.00	0.00	0.00	0.00	0.00	9.62	0.00	0.00	18.64	184.39	295.86	479.62	13.20	18.52
7. 脑卒中（未特指出血或梗死）	14.19	0.00	0.00	0.00	0.00	0.00	0.00	7.93	0.00	0.00	9.67	0.00	9.62	0.00	29.07	37.29	215.12	355.03	1798.56	28.75	42.90
8. 其他	6.45	31.43	8.19	0.00	0.00	0.00	0.00	7.93	3.79	0.00	0.00	0.00	9.62	11.17	29.07	37.29	30.73	0.00	359.71	8.86	11.66
七、主要呼吸系统疾病	94.58	0.00	0.00	0.00	0.00	0.00	0.00	7.93	0.00	9.67	7.86	14.60	48.11	111.73	174.39	727.07	1997.54	2485.21	4796.16	154.95	212.20
1. 慢性阻塞性肺病	92.43	0.00	0.00	0.00	0.00	0.00	0.00	7.93	0.00	9.67	7.86	14.60	48.11	111.73	174.39	708.43	1905.35	2485.21	4676.26	151.38	207.47
2. 哮喘	1.72	0.00	0.00	0.00	0.00	0.00	0.00	0.00	0.00	0.00	0.00	0.00	0.00	0.00	0.00	18.64	61.46	0.00	119.90	2.94	3.97
3. 尘肺病	0.00	0.00	0.00	0.00	0.00	0.00	0.00	0.00	0.00	0.00	0.00	0.00	0.00	0.00	0.00	0.00	0.00	0.00	0.00	0.00	0.00
4. 其他	0.43	0.00	0.00	0.00	0.00	0.00	0.00	0.00	0.00	0.00	0.00	0.00	0.00	0.00	0.00	0.00	30.73	0.00	0.00	0.63	0.76

续表

疾病名称	合计	0岁~	1岁~	5岁~	10岁~	15岁~	20岁~	25岁~	30岁~	35岁~	40岁~	45岁~	50岁~	55岁~	60岁~	65岁~	70岁~	75岁~	80岁~	标化率（2000年）	标化率（2010年）
八、主要消化系统疾病	17.20	31.43	0.00	0.00	0.00	0.00	0.00	0.00	0.00	0.00	0.00	7.86	0.00	28.87	33.52	87.20	111.86	245.85	414.20	599.52	25.77	34.99
1.消化性溃疡	6.45	0.00	0.00	0.00	0.00	0.00	0.00	0.00	0.00	0.00	0.00	0.00	0.00	0.00	0.00	29.07	55.93	153.66	177.51	239.81	10.28	13.74
2.肝硬化	5.59	0.00	0.00	0.00	0.00	0.00	0.00	0.00	0.00	0.00	0.00	0.00	9.62	22.35	43.60	37.29	61.46	118.34	119.90	7.76	10.52
3.肠梗阻	0.86	0.00	0.00	0.00	0.00	0.00	0.00	0.00	0.00	0.00	0.00	0.00	0.00	0.00	0.00	18.64	0.00	59.17	0.00	1.28	1.63
4.阑尾炎	0.86	0.00	0.00	0.00	0.00	0.00	0.00	0.00	0.00	0.00	0.00	7.86	0.00	0.00	0.00	0.00	0.00	59.17	0.00	1.27	1.79
5.胆囊疾病	1.72	0.00	0.00	0.00	0.00	0.00	0.00	0.00	0.00	0.00	0.00	0.00	0.00	11.17	14.53	0.00	30.73	0.00	119.90	2.69	3.96
6.胰腺炎	0.43	0.00	0.00	0.00	0.00	0.00	0.00	0.00	0.00	0.00	0.00	0.00	9.62	0.00	0.00	0.00	0.00	0.00	0.00	0.49	0.57
7.其他	1.29	31.43	0.00	0.00	0.00	0.00	0.00	0.00	0.00	0.00	0.00	0.00	9.62	0.00	0.00	0.00	0.00	0.00	119.90	1.99	2.77
九、主要泌尿生殖系统疾病	7.74	0.00	0.00	0.00	0.00	0.00	0.00	7.93	3.79	4.83	0.00	0.00	9.62	0.00	29.07	18.64	61.46	118.34	599.52	12.47	17.25
1.肾炎	4.73	0.00	0.00	0.00	0.00	0.00	0.00	7.93	3.79	4.83	0.00	0.00	9.62	0.00	14.53	0.00	30.73	118.34	119.90	6.22	7.75
2.前列腺增生	0.00	0.00	0.00	0.00	0.00	0.00	0.00	0.00	0.00	0.00	0.00	0.00	0.00	0.00	0.00	0.00	0.00	0.00	0.00	0.00	0.00
3.其他	3.01	0.00	0.00	0.00	0.00	0.00	0.00	0.00	0.00	0.00	0.00	0.00	0.00	0.00	14.53	18.64	30.73	0.00	479.62	6.25	9.50
十、肌肉骨骼和结缔组织病	6.45	0.00	0.00	0.00	0.00	0.00	0.00	0.00	0.00	0.00	7.86	0.00	28.87	11.17	43.60	37.29	61.46	0.00	239.81	8.95	11.90
十一、先天异常	3.44	188.56	16.39	0.00	0.00	0.00	0.00	0.00	0.00	0.00	0.00	0.00	0.00	0.00	0.00	0.00	0.00	0.00	0.00	2.82	2.70
1.先天性心脏病	1.72	62.85	16.39	0.00	0.00	0.00	0.00	0.00	0.00	0.00	0.00	0.00	0.00	0.00	0.00	0.00	0.00	0.00	0.00	1.43	1.41
2.其他先天畸形	1.72	125.71	0.00	0.00	0.00	0.00	0.00	0.00	0.00	0.00	0.00	0.00	0.00	0.00	0.00	0.00	0.00	0.00	0.00	1.40	1.29
Ⅲ.伤害	31.38	62.85	16.39	14.52	17.62	22.60	19.96	19.83	11.36	9.67	31.42	36.51	67.36	44.69	72.66	55.93	122.93	414.20	599.52	38.80	47.28
1.道路交通事故	10.75	31.43	0.00	9.68	4.40	0.00	14.97	7.93	7.58	0.00	15.71	14.60	0.00	22.35	29.07	37.29	30.73	59.17	239.81	12.74	15.67
2.意外中毒	3.01	0.00	0.00	8.81	11.30	0.00	0.00	3.97	0.00	0.00	0.00	0.00	0.00	0.00	14.53	18.64	0.00	0.00	0.00	3.21	2.86
3.意外跌落	6.45	0.00	8.19	0.00	0.00	5.65	4.99	3.97	0.00	0.00	14.60	9.62	9.62	14.53	0.00	92.19	236.69	239.81	9.93	13.28
4.自杀	8.17	0.00	0.00	4.84	0.00	0.00	0.00	3.97	3.79	9.67	15.71	7.30	57.74	11.17	14.53	18.64	0.00	118.34	0.00	9.30	10.84
5.砸死和碰撞死	0.43	0.00	8.19	0.00	0.00	0.00	0.00	0.00	3.79	0.00	0.00	0.00	0.00	0.00	0.00	0.00	0.00	0.00	0.00	0.36	0.38

续表

疾病名称	合计	0岁~	1岁~	5岁~	10岁~	15岁~	20岁~	25岁~	30岁~	35岁~	40岁~	45岁~	50岁~	55岁~	60岁~	65岁~	70岁~	75岁~	80岁~	标化率（2000年）	标化率（2010年）
6.意外窒息	0.43	31.43	0.00	0.00	0.00	0.00	0.00	0.00	0.00	0.00	0.00	0.00	0.00	0.00	0.00	0.00	0.00	0.00	0.00	0.35	0.32
7.触电	0.00	0.00	0.00	0.00	0.00	0.00	0.00	0.00	0.00	0.00	0.00	0.00	0.00	0.00	0.00	0.00	0.00	0.00	0.00	0.00	0.00
8.溺水	0.43	0.00	0.00	0.00	0.00	0.00	0.00	3.97	0.00	0.00	0.00	0.00	0.00	0.00	0.00	0.00	0.00	0.00	0.00	0.38	0.30
9.火灾	0.00	0.00	0.00	0.00	0.00	0.00	0.00	0.00	0.00	0.00	0.00	0.00	0.00	0.00	0.00	0.00	0.00	0.00	0.00	0.00	0.00
10.他杀	0.00	0.00	0.00	0.00	0.00	0.00	0.00	0.00	0.00	0.00	0.00	0.00	0.00	0.00	0.00	0.00	0.00	0.00	0.00	0.00	0.00
11.其他	1.72	0.00	0.00	0.00	0.00	5.65	0.00	0.00	0.00	0.00	0.00	0.00	0.00	11.17	14.53	0.00	0.00	0.00	119.90	2.52	3.63

表5-34 2006年青海省死因回顾性调查分死因年龄别死亡率（牧区、男女合计）（1/10万）

疾病名称	合计	0岁~	1岁~	5岁~	10岁~	15岁~	20岁~	25岁~	30岁~	35岁~	40岁~	45岁~	50岁~	55岁~	60岁~	65岁~	70岁~	75岁~	80岁~	标化率（2000年）	标化率（2010年）
全死因	526.76	2 177.63	147.99	87.70	60.23	109.15	139.47	116.57	145.02	269.59	393.51	505.55	804.54	1 258.19	2 279.87	4 072.29	7 152.86	8 965.70	16 215.11	869.21	1 120.79
一、传染病、母婴疾病和营养缺乏性疾病	78.39	1 880.34	89.15	17.02	15.71	16.29	19.78	16.00	43.53	47.22	61.85	52.24	83.59	151.99	252.55	293.95	441.79	862.07	83.74	96.37
一、传染病和寄生虫病	37.04	170.94	26.75	9.16	11.78	11.40	12.55	14.57	39.32	39.35	61.85	45.28	83.59	136.27	244.65	251.96	415.80	369.46	50.50	60.92
1. 病毒性肝炎	16.11	0.00	0.00	0.00	0.00	0.00	1.39	1.04	22.47	28.86	39.35	43.03	31.35	57.19	89.10	110.49	125.98	259.88	164.20	24.99	31.78
2. 结核病	9.77	0.00	0.00	0.00	3.93	3.26	4.18	9.37	9.83	5.25	28.86	43.03	10.76	26.40	41.93	118.38	83.99	103.95	82.10	14.23	16.96
3. 脑膜炎	5.71	52.03	12.48	5.24	6.55	6.52	4.18	3.12	2.81	5.25	5.25	10.76	3.48	0.00	5.24	0.00	14.00	0.00	82.10	5.83	6.20
4. 感染性腹泻	4.19	118.91	12.48	2.62	1.31	1.63	1.39	0.00	1.07	2.81	2.62	5.38	0.00	0.00	0.00	0.00	14.00	51.98	41.05	3.97	4.40
5. 包虫病	0.89	0.00	0.00	1.31	0.00	0.00	0.00	1.04	0.00	0.00	0.00	2.69	0.00	0.00	0.00	15.78	0.00	0.00	0.00	1.02	1.07
6. 其他	0.38	0.00	1.78	0.00	0.00	0.00	0.00	0.00	4.21	0.00	0.00	0.00	0.00	0.00	0.00	0.00	14.00	0.00	0.00	0.46	0.50
二、呼吸道感染	17.88	520.25	58.84	7.85	3.93	1.63	2.79	1.04	2.13	2.81	2.62	0.00	3.48	0.00	15.72	7.89	28.00	25.99	492.61	17.00	19.87
1. 下呼吸道感染	16.49	505.39	48.14	7.85	2.62	1.63	2.79	1.04	2.13	2.81	2.62	0.00	3.48	0.00	15.72	7.89	28.00	25.99	410.51	15.44	17.86
2. 上呼吸道感染	1.40	14.86	10.70	0.00	1.31	0.00	0.00	0.00	0.00	0.00	0.00	0.00	0.00	0.00	0.00	0.00	0.00	0.00	82.10	1.56	2.01
三、妊娠、分娩和产褥期并发症	2.54	0.00	0.00	0.00	0.00	3.26	12.55	4.16	1.40	5.25	2.62	0.00	0.00	0.00	0.00	0.00	0.00	0.00	0.00	2.30	2.53
1. 妊娠高血压综合征	1.01	0.00	0.00	0.00	0.00	0.00	6.97	2.08	0.00	2.62	0.00	0.00	0.00	0.00	0.00	0.00	0.00	0.00	0.00	0.90	1.07
2. 产后出血	0.63	0.00	0.00	0.00	0.00	1.63	1.39	1.04	1.40	0.00	2.62	0.00	0.00	0.00	0.00	0.00	0.00	0.00	0.00	0.57	0.54
3. 其他	0.89	0.00	0.00	0.00	0.00	1.63	4.18	1.04	0.00	2.62	0.00	0.00	0.00	0.00	0.00	0.00	0.00	0.00	0.00	0.83	0.92
四、围生期疾病	20.04	1 174.28	0.00	0.00	0.00	0.00	0.00	0.00	0.00	0.00	0.00	0.00	0.00	0.00	0.00	0.00	0.00	0.00	0.00	13.03	12.10
1. 早产	0.38	22.30	0.00	0.00	0.00	0.00	0.00	0.00	0.00	0.00	0.00	0.00	0.00	0.00	0.00	0.00	0.00	0.00	0.00	0.25	0.23
2. 产伤和窒息	13.83	810.11	0.00	0.00	0.00	0.00	0.00	0.00	0.00	0.00	0.00	0.00	0.00	0.00	0.00	0.00	0.00	0.00	0.00	8.99	8.34
3. 其他新生儿病	5.83	341.88	0.00	0.00	0.00	0.00	0.00	0.00	1.07	0.00	0.00	0.00	3.48	0.00	0.00	0.00	0.00	0.00	0.00	3.79	3.52
五、营养缺乏	0.89	14.86	3.57	0.00	0.00	0.00	0.00	0.00	1.07	0.00	0.00	0.00	3.48	0.00	0.00	0.00	14.00	0.00	0.00	0.90	0.95
1. 缺铁性贫血	0.25	0.00	0.00	0.00	0.00	0.00	0.00	0.00	1.07	0.00	0.00	0.00	0.00	0.00	0.00	0.00	0.00	0.00	0.00	0.29	0.28
2. 其他营养不良	0.63	14.86	3.57	0.00	0.00	0.00	0.00	0.00	0.00	0.00	0.00	0.00	3.48	0.00	0.00	0.00	14.00	0.00	0.00	0.61	0.66

第 5 章 · 2006 年地区别、性别、年龄别、死因别死亡率

续表

疾病名称	合计	0岁~	1岁~	5岁~	10岁~	15岁~	20岁~	25岁~	30岁~	35岁~	40岁~	45岁~	50岁~	55岁~	60岁~	65岁~	70岁~	75岁~	80岁~	标化率（2000年）	标化率（2010年）
II.慢性非传染性疾病	356.42	222.97	32.09	20.94	11.78	22.81	23.71	28.10	31.99	105.31	209.87	328.07	644.33	1 025.03	1 965.41	3 590.88	6 480.96	8 056.13	14 408.87	674.35	897.14
一、恶性肿瘤	86.25	14.86	8.92	7.85	5.24	11.40	1.39	7.29	11.73	39.32	81.33	142.52	243.80	290.35	581.76	797.10	1 147.82	1 325.36	1 806.24	146.23	188.76
1.胃癌	28.92	0.00	0.00	0.00	0.00	0.00	0.00	1.04	4.27	5.62	18.36	40.34	76.62	105.58	199.16	276.22	573.91	545.74	656.81	52.38	68.30
2.肝癌	16.87	0.00	0.00	1.31	0.00	0.00	0.00	1.04	1.07	14.04	20.99	24.20	69.66	52.79	136.27	142.06	139.98	285.86	246.31	27.55	35.50
3.肺癌	9.26	0.00	0.00	0.00	0.00	0.00	0.00	0.00	0.00	5.62	5.25	10.76	24.38	43.99	62.89	94.70	125.98	155.93	287.36	16.57	22.06
4.食管癌	8.88	0.00	0.00	0.00	0.00	0.00	0.00	0.00	0.00	0.00	5.25	16.13	20.90	39.59	62.89	94.70	139.98	129.94	328.41	16.46	22.04
5.结直肠癌	3.55	0.00	0.00	0.00	0.00	4.89	0.00	1.04	1.07	0.00	5.25	8.07	0.00	4.40	20.96	55.24	0.00	77.96	123.15	6.11	7.87
6.胰腺癌	1.01	0.00	0.00	0.00	0.00	0.00	0.00	0.00	0.00	0.00	0.00	2.69	3.48	0.00	10.48	23.68	28.00	0.00	0.00	1.78	2.09
7.乳腺癌	0.63	0.00	0.00	0.00	0.00	0.00	0.00	0.00	0.00	1.40	2.62	2.69	3.48	4.40	0.00	0.00	0.00	0.00	0.00	0.82	1.06
8.子宫体癌	3.04	0.00	0.00	0.00	0.00	3.26	0.00	1.04	2.13	2.81	2.62	8.07	10.45	13.20	20.96	0.00	28.00	25.99	0.00	4.20	5.11
9.卵巢癌	0.13	0.00	0.00	0.00	0.00	0.00	0.00	0.00	0.00	0.00	0.00	2.69	0.00	0.00	0.00	0.00	0.00	0.00	0.00	0.19	0.21
10.前列腺癌	0.63	0.00	0.00	0.00	0.00	0.00	0.00	0.00	0.00	0.00	0.00	0.00	3.48	0.00	0.00	0.00	28.00	25.99	41.05	1.48	2.01
11.脑瘤	2.41	0.00	3.57	3.93	0.00	1.63	0.00	3.12	1.07	2.81	0.00	8.07	3.48	0.00	5.24	31.57	0.00	25.99	0.00	3.06	3.34
12.白血病	3.55	14.86	3.57	1.31	3.93	0.00	0.00	0.00	0.00	4.21	10.49	2.69	10.45	4.40	10.48	23.68	28.00	0.00	0.00	4.06	4.49
13.膀胱癌	0.76	0.00	0.00	0.00	0.00	0.00	0.00	0.00	0.00	1.40	0.00	0.00	3.48	0.00	5.24	7.89	14.00	0.00	0.00	1.15	1.42
14.鼻咽癌	0.38	0.00	0.00	0.00	0.00	0.00	0.00	0.00	0.00	0.00	2.62	2.69	3.48	0.00	5.24	0.00	0.00	0.00	0.00	0.54	0.65
15.胆囊及胆道癌	0.89	0.00	0.00	0.00	0.00	0.00	0.00	0.00	0.00	1.40	0.00	2.69	0.00	0.00	10.48	15.78	0.00	0.00	41.05	1.50	1.93
16.肾癌	0.51	0.00	0.00	0.00	0.00	0.00	0.00	0.00	0.00	0.00	2.62	0.00	3.48	0.00	0.00	0.00	28.00	0.00	0.00	0.93	1.14
17.骨癌	1.14	0.00	0.00	0.00	1.31	0.00	0.00	0.00	0.00	0.00	0.00	2.69	0.00	8.80	10.48	7.89	14.00	25.99	0.00	1.84	2.34
18.皮肤癌	0.25	0.00	0.00	0.00	0.00	0.00	0.00	0.00	0.00	0.00	2.62	0.00	0.00	0.00	5.24	0.00	0.00	0.00	41.05	0.57	0.89
19.淋巴癌	1.52	0.00	0.00	1.31	0.00	1.63	0.00	0.00	0.00	0.00	5.25	2.69	10.45	0.00	5.24	23.68	14.00	0.00	0.00	2.13	2.47
20.喉癌	0.00	0.00	0.00	0.00	0.00	0.00	0.00	0.00	0.00	0.00	0.00	0.00	0.00	0.00	0.00	0.00	0.00	0.00	0.00	0.00	0.00
21.甲状腺癌	0.51	0.00	0.00	0.00	0.00	0.00	0.00	0.00	1.07	0.00	0.00	0.00	0.00	4.40	5.24	0.00	0.00	25.99	0.00	0.78	1.04

续表

疾病名称	合计	0岁~	1岁~	5岁~	10岁~	15岁~	20岁~	25岁~	30岁~	35岁~	40岁~	45岁~	50岁~	55岁~	60岁~	65岁~	70岁~	75岁~	80岁~	标化率（2000年）	标化率（2010年）
22. 其他	1.40	0.00	1.78	0.00	0.00	0.00	1.39	0.00	1.07	0.00	0.00	5.38	0.00	4.40	10.48	0.00	28.00	0.00	41.05	2.15	2.79
二、其他肿瘤	0.13	0.00	0.00	0.00	0.00	0.00	0.00	0.00	0.00	0.00	2.62	0.00	0.00	0.00	0.00	0.00	0.00	0.00	0.00	0.17	0.25
三、糖尿病	4.95	0.00	0.00	0.00	0.00	0.00	0.00	0.00	1.07	1.40	5.25	2.69	13.93	13.20	26.21	63.14	125.98	103.95	41.05	8.93	11.25
四、内分泌紊乱	0.00	0.00	0.00	0.00	0.00	0.00	0.00	0.00	0.00	0.00	0.00	0.00	0.00	0.00	0.00	0.00	0.00	0.00	0.00	0.00	0.00
五、神经系统和精神障碍疾病	3.81	22.30	10.70	2.62	1.31	0.00	5.58	1.04	2.13	4.21	2.62	2.69	0.00	0.00	15.72	0.00	28.00	0.00	41.05	4.01	4.57
1. 神经系统疾病	3.55	22.30	10.70	2.62	1.31	0.00	5.58	1.04	1.07	2.81	2.62	2.69	0.00	0.00	15.72	0.00	28.00	0.00	41.05	3.78	4.36
2. 精神障碍疾病	0.25	0.00	0.00	0.00	0.00	0.00	0.00	0.00	1.07	1.40	0.00	0.00	0.00	0.00	0.00	0.00	0.00	0.00	0.00	0.23	0.20
六、心脑血管疾病	136.23	22.30	0.00	0.00	2.62	8.15	5.58	10.41	7.46	23.87	81.33	94.12	250.77	422.33	733.75	1365.32	2827.55	3066.53	6527.09	268.81	362.16
1. 缺血性心脏病	37.67	0.00	0.00	0.00	1.31	1.63	1.39	2.08	1.07	5.62	10.49	29.58	45.28	65.99	199.16	363.03	783.87	909.56	2832.51	80.50	111.15
2. 高血压及其并发症	1.78	0.00	0.00	0.00	0.00	1.63	0.00	0.00	0.00	1.40	0.00	0.00	13.93	4.40	0.00	7.89	28.00	77.96	41.05	3.32	4.31
3. 肺源性心脏病	10.02	0.00	0.00	0.00	0.00	4.89	1.39	3.12	1.07	2.81	5.25	8.07	10.45	30.79	47.17	118.38	139.98	181.91	492.61	18.71	24.93
4. 风湿性心脏病	4.69	0.00	0.00	0.00	0.00	0.00	1.39	1.04	1.07	1.40	7.87	8.07	10.45	22.00	10.48	47.35	83.99	51.98	123.15	8.11	10.61
5. 脑出血	70.40	14.86	0.00	0.00	0.00	0.00	1.39	1.04	3.20	8.42	44.60	37.65	139.31	285.95	429.77	718.18	1609.74	1559.25	2380.95	135.23	180.26
6. 脑梗死	6.60	0.00	0.00	0.00	0.00	0.00	0.00	2.08	0.00	2.81	5.25	5.38	17.41	13.20	26.21	63.14	125.98	181.91	369.46	13.46	18.27
7. 脑卒中（未指出血或梗死）	2.03	0.00	0.00	0.00	0.00	0.00	0.00	0.00	0.00	0.00	2.62	2.69	0.00	0.00	10.48	15.78	55.99	103.95	0.00	3.83	4.81
8. 其他	3.04	7.43	0.00	0.00	0.00	0.00	0.00	1.04	1.07	1.40	5.25	2.69	13.93	0.00	0.00	31.57	0.00	0.00	287.36	5.65	7.83
七、主要呼吸系统疾病	95.51	0.00	1.78	1.31	0.00	0.00	1.39	1.04	4.27	8.42	20.99	45.71	80.11	228.76	529.35	1152.24	2029.68	3092.52	5254.52	200.57	272.46
1. 慢性阻塞性肺疾病	93.73	0.00	0.00	1.31	0.00	0.00	1.39	1.04	3.20	8.42	20.99	43.03	80.11	219.96	524.11	1136.45	2001.68	3014.55	5213.46	197.27	268.12
2. 哮喘	1.52	0.00	1.78	0.00	1.31	0.00	0.00	0.00	1.07	0.00	0.00	2.69	0.00	8.80	5.24	7.89	28.00	51.98	41.05	2.75	3.64
3. 尘肺病	0.25	0.00	0.00	0.00	0.00	0.00	0.00	0.00	0.00	0.00	0.00	0.00	0.00	0.00	0.00	7.89	0.00	25.99	0.00	0.55	0.71
4. 其他	0.00	0.00	0.00	0.00	0.00	0.00	0.00	0.00	0.00	0.00	0.00	0.00	0.00	0.00	0.00	0.00	0.00	0.00	0.00	0.00	0.00
八、主要消化系统疾病	15.73	44.59	1.78	5.24	1.31	0.00	2.79	3.12	4.27	16.85	5.25	29.58	31.35	61.59	57.65	118.38	209.97	181.91	287.36	24.45	30.78
1. 消化性溃疡	6.72	0.00	0.00	0.00	0.00	0.00	1.39	1.04	0.00	1.40	2.62	16.13	10.45	26.40	26.21	94.70	97.98	155.93	164.20	12.25	15.95

续表

疾病名称	合计	0岁~	1岁~	5岁~	10岁~	15岁~	20岁~	25岁~	30岁~	35岁~	40岁~	45岁~	50岁~	55岁~	60岁~	65岁~	70岁~	75岁~	80岁~	标化率（2000年）	标化率（2010年）
2. 肝硬化	2.54	0.00	0.00	0.00	0.00	0.00	0.00	1.04	0.00	5.62	0.00	0.00	10.76	6.97	4.40	0.00	15.78	55.99	0.00	82.10	4.23	5.27
3. 肠梗阻	1.78	22.30	0.00	2.62	0.00	0.00	1.39	0.00	3.20	2.81	0.00	0.00	0.00	3.48	13.20	5.24	0.00	14.00	0.00	0.00	1.92	2.34
4. 阑尾炎	1.01	0.00	0.00	1.31	0.00	0.00	0.00	0.00	0.00	1.40	0.00	0.00	0.00	0.00	4.40	0.00	7.89	14.00	0.00	0.00	1.22	1.28
5. 胆囊疾病	1.01	14.86	0.00	0.00	0.00	0.00	0.00	0.00	0.00	0.00	0.00	0.00	2.69	3.48	8.80	5.24	0.00	14.00	41.05	0.00	1.53	2.12
6. 胰腺炎	0.76	0.00	0.00	0.00	0.00	0.00	0.00	1.04	0.00	2.81	0.00	0.00	0.00	3.48	0.00	0.00	0.00	0.00	0.00	0.00	0.82	0.82
7. 其他	1.90	7.43	1.78	1.31	1.31	0.00	0.00	0.00	1.07	2.81	2.62	0.00	0.00	3.48	4.40	20.96	0.00	14.00	25.99	0.00	2.47	3.00
九、主要泌尿生殖系统疾病	9.13	0.00	0.00	1.31	1.31	3.26	6.97	5.20	1.07	8.42	10.49	8.07	20.90	8.80	8.80	5.24	71.03	97.98	259.88	369.46	16.06	20.96
1. 肾炎	8.12	0.00	0.00	1.31	1.31	3.26	5.58	4.16	1.07	8.42	10.49	5.38	13.93	8.80	8.80	5.24	63.14	83.99	233.89	369.46	14.47	19.07
2. 前列腺增生	0.38	0.00	0.00	0.00	0.00	0.00	0.00	0.00	0.00	0.00	0.00	0.00	0.00	0.00	0.00	0.00	7.89	14.00	25.99	0.00	0.84	1.05
3. 其他	0.63	0.00	0.00	0.00	0.00	0.00	1.39	1.04	0.00	0.00	0.00	2.69	6.97	0.00	0.00	0.00	0.00	0.00	0.00	0.00	0.74	0.84
十、肌肉骨骼和结缔组织病	1.14	0.00	8.92	1.31	0.00	0.00	0.00	0.00	0.00	2.81	0.00	2.69	2.69	3.48	0.00	5.24	7.89	14.00	25.99	41.05	2.02	2.60
十一、先天异常	2.79	118.91	8.92	1.31	0.00	0.00	0.00	0.00	0.00	2.81	0.00	2.69	2.69	0.00	0.00	0.00	0.00	0.00	0.00	0.00	1.81	1.71
1. 先天性心脏病	2.03	81.75	7.13	1.31	0.00	0.00	0.00	0.00	0.00	0.00	0.00	0.00	0.00	0.00	0.00	0.00	0.00	0.00	0.00	0.00	1.32	1.24
2. 其他先天畸形	0.76	37.16	1.78	0.00	0.00	0.00	0.00	0.00	0.00	0.00	0.00	0.00	0.00	0.00	0.00	0.00	0.00	0.00	0.00	0.00	0.49	0.47
Ⅲ、伤害	79.27	44.59	24.96	41.89	30.11	66.80	86.47	64.53	93.84	112.33	131.17	112.94	101.00	136.38	94.34	149.95	153.98	259.88	287.36	88.59	97.74
1. 道路交通事故	37.93	0.00	8.92	18.33	13.09	22.81	30.68	35.39	45.85	61.78	73.46	67.23	48.76	70.39	68.13	71.03	41.99	77.96	82.10	42.21	46.55
2. 意外中毒	4.06	0.00	0.00	3.93	2.62	3.26	4.18	1.04	6.40	4.21	13.12	2.69	6.97	4.40	5.24	0.00	0.00	0.00	82.10	4.79	5.56
3. 意外跌落	7.99	29.73	7.13	6.54	5.24	4.89	1.39	8.33	5.33	4.21	13.12	8.07	10.45	13.20	5.24	7.89	41.99	129.94	82.10	10.02	11.59
4. 自杀	9.13	0.00	0.00	0.00	3.93	14.66	6.97	3.12	13.86	11.23	10.49	21.51	10.45	13.20	0.00	47.35	55.99	51.98	41.05	11.57	12.75
5. 砸死和碰撞死	5.71	0.00	1.78	1.31	0.00	1.63	13.95	4.16	6.40	9.83	15.74	8.07	3.48	17.60	0.00	7.89	0.00	0.00	0.00	5.92	6.89
6. 意外窒息	1.01	7.43	0.00	0.00	0.00	0.00	0.00	0.00	3.20	4.21	0.00	2.69	0.00	0.00	5.24	0.00	7.89	0.00	0.00	0.97	0.90
7. 触电	0.51	0.00	0.00	0.00	0.00	4.89	0.00	1.04	0.00	0.00	0.00	0.00	2.69	0.00	0.00	0.00	0.00	0.00	0.00	0.50	0.44

续表

疾病名称	合计	0岁~	1岁~	5岁~	10岁~	15岁~	20岁~	25岁~	30岁~	35岁~	40岁~	45岁~	50岁~	55岁~	60岁~	65岁~	70岁~	75岁~	80岁~	标化率（2000年）	标化率（2010年）
8. 溺水	3.30	0.00	5.35	9.16	3.93	6.52	4.18	0.00	1.07	2.81	0.00	0.00	6.97	4.40	0.00	0.00	0.00	0.00	0.00	3.03	2.85
9. 火灾	0.13	0.00	0.00	0.00	0.00	0.00	0.00	0.00	0.00	0.00	0.00	0.00	3.48	0.00	0.00	0.00	0.00	0.00	0.00	0.18	0.21
10. 他杀	4.19	0.00	0.00	1.31	1.31	6.52	12.55	4.16	7.46	4.21	0.00	2.69	3.48	4.40	5.24	0.00	0.00	0.00	0.00	3.95	3.98
11. 其他	5.33	7.43	1.78	1.31	0.00	1.63	12.55	7.29	4.27	9.83	5.25	0.00	6.97	8.80	10.48	15.78	14.00	0.00	0.00	5.44	6.02

第5章·2006年地区别、性别、年龄别、死因别死亡率

表5-35 2006年青海省死因回顾性调查分死因年龄别死亡率（牧区、男性）（1/10万）

疾病名称	合计	0岁~	1岁~	5岁~	10岁~	15岁~	20岁~	25岁~	30岁~	35岁~	40岁~	45岁~	50岁~	55岁~	60岁~	65岁~	70岁~	75岁~	80岁~	标化率（2000年）	标化率（2010年）
全死因	611.06	2 209.55	129.20	115.00	68.73	144.09	186.90	151.74	201.69	349.17	471.00	650.53	914.82	1 512.40	2 714.49	4 563.09	8 391.41	12 122.94	18 480.30	1 040.36	1 340.84
I.传染病、母婴疾病和营养缺乏性疾病	79.48	1 910.19	73.33	23.00	15.27	12.53	18.96	15.97	20.17	46.90	52.87	70.60	53.03	103.71	164.81	294.89	278.78	626.07	750.47	87.49	100.95
一、传染病和寄生虫病	41.32	171.06	24.44	12.78	10.18	9.40	13.54	15.97	18.15	46.90	48.06	70.60	46.40	103.71	145.42	279.37	278.78	569.15	281.43	56.91	68.49
1.病毒性肝炎	17.74	0.00	0.00	0.00	0.00	0.00	13.54	2.00	12.10	28.66	33.64	45.39	26.52	60.50	96.95	124.17	111.51	341.49	0.00	26.28	32.53
2.结核病	11.91	0.00	0.00	12.78	2.55	3.13	0.00	7.99	6.05	15.63	4.81	15.13	13.26	43.21	48.47	139.69	139.39	170.75	93.81	18.40	22.28
3.脑膜炎	6.81	57.02	13.97	7.67	7.64	6.26	8.13	3.99	0.00	0.00	9.61	5.04	6.63	0.00	0.00	0.00	27.88	0.00	187.62	7.78	8.94
4.感染性腹泻	3.65	114.04	10.48	2.56	0.00	0.00	2.71	0.00	0.00	0.00	0.00	5.04	0.00	0.00	0.00	0.00	0.00	56.92	0.00	3.20	3.47
5.包虫病	0.97	0.00	0.00	0.00	0.00	0.00	2.71	2.00	0.00	2.61	0.00	0.00	0.00	0.00	0.00	15.52	0.00	56.92	0.00	1.06	1.12
6.其他	0.24	0.00	0.00	0.00	0.00	0.00	0.00	0.00	0.00	0.00	0.00	0.00	0.00	0.00	0.00	0.00	0.00	0.00	0.00	0.19	0.14
二、呼吸道感染	17.01	513.19	45.39	10.22	5.09	3.13	5.42	0.00	2.02	0.00	4.81	0.00	6.63	0.00	19.39	15.52	56.92	0.00	469.04	16.82	19.67
1.下呼吸道感染	16.04	513.19	34.92	10.22	2.55	3.13	5.42	0.00	2.02	0.00	4.81	0.00	6.63	0.00	19.39	15.52	56.92	0.00	469.04	16.09	19.04
2.上呼吸道感染	0.97	0.00	10.48	0.00	2.55	0.00	0.00	0.00	0.00	0.00	0.00	0.00	0.00	0.00	0.00	0.00	0.00	0.00	0.00	0.72	0.63
三、妊娠、分娩和产褥期并发症	0.00	0.00	0.00	0.00	0.00	0.00	0.00	0.00	0.00	0.00	0.00	0.00	0.00	0.00	0.00	0.00	0.00	0.00	0.00	0.00	0.00
1.妊娠高血压综合征	0.00	0.00	0.00	0.00	0.00	0.00	0.00	0.00	0.00	0.00	0.00	0.00	0.00	0.00	0.00	0.00	0.00	0.00	0.00	0.00	0.00
2.产后出血	0.00	0.00	0.00	0.00	0.00	0.00	0.00	0.00	0.00	0.00	0.00	0.00	0.00	0.00	0.00	0.00	0.00	0.00	0.00	0.00	0.00
3.其他	0.00	0.00	0.00	0.00	0.00	0.00	0.00	0.00	0.00	0.00	0.00	0.00	0.00	0.00	0.00	0.00	0.00	0.00	0.00	0.00	0.00
四、围生期疾病	20.42	1 197.43	0.00	0.00	0.00	0.00	0.00	0.00	0.00	0.00	0.00	0.00	0.00	0.00	0.00	0.00	0.00	0.00	0.00	13.29	12.33
1.早产	0.24	14.26	0.00	0.00	0.00	0.00	0.00	0.00	0.00	0.00	0.00	0.00	0.00	0.00	0.00	0.00	0.00	0.00	0.00	0.16	0.15
2.产伤和窒息	12.88	755.52	0.00	0.00	0.00	0.00	0.00	0.00	0.00	0.00	0.00	0.00	0.00	0.00	0.00	0.00	0.00	0.00	0.00	8.39	7.78
3.其他新生儿病	7.29	427.66	0.00	0.00	0.00	0.00	0.00	0.00	0.00	0.00	0.00	0.00	0.00	0.00	0.00	0.00	0.00	0.00	0.00	4.75	4.40
五、营养缺乏	0.73	28.51	3.49	0.00	0.00	0.00	0.00	0.00	0.00	0.00	0.00	0.00	0.00	0.00	0.00	0.00	0.00	0.00	0.00	0.47	0.46
1.缺铁性贫血	0.00	0.00	0.00	0.00	0.00	0.00	0.00	0.00	0.00	0.00	0.00	0.00	0.00	0.00	0.00	0.00	0.00	0.00	0.00	0.00	0.00
2.其他营养不良	0.73	28.51	3.49	0.00	0.00	0.00	0.00	0.00	0.00	0.00	0.00	0.00	0.00	0.00	0.00	0.00	0.00	0.00	0.00	0.47	0.46

续表

疾病名称	合计	0岁~	1岁~	5岁~	10岁~	15岁~	20岁~	25岁~	30岁~	35岁~	40岁~	45岁~	50岁~	55岁~	60岁~	65岁~	70岁~	75岁~	80岁~	标化率（2000年）	标化率（2010年）
Ⅱ.慢性非传染性疾病	392.30	199.57	24.44	17.89	12.73	28.19	27.09	31.95	24.20	114.65	201.86	383.26	696.06	1 175.35	2 317.01	3 895.70	7 666.57	10 700.06	16 697.94	786.81	1 050.97
一、恶性肿瘤	103.79	14.26	3.49	7.67	5.09	15.66	0.00	7.99	14.12	39.09	91.32	171.46	278.42	397.55	727.10	977.81	1 393.92	2 048.95	2 251.41	183.45	238.67
1.胃癌	39.62	0.00	0.00	0.00	0.00	0.00	0.00	2.00	6.05	2.61	33.64	55.47	106.07	181.49	281.14	325.94	780.60	910.64	844.28	73.64	96.95
2.肝癌	20.90	0.00	0.00	0.00	0.00	0.00	0.00	2.00	2.02	18.24	28.84	35.30	86.18	69.14	155.11	170.73	167.27	455.32	187.62	34.34	44.03
3.肺癌	12.40	0.00	0.00	0.00	0.00	0.00	0.00	0.00	0.00	7.82	9.61	15.13	26.52	60.50	87.25	124.17	167.27	170.75	562.85	23.41	31.74
4.食管癌	10.94	0.00	0.00	0.00	0.00	9.40	0.00	0.00	2.02	0.00	0.00	30.26	19.89	69.14	87.25	124.17	111.51	227.66	281.43	19.99	26.70
5.结直肠癌	4.62	0.00	0.00	0.00	0.00	0.00	0.00	2.02	0.00	0.00	4.81	15.13	0.00	0.00	29.08	93.12	0.00	113.83	0.00	7.38	8.68
6.胰腺癌	0.49	0.00	0.00	0.00	0.00	0.00	0.00	0.00	0.00	0.00	0.00	0.00	0.00	0.00	9.69	15.52	0.00	0.00	0.00	0.76	0.90
7.乳腺癌	0.00	0.00	0.00	0.00	0.00	0.00	0.00	0.00	0.00	0.00	0.00	0.00	0.00	0.00	0.00	0.00	0.00	0.00	0.00	0.00	0.00
8.子宫体癌	0.00	0.00	0.00	0.00	0.00	0.00	0.00	0.00	0.00	0.00	0.00	0.00	0.00	0.00	0.00	0.00	0.00	0.00	0.00	0.00	0.00
9.卵巢癌	0.00	0.00	0.00	0.00	0.00	0.00	0.00	0.00	0.00	0.00	0.00	0.00	0.00	0.00	0.00	0.00	0.00	0.00	0.00	0.00	0.00
10.前列腺癌	1.22	0.00	0.00	0.00	0.00	0.00	0.00	0.00	0.00	0.00	0.00	0.00	6.63	0.00	0.00	0.00	55.76	56.92	93.81	3.12	4.26
11.脑瘤	3.16	0.00	3.49	5.11	0.00	3.13	0.00	0.00	0.00	2.61	0.00	15.13	6.63	0.00	9.69	31.04	0.00	56.92	0.00	4.32	4.89
12.白血病	3.16	14.26	0.00	0.00	2.55	0.00	0.00	3.99	0.00	5.21	9.61	0.00	6.63	8.64	9.69	31.04	0.00	0.00	0.00	3.73	4.26
13.膀胱癌	0.73	0.00	0.00	0.00	0.00	0.00	0.00	0.00	0.00	0.00	0.00	0.00	0.00	0.00	9.69	15.52	27.88	0.00	0.00	1.33	1.59
14.鼻咽癌	0.49	0.00	0.00	0.00	0.00	0.00	0.00	0.00	0.00	2.61	0.00	5.04	0.00	0.00	9.69	0.00	27.88	0.00	0.00	0.67	0.83
15.胆囊及胆道癌	1.22	0.00	0.00	0.00	2.55	0.00	0.00	0.00	0.00	0.00	0.00	0.00	0.00	0.00	9.69	31.04	0.00	0.00	93.81	2.32	3.09
16.肾癌	0.49	0.00	0.00	0.00	0.00	0.00	0.00	0.00	0.00	0.00	4.81	0.00	0.00	0.00	0.00	0.00	27.88	0.00	0.00	0.89	1.14
17.骨癌	1.22	0.00	0.00	0.00	2.55	0.00	0.00	0.00	0.00	2.61	0.00	0.00	0.00	8.64	0.00	0.00	0.00	56.92	0.00	2.21	2.80
18.皮肤癌	0.24	0.00	0.00	0.00	0.00	3.13	0.00	0.00	0.00	0.00	0.00	0.00	0.00	0.00	0.00	15.52	0.00	0.00	0.00	0.90	1.47
19.淋巴癌	1.46	0.00	0.00	2.56	0.00	0.00	0.00	0.00	0.00	0.00	0.00	0.00	19.89	0.00	0.00	0.00	0.00	0.00	93.81	1.89	2.02
20.喉癌	0.00	0.00	0.00	0.00	0.00	0.00	0.00	0.00	2.02	0.00	0.00	0.00	0.00	0.00	0.00	0.00	0.00	0.00	0.00	0.00	0.00
21.甲状腺癌	0.24	0.00	0.00	0.00	0.00	0.00	0.00	0.00	0.00	0.00	0.00	0.00	0.00	0.00	0.00	0.00	0.00	0.00	0.00	0.21	0.15

续表

疾病名称	合计	0岁~	1岁~	5岁~	10岁~	15岁~	20岁~	25岁~	30岁~	35岁~	40岁~	45岁~	50岁~	55岁~	60岁~	65岁~	70岁~	75岁~	80岁~	标化率（2000年）	标化率（2010年）
22. 其他	1.22	0.00	0.00	0.00	0.00	0.00	0.00	0.00	2.02	0.00	0.00	0.00	0.00	0.00	19.39	0.00	27.88	0.00	93.81	2.33	3.16
二、其他肿瘤	0.00	0.00	0.00	0.00	0.00	0.00	0.00	0.00	0.00	0.00	0.00	0.00	0.00	0.00	0.00	0.00	0.00	0.00	0.00	0.00	0.00
三、糖尿病	4.38	0.00	0.00	0.00	0.00	0.00	0.00	0.00	0.00	0.00	0.00	0.00	13.26	8.64	29.08	62.08	167.27	113.83	0.00	8.62	10.67
四、内分泌素乱	0.00	0.00	0.00	0.00	0.00	0.00	0.00	0.00	0.00	0.00	0.00	0.00	0.00	0.00	0.00	0.00	0.00	0.00	0.00	0.00	0.00
五、神经系统和精神障碍疾病	3.89	14.26	6.98	2.56	0.00	0.00	5.42	5.42	4.03	7.82	0.00	5.04	0.00	0.00	19.39	0.00	55.76	0.00	0.00	4.31	4.74
1. 神经系统疾病	3.40	14.26	6.98	2.56	0.00	0.00	5.42	0.00	2.02	5.21	0.00	5.04	0.00	0.00	19.39	0.00	55.76	0.00	0.00	3.88	4.36
2. 精神障碍疾病	0.49	0.00	0.00	0.00	0.00	0.00	0.00	0.00	2.02	2.61	0.00	0.00	0.00	0.00	0.00	0.00	0.00	0.00	0.00	0.44	0.38
六、心脑血管疾病	143.89	0.00	0.00	0.00	5.09	9.40	5.42	13.98	2.02	23.45	81.70	105.90	245.28	432.11	824.04	1381.34	3289.66	4154.81	7317.07	304.08	410.99
1. 缺血性心脏病	38.89	0.00	0.00	0.00	2.55	0.00	0.00	3.99	2.02	5.21	0.00	30.26	46.40	86.42	193.89	341.46	1003.62	1195.22	3001.88	89.83	123.83
2. 高血压及其并发症	1.70	0.00	0.00	0.00	0.00	3.13	0.00	2.61	0.00	2.61	0.00	0.00	6.63	6.63	0.00	0.00	55.76	113.83	0.00	3.43	4.27
3. 肺源性心脏病	9.72	0.00	0.00	0.00	2.55	6.26	2.71	3.99	0.00	0.00	4.81	5.04	6.63	25.93	48.47	77.60	223.03	170.75	656.66	20.21	27.39
4. 风湿性心脏病	3.40	0.00	0.00	0.00	0.00	0.00	0.00	2.00	0.00	0.00	0.00	5.04	6.63	17.28	0.00	62.08	111.51	56.92	0.00	6.28	7.68
5. 脑出血	76.08	0.00	0.00	0.00	0.00	0.00	2.71	0.00	0.00	10.42	57.67	50.43	152.47	285.20	513.81	776.04	1700.59	2048.95	2814.26	154.03	206.36
6. 脑梗死	8.99	0.00	0.00	0.00	0.00	0.00	0.00	0.00	0.00	5.21	9.61	10.09	19.89	17.28	38.78	46.56	167.27	398.41	562.85	19.99	27.63
7. 脑卒中（未特指出血或梗死）	2.43	0.00	0.00	0.00	0.00	0.00	0.00	3.99	0.00	0.00	0.00	0.00	0.00	0.00	19.39	31.04	27.88	170.75	0.00	4.66	5.86
8. 其他	2.67	0.00	0.00	0.00	0.00	0.00	0.00	0.00	0.00	0.00	0.00	5.04	6.63	0.00	9.69	46.56	0.00	0.00	281.43	5.64	7.97
七、主要呼吸系统疾病	103.54	0.00	3.49	0.00	0.00	0.00	2.71	2.00	0.00	10.42	19.22	60.51	99.44	267.91	649.54	1195.10	2341.79	3585.66	6191.37	230.80	314.93
1. 慢性阻塞性肺疾病	101.84	0.00	3.49	0.00	0.00	0.00	2.71	2.00	0.00	10.42	19.22	60.51	99.44	267.91	639.84	1179.57	2286.03	3471.83	6097.56	226.54	309.13
2. 哮喘	1.22	0.00	0.00	0.00	0.00	0.00	0.00	0.00	0.00	0.00	0.00	0.00	0.00	0.00	9.69	15.52	0.00	55.76	93.81	3.10	4.30
3. 尘肺病	0.49	0.00	0.00	0.00	0.00	0.00	0.00	0.00	0.00	0.00	0.00	0.00	0.00	0.00	0.00	0.00	55.76	56.92	0.00	1.16	1.50
4. 其他	0.00	0.00	0.00	0.00	0.00	0.00	0.00	0.00	0.00	0.00	0.00	0.00	0.00	0.00	0.00	0.00	0.00	0.00	0.00	0.00	0.00
八、主要消化系统疾病	17.99	57.02	3.49	5.11	2.55	0.00	5.42	5.99	4.03	23.45	4.81	30.26	39.77	51.85	58.17	139.69	223.03	284.58	281.43	28.03	34.75
1. 消化性溃疡	8.02	0.00	0.00	0.00	0.00	0.00	2.71	2.00	0.00	2.61	4.81	15.13	13.26	25.93	29.08	124.17	111.51	227.66	187.62	15.09	19.53

续表

疾病名称	合计	0岁~	1岁~	5岁~	10岁~	15岁~	20岁~	25岁~	30岁~	35岁~	40岁~	45岁~	50岁~	55岁~	60岁~	65岁~	70岁~	75岁~	80岁~	标化率(2000年)	标化率(2010年)
2. 肝硬化	3.16	0.00	0.00	0.00	0.00	0.00	0.00	2.00	0.00	7.82	0.00	15.13	13.26	0.00	0.00	15.52	55.76	0.00	93.81	5.07	6.15
3. 肠梗阻	1.70	14.26	0.00	2.56	0.00	0.00	2.71	0.00	2.02	0.00	4.81	0.00	6.63	8.64	9.69	0.00	27.88	455.32	0.00	2.11	2.58
4. 阑尾炎	0.73	0.00	0.00	2.56	0.00	0.00	0.00	0.00	2.02	2.61	4.81	0.00	0.00	8.64	0.00	0.00	0.00	398.41	0.00	0.76	0.91
5. 胆囊疾病	0.73	28.51	0.00	0.00	0.00	0.00	0.00	0.00	0.00	0.00	0.00	0.00	0.00	8.64	0.00	15.52	27.88	56.92	0.00	0.64	0.82
6. 胰腺炎	1.22	0.00	0.00	0.00	0.00	2.55	0.00	2.00	2.02	5.21	0.00	0.00	6.63	0.00	0.00	0.00	0.00	56.92	0.00	1.19	1.15
7. 其他	2.43	14.26	3.49	2.56	2.55	0.00	0.00	0.00	0.00	5.21	7.82	10.09	13.26	17.28	19.39	93.12	27.88	56.92	0.00	3.17	3.61
九、主要泌尿生殖系统疾病	10.21	0.00	0.00	0.00	0.00	3.13	8.13	2.00	0.00	7.82	4.81	10.09	13.26	17.28	0.00	93.12	195.15	455.32	562.85	21.94	29.62
1. 肾炎	9.24	0.00	0.00	2.56	0.00	3.13	8.13	2.00	0.00	7.82	4.81	10.09	6.63	17.28	0.00	77.60	167.27	398.41	562.85	19.87	27.04
2. 前列腺增生	0.73	0.00	0.00	0.00	0.00	0.00	0.00	0.00	0.00	0.00	0.00	0.00	6.63	0.00	0.00	15.52	27.88	56.92	0.00	1.74	2.19
3. 其他	0.24	0.00	0.00	0.00	0.00	0.00	0.00	0.00	0.00	0.00	0.00	0.00	0.00	0.00	0.00	0.00	0.00	0.00	0.00	0.34	0.39
十、肌肉骨骼和结缔组织病	1.46	0.00	6.98	2.56	0.00	0.00	0.00	0.00	0.00	2.61	0.00	0.00	6.63	0.00	9.69	15.52	0.00	56.92	93.81	2.96	4.02
十一、先天异常	2.67	114.04	3.49	2.56	0.00	0.00	0.00	0.00	0.00	0.00	0.00	0.00	0.00	0.00	0.00	0.00	0.00	0.00	0.00	1.76	1.63
1. 先天性心脏病	1.94	85.53	3.49	2.56	0.00	0.00	0.00	0.00	0.00	0.00	0.00	0.00	0.00	0.00	0.00	0.00	0.00	0.00	0.00	1.29	1.18
2. 其他先天畸形	0.73	28.51	0.00	0.00	0.00	0.00	0.00	0.00	0.00	0.00	0.00	0.00	0.00	0.00	0.00	0.00	0.00	0.00	0.00	0.47	0.46
Ⅲ. 伤害	122.02	57.02	27.93	61.33	38.18	100.24	138.14	99.83	153.28	174.58	206.66	191.63	159.10	207.42	126.03	248.33	111.51	455.32	469.04	135.83	150.25
1. 道路交通事故	60.04	0.00	10.48	25.55	20.36	28.19	46.05	57.90	76.64	101.62	124.96	110.94	72.92	103.71	106.64	108.65	0.00	170.75	187.62	66.47	73.64
2. 意外中毒	7.29	0.00	0.00	7.67	2.55	6.26	8.13	2.00	12.10	7.82	24.03	5.04	13.26	8.64	9.69	0.00	27.88	0.00	93.81	8.21	9.38
3. 意外跌落	11.18	42.77	6.98	10.22	2.55	9.40	2.71	9.98	10.08	7.82	19.22	15.13	19.89	17.28	0.00	15.52	27.88	227.66	93.81	14.21	16.54
4. 自杀	10.94	0.00	0.00	5.09	18.79	5.42	0.00	16.14	7.82	9.61	35.30	13.26	17.28	0.00	93.12	83.64	56.92	93.81	15.16	17.04
5. 淹死和碰撞死	9.48	0.00	0.00	0.00	3.13	27.09	7.99	10.08	15.63	19.22	15.13	6.63	34.57	9.69	15.52	27.88	56.92	93.81	9.84	11.53
6. 意外窒息	1.94	14.26	0.00	0.00	0.00	0.00	0.00	2.00	6.05	7.82	0.00	5.04	0.00	0.00	0.00	15.52	0.00	0.00	0.00	1.81	1.68
7. 触电	0.97	0.00	0.00	0.00	0.00	9.40	0.00	0.00	0.00	0.00	0.00	0.00	0.00	0.00	0.00	0.00	0.00	0.00	0.00	0.97	0.86

续表

疾病名称	合计	0岁~	1岁~	5岁~	10岁~	15岁~	20岁~	25岁~	30岁~	35岁~	40岁~	45岁~	50岁~	55岁~	60岁~	65岁~	70岁~	75岁~	80岁~	标化率(2000年)	标化率(2010年)
8. 溺水	4.62	0.00	6.98	12.78	5.09	9.40	5.42	0.00	2.02	2.61	0.00	0.00	13.26	8.64	0.00	0.00	0.00	0.00	0.00	4.38	4.20
9. 火灾	0.00	0.00	0.00	0.00	0.00	0.00	0.00	0.00	0.00	0.00	0.00	0.00	0.00	0.00	0.00	0.00	0.00	0.00	0.00	0.00	0.00
10. 他杀	7.78	0.00	0.00	2.56	2.55	12.53	24.38	5.99	14.12	7.82	0.00	0.00	6.63	8.64	9.69	0.00	0.00	0.00	0.00	7.37	7.47
11. 其他	7.78	0.00	3.49	2.56	0.00	3.13	18.96	13.98	6.05	15.63	9.61	0.00	13.26	8.64	0.00	15.52	0.00	0.00	0.00	7.42	7.92

表 5-36 2006 年青海省死因回顾性调查分死因年龄别死亡率（牧区、女性）(1/10万)

疾病名称	合计	0岁~	1岁~	5岁~	10岁~	15岁~	20岁~	25岁~	30岁~	35岁~	40岁~	45岁~	50岁~	55岁~	60岁~	65岁~	70岁~	75岁~	80岁~	标化率（2000年）	标化率（2010年）
全死因	434.77	2142.86	167.60	59.04	51.22	71.29	89.12	78.27	81.45	176.60	300.35	339.92	682.47	994.62	1768.40	3565.12	5905.51	6315.79	14452.55	699.98	906.71
I. 传染病、母婴疾病和营养缺乏性疾病	77.19	1847.83	105.66	10.73	16.18	20.37	37.37	23.92	11.31	39.58	40.43	51.85	51.37	62.72	136.91	208.77	309.34	287.08	948.91	79.81	91.53
一、传染病和寄生虫病	32.36	170.81	29.15	5.37	13.48	13.58	11.50	13.05	2.26	30.45	28.88	51.85	44.03	62.72	125.50	208.77	224.97	287.08	437.96	43.69	52.88
1. 病毒性肝炎	14.32	0.00	0.00	0.00	0.00	0.00	2.87	0.00	0.00	15.22	23.10	40.33	36.69	53.76	79.86	96.35	140.61	191.39	291.97	23.24	30.30
2. 结核病	7.43	0.00	0.00	0.00	5.39	3.39	8.62	10.87	2.26	3.04	5.78	5.76	7.34	8.96	34.23	96.35	28.12	47.85	72.99	10.00	11.62
3. 脑膜炎	4.51	46.58	10.93	2.68	5.39	6.79	0.00	2.17	6.09	6.09	0.00	5.76	0.00	0.00	11.41	0.00	0.00	0.00	0.00	4.06	3.77
4. 感染性腹泻	4.77	124.22	14.57	2.68	2.70	3.39	0.00	0.00	0.00	0.00	0.00	0.00	0.00	0.00	0.00	0.00	28.12	47.85	72.99	4.67	5.20
5. 包虫病	0.80	0.00	0.00	0.00	0.00	0.00	0.00	0.00	0.00	6.09	0.00	0.00	0.00	0.00	0.00	16.06	0.00	0.00	0.00	0.98	1.03
6. 其他	0.53	0.00	3.64	0.00	0.00	0.00	0.00	0.00	0.00	0.00	0.00	0.00	0.00	0.00	0.00	0.00	28.12	0.00	0.00	0.74	0.86
二、呼吸道感染	18.83	527.95	72.87	5.37	2.70	6.79	25.87	8.70	4.53	3.04	11.55	0.00	0.00	0.00	11.41	0.00	56.24	0.00	510.95	17.18	20.03
1. 下呼吸道感染	16.98	496.89	61.94	5.37	2.70	3.39	14.37	4.35	2.26	0.00	5.78	0.00	0.00	0.00	11.41	0.00	56.24	0.00	364.96	14.95	16.91
2. 上呼吸道感染	1.86	31.06	10.93	0.00	0.00	3.39	2.87	2.17	2.26	3.04	5.78	0.00	0.00	0.00	0.00	0.00	0.00	0.00	145.99	2.23	3.12
三、妊娠、分娩和产褥期并发症	5.31	0.00	0.00	0.00	0.00	6.79	8.62	2.17	4.53	0.00	3.04	0.00	0.00	0.00	0.00	0.00	0.00	0.00	0.00	4.84	5.32
1. 妊娠高血压综合征	2.12	0.00	0.00	0.00	0.00	0.00	0.00	4.35	0.00	0.00	5.78	0.00	0.00	0.00	0.00	0.00	0.00	0.00	0.00	1.88	2.24
2. 产后出血	1.33	0.00	0.00	0.00	0.00	3.39	2.87	2.17	2.26	0.00	3.04	0.00	0.00	0.00	0.00	0.00	0.00	0.00	0.00	1.21	1.13
3. 其他	1.86	0.00	0.00	0.00	0.00	3.39	5.78	0.00	2.26	0.00	5.78	0.00	0.00	0.00	0.00	0.00	0.00	0.00	0.00	1.75	1.95
四、围生期疾病	19.63	1149.07	0.00	0.00	0.00	0.00	0.00	0.00	0.00	0.00	0.00	0.00	0.00	0.00	0.00	0.00	0.00	0.00	0.00	12.75	11.84
1. 早产	0.53	31.06	0.00	0.00	0.00	0.00	0.00	0.00	0.00	0.00	0.00	0.00	0.00	0.00	0.00	0.00	0.00	0.00	0.00	0.34	0.32
2. 产伤和窒息	14.85	869.57	0.00	0.00	0.00	0.00	0.00	0.00	0.00	0.00	0.00	0.00	0.00	0.00	0.00	0.00	0.00	0.00	0.00	9.65	8.96
3. 其他新生儿病	4.24	248.45	0.00	0.00	0.00	0.00	0.00	0.00	0.00	0.00	0.00	0.00	0.00	0.00	0.00	0.00	0.00	0.00	0.00	2.76	2.56
五、营养缺乏	1.06	0.00	3.64	0.00	0.00	0.00	0.00	0.00	2.26	0.00	0.00	0.00	7.34	0.00	0.00	0.00	28.12	0.00	0.00	1.35	1.46
1. 缺铁性贫血	0.53	0.00	0.00	0.00	0.00	0.00	0.00	0.00	2.26	0.00	0.00	0.00	7.34	0.00	0.00	0.00	0.00	0.00	0.00	0.61	0.60
2. 其他营养不良	0.53	0.00	3.64	0.00	0.00	0.00	0.00	0.00	0.00	0.00	0.00	0.00	0.00	0.00	0.00	0.00	28.12	0.00	0.00	0.74	0.86

续表

疾病名称	合计	0岁~	1岁~	5岁~	10岁~	15岁~	20岁~	25岁~	30岁~	35岁~	40岁~	45岁~	50岁~	55岁~	60岁~	65岁~	70岁~	75岁~	80岁~	标化率（2000年）	标化率（2010年）
Ⅱ.慢性非传染性疾病	317.26	248.45	40.08	24.15	10.78	16.97	20.12	23.92	40.73	94.39	219.49	265.02	587.07	869.18	1 551.63	3 276.06	5 286.84	5 837.32	12 627.74	568.65	754.40
一、恶性肿瘤	67.11	15.53	14.57	8.05	5.39	6.79	2.87	6.52	9.05	39.58	69.31	109.47	205.47	179.21	410.72	610.25	899.89	717.70	1 459.85	109.58	140.10
1. 胃癌	17.24	0.00	0.00	0.00	0.00	0.00	0.00	0.00	2.26	9.13	0.00	23.05	44.03	26.88	102.68	224.83	365.58	239.23	510.95	31.11	39.82
2. 肝癌	12.47	0.00	0.00	2.68	0.00	0.00	0.00	0.00	0.00	9.13	11.55	11.52	51.37	35.84	114.09	112.41	112.49	143.54	291.97	20.44	26.58
3. 肺癌	5.84	0.00	0.00	0.00	0.00	0.00	0.00	0.00	0.00	3.04	0.00	5.76	22.02	26.88	34.23	64.24	84.36	143.54	72.99	10.01	12.95
4. 食管癌	6.63	0.00	0.00	0.00	0.00	0.00	0.00	0.00	0.00	0.00	11.55	0.00	22.02	8.96	34.23	64.24	168.73	47.85	364.96	12.75	17.17
5. 结直肠癌	2.39	0.00	0.00	0.00	0.00	0.00	0.00	2.17	0.00	0.00	5.78	0.00	0.00	8.96	11.41	16.06	0.00	47.85	218.98	4.47	6.54
6. 胰腺癌	1.59	0.00	0.00	0.00	0.00	0.00	0.00	0.00	0.00	0.00	0.00	5.76	0.00	0.00	11.41	32.12	56.24	0.00	0.00	2.84	3.34
7. 乳腺癌	1.33	0.00	0.00	0.00	0.00	0.00	0.00	0.00	0.00	3.04	5.78	5.76	7.34	8.96	0.00	0.00	56.24	0.00	0.00	1.75	2.25
8. 子宫体癌	6.37	0.00	0.00	0.00	0.00	6.79	0.00	2.17	4.53	6.09	0.00	17.28	22.02	26.88	45.64	0.00	56.24	47.85	0.00	8.76	10.65
9. 卵巢癌	0.27	0.00	0.00	0.00	0.00	0.00	0.00	0.00	0.00	0.00	0.00	5.76	0.00	0.00	0.00	0.00	0.00	0.00	0.00	0.40	0.46
10. 前列腺癌	0.00	0.00	0.00	0.00	0.00	0.00	0.00	0.00	0.00	0.00	0.00	0.00	0.00	0.00	0.00	0.00	0.00	0.00	0.00	0.00	0.00
11. 脑瘤	1.59	0.00	3.64	2.68	0.00	0.00	0.00	0.00	2.26	3.04	0.00	0.00	0.00	0.00	0.00	32.12	0.00	0.00	0.00	1.76	1.74
12. 白血病	3.98	15.53	7.29	2.68	5.39	0.00	0.00	2.17	0.00	3.04	11.55	5.76	14.68	8.96	0.00	16.06	0.00	0.00	0.00	4.44	4.78
13. 膀胱癌	0.80	0.00	0.00	0.00	0.00	0.00	0.00	0.00	0.00	3.04	0.00	0.00	7.34	0.00	0.00	0.00	0.00	0.00	0.00	0.98	1.25
14. 鼻咽癌	0.27	0.00	0.00	0.00	0.00	0.00	0.00	0.00	0.00	0.00	0.00	0.00	7.34	0.00	0.00	0.00	0.00	0.00	0.00	0.37	0.43
15. 胆囊及胆道癌	0.53	0.00	0.00	0.00	0.00	0.00	0.00	0.00	0.00	0.00	0.00	5.76	0.00	0.00	11.41	0.00	0.00	0.00	0.00	0.78	0.96
16. 胃癌	0.53	0.00	0.00	0.00	0.00	0.00	0.00	0.00	0.00	0.00	0.00	0.00	7.34	0.00	0.00	16.06	28.12	0.00	0.00	0.95	1.13
17. 骨癌	1.06	0.00	0.00	0.00	0.00	0.00	0.00	0.00	0.00	0.00	11.55	0.00	0.00	8.96	11.41	0.00	0.00	0.00	0.00	1.56	2.00
18. 皮肤癌	0.27	0.00	0.00	0.00	0.00	0.00	0.00	0.00	0.00	0.00	5.78	0.00	0.00	0.00	0.00	0.00	0.00	0.00	0.00	0.38	0.54
19. 淋巴癌	1.59	0.00	0.00	0.00	0.00	0.00	0.00	0.00	0.00	0.00	11.55	5.76	0.00	0.00	11.41	32.12	0.00	0.00	0.00	2.43	3.03
20. 喉癌	0.00	0.00	0.00	0.00	0.00	0.00	0.00	0.00	0.00	0.00	0.00	0.00	0.00	0.00	0.00	0.00	0.00	0.00	0.00	0.00	0.00
21. 甲状腺癌	0.80	0.00	0.00	0.00	0.00	0.00	0.00	0.00	0.00	0.00	0.00	0.00	0.00	8.96	11.41	0.00	0.00	47.85	0.00	1.33	1.91

续表

疾病名称	合计	0岁~	1岁~	5岁~	10岁~	15岁~	20岁~	25岁~	30岁~	35岁~	40岁~	45岁~	50岁~	55岁~	60岁~	65岁~	70岁~	75岁~	80岁~	标化率(2000年)	标化率(2010年)
22.其他	1.59	0.00	3.64	0.00	0.00	0.00	2.87	0.00	0.00	0.00	0.00	11.52	0.00	8.96	0.00	0.00	28.12	0.00	0.00	2.09	2.60
二、其他肿瘤	0.27	0.00	0.00	0.00	0.00	0.00	0.00	0.00	0.00	0.00	5.78	0.00	0.00	0.00	0.00	0.00	0.00	0.00	0.00	0.38	0.54
三、糖尿病	5.57	0.00	0.00	0.00	0.00	0.00	0.00	0.00	2.26	3.04	11.55	5.76	14.68	17.92	22.82	64.24	84.36	95.69	72.99	9.30	11.86
四、内分泌紊乱	0.00	0.00	0.00	0.00	0.00	0.00	0.00	0.00	0.00	0.00	0.00	0.00	0.00	0.00	0.00	0.00	0.00	0.00	0.00	0.00	0.00
五、神经系统和精神障碍疾病	3.71	31.06	14.57	2.68	2.70	0.00	5.75	2.17	0.00	0.00	5.78	0.00	0.00	0.00	11.41	0.00	0.00	0.00	72.99	3.56	4.19
1.神经系统疾病	3.71	31.06	14.57	2.68	2.70	0.00	5.75	2.17	0.00	0.00	5.78	0.00	0.00	0.00	11.41	0.00	0.00	0.00	72.99	3.56	4.19
2.精神障碍疾病	0.00	0.00	0.00	0.00	0.00	0.00	0.00	0.00	0.00	0.00	0.00	0.00	0.00	0.00	0.00	0.00	0.00	0.00	0.00	0.00	0.00
六、心脑血管疾病	127.86	46.58	0.00	0.00	0.00	6.79	5.75	6.52	13.58	24.36	80.86	80.66	256.84	412.19	627.50	1 348.96	2 362.20	2 153.11	5 912.41	236.79	318.33
1.缺血性心脏病	36.34	0.00	0.00	0.00	0.00	3.39	2.87	0.00	0.00	6.09	23.10	28.81	44.03	44.80	205.36	385.42	562.43	669.86	2 700.73	72.22	100.04
2.高血压及其并发症	1.86	0.00	0.00	0.00	0.00	0.00	0.00	0.00	0.00	0.00	0.00	0.00	22.02	8.96	0.00	16.06	0.00	47.85	72.99	3.22	4.34
3.肺源性心脏病	10.35	0.00	0.00	0.00	0.00	3.39	0.00	2.17	2.26	6.09	5.78	11.52	14.68	35.84	45.64	160.59	56.24	191.39	364.96	17.65	23.13
4.风湿性心脏病	6.10	0.00	0.00	0.00	0.00	0.00	0.00	0.00	2.26	3.04	17.33	11.52	14.68	26.88	22.82	32.12	56.24	47.85	218.98	9.93	13.43
5.脑出血	64.19	31.06	0.00	0.00	0.00	0.00	0.00	2.17	6.79	6.09	28.88	23.05	124.75	286.74	330.86	658.42	1 518.56	1 148.33	2 043.80	117.45	155.90
6.脑梗死	3.98	0.00	0.00	0.00	0.00	0.00	0.00	0.00	0.00	0.00	0.00	0.00	14.68	8.96	11.41	80.30	84.36	0.00	218.98	7.55	9.91
7.脑卒中（未特指出血或梗死）	1.59	0.00	0.00	0.00	0.00	0.00	0.00	0.00	0.00	0.00	5.78	5.76	0.00	0.00	0.00	0.00	84.36	47.85	0.00	3.12	3.94
8.其他	3.45	15.53	0.00	0.00	0.00	0.00	0.00	2.17	2.26	3.04	0.00	0.00	22.02	0.00	11.41	16.06	0.00	0.00	291.97	5.63	7.64
七、主要呼吸系统疾病	86.74	0.00	0.00	2.68	0.00	0.00	0.00	0.00	9.05	6.09	23.10	28.81	58.71	188.17	387.91	1 108.08	1 715.41	2 679.43	4 525.55	172.30	233.31
1.慢性阻塞性肺疾病	84.88	0.00	0.00	2.68	0.00	0.00	0.00	0.00	6.79	6.09	23.10	23.05	58.71	170.25	387.91	1 092.02	1 715.41	2 631.58	4 525.55	169.74	230.11
2.哮喘	1.86	0.00	0.00	0.00	2.70	0.00	0.00	0.00	2.26	0.00	0.00	5.76	0.00	17.92	0.00	16.06	0.00	47.85	0.00	2.55	3.21
3.尘肺病	0.00	0.00	0.00	0.00	0.00	0.00	0.00	0.00	0.00	0.00	0.00	0.00	0.00	0.00	0.00	0.00	0.00	0.00	0.00	0.00	0.00
4.其他	0.00	0.00	0.00	0.00	0.00	0.00	0.00	0.00	0.00	0.00	0.00	0.00	0.00	0.00	0.00	0.00	0.00	0.00	0.00	0.00	0.00
八、主要消化系统疾病	13.26	31.06	0.00	0.00	0.00	0.00	0.00	0.00	4.53	5.78	28.81	22.02	71.68	57.05	96.35	196.85	95.69	291.97	20.85	26.88
1.消化性溃疡	5.31	0.00	0.00	0.00	0.00	0.00	0.00	0.00	0.00	0.00	0.00	17.28	7.34	26.88	22.82	64.24	84.36	95.69	145.99	9.49	12.51

续表

疾病名称	合计	0岁~	1岁~	5岁~	10岁~	15岁~	20岁~	25岁~	30岁~	35岁~	40岁~	45岁~	50岁~	55岁~	60岁~	65岁~	70岁~	75岁~	80岁~	标化率(2000年)	标化率(2010年)
2. 肝硬化	1.86	0.00	0.00	0.00	0.00	0.00	0.00	0.00	0.00	3.04	0.00	0.00	5.76	0.00	8.96	0.00	16.06	56.24	0.00	72.99	3.31	4.30
3. 肠梗阻	1.86	31.06	0.00	2.68	0.00	0.00	0.00	0.00	0.00	6.09	0.00	0.00	0.00	17.92	0.00	0.00	0.00	0.00	0.00	1.74	2.10
4. 阑尾炎	1.33	0.00	0.00	2.68	0.00	0.00	0.00	0.00	4.53	0.00	0.00	0.00	0.00	0.00	0.00	0.00	16.06	28.12	0.00	1.69	1.66
5. 胆囊疾病	1.33	0.00	0.00	0.00	0.00	0.00	0.00	0.00	0.00	0.00	0.00	0.00	0.00	7.34	8.96	11.41	0.00	28.12	0.00	72.99	2.37	3.32
6. 胰腺炎	0.27	0.00	0.00	0.00	0.00	0.00	0.00	0.00	0.00	0.00	0.00	5.78	5.76	0.00	0.00	0.00	0.00	0.00	0.00	0.40	0.46
7. 其他	1.33	0.00	0.00	0.00	0.00	0.00	0.00	0.00	0.00	0.00	0.00	0.00	0.00	7.34	8.96	22.82	0.00	0.00	0.00	1.85	2.52
九、主要泌尿生殖系统疾病	7.96	0.00	0.00	0.00	2.68	2.70	0.00	5.75	8.70	2.26	9.13	17.33	5.76	29.35	0.00	11.41	48.18	0.00	95.69	218.98	11.13	13.68
1. 肾炎	6.90	0.00	0.00	0.00	2.68	2.70	0.00	2.87	6.52	2.26	9.13	17.33	0.00	22.02	0.00	11.41	48.18	0.00	95.69	218.98	9.93	12.35
2. 前列腺增生	0.00	0.00	0.00	0.00	0.00	0.00	0.00	0.00	0.00	0.00	0.00	0.00	0.00	0.00	0.00	0.00	0.00	0.00	0.00	0.00	0.00
3. 其他	1.06	0.00	0.00	0.00	0.00	0.00	0.00	2.87	2.17	0.00	0.00	0.00	5.76	7.34	0.00	0.00	0.00	28.12	0.00	0.00	1.19	1.33
十、肌肉骨骼和结缔组织病	0.80	0.00	0.00	0.00	0.00	0.00	0.00	0.00	0.00	3.04	0.00	0.00	5.76	0.00	0.00	0.00	0.00	0.00	0.00	0.00	1.24	1.42
十一、先天异常	2.92	124.22	10.93	0.00	0.00	0.00	0.00	0.00	0.00	0.00	0.00	0.00	0.00	0.00	0.00	0.00	0.00	0.00	0.00	0.00	1.86	1.79
1. 先天性心脏病	2.12	77.64	10.93	0.00	0.00	0.00	0.00	0.00	0.00	0.00	0.00	0.00	0.00	0.00	0.00	0.00	0.00	0.00	0.00	0.00	1.35	1.31
2. 其他先天畸形	0.80	46.58	0.00	0.00	0.00	0.00	0.00	0.00	0.00	0.00	0.00	0.00	0.00	0.00	0.00	0.00	0.00	0.00	0.00	0.00	0.52	0.48
Ⅲ. 伤害	32.63	31.06	21.86	21.47	21.57	30.55	31.62	26.09	27.15	39.58	40.43	23.05	36.69	62.72	57.05	48.18	196.85	95.69	145.99	37.10	40.93
1. 道路交通事故	13.79	0.00	7.29	10.73	5.39	16.97	14.37	10.87	11.31	15.22	11.55	17.28	22.02	35.84	22.82	32.12	84.36	0.00	0.00	15.48	16.87
2. 意外中毒	0.53	0.00	0.00	0.00	2.70	0.00	0.00	0.00	0.00	0.00	0.00	0.00	0.00	0.00	0.00	0.00	0.00	0.00	72.99	0.97	1.30
3. 意外跌落	4.51	15.53	7.29	2.68	8.09	0.00	0.00	6.52	0.00	0.00	5.78	0.00	0.00	8.96	11.41	0.00	56.24	47.85	72.99	5.69	6.57
4. 自杀	7.16	0.00	0.00	0.00	0.00	10.18	8.62	6.52	11.31	15.22	11.55	5.76	7.34	8.96	0.00	0.00	28.12	47.85	0.00	7.94	8.48
5. 砸死和碰撞死	1.59	0.00	0.00	3.64	2.68	0.00	0.00	0.00	2.26	3.04	11.55	0.00	0.00	0.00	0.00	0.00	0.00	0.00	0.00	1.61	1.83
6. 意外窒息	0.00	0.00	0.00	0.00	0.00	0.00	0.00	0.00	0.00	0.00	0.00	0.00	0.00	0.00	0.00	0.00	0.00	0.00	0.00	0.00	0.00
7. 触电	0.00	0.00	0.00	0.00	0.00	0.00	0.00	0.00	0.00	0.00	0.00	0.00	0.00	0.00	0.00	0.00	0.00	0.00	0.00	0.00	0.00

续表

疾病名称	合计	0岁~	1岁~	5岁~	10岁~	15岁~	20岁~	25岁~	30岁~	35岁~	40岁~	45岁~	50岁~	55岁~	60岁~	65岁~	70岁~	75岁~	80岁~	标化率(2000年)	标化率(2010年)
8. 溺水	1.86	0.00	3.64	5.37	2.70	3.39	2.87	0.00	0.00	3.04	0.00	0.00	0.00	0.00	0.00	0.00	0.00	0.00	0.00	1.59	1.40
9. 火灾	0.27	0.00	0.00	0.00	0.00	0.00	0.00	0.00	0.00	0.00	0.00	0.00	7.34	0.00	0.00	0.00	0.00	0.00	0.00	0.37	0.43
10. 他杀	0.27	0.00	0.00	0.00	0.00	0.00	0.00	2.17	0.00	0.00	0.00	0.00	0.00	0.00	0.00	0.00	0.00	0.00	0.00	0.21	0.16
11. 其他	2.65	15.53	0.00	0.00	0.00	0.00	5.75	0.00	2.26	3.04	0.00	0.00	0.00	8.96	22.82	16.06	28.12	0.00	0.00	3.24	3.88

5.4 1975年地区别、性别、年龄别、死因别死亡率

表 5-37 1975年青海省死因回顾性调查分死因年龄别死亡率（城乡合计、男女合计）（1/10万）

疾病名称	合计	0岁~	5岁~	10岁~	15岁~	20岁~	25岁~	30岁~	35岁~	40岁~	45岁~	50岁~	55岁~	60岁~	65岁~	70岁~	75岁~	80岁~	标化率(2000年)	标化率(2010年)
全死因	813.09	2 260.45	329.36	129.26	164.91	229.40	224.93	260.17	322.37	466.20	665.22	987.11	1 391.49	2 397.21	3 520.43	5 810.04	7 477.33	11 223.18	950.45	1 158.59
I. 传染病、母婴病和营养缺乏性疾病	394.77	1 854.62	251.36	74.66	67.47	89.30	95.01	98.72	108.20	115.38	123.69	155.57	185.70	319.95	526.08	848.77	1 094.35	1 596.57	272.91	297.13
一、传染病和寄生虫病	195.38	706.53	202.58	63.22	49.24	53.81	65.96	58.59	66.09	71.48	91.44	116.83	134.73	212.18	347.94	541.15	695.41	952.79	154.53	168.16
1. 结核病	36.60	18.08	8.08	10.57	23.06	33.52	47.08	44.90	46.55	51.59	61.04	68.94	80.20	112.08	160.75	186.37	185.30	180.26	50.54	57.21
2. 其他传染病	157.19	687.87	194.37	52.14	25.92	19.25	17.46	12.42	17.48	17.82	27.41	42.71	49.54	96.27	178.14	340.18	497.04	755.36	101.54	108.03
3. 寄生虫病	1.59	0.58	0.13		0.26	1.05	1.43	1.27	2.07	2.06	2.99	5.19	4.99	3.83	9.05	14.60	13.08	17.17	2.45	2.92
二、呼吸道感染	126.39	717.09	46.45	10.57	8.60	8.38	6.44	7.80	11.92	11.63	17.51	32.33	44.91	102.02	161.44	286.29	370.60	613.73	77.81	87.14
肺炎	126.39	717.09	46.45	10.57	8.60	8.38	6.44	7.80	11.92	11.63	17.51	32.33	44.91	102.02	161.44	286.29	370.60	613.73	77.81	87.14
三、妊娠、分娩和产褥期并发症	9.86	0.00	0.00	0.00	8.47	25.14	20.18	30.57	27.33	28.33	11.06	2.75	0.36	0.00	0.00	0.00	0.00	0.00	12.82	12.93
1. 妊娠病	1.38	0.00	0.00	0.00	2.21	4.58	2.43	3.98	3.50	2.81	0.46	0.61	0.36	0.00	0.00	0.00	0.00	0.00	1.74	1.75
2. 分娩及产后病	8.48	0.00	0.00	0.00	6.25	20.56	17.74	26.59	23.83	25.51	10.60	2.14	0.00	0.00	0.00	0.00	0.00	0.00	11.09	11.18
四、围生期疾病	58.84	419.00	0.00	0.00	0.00	0.00	0.00	0.00	0.00	0.00	0.00	0.00	0.00	0.00	0.00	0.00	0.00	0.00	23.25	23.72
1. 新生儿破伤风	14.23	101.31	0.00	0.00	0.00	0.00	0.00	0.00	0.00	0.00	0.00	0.00	0.00	0.00	0.00	0.00	0.00	0.00	5.62	5.73
2. 早产	9.42	67.11	0.00	0.00	0.00	0.00	0.00	0.00	0.00	0.00	0.00	0.00	0.00	0.00	0.00	0.00	0.00	0.00	3.72	3.80
3. 其他新生儿病	35.19	250.57	0.00	0.00	0.00	0.00	0.00	0.00	0.00	0.00	0.00	0.00	0.00	0.00	0.00	0.00	0.00	0.00	13.91	14.18
五、营养缺乏	4.30	12.00	2.32	0.87	1.17	1.96	2.43	1.75	2.86	3.94	3.69	3.66	5.70	5.75	16.70	21.33	28.34	30.04	4.49	5.19
II. 慢性非传染性疾病	321.79	221.79	36.58	24.77	38.30	53.03	61.10	96.81	148.23	266.59	445.71	716.54	1 084.61	1 894.30	2 728.53	4 516.67	5 731.16	7 648.07	558.29	719.02
一、恶性肿瘤	67.23	3.83	2.19	2.90	3.91	6.68	11.88	21.18	41.94	98.31	165.38	251.66	347.16	507.22	584.53	653.42	614.75	553.65	112.09	142.09
1. 胃癌	36.11	0.00	0.00	0.00	0.26	1.18	3.15	6.85	16.84	52.34	91.67	135.74	194.61	312.76	354.20	377.00	327.00	236.05	61.16	77.98
2. 肝癌	6.61	0.00	0.00	0.00	0.13	1.05	2.00	2.71	8.26	16.13	19.58	31.42	38.49	27.78	38.97	33.68	54.50	25.75	10.40	13.10

续表

疾病名称	合计	0岁~	5岁~	10岁~	15岁~	20岁~	25岁~	30岁~	35岁~	40岁~	45岁~	50岁~	55岁~	60岁~	65岁~	70岁~	75岁~	80岁~	标化率（2000年）	标化率（2010年）
3. 肺癌	2.35	0.00	0.00	0.00	0.00	0.26	1.00	1.27	1.91	3.94	5.76	10.98	13.19	13.89	20.88	13.47	13.08	25.75	3.86	4.87
4. 食管癌	8.87	0.00	0.00	0.00	0.00	0.00	0.14	1.27	2.07	5.82	15.66	32.64	50.61	74.72	92.55	126.87	124.26	188.84	16.45	21.55
5. 结直肠癌	2.55	0.07	0.00	0.00	0.00	0.26	1.00	0.96	1.43	3.56	5.53	9.15	8.20	20.12	25.05	38.17	30.52	17.17	4.45	5.53
6. 乳腺癌	0.59	0.00	0.00	0.00	0.00	0.00	0.14	0.48	0.48	1.69	1.61	1.83	3.92	4.31	3.48	2.25	0.00	8.58	0.94	1.21
7. 宫颈癌	3.13	0.00	0.00	0.00	0.00	0.13	0.57	1.59	3.02	6.94	8.98	14.64	18.18	19.64	20.18	19.09	21.80	8.58	4.97	6.26
8. 脑瘤	1.00	0.51	0.46	0.43	0.91	0.39	1.00	0.96	1.59	1.88	2.76	1.83	2.85	2.39	2.09	0.00	2.18	0.00	1.22	1.36
9. 白血病	1.28	1.59	0.86	1.23	1.04	1.83	0.86	1.43	1.11	0.94	2.07	1.83	2.49	0.96	0.70	4.49	2.18	0.00	1.27	1.30
10. 膀胱癌	0.32	0.00	0.00	0.00	0.00	0.00	0.14	0.00	0.00	0.00	1.15	0.61	0.36	2.39	3.48	2.25	8.72	21.46	0.73	0.98
11. 鼻咽癌	0.64	0.07	0.13	0.07	0.00	0.13	0.29	0.32	1.27	0.75	2.07	3.05	1.78	4.31	3.48	6.74	2.18	4.29	0.97	1.17
12. 淋巴癌	0.80	0.00	0.27	0.58	1.04	0.13	0.43	1.27	1.43	0.94	2.30	1.53	1.43	3.35	0.70	1.12	2.18	0.00	1.09	1.17
13. 阴茎癌	0.03	0.00	0.00	0.00	0.00	0.00	0.00	0.00	0.00	0.00	0.00	0.00	0.00	0.00	0.00	0.00	0.00	0.00	0.07	0.08
14. 绒癌	0.13	0.00	0.00	0.00	0.00	0.26	0.00	0.48	0.32	0.19	0.00	0.31	0.71	0.48	0.00	1.12	0.00	0.00	0.19	0.22
15. 其他	2.82	1.59	0.46	0.22	0.52	1.05	1.14	1.59	2.22	3.19	6.22	5.80	10.34	20.12	18.79	26.95	28.34	17.17	4.34	5.34
二、糖尿病	0.84	0.07	0.13	0.07	0.26	0.39	0.14	0.32	0.48	1.13	1.15	1.53	3.92	4.79	6.96	17.96	10.90	0.00	1.40	1.74
三、神经系统和精神障碍疾病	5.91	4.77	1.86	2.24	3.91	6.28	4.86	4.46	5.88	5.82	8.98	10.68	12.83	11.97	22.96	34.80	76.30	64.38	8.24	9.74
1. 神经系统疾病	2.93	4.63	1.39	1.52	2.34	2.62	1.29	1.11	2.22	2.63	3.92	4.88	5.35	4.31	13.22	10.10	26.16	17.17	3.45	3.98
2. 精神障碍疾病	2.98	0.14	0.46	0.72	1.56	3.67	3.58	3.34	3.65	3.19	5.07	5.80	7.48	7.66	9.74	24.70	50.14	47.21	4.79	5.76
四、心脑血管疾病	125.53	14.25	6.16	6.08	12.24	17.68	19.46	30.57	42.90	79.17	143.04	252.88	402.41	774.96	1256.75	2423.94	3189.31	4776.82	253.69	334.58
1. 冠心病	7.23	0.00	0.00	0.00	0.13	0.39	0.72	0.80	1.75	3.38	9.90	16.17	24.24	44.06	59.15	154.93	218.00	386.27	15.80	21.40
2. 高血压及其并发症	8.79	1.88	0.13	0.13	0.26	0.79	1.00	0.96	2.22	3.75	7.14	14.95	24.95	40.23	91.16	208.82	270.32	463.52	19.13	25.72
3. 肺源性心脏病	58.30	0.58	0.46	0.36	1.56	3.54	3.86	8.28	14.14	31.14	69.10	115.00	197.10	411.43	680.57	1274.28	1569.58	1828.33	119.73	157.23
4. 风湿性心脏病	16.48	0.94	1.33	3.48	7.56	8.90	9.44	14.33	14.93	22.14	30.17	39.66	54.89	78.07	105.77	153.81	226.72	330.47	27.89	34.71
5. 脑血管病	28.52	3.83	2.19	1.23	1.43	3.01	3.15	4.14	8.26	14.45	22.11	60.09	90.18	181.53	279.05	544.52	769.53	1416.31	59.76	80.27

续表

疾病名称	合计	0岁~	5岁~	10岁~	15岁~	20岁~	25岁~	30岁~	35岁~	40岁~	45岁~	50岁~	55岁~	60岁~	65岁~	70岁~	75岁~	80岁~	标化率（2000年）	标化率（2010年）
6. 其他	6.21	7.01	2.05	1.01	1.30	1.05	1.29	2.07	1.59	4.31	4.61	7.02	11.05	19.64	41.06	87.57	135.16	351.93	11.39	15.24
五、主要呼吸系统疾病	26.12	17.36	4.17	0.58	2.34	1.57	2.72	3.50	4.61	9.76	17.51	34.47	68.79	146.08	247.04	535.53	758.63	1 038.63	51.36	68.12
1. 慢性阻塞性肺疾病	16.37	0.29	0.40	0.00	0.00	0.52	1.00	1.27	2.38	5.07	9.21	22.88	48.12	115.43	192.76	418.77	555.89	622.32	35.44	47.04
2. 尘肺病	0.18	0.00	0.00	0.00	0.00	0.00	0.00	0.16	0.32	0.56	0.69	0.92	1.07	0.00	1.39	1.12	0.00	0.00	0.28	0.34
3. 其他	9.57	17.07	3.78	0.58	2.34	1.05	1.72	2.07	1.91	4.13	7.60	10.68	19.60	30.65	52.89	115.64	202.74	416.31	15.65	20.74
六、主要消化系统疾病	75.26	139.06	15.71	7.89	7.82	13.36	15.74	30.89	40.83	59.85	97.20	142.76	212.79	365.93	499.64	642.19	789.15	845.49	103.10	127.54
1. 消化性溃疡	18.21	0.51	0.00	0.22	0.91	2.09	2.72	7.80	12.07	17.64	30.40	53.38	84.12	145.61	186.49	240.26	276.86	283.26	32.83	41.99
2. 肝硬化	12.12	0.58	0.53	0.58	1.17	1.70	4.44	7.01	10.96	20.82	27.64	40.88	51.68	79.99	102.99	103.29	150.42	72.96	20.05	24.95
3. 肠梗阻	7.62	9.40	2.39	1.74	1.95	4.06	4.29	6.05	7.31	7.88	11.06	11.29	23.52	33.53	44.54	42.66	45.78	60.09	10.15	12.08
4. 其他	37.32	128.58	12.79	5.36	3.78	5.50	4.29	10.03	10.49	13.51	28.10	37.21	53.46	106.81	165.62	255.98	316.10	429.18	40.06	48.52
七、主要泌尿生殖系统疾病	14.61	7.09	2.92	3.62	5.47	6.02	5.58	5.41	11.60	12.19	11.29	22.27	35.29	82.38	109.95	204.33	287.76	356.22	25.17	31.90
1. 肾炎	11.09	5.93	2.65	3.40	4.82	4.98	5.01	4.78	7.47	7.69	8.29	15.86	23.52	65.14	84.90	148.20	209.28	236.05	18.58	23.24
2. 其他	3.52	1.16	0.27	0.22	0.65	1.05	0.57	0.64	4.13	4.50	2.99	6.41	11.76	17.24	25.05	56.14	78.48	120.17	6.58	8.66
八、先天异常	6.28	35.36	3.45	1.38	2.34	1.05	0.72	0.48	0.00	0.38	1.15	0.31	1.43	0.96	0.70	4.49	4.36	12.88	3.24	3.31
1. 先天性心脏病	3.65	18.73	2.32	0.87	2.08	0.79	0.57	0.48	0.00	0.38	1.15	0.31	1.43	0.96	0.70	4.49	4.36	12.88	2.13	2.23
2. 先天畸形	2.63	16.63	1.13	0.51	0.26	0.26	0.14	0.00	0.00	0.00	0.00	0.00	0.00	0.00	0.00	0.00	0.00	0.00	1.11	1.09
Ⅲ. 伤害	49.57	62.70	25.98	21.58	46.24	74.50	57.38	50.63	48.62	59.85	58.51	66.50	58.10	71.37	82.11	99.92	82.84	115.88	54.35	58.23

表 5-38 1975 年青海省死因回顾性调查分死因年龄别死亡率（城乡合计、男性）(1/10万)

疾病名称	合计	0岁~	5岁~	10岁~	15岁~	20岁~	25岁~	30岁~	35岁~	40岁~	45岁~	50岁~	55岁~	60岁~	65岁~	70岁~	75岁~	80岁~	标化率(2000年)	标化率(2010年)
全死因	820.45	2332.63	328.74	138.65	173.97	232.22	221.82	240.02	306.26	453.98	679.96	1042.21	1452.52	2519.41	3795.08	6169.70	7879.91	11108.85	981.10	1196.12
I. 传染病、母婴疾病和营养缺乏性疾病	380.81	1909.93	238.83	75.08	56.56	65.84	72.34	64.49	75.21	81.46	95.67	143.98	174.28	287.27	536.97	843.72	1160.20	1634.85	259.02	283.20
一、传染病和寄生虫病	188.66	705.50	194.06	61.75	46.46	55.89	66.43	56.31	63.73	68.11	74.74	107.43	125.58	184.07	372.98	551.29	700.86	954.51	151.10	164.38
1. 结核病	37.23	19.60	8.02	12.07	22.47	36.75	53.77	43.41	47.12	49.86	52.11	68.11	82.65	101.33	182.86	201.34	189.42	142.16	51.08	57.37
2. 其他传染病	150.35	685.47	185.78	49.26	23.99	18.12	10.98	11.95	14.50	17.56	20.93	34.89	41.01	81.81	187.21	335.57	506.70	812.35	98.49	105.31
3. 寄生虫病	1.08	0.43	0.26	0.42	0.00	1.02	1.69	0.94	2.11	0.70	1.71	4.43	1.92	0.93	2.90	14.38	4.74	0.00	1.53	1.69
二、呼吸道感染	125.44	734.39	42.31	12.21	9.34	7.66	4.50	6.92	9.67	10.53	19.22	32.67	42.93	100.40	158.19	280.44	421.46	660.03	78.99	88.82
肺炎	125.44	734.39	42.31	12.21	9.34	7.66	4.50	6.92	9.67	10.53	19.22	32.67	42.93	100.40	158.19	280.44	421.46	660.03	78.99	88.82
三、妊娠、分娩和产褥期并发症	0.00	0.00	0.00	0.00	0.00	0.00	0.00	0.00	0.00	0.00	0.00	0.00	0.00	0.00	0.00	0.00	0.00	0.00	0.00	0.00
1. 妊娠病	0.00	0.00	0.00	0.00	0.00	0.00	0.00	0.00	0.00	0.00	0.00	0.00	0.00	0.00	0.00	0.00	0.00	0.00	0.00	0.00
2. 分娩及产后病	0.00	0.00	0.00	0.00	0.00	0.00	0.00	0.00	0.00	0.00	0.00	0.00	0.00	0.00	0.00	0.00	0.00	0.00	0.00	0.00
四、围生期疾病	63.01	458.03	0.00	0.00	0.00	0.00	0.00	0.00	0.00	0.00	0.00	0.00	0.00	0.00	0.00	0.00	0.00	0.00	25.42	25.92
1. 新生儿破伤风	15.45	112.29	0.00	0.00	0.00	0.00	0.00	0.00	0.00	0.00	0.00	0.00	0.00	0.00	0.00	0.00	0.00	0.00	6.23	6.36
2. 早产	9.96	72.38	0.00	0.00	0.00	0.00	0.00	0.00	0.00	0.00	0.00	0.00	0.00	0.00	0.00	0.00	0.00	0.00	4.02	4.10
3. 其他新生儿病	37.61	273.36	0.00	0.00	0.00	0.00	0.00	0.00	0.00	0.00	0.00	0.00	0.00	0.00	0.00	0.00	0.00	0.00	15.17	15.47
五、营养缺乏	3.70	12.02	2.46	1.12	0.76	2.30	1.41	1.26	1.81	2.81	1.71	3.88	5.77	2.79	5.81	11.98	37.88	20.31	3.51	4.08
II. 慢性非传染性疾病	327.99	224.29	39.33	25.82	41.41	51.80	53.48	89.97	144.67	264.03	459.99	744.83	1141.77	2034.12	2970.76	4844.20	6113.56	7981.32	587.88	757.93
一、恶性肿瘤	81.73	4.58	2.46	3.09	5.05	6.89	12.10	22.96	45.61	116.22	192.20	312.33	406.22	624.74	773.53	896.45	729.27	548.33	136.78	172.69
1. 胃癌	46.72	0.00	0.00	0.28	0.00	0.77	3.66	7.86	19.33	66.01	117.03	182.75	246.04	395.11	486.18	524.93	411.99	253.86	79.20	100.59
2. 肝癌	8.52	0.00	0.00	0.14	0.00	1.53	1.97	3.15	10.57	22.12	20.93	41.53	51.90	39.05	37.73	52.73	61.56	30.46	13.04	16.58
3. 肺癌	2.97	0.00	0.00	0.00	0.00	0.00	1.13	1.89	3.32	5.62	6.41	13.29	16.02	17.66	27.57	19.18	14.21	0.00	4.64	5.69
4. 食管癌	12.20	0.00	0.00	0.00	0.00	0.26	0.26	1.26	3.32	7.72	20.07	46.52	65.35	105.05	158.19	184.56	156.27	182.78	22.63	29.15
5. 结直肠癌	2.91	0.14	0.00	0.00	0.00	0.26	0.84	0.60	4.92	6.83	10.52	8.97	24.17	23.22	55.13	33.15	20.31	5.17	6.46	

续表

疾病名称	合计	0岁~	5岁~	10岁~	15岁~	20岁~	25岁~	30岁~	35岁~	40岁~	45岁~	50岁~	55岁~	60岁~	65岁~	70岁~	75岁~	80岁~	标化率（2000年）	标化率（2010年）
6. 乳腺癌	0.02	0.00	0.00	0.00	0.00	0.00	0.00	0.00	0.00	0.00	0.00	0.00	0.00	0.00	0.00	0.00	0.00	0.00	0.03	0.03
7. 宫颈癌	0.00	0.00	0.00	0.00	0.00	0.00	0.00	0.00	0.00	0.00	0.00	0.00	0.00	0.00	0.00	0.00	0.00	0.00	0.00	0.00
8. 脑瘤	1.24	0.57	0.52	0.70	1.51	0.51	1.13	0.63	1.51	3.16	2.99	2.22	1.28	4.65	4.35	0.00	4.74	0.00	1.52	1.69
9. 白血病	1.69	2.00	0.91	1.12	2.02	2.55	1.69	2.20	1.51	1.05	2.99	1.66	3.84	0.93	1.45	4.79	18.94	40.62	1.74	1.80
10. 膀胱癌	0.43	0.00	0.00	0.00	0.00	0.00	0.28	0.31	0.00	1.05	1.28	1.11	0.00	2.79	4.35	4.79	0.00	0.00	1.12	1.54
11. 鼻咽癌	0.85	0.00	0.26	0.14	0.76	0.26	0.28	2.20	1.81	1.05	3.42	3.88	2.56	5.58	2.90	4.79	0.00	0.00	1.22	1.43
12. 淋巴癌	0.96	0.00	0.39	0.56	0.00	0.26	0.28	1.21	0.00	0.70	3.42	2.22	1.28	4.65	1.45	11.98	4.74	0.00	1.38	1.49
13. 阴茎癌	0.06	0.00	0.00	0.00	0.00	0.00	0.00	0.00	0.00	0.00	0.00	0.55	0.00	4.65	0.00	2.40	0.00	0.00	0.14	0.18
14. 绒癌	0.00	0.00	0.00	0.00	0.00	0.00	0.00	0.00	0.00	0.00	0.00	0.00	0.00	0.00	0.00	0.00	0.00	0.00	0.00	0.00
15. 其他	3.15	1.86	0.39	0.14	0.76	0.77	1.13	2.20	2.42	3.86	6.83	5.54	8.97	25.10	26.12	35.95	23.68	20.31	4.96	6.04
二、糖尿病	1.02	0.14	0.26	0.14	0.50	0.26	0.28	0.00	0.60	0.35	1.28	2.22	5.13	5.58	7.26	28.76	14.21	0.00	1.76	2.18
三、神经系统和精神障碍疾病	6.02	5.15	2.07	2.67	2.52	6.63	4.79	3.77	5.44	6.32	6.83	10.52	16.02	10.23	24.67	40.75	99.45	81.23	8.68	10.50
1. 神经系统疾病	3.11	5.01	1.42	1.54	1.77	3.06	1.69	0.63	2.42	2.46	3.42	4.98	8.97	1.86	15.96	9.59	37.88	30.46	3.82	4.57
2. 精神障碍疾病	2.91	0.14	0.65	1.12	0.76	3.57	3.10	3.15	3.02	3.86	3.42	5.54	7.05	8.37	8.71	31.16	61.56	50.77	4.86	5.93
四、心脑血管疾病	115.50	12.30	6.60	6.03	11.11	13.01	13.23	21.39	34.73	59.34	122.15	226.49	395.33	769.77	1259.71	2401.73	3324.34	4904.55	248.98	330.33
1. 冠心病	7.64	0.00	0.00	0.00	0.25	0.26	0.84	0.94	2.11	3.16	6.83	16.06	30.11	57.64	71.11	170.18	241.51	396.02	17.35	23.46
2. 高血压及其并发症	8.21	1.29	0.26	0.26	0.00	0.51	1.13	0.31	0.91	2.81	5.98	12.18	26.91	39.05	97.24	227.71	326.75	375.71	19.08	25.51
3. 肺源性心脏病	50.38	0.43	0.39	0.28	1.77	1.53	3.10	4.40	10.57	25.98	59.37	97.46	173.64	368.15	622.60	1164.91	1543.78	1848.09	110.54	146.11
4. 风湿性心脏病	12.12	0.57	1.29	3.65	5.81	6.63	5.07	10.07	9.36	11.94	23.06	27.14	41.65	65.08	79.82	110.26	208.36	294.48	21.30	26.81
5. 脑血管病	31.60	4.01	2.46	1.26	2.02	3.57	3.10	4.40	10.27	12.64	23.06	67.01	110.84	217.54	346.85	639.98	861.86	1655.16	69.70	93.59
6. 其他	5.55	6.01	2.20	0.84	1.26	0.51	0.00	1.26	1.51	2.81	3.84	6.65	12.17	22.31	42.09	88.69	142.07	335.09	11.01	14.85
五、主要呼吸系统疾病	23.08	16.88	3.88	0.00	4.54	2.04	1.97	1.89	3.93	8.08	14.95	33.78	66.64	129.22	216.24	488.97	771.89	964.66	47.85	63.72

续表

疾病名称	合计	0岁~	5岁~	10岁~	15岁~	20岁~	25岁~	30岁~	35岁~	40岁~	45岁~	50岁~	55岁~	60岁~	65岁~	70岁~	75岁~	80岁~	标化率(2000年)	标化率(2010年)
1.慢性阻塞性肺疾病	13.72	0.57	0.26	0.00	0.00	0.77	0.84	0.31	1.51	3.16	6.83	20.49	42.93	100.40	171.25	357.14	544.58	609.26	32.02	42.83
2.尘肺病	0.35	0.00	0.00	0.00	0.00	0.00	0.00	0.31	0.60	1.05	1.28	1.66	1.92	0.00	2.90	2.40	0.00	0.00	0.53	0.64
3.其他	9.01	16.31	3.62	0.00	4.54	1.28	1.13	1.26	1.81	3.86	6.83	11.63	21.78	28.82	42.09	129.43	227.31	355.40	15.30	20.24
六、主要消化系统疾病	78.11	136.75	17.47	8.42	8.08	14.04	14.92	33.35	45.61	64.95	110.62	142.32	226.82	402.55	555.84	704.70	771.89	944.35	110.39	136.66
1.消化性溃疡	20.76	0.29	0.00	0.14	1.51	2.81	3.10	10.38	16.01	20.01	40.15	54.27	94.83	175.71	206.08	287.63	293.60	284.32	37.59	47.76
2.肝硬化	13.42	0.43	0.78	0.70	1.77	1.53	3.10	9.44	12.69	24.23	32.46	43.75	52.54	88.32	129.16	156.27	50.77	50.77	22.04	27.12
3.肠梗阻	9.05	11.44	2.20	1.54	1.26	4.59	4.50	6.92	9.67	10.18	14.09	12.74	26.27	43.69	68.21	62.32	37.88	50.77	12.29	14.55
4.其他	34.87	124.59	14.49	6.03	3.53	5.10	4.22	6.61	7.25	10.53	23.92	31.57	53.18	94.83	152.38	249.28	284.13	558.49	38.48	47.23
七、主要泌尿生殖系统疾病	15.33	7.30	2.46	3.65	6.31	8.17	5.91	5.98	8.76	8.78	11.10	17.17	23.07	91.11	132.07	273.25	397.78	528.03	29.66	38.02
1.肾炎	11.34	5.86	2.46	3.51	5.55	6.89	5.35	5.35	4.53	6.32	7.69	14.95	14.10	66.01	101.59	179.77	269.92	335.09	20.96	26.44
2.其他	3.99	1.43	0.00	0.14	0.76	1.28	0.56	0.63	4.23	2.46	3.42	2.22	8.97	25.10	30.48	93.48	127.86	192.93	8.70	11.58
八、先天异常	7.20	41.20	4.14	1.82	3.28	0.77	0.28	0.63	0.00	0.00	0.85	0.00	2.56	0.93	1.45	9.59	4.74	10.15	3.77	3.83
1.先天性心脏病	4.37	22.74	2.98	1.26	3.03	0.51	0.28	0.63	0.00	0.00	0.85	0.00	2.56	0.93	1.45	9.59	4.74	10.15	2.57	2.65
2.先天畸形	2.83	18.45	1.16	0.56	0.25	0.26	0.00	0.00	0.00	0.00	0.00	0.00	0.00	0.00	0.00	0.00	0.00	0.00	1.21	1.18
Ⅲ.伤害	67.09	70.38	33.51	30.87	63.38	99.27	82.20	73.61	68.26	87.07	86.28	103.56	85.86	99.47	114.65	131.83	108.92	111.70	75.41	80.59

表 5-39 1975年青海省死因回顾性调查分死因年龄别死亡率（城乡合计、女性）（1/10万）

疾病名称	合计	0岁~	5岁~	10岁~	15岁~	20岁~	25岁~	30岁~	35岁~	40岁~	45岁~	50岁~	55岁~	60岁~	65岁~	70岁~	75岁~	80岁~	标化率（2000年）	标化率（2010年）
全死因	805.24	2186.66	330.00	119.25	155.26	226.43	228.15	280.82	340.24	480.23	647.97	919.54	1314.99	2267.36	3267.42	5493.14	7133.91	11306.87	920.22	1121.33
Ⅰ. 传染病、母婴疾病和营养缺乏性疾病	409.65	1798.06	264.52	74.21	79.11	114.02	118.44	133.80	144.81	154.30	156.49	169.78	200.02	354.68	516.05	853.22	1038.17	1568.54	288.60	313.26
一、传染病和寄生虫病	202.55	707.58	211.53	64.79	52.20	51.63	65.48	60.93	68.72	75.34	110.99	128.36	146.20	242.05	324.87	532.21	690.77	951.53	158.61	172.74
1. 结核病	35.93	16.53	8.15	8.98	23.68	30.12	40.16	46.43	45.92	53.58	71.50	69.95	77.12	123.49	140.38	173.18	181.78	208.15	50.09	57.10
2. 其他传染病	164.48	690.32	203.38	55.21	27.98	20.44	24.15	12.90	18.13	20.78	35.00	52.29	60.25	111.64	169.79	344.24	488.79	713.65	105.16	111.49
3. 寄生虫病	2.14	0.73	0.00	0.60	0.54	1.08	1.16	1.61	3.63	2.01	4.50	6.11	8.84	6.92	14.71	14.78	20.20	29.74	3.36	4.15
二、呼吸道感染	127.40	699.39	50.81	8.83	7.80	9.14	8.44	8.70	14.41	12.89	15.50	31.92	47.39	103.74	164.44	291.45	327.21	579.84	76.84	85.79
肺炎	127.40	699.39	50.81	8.83	7.80	9.14	8.44	8.70	14.41	12.89	15.50	31.92	47.39	103.74	164.44	291.45	327.21	579.84	76.84	85.79
三、妊娠，分娩和产褥期并发症	20.38	0.00	0.00	0.00	17.49	51.63	41.03	61.90	57.66	60.83	24.00	6.11	6.11	0.80	0.00	0.00	0.00	0.00	26.64	26.98
1. 妊娠病	2.85	0.00	0.00	0.00	4.57	9.41	4.95	8.06	7.37	6.04	1.00	1.36	0.80	0.80	0.00	0.00	0.00	0.00	3.60	3.63
2. 分娩及产后病	17.52	0.00	0.00	0.00	12.92	42.22	36.09	53.84	50.28	54.79	23.00	4.75	5.31	0.00	0.00	0.00	0.00	0.00	23.04	23.35
四、围生期疾病	54.39	379.09	0.00	0.00	0.00	0.00	0.00	0.00	0.00	0.00	0.00	0.00	0.00	0.00	0.00	0.00	0.00	0.00	21.04	21.46
1. 新生儿破伤风	12.93	90.09	0.00	0.00	0.00	0.00	0.00	0.00	0.00	0.00	0.00	0.00	0.00	0.00	0.00	0.00	0.00	0.00	5.00	5.10
2. 早产	8.86	61.72	0.00	0.00	0.00	0.00	0.00	0.00	0.00	0.00	0.00	0.00	0.00	0.00	0.00	0.00	0.00	0.00	3.43	3.49
3. 其他新生儿病	32.61	227.28	0.00	0.00	0.00	0.00	0.00	0.00	0.00	0.00	0.00	0.00	0.00	0.00	0.00	0.00	0.00	0.00	12.61	12.86
五、营养缺乏	4.93	11.99	2.17	0.60	1.61	3.49	2.26	4.02	5.24	6.00	3.40	1.61	5.62	8.89	26.74	29.57	20.20	37.17	5.47	6.29
Ⅱ. 慢性非传染性疾病	315.17	219.24	33.69	23.64	34.98	54.32	68.97	103.81	152.19	269.52	428.98	681.85	1012.95	1745.72	2505.38	4228.09	5404.97	7404.10	530.36	682.32
一、恶性肿瘤	51.77	3.07	1.90	2.69	2.69	6.45	11.64	19.34	37.88	77.76	133.99	177.25	273.12	382.34	410.43	439.28	517.07	557.54	86.58	110.24
1. 胃癌	24.80	0.00	0.00	0.15	1.61	2.62	5.80	14.08	36.66	62.00	133.99	78.10	130.13	225.25	232.62	247.10	254.49	223.02	42.32	54.20
2. 肝癌	4.57	0.00	0.00	0.15	0.54	2.04	2.26	5.70	9.27	18.00	5.00	19.02	21.69	15.81	40.11	16.90	48.48	22.30	7.46	9.21
3. 肺癌	1.68	0.00	0.00	0.00	0.00	0.27	0.64	0.34	2.01	5.00	8.15	9.88	14.71	8.45	12.12	44.60	2.95	3.84		
4. 食管癌	5.31	0.00	0.00	0.00	0.00	0.00	0.29	1.29	3.63	0.67	10.50	15.62	32.13	42.48	32.09	76.03	96.95	193.28	10.16	13.73
5. 结直肠癌	2.16	0.00	0.00	0.00	0.27	1.16	0.64	2.35	2.01	4.00	7.47	7.23	15.81	26.74	23.23	28.28	14.87	3.72	4.59	

青海省死因谱及死亡模式的变迁（1975—2020）

续表

疾病名称	合计	0岁~	5岁~	10岁~	15岁~	20岁~	25岁~	30岁~	35岁~	40岁~	45岁~	50岁~	55岁~	60岁~	65岁~	70岁~	75岁~	80岁~	标化率（2000年）	标化率（2010年）
6. 乳腺癌	1.20	0.00	0.00	0.00	0.00	0.00	0.29	0.97	1.01	3.63	3.50	3.40	8.84	8.89	6.68	4.22	0.00	14.87	1.91	2.47
7. 宫颈癌	6.46	0.00	0.00	0.00	0.00	0.27	1.16	3.22	6.37	14.91	19.50	32.60	40.97	40.51	38.77	35.90	40.40	14.87	10.37	13.10
8. 脑瘤	0.73	0.44	0.41	0.15	0.27	0.27	0.87	1.29	1.68	0.40	2.50	1.36	4.82	0.00	0.00	0.00	0.00	0.00	0.92	1.02
9. 白血病	0.84	1.17	0.82	1.35	0.00	1.08	0.00	0.64	0.67	0.81	1.00	2.04	0.80	0.99	0.00	0.00	0.00	0.00	0.76	0.76
10. 膀胱癌	0.21	0.00	0.00	0.00	0.00	0.00	0.00	0.00	0.00	0.00	0.00	0.00	0.00	1.98	2.67	4.22	0.00	7.43	0.40	0.52
11. 鼻咽癌	0.42	0.15	0.00	0.00	0.00	0.27	0.29	0.32	0.67	0.40	0.50	2.04	0.80	2.96	4.01	0.00	4.04	7.43	0.68	0.83
12. 淋巴癌	0.63	0.00	0.14	0.60	1.35	0.00	0.87	0.32	1.68	1.21	1.00	0.68	1.61	1.98	0.00	2.11	0.00	0.00	0.80	0.85
13. 阴茎癌	0.00	0.00	0.00	0.00	0.00	0.00	0.00	0.00	0.00	0.00	0.00	0.00	0.00	0.00	0.00	0.00	0.00	0.00	0.00	0.00
14. 绒癌	0.27	0.00	0.00	0.00	0.00	0.54	0.00	0.97	0.67	0.40	0.00	0.68	1.61	0.99	0.00	2.11	0.00	0.00	0.40	0.45
15. 其他	2.48	1.32	0.54	0.30	0.27	1.34	1.16	0.97	2.01	2.42	5.50	6.11	12.05	14.82	12.03	19.01	32.32	14.87	3.73	4.67
二、糖尿病	0.65	0.00	0.00	0.00	0.00	0.54	0.00	0.64	0.34	2.01	1.00	0.68	2.41	3.95	6.68	8.45	8.08	0.00	1.06	1.32
三、神经系统和精神障碍疾病	5.79	4.39	1.63	1.80	5.38	5.92	4.95	5.16	6.37	5.24	11.50	10.87	8.84	13.83	21.39	29.57	56.55	52.04	7.91	9.13
1. 神经系统疾病	2.75	4.24	1.36	1.50	2.96	2.15	0.87	1.61	2.01	2.82	4.50	4.75	0.80	6.92	10.70	10.56	16.16	7.43	3.11	3.44
2. 精神障碍疾病	3.04	0.15	0.27	0.30	2.42	3.76	4.07	3.55	4.36	2.42	7.00	6.11	8.03	6.92	10.70	19.01	40.40	44.60	4.80	5.69
四、心脑血管疾病	136.23	16.23	5.71	6.13	13.45	22.59	25.90	39.98	51.96	101.93	167.49	285.24	411.28	780.49	1 254.03	2 443.51	3 074.13	4 683.32	259.91	340.84
1. 冠心病	6.80	0.00	0.00	0.00	0.00	0.54	0.58	0.64	1.34	3.63	13.50	16.30	16.87	29.64	48.13	141.5	197.94	379.13	14.34	19.44
2. 高血压及其并发症	9.42	2.49	0.00	0.00	0.00	1.08	0.87	1.61	3.69	4.83	8.50	18.34	22.49	41.49	85.56	192.19	222.18	527.80	19.17	25.85
3. 肺源性心脏病	66.75	0.73	0.54	0.45	1.35	5.65	4.66	12.25	18.10	37.06	80.50	136.51	226.53	457.42	733.97	1 370.6	1 591.60	1 813.86	129.25	168.87
4. 风湿性心脏病	21.13	1.32	1.36	3.29	9.42	11.29	13.97	18.70	21.12	33.84	38.50	55.01	71.49	91.88	129.68	192.19	242.38	356.82	34.77	42.96
5. 脑血管病	25.22	3.66	1.90	1.20	0.81	2.42	3.20	3.87	6.03	16.52	21.00	51.61	64.26	143.25	216.58	460.40	690.77	1 241.65	50.61	68.11
6. 其他	6.90	8.04	1.90	1.20	1.35	1.61	2.62	2.90	1.68	6.04	5.50	7.47	9.64	16.80	40.11	86.59	129.27	364.26	11.77	15.61
五、主要呼吸系统疾病	29.36	17.84	4.48	1.20	0.00	1.08	3.49	5.16	5.36	11.68	20.50	35.31	71.49	164.00	275.40	576.56	747.32	1 092.77	54.64	72.17

第5章・1975年地区别、性别、年龄别、死因别死亡率

续表

疾病名称	合计	0岁~	5岁~	10岁~	15岁~	20岁~	25岁~	30岁~	35岁~	40岁~	45岁~	50岁~	55岁~	60岁~	65岁~	70岁~	75岁~	80岁~	标化率（2000年）	标化率（2010年）
1.慢性阻塞性肺疾病	19.20	0.00	0.54	0.00	0.00	0.27	1.16	2.26	3.35	7.25	12.00	25.81	54.62	131.40	212.57	473.07	565.54	631.88	38.76	51.15
2.尘肺病	0.00	0.00	0.00	0.00	0.00	0.00	0.00	0.00	0.00	0.00	0.00	0.00	0.00	0.00	0.00	0.00	0.00	0.00	0.00	0.00
3.其他	10.16	17.84	3.94	1.20	0.00	0.81	2.33	2.90	2.01	4.43	8.50	9.51	16.87	32.60	62.84	103.48	181.78	460.90	15.88	21.02
六、主要消化系统疾病	72.23	141.43	13.86	7.33	7.53	12.64	16.59	28.37	35.53	53.99	81.50	143.30	195.20	327.01	447.87	587.12	803.88	773.12	95.82	118.50
1.消化性溃疡	15.49	0.73	0.00	0.30	0.27	1.34	2.33	5.16	7.71	14.91	19.00	52.29	70.69	113.62	168.45	198.52	262.57	282.49	27.90	35.97
2.肝硬化	10.72	0.73	0.27	0.45	0.54	1.88	5.82	4.51	9.05	16.92	22.00	37.35	50.61	71.13	78.88	101.37	145.43	89.21	17.92	22.56
3.肠梗阻	6.09	7.31	2.58	1.95	2.69	3.50	4.07	5.16	4.69	5.24	7.50	9.51	20.08	22.72	22.73	25.34	52.51	66.90	7.93	9.48
4.其他	39.93	132.65	11.00	4.64	4.04	5.92	4.37	13.54	14.08	16.92	33.00	44.14	53.82	119.54	177.81	261.88	343.36	334.52	42.08	50.48
七、主要泌尿生殖系统疾病	13.85	6.87	3.40	3.59	4.57	3.76	5.24	4.84	14.75	16.12	11.50	28.52	50.61	73.11	89.57	143.61	193.90	230.45	21.74	27.33
1.肾炎	10.83	6.00	2.85	3.29	4.04	2.96	4.66	4.19	10.73	9.27	9.00	16.98	35.34	64.22	69.52	120.38	157.54	163.54	16.82	20.94
2.其他	3.02	0.88	0.54	0.30	0.54	0.81	0.58	0.64	4.02	6.85	2.50	11.55	15.26	8.89	20.05	23.23	36.36	66.90	4.92	6.40
八、先天异常	5.29	29.40	2.72	0.90	1.35	1.34	1.16	0.32	0.00	0.81	1.50	0.68	0.00	0.99	0.00	0.00	4.04	14.87	2.69	2.78
1.先天性心脏病	2.87	14.63	1.63	0.45	1.08	1.08	0.87	0.32	0.00	0.81	1.50	0.68	0.00	0.99	0.00	0.00	4.04	14.87	1.68	1.80
2.先天畸形	2.41	14.77	1.09	0.45	0.27	0.27	0.29	0.00	0.00	0.00	0.00	0.00	0.00	0.00	0.00	0.00	0.00	0.00	1.01	0.99
III.伤害	30.89	54.85	18.07	11.67	27.98	48.40	31.72	27.08	26.82	28.60	26.00	21.05	23.30	41.49	52.14	71.81	60.59	118.94	31.52	33.76

青海省死因谱及死亡模式的变迁（1975—2020）

表 5-40 1975 年青海省死因回顾性调查分死因年龄别死亡率（城市、男女合计）(1/10 万)

疾病名称	合计	0 岁~	5 岁~	10 岁~	15 岁~	20 岁~	25 岁~	30 岁~	35 岁~	40 岁~	45 岁~	50 岁~	55 岁~	60 岁~	65 岁~	70 岁~	75 岁~	80 岁~	标化率（2000年）	标化率（2010年）
全死因	376.04	703.83	89.57	59.26	122.05	120.63	107.14	151.49	180.38	265.85	370.31	745.30	1 273.49	2 448.19	4 254.52	7 236.94	8 271.42	18 823.53	877.69	1 140.80
Ⅰ.传染病、母婴疾病和营养缺乏性疾病	101.91	548.72	49.46	15.23	27.23	21.86	18.03	34.53	27.62	32.74	43.57	48.76	57.89	211.35	318.62	376.32	693.41	1 911.76	107.96	128.77
一、传染病和寄生虫病	42.59	179.60	28.97	9.88	18.78	9.71	9.55	25.62	13.81	23.81	38.90	32.51	23.84	82.19	196.80	159.21	272.41	882.35	50.39	59.44
1. 结核病	9.26	3.50	0.89	1.65	2.82	4.05	6.36	20.05	10.36	15.87	28.01	25.54	13.62	35.23	131.20	43.42	99.06	147.06	17.74	20.59
2. 其他传染病	33.12	176.10	28.07	7.82	15.96	4.86	3.18	5.57	3.45	7.94	9.34	6.97	10.22	46.97	65.60	115.79	173.35	735.29	32.44	38.62
3. 寄生虫病	0.21	0.00	0.00	0.41	0.00	0.00	0.00	0.00	0.00	0.00	1.56	0.00	0.00	0.00	0.00	0.00	0.00	0.00	0.21	0.22
二、呼吸道感染	44.59	281.07	19.16	2.88	6.57	1.62	1.06	3.34	4.32	1.98	1.56	13.93	30.65	111.55	112.45	217.11	421.00	1 029.41	47.50	58.88
肺炎	44.59	281.07	19.16	2.88	6.57	1.62	1.06	3.34	4.32	1.98	1.56	13.93	30.65	111.55	112.45	217.11	421.00	1 029.41	47.50	58.88
三、妊娠、分娩和产褥期并发症	1.87	0.00	0.00	0.00	0.00	7.29	2.12	3.34	5.18	5.95	0.00	0.00	0.00	0.00	0.00	0.00	0.00	0.00	2.02	2.19
1. 妊娠病	0.21	0.00	0.00	0.00	0.00	0.81	0.00	1.11	0.00	0.99	0.00	0.00	0.00	0.00	0.00	0.00	0.00	0.00	0.24	0.25
2. 分娩及产后病	1.66	0.00	0.00	0.00	0.00	6.48	2.12	2.23	5.18	4.96	0.00	0.00	0.00	0.00	0.00	0.00	0.00	0.00	1.78	1.94
四、围生期疾病	9.89	83.39	0.00	0.00	0.94	0.94	0.00	0.00	0.00	0.00	0.00	0.00	0.00	0.00	0.00	0.00	0.00	0.00	4.63	4.72
1. 新生儿破伤风	0.21	1.75	0.00	0.00	0.00	0.00	0.00	0.00	0.00	0.00	0.00	0.00	0.00	0.00	0.00	0.00	0.00	0.00	0.10	0.10
2. 早产	1.04	8.75	0.00	0.00	0.00	0.00	0.00	0.00	0.00	0.00	0.00	0.00	0.00	0.00	0.00	0.00	0.00	0.00	0.49	0.50
3. 其他新生儿病	8.64	72.89	0.00	0.00	0.94	0.94	0.00	0.00	0.00	0.00	0.00	0.00	0.00	0.00	0.00	0.00	0.00	0.00	4.05	4.13
五、营养缺乏	2.97	4.67	1.34	2.47	0.94	3.24	5.30	2.23	4.32	0.99	3.11	2.32	3.41	17.61	9.37	0.00	0.00	0.00	3.42	3.55
Ⅱ.慢性非传染性疾病	212.12	75.81	11.59	13.99	25.35	28.34	37.13	69.06	91.48	166.66	264.51	615.28	1 093.49	2 043.09	3 664.14	6 484.30	7 181.77	15 588.24	676.92	902.04
一、恶性肿瘤	47.84	2.92	1.78	3.29	1.88	4.86	11.67	22.28	35.39	57.54	85.58	220.57	357.53	557.74	843.41	969.75	569.59	514.71	116.42	146.45
1. 胃癌	19.98	0.00	0.00	0.00	0.00	0.81	2.12	4.46	19.84	31.12	109.12	163.44	281.81	421.70	477.64	297.18	73.53	52.04	65.58
2. 肝癌	6.50	0.00	0.00	0.00	0.00	0.00	2.12	3.34	17.86	18.57	31.12	109.12	54.48	64.58	28.11	101.32	49.53	0.00	12.46	15.84
3. 肺癌	5.39	0.00	0.00	0.41	0.00	0.00	1.06	1.11	3.97	3.45	15.56	27.86	51.08	52.84	140.57	101.32	24.76	73.53	13.78	17.34
4. 食管癌	4.36	0.00	0.00	0.00	0.00	0.00	0.00	0.00	1.73	7.78	12.45	25.54	34.05	64.58	103.08	86.84	99.06	147.06	12.85	16.69
5. 结直肠癌	1.52	0.00	0.00	0.00	0.00	0.00	1.98	0.00	0.00	1.98	0.00	11.61	10.22	17.61	46.86	43.42	0.00	0.00	4.01	4.87

第5章·1975年地区别、性别、年龄别、死因别死亡率

续表

疾病名称	合计	0岁~	5岁~	10岁~	15岁~	20岁~	25岁~	30岁~	35岁~	40岁~	45岁~	50岁~	55岁~	60岁~	65岁~	70岁~	75岁~	80岁~	标化率(2000年)	标化率(2010年)
6. 乳腺癌	0.69	0.00	0.00	0.00	0.00	0.00	0.00	1.06	1.11	0.00	2.98	1.56	0.00	3.41	0.00	9.37	14.47	0.00	73.53	1.91	2.57
7. 宫颈癌	2.14	0.00	0.00	0.00	0.00	0.00	1.06	0.00	0.00	0.00	2.98	4.67	6.97	23.84	23.48	56.23	43.42	24.76	0.00	5.43	6.88
8. 膀癌	1.11	0.00	0.00	0.45	0.41	0.00	0.00	2.12	3.34	2.59	2.98	1.56	2.32	0.00	5.87	0.00	0.00	0.00	0.00	1.46	1.48
9. 白血病	1.24	1.17	0.89	1.65	0.00	0.81	1.06	3.34	2.59	0.99	0.00	0.00	3.41	0.00	0.00	0.00	0.00	73.53	1.22	1.14
10. 膀胱癌	0.35	0.00	0.00	0.00	0.00	0.00	0.00	0.00	0.00	0.00	0.99	0.00	2.32	0.00	17.61	0.00	28.95	73.53	1.74	2.45
11. 鼻咽癌	0.76	0.00	0.00	0.82	0.00	0.94	0.00	1.11	1.73	0.99	0.99	3.11	2.32	0.00	11.74	0.00	0.00	0.00	0.00	1.32	1.56
12. 淋巴癌	0.97	0.00	0.00	0.00	0.82	0.00	1.06	2.23	1.73	0.00	0.99	3.11	0.00	0.00	11.74	0.00	0.00	0.00	0.00	1.43	1.51
13. 阴茎癌	0.00	0.00	0.00	0.00	0.00	0.00	0.00	0.00	0.00	0.00	0.00	0.00	0.00	0.00	0.00	0.00	0.00	0.00	0.00	0.00	0.00
14. 绒癌	0.28	0.00	0.00	0.00	0.00	0.00	0.00	1.11	0.00	0.00	0.00	0.00	2.32	6.81	0.00	0.00	14.47	0.00	0.00	0.67	0.91
15. 其他	2.56	1.75	0.45	0.00	0.00	0.94	2.43	0.00	3.45	0.00	0.99	4.67	9.29	6.81	17.61	37.48	57.90	49.53	73.53	6.10	7.64
二、糖尿病	1.38	0.00	0.45	0.00	0.00	0.00	0.81	1.11	1.73	0.00	0.00	1.56	4.64	10.22	11.74	28.11	28.95	49.53	0.00	3.50	4.34
三、神经系统和精神障碍疾病	3.53	3.50	0.45	2.47	2.06	2.82	6.48	3.34	0.86	0.99	6.22	9.29	6.81	5.87	28.11	28.95	49.53	147.06	6.67	8.26
1. 神经系统疾病	1.66	3.50	0.00	2.06	0.41	1.88	3.24	0.00	0.00	0.99	3.11	2.32	6.97	6.81	0.00	0.00	24.76	0.00	1.77	4.90
2. 精神障碍疾病	1.87	0.00	0.45	0.41	0.94	0.94	3.24	3.34	0.86	0.00	3.11	6.97	0.00	0.00	28.11	28.95	24.76	147.06	4.90	6.16
四、心脑血管疾病	101.22	9.91	1.34	2.88	11.27	8.91	12.73	17.82	31.07	55.55	96.47	227.54	473.30	980.45	2042.92	3980.32	4581.48	11029.41	384.48	522.21
1. 冠心病	4.08	0.00	0.00	0.00	0.00	0.00	2.12	0.00	0.86	3.11	4.67	6.97	23.84	41.10	46.86	144.74	346.71	514.71	16.82	23.61
2. 高血压及其并发症	12.10	0.00	0.45	0.00	0.00	0.00	0.81	0.00	6.90	3.11	9.34	44.11	51.08	99.81	262.39	434.22	767.71	1176.47	46.56	62.91
3. 肺源性心脏病	41.00	0.00	1.34	0.00	1.88	1.62	5.30	4.46	6.04	15.87	29.56	85.91	204.30	481.42	946.49	1881.60	1807.83	4044.12	160.24	215.59
4. 风湿性心脏病	11.20	0.58	1.34	2.06	7.51	4.05	4.24	13.37	14.67	26.78	28.01	32.51	57.89	41.10	74.97	72.37	148.59	367.65	22.22	28.28
5. 脑血管病	26.62	7.00	0.00	0.41	0.41	1.88	1.06	0.00	2.59	5.95	20.23	55.72	119.18	293.55	618.50	1143.44	1287.77	2794.12	104.20	140.95
6. 其他	6.22	2.33	0.00	0.41	0.00	0.00	0.00	0.00	0.00	2.98	4.67	2.32	17.03	23.48	93.71	303.95	222.88	2132.35	34.44	50.87
五、主要呼吸系统疾病	17.42	1.17	0.00	0.00	0.00	0.00	0.00	3.34	0.86	12.90	15.56	41.79	78.32	164.39	309.25	752.64	842.00	2573.53	72.62	100.90

续表

疾病名称	合计	0岁~	5岁~	10岁~	15岁~	20岁~	25岁~	30岁~	35岁~	40岁~	45岁~	50岁~	55岁~	60岁~	65岁~	70岁~	75岁~	80岁~	标化率（2000年）	标化率（2010年）
1.慢性阻塞性肺疾病	12.03	0.00	0.00	0.00	0.00	0.00	0.00	0.00	0.00	0.00	0.00	0.00	0.00	0.00	0.00	262.39	535.53	742.94	1911.76	53.77	74.70
2.尘肺病	0.28	0.00	0.00	0.00	0.00	0.00	0.00	1.11	0.00	0.99	1.56	0.00	0.00	0.00	0.00	14.47	0.00	0.00	0.58	0.65
3.其他	5.12	1.17	0.00	0.00	0.00	0.00	0.00	2.23	0.00	5.95	6.22	18.57	40.86	46.97	46.86	202.63	99.06	661.76	18.27	25.55
六、主要消化系统疾病	29.66	33.82	4.46	1.23	1.88	2.43	5.30	14.48	18.12	32.74	48.23	88.23	143.01	270.06	384.22	550.01	792.47	955.88	72.01	92.97
1.消化性溃疡	5.67	0.58	0.00	0.00	0.00	0.00	2.12	1.11	0.00	5.95	3.11	13.93	34.05	70.45	121.83	159.21	247.65	588.24	20.80	28.43
2.肝硬化	11.68	2.92	0.89	0.41	0.00	0.81	2.12	5.57	12.95	17.86	34.23	51.08	44.27	105.68	149.94	231.58	272.41	147.06	27.43	34.30
3.肠梗阻	2.01	3.50	0.89	0.00	1.88	0.00	0.00	0.00	0.86	3.97	1.56	2.32	17.03	11.74	18.74	14.47	49.53	0.00	3.46	4.47
4.其他	10.30	26.82	2.67	0.82	0.00	1.62	1.06	7.80	4.32	4.96	9.34	20.90	47.67	82.19	93.71	144.74	222.88	220.59	20.31	25.77
七、主要泌尿生殖系统疾病	7.12	1.75	0.45	4.12	5.63	4.05	4.24	5.57	3.45	6.94	6.22	20.90	23.84	52.84	28.11	173.69	272.41	220.59	17.18	21.85
1.肾衰	6.22	1.75	0.45	4.12	5.63	4.05	4.24	5.57	3.45	6.94	4.67	16.25	17.03	41.10	28.11	115.79	222.88	220.59	14.36	18.20
2.其他	0.90	0.00	0.00	0.00	0.00	0.00	0.00	0.00	0.00	0.00	1.56	4.64	6.81	11.74	0.00	57.90	49.53	0.00	2.82	3.65
八、先天异常	3.94	22.74	2.67	0.00	1.88	0.81	1.06	1.11	0.00	0.00	4.67	2.32	0.00	11.74	0.00	0.00	24.76	147.06	4.06	5.07
1.先天性心脏病	3.11	16.33	2.23	0.00	1.88	0.81	1.06	1.11	0.00	0.00	4.67	2.32	0.00	0.00	0.00	0.00	24.76	147.06	3.67	4.68
2.先天畸形	0.83	6.41	0.45	0.00	0.00	0.00	0.00	0.00	0.00	0.00	0.00	0.00	0.00	0.00	0.00	0.00	0.00	0.00	0.39	0.39
Ⅲ.伤害	48.05	48.98	24.06	26.75	58.21	65.58	46.68	43.44	59.55	55.55	51.35	67.33	81.72	135.03	131.20	159.21	99.06	220.59	59.59	65.55

表 5-41 1975年青海省死因回顾性调查分死因年龄别死亡率（城市、男性）（1/10万）

疾病名称	合计	0岁~	5岁~	10岁~	15岁~	20岁~	25岁~	30岁~	35岁~	40岁~	45岁~	50岁~	55岁~	60岁~	65岁~	70岁~	75岁~	80岁~	标化率（2000年）	标化率（2010年）
全死因	382.28	724.92	85.93	77.24	157.11	115.36	83.89	159.39	198.85	258.97	365.79	723.93	1181.54	2791.97	5345.69	8362.37	8597.75	21482.89	972.87	1261.63
I．传染病、母婴疾病和营养缺乏性疾病	93.01	554.42	39.14	17.52	31.03	11.06	5.85	18.48	18.23	25.00	39.76	52.58	55.21	213.85	332.62	348.43	562.95	2851.71	110.21	136.31
一、传染病和寄生虫病	40.45	188.38	22.97	10.35	27.16	4.74	3.90	13.86	13.26	23.22	34.46	40.44	27.61	71.28	237.59	126.70	255.89	1330.80	53.42	65.47
1. 结核病	9.58	3.58	0.85	2.39	3.88	1.58	1.95	13.86	11.60	16.07	26.51	36.40	16.56	59.40	190.07	31.68	153.53	0.00	18.85	21.77
2. 其他传染病	30.87	184.81	22.12	7.96	23.28	3.16	1.95	0.00	1.66	7.14	7.95	4.04	11.04	11.88	47.52	95.03	102.35	1330.80	34.57	43.69
3. 寄生虫病	0.00	0.00	0.00	0.00	0.00	0.00	0.00	0.00	0.00	0.00	0.00	0.00	0.00	0.00	0.00	0.00	0.00	0.00	0.00	0.00
二、呼吸道感染	40.45	271.85	15.31	4.78	3.88	3.16	1.95	4.62	1.66	1.79	2.65	12.13	27.61	106.93	95.03	221.73	307.06	1520.91	49.35	62.96
肺炎	40.45	271.85	15.31	4.78	3.88	3.16	1.95	4.62	1.66	1.79	2.65	12.13	27.61	106.93	95.03	221.73	307.06	1520.91	49.35	62.96
三、妊娠、分娩和产褥期并发症	0.00	0.00	0.00	0.00	0.00	0.00	0.00	0.00	0.00	0.00	0.00	0.00	0.00	0.00	0.00	0.00	0.00	0.00	0.00	0.00
1. 妊娠病	0.00	0.00	0.00	0.00	0.00	0.00	0.00	0.00	0.00	0.00	0.00	0.00	0.00	0.00	0.00	0.00	0.00	0.00	0.00	0.00
2. 分娩及产后病	0.00	0.00	0.00	0.00	0.00	0.00	0.00	0.00	0.00	0.00	0.00	0.00	0.00	0.00	0.00	0.00	0.00	0.00	0.00	0.00
四、围生期疾病	9.58	85.85	0.00	0.00	0.00	0.00	0.00	0.00	0.00	0.00	0.00	0.00	0.00	0.00	0.00	0.00	0.00	0.00	4.76	4.86
1. 新生儿破伤风	0.40	3.58	0.00	0.00	0.00	0.00	0.00	0.00	0.00	0.00	0.00	0.00	0.00	0.00	0.00	0.00	0.00	0.00	0.20	0.20
2. 早产	1.33	11.92	0.00	0.00	0.00	0.00	0.00	0.00	0.00	0.00	0.00	0.00	0.00	0.00	0.00	0.00	0.00	0.00	0.66	0.67
3. 其他新生儿病	7.85	70.35	0.00	0.00	0.00	0.00	0.00	0.00	0.00	0.00	0.00	0.00	0.00	0.00	0.00	0.00	0.00	0.00	3.90	3.98
五、营养缺乏	2.53	8.35	0.85	2.39	0.00	3.16	0.00	0.00	3.31	0.00	0.00	2.65	0.00	0.00	35.64	0.00	0.00	0.00	2.68	3.03
II．慢性非传染性疾病	213.16	89.42	13.61	15.13	25.22	20.54	19.51	71.61	92.80	151.81	241.21	558.12	1004.86	2304.86	4751.72	7538.80	7676.56	17300.38	751.01	996.01
一、恶性肿瘤	56.68	4.77	1.70	3.98	0.00	0.00	5.85	23.10	51.37	64.30	95.42	254.79	358.88	736.60	1306.72	1172.00	767.66	380.23	144.30	179.11
1. 胃癌	24.62	0.00	0.00	0.00	0.00	0.00	1.95	4.62	6.63	21.43	34.46	137.51	182.20	392.06	665.24	475.13	460.59	190.11	68.12	85.75
2. 肝癌	9.58	0.00	0.00	0.80	3.88	0.00	4.62	4.62	18.23	23.22	21.20	28.31	60.73	118.81	47.52	190.05	51.18	0.00	18.73	23.53
3. 肺癌	7.58	0.00	0.00	0.00	0.00	0.00	0.00	2.31	4.97	5.36	15.90	32.35	55.21	71.28	285.10	190.05	51.18	0.00	20.96	25.33
4. 食管癌	5.72	0.00	0.00	0.85	2.39	0.00	0.00	0.00	3.31	1.79	10.60	32.35	38.65	59.40	213.83	126.70	153.53	0.00	16.78	20.65
5. 结直肠癌	1.46	0.00	0.00	0.00	0.00	0.00	0.00	2.31	0.00	1.79	0.00	4.04	11.04	23.76	47.52	63.35	0.00	0.00	4.41	5.32

续表

疾病名称	合计	0岁~	5岁~	10岁~	15岁~	20岁~	25岁~	30岁~	35岁~	40岁~	45岁~	50岁~	55岁~	60岁~	65岁~	70岁~	75岁~	80岁~	标化率（2000年）	标化率（2010年）
6.乳腺癌	0.00	0.00	0.00	0.00	0.00	0.00	0.00	0.00	0.00	0.00	0.00	0.00	0.00	0.00	0.00	0.00	0.00	0.00	0.00	0.00
7.宫颈癌	0.00	0.00	0.00	0.00	0.00	0.00	0.00	0.00	0.00	0.00	0.00	0.00	0.00	0.00	0.00	0.00	0.00	0.00	0.00	0.00
8.脑瘤	1.20	0.00	0.00	0.00	0.00	0.00	0.00	0.00	0.00	5.36	0.00	0.00	0.00	11.88	0.00	0.00	0.00	0.00	1.56	1.77
9.白血病	1.73	2.38	1.70	0.80	0.00	0.00	1.95	2.31	3.31	1.79	0.00	4.04	0.00	0.00	0.00	0.00	0.00	0.00	1.69	1.60
10.膀胱癌	0.53	0.00	0.00	1.59	0.00	0.00	0.00	4.62	3.31	0.00	0.00	0.00	5.52	0.00	0.00	0.00	51.18	190.11	3.34	4.92
11.鼻咽癌	0.80	0.00	0.00	0.00	0.00	0.00	0.00	0.00	0.00	1.79	2.65	4.04	0.00	11.88	0.00	0.00	0.00	0.00	1.20	1.43
12.淋巴癌	1.20	0.00	0.00	0.80	0.00	0.00	0.00	2.31	3.31	1.79	5.30	4.04	0.00	11.88	0.00	0.00	0.00	0.00	1.69	1.86
13.阴茎癌	0.00	0.00	0.00	0.00	0.00	0.00	0.00	0.00	0.00	0.00	0.00	0.00	0.00	0.00	0.00	0.00	0.00	0.00	0.00	0.00
14.线癌	0.00	0.00	0.00	0.00	0.00	0.00	0.00	0.00	0.00	0.00	0.00	0.00	0.00	0.00	0.00	0.00	0.00	0.00	0.00	0.00
15.其他	2.26	2.38	0.00	0.00	0.00	0.00	0.00	0.00	4.97	0.00	5.30	4.04	5.52	35.64	47.52	95.03	0.00	0.00	5.83	6.95
二、糖尿病	1.86	0.00	0.85	0.00	0.00	0.00	0.00	0.00	1.66	0.00	2.65	8.09	11.04	11.88	47.52	63.35	102.35	0.00	5.56	6.94
三、神经系统和精神障碍疾病	3.19	4.77	0.85	2.39	3.88	9.48	0.00	4.62	0.00	0.00	2.65	4.04	11.04	0.00	0.00	31.68	0.00	190.11	5.36	6.87
1.神经系统疾病	1.60	4.77	0.00	1.59	3.88	3.16	0.00	0.00	1.66	0.00	0.00	0.00	11.04	0.00	0.00	0.00	0.00	0.00	1.40	1.63
2.精神障碍疾病	1.60	0.00	0.85	0.80	0.00	6.32	0.00	4.62	0.00	0.00	2.65	4.04	0.00	11.88	0.00	31.68	0.00	190.11	3.96	5.25
四、心脑血管疾病	90.48	8.35	1.70	1.59	9.70	3.16	3.90	9.24	16.57	33.93	71.57	165.82	375.44	950.46	2 447.14	4 624.64	4 913.00	12 547.53	413.22	562.02
1.冠心病	4.79	0.00	0.00	0.00	0.00	0.00	0.00	0.00	1.66	1.79	2.65	8.09	27.61	35.64	95.03	158.38	562.95	570.34	21.69	30.12
2.高血压及其并发症	11.44	0.00	0.00	0.00	0.00	0.00	1.95	0.00	1.66	0.00	7.95	32.35	49.69	118.81	332.62	506.81	870.01	1 330.80	52.03	70.32
3.肺原性心脏病	34.60	0.00	0.00	0.00	0.00	0.00	1.95	0.00	3.31	10.72	26.51	64.71	143.55	392.06	950.34	2 058.92	1 791.20	4 942.97	164.22	223.17
4.风湿性心脏病	7.45	1.19	0.00	1.59	9.70	0.00	0.00	0.00	8.29	16.07	10.60	16.18	49.69	35.64	95.03	0.00	102.35	380.23	16.11	21.01
5.脑血管病	26.35	3.58	0.00	0.00	0.00	3.16	0.00	9.24	1.66	3.57	18.55	44.49	99.38	332.66	831.55	1 457.08	1 381.78	3 422.05	123.08	165.85
6.其他	5.85	3.58	0.00	0.00	0.00	0.00	0.00	0.00	0.00	1.79	5.30	0.00	5.52	35.64	142.55	443.46	204.71	1 901.14	36.08	51.55
五、主要呼吸系统疾病	16.77	1.19	0.00	0.00	0.00	0.00	0.00	4.62	0.00	10.72	13.25	40.44	55.21	261.38	475.17	760.22	716.48	2 281.37	75.09	101.77
1.慢性阻塞性肺疾病	11.31	0.00	0.00	0.00	0.00	0.00	0.00	0.00	0.00	3.57	7.95	28.31	27.61	178.21	403.90	443.46	614.12	1 901.14	55.80	76.40

续表

疾病名称	合计	0岁~	5岁~	10岁~	15岁~	20岁~	25岁~	30岁~	35岁~	40岁~	45岁~	50岁~	55岁~	60岁~	65岁~	70岁~	75岁~	80岁~	标化率（2000年）	标化率（2010年）
2. 尘肺病	0.53	0.00	0.00	0.00	0.00	0.00	0.00	2.31	0.00	1.79	2.65	0.00	0.00	0.00	0.00	0.00	0.00	0.00	1.19	1.33
3. 其他	4.92	1.19	0.00	0.00	0.00	0.00	0.00	2.31	0.00	5.36	2.65	12.13	27.61	83.17	71.28	285.08	102.35	380.23	18.11	24.05
六、主要消化系统疾病	32.73	42.92	5.96	1.59	0.00	3.16	5.85	18.48	19.88	37.51	53.01	76.84	165.64	297.02	451.41	665.19	716.48	1330.80	81.87	106.17
1. 消化性溃疡	5.46	0.00	0.00	0.00	0.00	0.00	1.95	2.31	0.00	3.57	2.65	20.22	22.08	95.05	95.03	221.73	204.71	760.46	23.03	31.59
2. 肝硬化	14.10	2.38	0.85	0.80	0.00	1.58	3.90	11.55	13.26	25.00	42.41	48.53	66.25	106.93	237.59	285.08	204.71	0.00	31.34	38.03
3. 肠梗阻	2.13	5.96	0.85	0.00	0.00	0.00	0.00	0.00	1.66	3.57	0.00	0.00	16.56	11.88	23.76	31.68	51.18	0.00	3.76	4.83
4. 其他	11.04	34.58	4.25	0.80	0.00	1.58	0.00	4.62	4.97	5.36	7.95	8.09	60.73	83.17	95.03	126.70	255.89	570.34	23.73	31.72
七、主要泌尿生殖系统疾病	7.98	2.38	0.00	5.57	9.70	4.74	3.90	11.55	3.31	5.36	2.65	8.09	27.61	47.52	23.76	221.73	409.42	570.34	23.22	30.52
1. 肾炎	7.05	2.38	0.00	5.57	9.70	4.74	3.90	11.55	3.31	5.36	2.65	8.09	16.56	35.64	23.76	126.70	358.24	570.34	19.80	26.06
2. 其他	0.93	0.00	0.00	0.00	0.00	0.00	0.00	0.00	0.00	0.00	0.00	0.00	11.04	11.88	0.00	95.03	51.18	0.00	3.42	4.46
八、先天异常	3.46	25.04	2.55	0.00	1.94	0.00	0.00	0.00	0.00	0.00	0.00	0.00	0.00	0.00	0.00	0.00	51.18	0.00	2.39	2.61
1. 先天性心脏病	2.40	15.50	2.55	0.00	1.94	0.00	0.00	0.00	0.00	0.00	0.00	0.00	0.00	0.00	0.00	0.00	51.18	0.00	1.86	2.07
2. 先天畸形	1.06	9.54	0.00	0.00	0.00	0.00	0.00	0.00	0.00	0.00	0.00	0.00	0.00	0.00	0.00	0.00	0.00	0.00	0.53	0.54
Ⅲ. 伤害	63.60	52.46	28.93	39.81	93.10	80.60	48.78	69.30	86.17	67.87	76.87	101.11	104.90	213.85	95.03	221.73	102.35	380.23	80.32	88.24

青海省死因谱及死亡模式的变迁（1975—2020）

表 5-42　1975 年青海省死因回顾性调查分死因年龄别死亡率（城市、女性）（1/10 万）

疾病名称	合计	0岁~	5岁~	10岁~	15岁~	20岁~	25岁~	30岁~	35岁~	40岁~	45岁~	50岁~	55岁~	60岁~	65岁~	70岁~	75岁~	80岁~	标化率（2000年）	标化率（2010年）
全死因	369.29	683.64	93.58	40.02	89.15	126.16	134.85	144.13	160.31	274.45	376.75	774.10	1 421.46	2 112.35	3 543.79	6 289.98	7 965.45	17 146.28	810.00	1 056.81
Ⅰ.传染病、母婴疾病和营养缺乏性疾病	111.54	543.26	60.82	12.77	23.65	33.20	32.55	49.48	37.83	42.39	48.98	43.61	62.19	208.91	309.50	399.79	815.74	1 318.94	109.52	127.20
一、传染病和寄生虫病	44.90	171.20	35.56	9.37	10.92	14.94	16.27	36.57	14.41	24.54	45.21	21.81	17.77	92.85	170.23	186.57	287.91	599.52	49.28	56.28
1.结核病	8.92	3.42	0.94	0.85	1.82	6.64	11.62	25.81	9.01	15.62	30.14	10.90	8.88	11.61	92.85	53.30	47.98	239.81	16.52	18.97
2.其他传染病	35.55	167.77	34.62	7.66	9.10	6.64	4.65	10.76	5.40	8.93	11.30	10.90	8.88	81.24	77.38	133.26	239.92	359.71	32.29	36.81
3.寄生虫病	0.43	0.00	0.00	0.00	0.00	1.66	0.00	0.00	0.00	0.00	3.77	0.00	0.00	0.00	0.00	0.00	0.00	0.00	0.47	0.50
二、呼吸道感染	49.08	289.89	23.39	7.66	9.10	0.00	0.00	2.15	7.20	2.23	0.00	16.35	35.54	116.06	123.80	213.22	527.83	719.42	47.21	57.45
肺炎	49.08	289.89	23.39	0.85	9.10	0.00	0.00	2.15	7.20	2.23	0.00	16.35	35.54	116.06	123.80	213.22	527.83	719.42	47.21	57.45
三、妊娠、分娩和产褥期并发症	3.89	0.00	0.00	0.00	1.82	14.94	4.65	6.45	10.81	13.39	0.00	0.00	0.00	0.00	0.00	0.00	0.00	0.00	4.21	4.60
1.妊娠病	0.43	0.00	0.00	0.00	0.00	1.66	0.00	2.15	0.00	2.23	0.00	0.00	0.00	0.00	0.00	0.00	0.00	0.00	0.49	0.52
2.分娩及产后病	3.45	0.00	0.00	0.00	1.82	13.28	4.65	4.30	10.81	11.16	0.00	0.00	0.00	0.00	0.00	0.00	0.00	0.00	3.72	4.07
四、围生期疾病	10.22	81.03	0.00	0.00	0.00	0.00	0.00	0.00	0.00	0.00	0.00	0.00	0.00	0.00	0.00	0.00	0.00	0.00	4.50	4.59
1.新生儿破伤风	0.00	0.00	0.00	0.00	0.00	0.00	0.00	0.00	0.00	0.00	0.00	0.00	0.00	0.00	0.00	0.00	0.00	0.00	0.00	0.00
2.早产	0.72	5.71	0.00	0.00	0.00	0.00	0.00	0.00	0.00	0.00	0.00	0.00	0.00	0.00	0.00	0.00	0.00	0.00	0.32	0.32
3.其他新生儿病	9.50	75.33	0.00	2.55	1.87	1.66	11.62	4.30	5.40	2.23	3.77	5.45	8.88	34.82	46.43	26.65	0.00	0.00	4.18	4.26
五、营养缺乏	3.45	1.14	1.87	0.00	0.00	3.32	11.62	4.30	5.40	2.23	3.77	5.45	8.88	34.82	46.43	26.65	0.00	0.00	4.18	4.28
Ⅱ.慢性非传染性疾病	210.98	62.77	9.36	12.77	25.47	36.52	58.12	66.69	90.06	185.20	297.63	692.32	1 234.90	1 787.37	2 955.74	5 597.01	6 717.85	14 508.39	627.86	840.53
一、恶性肿瘤	38.28	1.14	1.87	2.55	3.64	9.96	18.60	21.51	18.01	49.09	71.58	174.44	355.37	383.01	541.63	799.57	383.88	599.52	92.51	117.93
1.胃癌	14.97	0.00	0.00	0.00	1.66	2.32	4.30	26.37	7.20	17.85	70.87	133.26	174.09	263.08	479.74	143.95	0.00	37.92	47.55
2.肝癌	3.17	0.00	0.00	0.00	0.00	1.66	4.65	2.15	3.60	11.16	7.53	5.45	44.42	11.61	15.48	26.65	47.98	0.00	6.15	8.01
3.肺癌	3.02	0.00	0.00	0.00	0.00	0.00	0.00	0.00	1.80	2.23	7.53	21.81	44.42	34.82	46.43	26.65	0.00	119.90	7.76	10.47
4.食管癌	2.88	0.00	0.00	1.87	0.00	1.66	0.00	2.15	0.00	0.00	3.77	16.35	26.65	69.64	30.95	53.30	47.98	239.81	9.31	12.85
5.结直肠癌	1.58	0.00	0.00	0.00	0.00	0.00	0.00	2.15	0.00	2.23	0.00	21.81	8.88	11.61	46.43	26.65	0.00	0.00	3.83	4.64

续表

疾病名称	合计	0岁~	5岁~	10岁~	15岁~	20岁~	25岁~	30岁~	35岁~	40岁~	45岁~	50岁~	55岁~	60岁~	65岁~	70岁~	75岁~	80岁~	标化率（2000年）	标化率（2010年）
6. 乳腺癌	1.44	0.00	0.00	0.00	0.00	0.00	0.00	2.15	0.00	6.69	3.77	0.00	8.88	0.00	15.48	26.65	0.00	119.90	3.60	4.82
7. 宫颈癌	4.46	0.00	0.00	0.00	0.00	0.00	2.32	0.00	0.00	6.69	11.30	16.35	62.19	46.43	92.85	79.96	47.98	0.00	11.01	14.19
8. 膀癌	1.01	0.00	0.94	0.00	0.00	0.00	2.32	4.30	1.80	0.00	3.77	0.00	0.00	0.00	0.00	0.00	0.00	0.00	1.37	1.17
9. 白血病	0.72	0.00	0.00	1.70	0.00	1.66	4.65	2.15	1.80	0.00	0.00	0.00	0.00	0.00	0.00	0.00	0.00	0.00	0.68	0.57
10. 膀胱癌	0.14	0.00	0.00	0.00	0.00	0.00	0.00	0.00	0.00	0.00	0.00	0.00	0.00	23.21	0.00	26.65	0.00	0.00	0.55	0.66
11. 鼻咽癌	0.72	0.00	0.00	0.00	0.00	1.66	0.00	2.15	0.00	0.00	3.77	0.00	0.00	11.61	0.00	0.00	0.00	0.00	1.39	1.64
12. 淋巴瘤	0.72	0.00	0.00	0.85	1.82	0.00	2.32	2.15	0.00	0.00	0.00	0.00	0.00	0.00	0.00	0.00	0.00	0.00	1.07	1.03
13. 阴茎癌	0.00	0.00	0.00	0.00	0.00	0.00	0.00	0.00	0.00	0.00	0.00	0.00	0.00	0.00	0.00	0.00	0.00	0.00	0.00	0.00
14. 绒癌	0.58	0.00	0.00	0.00	0.00	0.00	0.00	2.15	0.00	0.00	0.00	5.45	17.77	0.00	0.00	26.65	0.00	0.00	1.49	2.06
15. 其他	2.88	1.14	0.94	0.00	1.82	4.98	0.00	2.15	1.80	2.23	3.77	16.35	8.88	0.00	30.95	26.65	95.97	119.90	6.40	8.27
二、糖尿病	0.86	0.00	0.00	0.00	0.00	1.66	0.00	2.15	1.80	0.00	0.00	0.00	0.00	11.61	15.48	0.00	0.00	0.00	1.66	2.00
三、神经系统和精神障碍疾病	3.89	2.28	0.00	2.55	1.82	3.32	4.65	2.15	1.80	2.23	11.30	16.35	0.00	11.61	46.43	26.65	95.97	119.90	7.98	9.67
1. 神经系统疾病	1.73	2.28	0.00	2.55	0.00	3.32	0.00	0.00	0.00	2.23	7.53	5.45	0.00	0.00	0.00	0.00	47.98	0.00	2.19	2.58
2. 精神障碍疾病	2.16	0.00	0.00	0.00	1.82	0.00	4.65	2.15	1.80	0.00	3.77	10.90	0.00	11.61	46.43	26.65	47.98	119.90	5.79	7.09
四、心脑血管疾病	112.83	11.41	0.94	4.26	12.74	14.94	23.25	25.81	46.83	82.56	131.86	310.73	630.77	1 009.75	1 779.63	3 438.17	4 270.63	10 071.94	372.03	504.86
1. 冠心病	3.31	0.00	0.00	0.00	0.00	0.00	0.00	0.00	0.00	2.23	7.53	5.45	17.77	46.43	15.48	133.26	143.95	479.62	12.79	18.13
2. 高血压及其并发症	12.81	0.00	0.00	0.00	0.00	1.66	2.32	0.00	12.61	4.46	11.30	59.97	53.30	81.24	216.65	373.13	671.79	1 079.14	43.00	57.99
3. 肺源性心脏病	47.92	0.00	0.00	0.00	3.64	3.32	9.30	8.60	9.01	22.31	33.91	114.48	302.06	568.71	943.98	1 732.41	1 823.42	3 477.22	161.94	216.81
4. 风湿性心脏病	15.26	0.00	0.94	2.55	5.46	8.30	9.30	17.21	21.61	40.16	52.74	54.51	71.07	46.43	61.90	133.26	191.94	359.71	29.58	37.09
5. 脑血管病	26.91	10.27	0.00	0.85	3.64	1.66	2.32	3.60	8.93	22.60	70.87	151.03	255.34	479.73	879.53	1 199.62	2 398.08	91.51	124.44
6. 其他	6.62	1.14	0.00	0.85	0.00	0.00	0.00	0.00	4.46	3.77	5.45	35.54	11.61	61.90	186.57	239.92	2 278.18	33.21	50.41
五、主要呼吸系统疾病	18.13	1.14	0.00	0.00	0.00	0.00	0.00	2.15	1.80	15.62	18.84	43.61	115.49	69.64	201.18	746.27	959.69	2 757.79	71.39	101.13

续表

疾病名称	合计	0岁~	5岁~	10岁~	15岁~	20岁~	25岁~	30岁~	35岁~	40岁~	45岁~	50岁~	55岁~	60岁~	65岁~	70岁~	75岁~	80岁~	标化率(2000年)	标化率(2010年)
1. 慢性阻塞性肺疾病	12.81	0.00	0.00	0.00	0.00	0.00	0.00	0.00	1.80	8.93	7.53	16.35	53.30	58.03	170.23	613.01	863.72	1 918.47	52.90	74.33
2. 尘肺病	0.00	0.00	0.00	0.00	0.00	0.00	0.00	0.00	0.00	0.00	0.00	0.00	0.00	0.00	0.00	0.00	0.00	0.00	0.00	0.00
3. 其他	5.32	1.14	0.00	0.00	0.00	0.00	0.00	2.15	0.00	6.69	11.30	27.26	62.19	11.61	30.95	133.26	95.97	839.33	18.49	26.80
六、主要消化系统疾病	26.34	25.11	2.81	0.85	3.64	1.66	4.65	10.76	16.21	26.78	41.44	103.58	106.61	243.73	340.45	453.09	863.72	719.42	63.95	82.19
1. 消化性溃疡	5.90	1.14	1.14	0.00	0.00	0.00	2.32	0.00	0.00	8.93	3.77	5.45	53.30	46.43	139.28	106.61	287.91	479.62	19.34	26.60
2. 肝硬化	9.07	3.42	0.94	0.00	0.00	0.00	0.00	0.00	12.61	8.93	22.60	54.51	8.88	104.46	92.85	186.57	335.89	239.81	23.16	29.59
3. 肠梗阻	1.87	1.14	0.94	0.00	3.64	0.00	0.00	0.00	0.00	4.46	3.77	5.45	17.77	11.61	15.48	0.00	47.98	0.00	3.36	4.36
4. 其他	9.50	19.40	0.94	0.85	0.00	1.66	2.32	10.76	3.60	4.46	11.30	38.16	26.65	81.24	92.85	159.91	191.94	239.81	18.08	21.65
七、主要泌尿生殖系统疾病	6.19	1.14	0.94	2.55	1.82	3.32	4.65	0.00	3.60	8.93	11.30	38.16	17.77	58.03	30.95	133.26	143.95	0.00	12.92	15.83
1. 肾炎	5.32	1.14	0.94	2.55	1.82	3.32	4.65	0.00	3.60	8.93	7.53	27.26	17.77	46.43	30.95	106.61	95.97	0.00	10.55	12.86
2. 其他	0.86	0.00	0.00	0.00	0.00	0.00	0.00	0.00	0.00	0.00	3.77	10.90	0.00	11.61	0.00	26.65	47.98	0.00	2.37	2.97
八、先天异常	4.46	20.54	2.81	0.00	1.82	1.66	2.32	2.15	0.00	0.00	11.30	5.45	0.00	0.00	0.00	0.00	0.00	239.81	5.42	6.92
1. 先天性心脏病	3.89	17.12	1.87	0.00	1.82	1.66	2.32	2.15	0.00	0.00	11.30	5.45	0.00	0.00	0.00	0.00	0.00	239.81	5.16	6.68
2. 先天畸形	0.58	3.42	0.94	0.00	0.00	0.00	0.00	0.00	0.00	0.00	0.00	0.00	0.00	0.00	0.00	0.00	0.00	0.00	0.26	0.24
Ⅲ. 伤害	31.23	45.65	18.72	12.77	25.47	49.80	44.17	19.36	30.62	40.16	15.07	21.81	44.42	58.03	154.75	106.61	95.97	119.90	37.22	40.94

第5章·1975年地区别、性别、年龄别、死因别死亡率

表5-43 1975年青海省死因回顾性调查分死因年龄别死亡率（农村，男女合计）(1/10万)

疾病名称	合计	0岁~	5岁~	10岁~	15岁~	20岁~	25岁~	30岁~	35岁~	40岁~	45岁~	50岁~	55岁~	60岁~	65岁~	70岁~	75岁~	80岁~	标化率（2000年）	标化率（2010年）
全死因	1 015.47	3 059.95	481.73	167.05	175.05	265.34	269.75	304.43	383.46	587.30	753.41	1 133.35	1 536.02	2 736.20	3 804.61	6 516.19	9 321.05	13 615.52	1 134.69	1 377.76
I. 传染病、母婴疾病和营养缺乏性疾病	548.76	2 569.46	395.07	113.13	82.81	111.96	122.52	125.26	141.31	162.01	153.88	182.80	216.64	387.79	580.54	1 026.31	1 471.51	2 245.74	364.31	393.91
一、传染病和寄生虫病	298.55	1 111.88	332.01	99.51	66.11	75.65	93.60	82.39	95.69	102.45	120.97	146.84	167.53	280.46	399.93	683.56	1 006.35	1 363.90	222.22	238.99
1. 结核病	48.88	26.68	11.26	13.61	32.07	49.27	71.51	62.79	73.06	77.43	83.61	82.11	96.88	136.77	157.16	227.85	246.00	188.12	66.95	74.93
2. 其他传染病	249.18	1 084.27	320.75	85.51	34.04	25.91	22.08	19.29	22.29	24.62	36.47	63.53	70.64	141.96	240.43	451.81	760.35	1 164.02	154.61	163.28
3. 寄生虫病	0.49	0.92	0.00	0.40	0.00	0.46	0.00	0.31	0.34	0.40	0.89	1.20	0.00	1.73	2.35	3.89	0.00	11.76	0.65	0.78
二、呼吸道感染	157.44	894.18	60.03	13.08	9.44	8.79	9.20	9.80	15.78	17.47	18.68	29.37	43.73	103.87	170.06	315.49	415.96	799.53	93.32	104.01
肺炎	157.44	894.18	60.03	13.08	9.44	8.79	9.20	9.80	15.78	17.47	18.68	29.37	43.73	103.87	170.06	315.49	415.96	799.53	93.32	104.01
三、妊娠、分娩和产褥期并发症	10.04	0.00	0.00	0.00	6.37	26.60	18.14	31.24	28.81	37.72	13.34	4.20	0.67	0.00	0.00	0.00	0.00	0.00	13.62	14.10
1. 妊娠病	1.41	0.00	0.00	0.00	0.22	4.86	2.89	3.98	5.14	3.57	0.89	1.20	0.67	0.00	0.00	0.00	0.00	0.00	1.90	1.96
2. 分娩反产后病	8.62	0.00	0.00	0.00	6.15	21.75	15.25	27.26	23.67	34.15	12.45	3.00	0.00	0.00	0.00	0.00	0.00	0.00	11.72	12.14
四、围生期疾病	78.32	548.48	0.00	0.00	0.00	0.00	0.00	0.00	0.00	0.00	0.00	0.00	0.00	0.00	0.00	0.00	0.00	0.00	30.44	31.04
1. 新生儿破伤风	22.01	154.16	0.00	0.00	0.00	0.00	0.00	0.00	0.00	0.00	0.00	0.00	0.00	0.00	0.00	0.00	0.00	0.00	8.56	8.73
2. 早产	8.72	61.03	0.00	0.00	0.00	0.00	0.00	0.00	0.00	0.00	0.00	0.00	0.00	0.00	0.00	0.00	0.00	0.00	3.39	3.45
3. 其他新生儿病	47.59	333.29	0.00	0.00	0.00	0.00	0.00	0.00	0.00	0.00	0.00	0.00	0.00	0.00	0.00	0.00	0.00	0.00	18.50	18.86
五、营养缺乏	4.41	14.93	3.03	0.53	0.88	0.93	1.58	1.84	1.03	4.37	0.89	2.40	4.71	3.46	10.56	27.26	49.20	82.30	4.71	5.77
II. 慢性非传染性疾病	365.10	275.16	44.06	25.11	36.02	58.76	69.15	109.03	175.27	342.29	507.02	825.29	1 197.60	2 157.97	2 967.22	5 018.60	7 120.49	9 617.87	647.96	839.14
一、恶性肿瘤	76.93	4.62	2.54	2.64	3.07	5.32	11.31	24.20	43.90	133.42	201.92	306.86	408.39	595.54	670.85	664.08	684.32	611.41	129.34	164.44
1. 胃癌	46.52	0.00	0.00	0.26	0.44	1.62	2.89	8.27	23.32	82.59	129.87	184.60	264.41	412.03	426.90	391.44	371.23	282.19	78.27	100.17
2. 肝癌	5.51	0.00	0.00	0.13	0.00	0.93	1.84	2.45	6.17	14.30	17.35	31.17	30.95	14.72	41.05	29.21	49.20	35.27	9.13	11.47
3. 肺癌	1.66	0.00	0.00	0.00	0.00	0.23	1.05	1.53	1.37	3.97	3.56	7.19	8.75	12.12	12.90	7.79	8.95	0.00	2.63	3.23
4. 食管癌	9.56	0.00	0.00	0.00	0.00	0.00	0.26	2.14	2.74	9.53	17.79	35.36	55.17	73.58	105.55	130.48	120.76	199.88	17.77	23.19
5. 结直肠癌	2.75	0.00	0.00	0.00	0.00	0.23	0.79	1.53	1.37	2.78	4.89	9.59	8.07	23.37	30.49	42.84	44.73	23.52	5.00	6.22

青海省死因谱及死亡模式的变迁（1975—2020）

续表

疾病名称	合计	0岁~	5岁~	10岁~	15岁~	20岁~	25岁~	30岁~	35岁~	40岁~	45岁~	50岁~	55岁~	60岁~	65岁~	70岁~	75岁~	80岁~	标化率(2000年)	标化率(2010年)
6. 乳腺癌	0.70	0.00	0.00	0.00	0.00	0.00	0.00	0.00	1.03	1.19	2.22	3.00	5.38	6.06	2.35	1.95	0.00	11.76	1.16	1.50
7. 宫颈癌	3.87	0.00	0.00	0.00	0.00	0.00	0.79	2.76	3.43	9.13	12.45	20.38	20.18	25.10	22.28	21.42	31.31	11.76	6.34	7.93
8. 脑瘤	0.75	0.53	0.24	0.40	0.66	0.23	0.79	0.61	0.34	2.38	2.22	0.60	1.35	1.73	1.17	0.00	4.47	0.00	0.92	1.04
9. 白血病	1.17	1.85	1.09	0.66	1.10	0.69	1.05	1.23	0.34	1.19	1.33	3.00	1.35	0.87	1.17	0.00	0.00	0.00	1.12	1.14
10. 膀胱癌	0.32	0.00	0.00	0.00	0.00	1.16	0.00	0.00	0.00	0.00	2.22	0.60	0.67	1.73	2.35	3.89	8.95	23.52	0.75	1.03
11. 鼻咽癌	0.58	0.13	0.24	0.13	0.00	0.00	0.26	0.00	0.69	0.79	1.78	4.20	2.02	2.60	4.69	1.95	0.00	0.00	0.85	1.00
12. 淋巴癌	0.72	0.00	0.36	0.66	0.44	0.23	0.26	0.31	1.71	0.79	2.22	2.40	1.35	2.60	0.00	7.79	4.47	0.00	0.98	1.09
13. 阴茎癌	0.04	0.00	0.00	0.00	0.00	0.00	0.00	0.00	0.00	0.40	0.00	0.00	0.00	0.00	0.00	1.95	0.00	0.00	0.10	0.13
14. 绒癌	0.11	0.00	0.00	0.00	0.00	0.00	0.00	0.92	0.00	0.40	0.00	0.00	0.00	0.87	0.00	0.00	0.00	0.00	0.18	0.17
15. 其他	2.66	2.11	0.61	0.40	0.44	0.00	1.05	1.84	1.03	4.37	4.00	4.79	8.75	18.18	19.94	23.37	40.25	23.52	4.14	5.14
二、糖尿病	0.89	0.13	0.12	0.13	0.22	0.46	0.00	0.31	0.00	1.99	0.89	1.80	3.36	4.33	7.04	21.42	13.42	0.00	1.48	1.85
三、神经系统和精神障碍疾病	5.72	6.21	1.82	1.32	3.51	5.32	4.47	3.37	5.83	6.35	7.12	10.19	12.78	9.52	23.46	37.00	89.45	105.82	8.39	10.25
1. 神经系统疾病	2.79	5.94	1.57	0.66	1.76	1.39	1.31	0.92	2.06	3.18	1.78	3.00	6.06	2.60	12.90	13.63	35.78	23.52	3.28	3.91
2. 精神障碍疾病	2.92	0.26	0.24	0.66	1.76	3.93	3.16	2.45	3.77	3.18	5.34	7.19	6.73	6.92	10.56	23.37	53.67	82.30	5.10	6.34
四、心脑血管疾病	133.84	12.55	8.23	7.93	12.30	22.21	24.98	36.75	51.10	98.08	146.32	260.11	405.03	836.18	1 250.22	2 588.17	3 944.90	5 890.65	283.71	376.91
1. 冠心病	5.53	0.00	0.00	0.00	0.22	0.23	1.05	0.31	0.69	1.99	5.34	8.39	14.80	40.68	44.57	138.27	214.69	317.46	12.96	17.61
2. 高血压及其并发症	6.58	0.00	0.00	0.00	0.00	0.00	0.79	0.61	1.37	3.18	4.00	7.19	17.49	35.49	63.33	171.38	210.22	646.68	17.15	23.99
3. 肺源性心脏病	70.36	0.66	0.85	0.53	1.76	5.32	5.78	12.86	17.84	46.06	79.17	141.44	238.85	493.40	767.02	1 491.75	2 173.72	2 422.10	148.56	196.34
4. 风湿性心脏病	18.15	0.53	1.09	4.49	7.47	11.57	11.57	16.23	19.21	23.83	30.69	43.15	62.57	88.29	127.84	163.59	254.94	376.25	31.50	39.13
5. 脑血管病	27.84	4.23	3.15	1.72	1.76	3.47	3.94	4.59	10.63	19.85	23.13	55.74	62.57	161.87	221.66	560.87	943.73	1 857.73	64.00	87.21
6. 其他	5.38	7.13	3.15	1.19	1.10	1.62	1.84	2.14	1.37	3.18	4.00	4.20	8.75	16.45	25.80	62.32	147.60	270.43	9.54	12.63
五、主要呼吸系统疾病	32.75	14.80	3.51	0.93	0.22	2.31	3.42	4.29	7.89	12.31	26.24	46.75	91.50	188.70	322.52	693.29	1 086.86	1 540.27	69.57	93.16

续表

疾病名称	合计	0岁~	5岁~	10岁~	15岁~	20岁~	25岁~	30岁~	35岁~	40岁~	45岁~	50岁~	55岁~	60岁~	65岁~	70岁~	75岁~	80岁~	标化率（2000年）	标化率（2010年）
1.慢性阻塞性肺疾病	23.58	0.53	0.61	0.00	0.00	0.93	1.84	2.45	4.80	8.34	15.57	34.76	75.35	160.14	263.88	564.76	867.70	1 034.69	52.63	70.46
2.尘肺病	0.19	0.00	0.00	0.00	0.00	0.00	0.00	0.00	0.34	0.79	0.00	1.20	2.02	0.00	2.35	0.00	0.00	0.00	0.28	0.37
3.其他	8.98	14.27	2.90	0.93	0.22	1.39	1.58	1.84	2.74	3.18	10.67	10.79	14.13	28.57	56.30	128.53	219.16	505.58	16.66	22.33
六、主要消化系统疾病	92.76	196.56	20.09	7.27	9.88	15.27	18.40	35.22	55.22	78.23	112.08	178.60	239.52	435.40	561.78	751.72	903.48	917.11	122.35	150.62
1.消化性溃疡	22.77	0.53	0.00	0.26	1.10	3.01	3.42	6.43	19.89	24.22	41.81	76.72	100.92	187.84	218.14	296.01	362.29	258.67	40.87	52.01
2.肝硬化	12.62	0.26	0.73	0.79	1.76	1.62	3.94	9.49	12.00	27.80	27.57	42.55	57.86	84.83	106.73	89.58	120.76	94.06	20.99	26.14
3.肠梗阻	9.66	12.55	2.90	1.85	1.98	5.55	5.52	9.19	12.69	11.12	12.90	14.98	20.86	39.82	56.30	68.16	49.20	58.79	12.93	15.05
4.其他	47.71	183.22	16.46	4.36	5.05	5.09	5.52	10.11	10.63	15.09	29.80	44.35	59.88	122.92	180.61	297.96	371.23	505.58	47.56	57.41
七、主要泌尿生殖系统疾病	16.85	10.70	4.12	3.70	5.49	6.25	5.52	4.90	11.32	11.12	12.45	20.98	36.33	87.43	130.18	262.91	398.07	552.62	30.62	39.45
1.肾炎	14.17	8.59	3.99	3.57	5.27	5.55	5.00	4.59	9.95	8.74	10.23	18.58	29.60	77.04	107.90	202.54	313.09	470.31	25.43	32.65
2.其他	2.68	2.11	0.12	0.13	0.22	0.69	0.53	0.31	1.37	2.38	2.22	2.40	6.73	10.39	22.28	60.37	84.98	82.30	5.19	6.80
八、先天异常	5.38	29.59	3.63	1.19	1.32	1.62	1.05	0.00	0.00	0.79	0.00	0.00	0.67	0.87	1.17	0.00	0.00	0.00	2.50	2.46
1.先天性心脏病	2.57	11.76	2.66	0.93	1.10	1.16	0.79	0.00	0.00	0.79	0.00	0.00	0.67	0.87	1.17	0.00	0.00	0.00	1.33	1.30
2.先天畸形	2.81	17.83	0.97	0.26	0.22	0.46	0.26	0.00	0.00	0.00	0.00	0.00	0.00	0.00	0.00	0.00	0.00	0.00	1.17	1.16
Ⅲ.伤害	49.03	66.84	26.27	18.90	44.81	82.58	65.99	51.76	45.27	52.42	46.25	58.14	42.39	63.19	75.06	101.27	93.93	164.61	53.29	56.73

表 5-44 1975 年青海省死因回顾性调查分死因年龄别死亡率（农村、男性）(1/10 万)

疾病名称	合计	0岁~	5岁~	10岁~	15岁~	20岁~	25岁~	30岁~	35岁~	40岁~	45岁~	50岁~	55岁~	60岁~	65岁~	70岁~	75岁~	80岁~	标化率(2000年)	标化率(2010年)
全死因	1 012.26	3 086.94	482.80	170.81	175.51	263.89	281.92	269.14	358.12	566.99	786.00	1 190.42	1 636.04	2 727.62	3 838.08	6 397.05	8 918.32	12 119.85	1 118.12	1 352.73
I.传染病、母婴疾病和营养缺乏性疾病	536.13	2 602.98	383.43	111.74	71.65	86.59	112.34	89.52	105.73	113.24	122.64	163.02	197.82	333.18	568.88	970.45	1 350.99	1 847.26	338.85	363.41
一、传染病和寄生虫病	291.89	1 101.03	324.57	97.17	59.35	78.80	103.78	81.22	93.45	92.65	103.84	131.36	157.72	239.96	415.06	653.57	918.32	1 058.80	212.58	225.92
1.结核病	48.99	29.32	11.92	14.58	29.68	54.98	88.27	62.25	75.72	69.69	74.30	76.23	97.57	113.94	163.58	229.74	203.09	90.11	65.78	72.17
2.其他传染病	242.57	1 070.93	312.65	82.34	29.68	22.91	15.51	18.97	17.74	22.96	28.65	55.12	60.15	124.30	251.48	419.87	715.23	968.69	146.46	153.36
3.寄生虫病	0.33	0.78	0.00	0.26	0.00	0.92	0.00	0.00	0.00	0.00	0.90	0.00	0.00	1.73	0.00	3.96	0.00	0.00	0.34	0.39
二、呼吸道感染	155.26	893.44	55.52	13.55	11.87	6.87	7.49	7.71	12.28	17.42	18.80	28.15	36.09	93.22	146.49	301.04	379.69	743.41	89.71	99.55
肺炎	155.26	893.44	55.52	13.55	11.87	6.87	7.49	7.71	12.28	17.42	18.80	28.15	36.09	93.22	146.49	301.04	379.69	743.41	89.71	99.55
三、妊娠、分娩和产褥期并发症	0.00	0.00	0.00	0.00	0.00	0.00	0.00	0.00	0.00	0.00	0.00	0.00	0.00	0.00	0.00	0.00	0.00	0.00	0.00	0.00
1.妊娠病	0.00	0.00	0.00	0.00	0.00	0.00	0.00	0.00	0.00	0.00	0.00	0.00	0.00	0.00	0.00	0.00	0.00	0.00	0.00	0.00
2.分娩及产后病	0.00	0.00	0.00	0.00	0.00	0.00	0.00	0.00	0.00	0.00	0.00	0.00	0.00	0.00	0.00	0.00	0.00	0.00	0.00	0.00
四、围生期疾病	85.34	595.80	0.00	0.00	0.00	0.00	0.00	0.00	0.00	0.00	0.00	0.00	0.00	0.00	0.00	0.00	0.00	0.00	33.07	33.72
1.新生儿破伤风	24.53	171.27	0.00	1.02	0.42	0.92	1.07	0.59	0.00	3.17	0.00	0.00	3.52	4.01	0.00	7.32	15.84	45.06	9.51	9.69
2.早产	9.40	65.65	0.00	0.00	0.00	0.00	0.00	0.00	0.00	0.00	0.00	0.00	0.00	0.00	0.00	3.96	0.00	0.00	3.64	3.72
3.其他新生儿病	51.40	358.88	0.00	0.00	0.00	0.00	0.00	0.00	0.00	0.00	0.00	0.00	0.00	0.00	0.00	0.00	0.00	0.00	19.92	20.31
五、营养缺乏	3.64	12.72	3.34	1.02	0.00	0.92	1.07	0.59	0.00	0.00	0.00	0.00	3.52	0.00	0.00	15.84	52.98	45.06	3.50	4.22
II.慢性非传染性疾病	361.21	265.72	45.52	26.34	33.92	55.89	61.52	93.07	167.12	349.22	542.50	859.68	1 297.87	2 206.26	3 025.05	4 931.47	6 860.93	8 808.29	642.94	831.87
一、恶性肿瘤	95.26	5.19	2.86	3.07	4.24	6.87	11.23	23.12	45.02	165.50	245.29	404.63	544.01	737.15	888.72	895.19	750.55	698.36	162.06	206.45
1.胃癌	62.11	0.00	0.00	0.51	0.00	1.37	3.21	9.49	27.29	111.65	179.94	266.23	372.92	529.99	605.50	542.66	459.16	270.33	105.38	134.53
2.肝癌	6.21	0.00	0.00	0.00	0.00	1.37	1.60	2.37	5.46	20.59	17.90	43.39	41.44	13.81	26.86	39.61	35.32	45.06	10.23	13.10
3.肺癌	1.93	0.00	0.00	0.00	0.00	0.00	1.60	1.78	2.73	5.54	2.69	11.73	10.69	15.54	9.77	3.96	0.00	0.00	2.98	3.66
4.食管癌	14.31	0.00	0.00	0.00	0.00	0.00	0.00	2.37	5.46	12.67	21.49	52.78	92.23	113.94	180.67	194.09	150.11	292.86	26.77	34.95
5.结直肠癌	3.01	0.00	0.00	0.00	0.00	0.46	0.53	1.78	0.68	3.96	4.48	12.90	9.36	27.62	26.86	63.38	26.49	22.53	5.44	6.77

续表

疾病名称	合计	0岁~	5岁~	10岁~	15岁~	20岁~	25岁~	30岁~	35岁~	40岁~	45岁~	50岁~	55岁~	60岁~	65岁~	70岁~	75岁~	80岁~	标化率（2000年）	标化率（2010年）
6. 乳腺癌	0.00	0.00	0.00	0.00	0.00	0.00	0.00	0.00	0.00	0.00	0.00	0.00	0.00	0.00	0.00	0.00	0.00	0.00	0.00	0.00
7. 宫颈癌	0.00	0.00	0.00	0.00	0.00	0.00	0.00	0.00	0.00	0.00	0.00	0.00	0.00	0.00	0.00	0.00	0.00	0.00	0.00	0.00
8. 脑瘤	1.04	0.52	0.24	0.77	1.27	0.92	1.60	0.59	0.68	3.96	1.79	0.00	1.34	3.45	2.44	0.00	8.83	0.00	1.30	1.47
9. 白血病	1.56	2.34	0.95	0.77	2.12	1.83	2.14	1.78	0.00	1.58	2.69	3.52	1.34	0.00	2.44	3.96	17.66	0.00	1.56	1.58
10. 膀胱癌	0.41	0.00	0.00	0.00	0.00	0.00	0.00	0.00	0.00	0.00	2.69	1.17	0.00	3.45	2.44	3.96	0.00	22.53	0.95	1.28
11. 鼻咽癌	0.78	0.00	0.48	0.26	0.00	0.46	0.00	0.59	0.68	0.79	3.58	4.69	4.01	5.18	2.44	11.88	0.00	0.00	1.13	1.38
12. 淋巴癌	0.78	0.00	0.48	0.51	0.00	0.46	0.00	0.00	1.36	0.00	3.58	3.52	1.34	3.45	0.00	3.96	8.83	0.00	1.14	1.28
13. 阴茎癌	0.07	0.00	0.00	0.00	0.00	0.00	0.00	0.00	0.00	0.00	0.00	0.00	0.00	0.00	0.00	0.00	0.00	0.00	0.19	0.26
14. 绒癌	0.00	0.00	0.00	0.00	0.00	0.00	0.00	0.00	0.00	0.00	0.00	0.00	0.00	0.00	0.00	0.00	0.00	0.00	0.00	0.00
15. 其他	3.05	2.34	0.71	0.26	0.85	0.00	1.07	2.37	0.68	4.75	4.48	4.69	9.36	20.72	29.30	27.73	44.15	45.06	4.97	6.21
二、糖尿病	0.89	0.26	0.24	0.26	0.42	0.46	0.00	0.00	0.00	0.79	0.90	2.35	4.01	3.45	4.88	27.73	8.83	0.00	1.45	1.79
三、神经系统和精神障碍疾病	5.50	5.97	1.91	2.05	0.85	4.12	5.88	3.56	5.46	4.75	2.69	11.73	17.38	6.91	21.97	35.65	114.79	135.17	8.55	10.65
1. 神经系统疾病	2.71	5.71	1.67	1.28	0.42	0.46	1.60	0.59	2.05	2.38	0.00	3.52	12.03	0.00	9.77	11.88	52.98	45.06	3.44	4.32
2. 精神障碍疾病	2.79	0.26	0.24	0.77	0.42	3.67	4.28	2.96	3.41	2.38	2.69	8.21	5.35	6.91	12.21	23.77	61.81	90.11	5.11	6.33
四、心脑血管疾病	111.51	10.38	8.58	8.44	10.60	16.49	17.12	24.90	36.84	67.31	122.64	198.21	347.52	742.33	1069.39	2190.45	3646.80	4888.49	241.10	320.92
1. 冠心病	5.43	0.00	0.00	0.00	0.42	0.46	1.07	0.00	1.36	1.58	4.48	4.69	14.70	48.34	46.39	134.67	220.75	270.33	12.61	17.03
2. 高血压及其并发症	5.32	0.00	0.00	0.00	0.00	0.00	0.53	0.00	0.68	0.79	1.79	8.21	14.70	32.80	51.27	162.40	220.75	315.39	12.99	17.64
3. 肺源性心脏病	54.56	0.78	0.71	0.26	2.12	2.75	5.35	6.52	8.19	34.05	59.98	102.04	191.14	402.24	625.03	1160.58	1889.62	1824.74	117.70	155.84
4. 风湿性心脏病	12.27	0.26	0.71	4.86	4.24	9.16	6.42	10.67	12.28	11.88	25.07	23.46	44.11	67.33	83.01	102.99	185.43	292.86	21.62	27.03
5. 脑血管病	29.21	4.15	3.34	1.79	2.97	3.67	3.74	5.93	12.96	18.21	27.75	56.30	72.18	174.36	241.71	582.27	962.47	1937.37	67.48	91.73
6. 其他	4.72	5.19	3.81	1.53	0.85	0.46	0.00	1.78	1.36	0.79	3.58	3.52	10.69	17.26	21.97	47.53	167.77	247.80	8.70	11.66
五、主要呼吸系统疾病	28.17	13.49	2.62	0.00	0.42	2.75	2.67	2.37	6.14	9.50	25.07	44.57	92.23	150.19	271.01	598.11	1015.45	1329.13	60.99	82.02

第5章·1975年地区别、性别、年龄别、死因别死亡率

续表

疾病名称	合计	0岁~	5岁~	10岁~	15岁~	20岁~	25岁~	30岁~	35岁~	40岁~	45岁~	50岁~	55岁~	60岁~	65岁~	70岁~	75岁~	80岁~	标化率(2000年)	标化率(2010年)
1.慢性阻塞性肺疾病	19.37	1.04	0.48	0.00	0.00	1.37	1.60	0.59	3.41	5.54	11.64	29.32	70.84	122.57	217.30	455.52	812.36	856.05	44.21	59.50
2.尘肺病	0.37	0.00	0.00	0.00	0.00	0.00	0.00	0.00	0.68	1.58	0.00	2.35	4.01	0.00	4.88	0.00	0.00	0.00	0.57	0.74
3.其他	8.44	12.46	2.14	0.00	0.42	1.37	1.07	1.78	2.05	2.38	13.43	12.90	17.38	27.62	48.83	142.60	203.09	473.08	16.21	21.79
六、主要消化系统疾病	96.27	187.35	21.45	7.93	11.45	15.58	19.79	35.57	64.12	93.44	130.70	177.10	268.66	473.02	610.38	835.78	847.68	1 081.32	131.61	162.67
1.消化性溃疡	26.28	0.52	0.00	0.26	1.70	3.67	4.81	8.89	27.29	34.84	55.50	73.89	124.31	220.97	231.94	360.45	379.69	202.75	46.88	59.31
2.肝硬化	13.31	0.26	1.19	0.77	2.97	1.37	2.67	11.26	12.28	30.09	34.02	46.91	50.79	89.77	124.52	91.10	105.96	112.64	22.42	27.67
3.肠梗阻	12.23	15.57	2.86	1.79	2.12	6.41	6.95	11.26	18.42	16.63	15.22	19.94	26.73	53.52	83.01	95.06	44.15	67.58	16.79	19.57
4.其他	44.45	171.01	17.40	5.11	4.66	5.35	5.35	4.15	6.14	11.88	25.96	36.36	66.83	108.76	170.91	289.15	317.88	698.36	45.52	56.13
七、主要泌尿生殖系统疾病	17.62	10.38	3.34	2.81	4.66	8.25	4.28	3.56	9.55	7.92	15.22	21.11	22.72	93.22	156.26	348.57	476.82	675.83	34.49	44.74
1.肾炎	13.83	7.78	3.34	2.56	4.66	7.33	3.74	2.96	6.82	5.54	10.74	19.94	16.04	77.69	124.52	245.58	344.37	540.66	26.60	34.41
2.其他	3.79	2.59	0.00	0.26	0.00	0.92	0.53	0.59	2.73	2.38	4.48	1.17	6.68	15.54	31.74	102.99	132.45	135.17	7.89	10.33
八、先天异常	5.98	32.70	4.53	1.79	1.27	1.37	0.53	0.00	0.00	0.00	0.00	0.00	1.34	0.00	2.44	0.00	0.00	0.00	2.70	2.62
1.先天性心脏病	3.01	14.01	3.34	1.28	1.27	0.92	0.53	0.00	0.00	0.00	0.00	0.00	1.34	0.00	2.44	0.00	0.00	0.00	1.49	1.42
2.先天畸形	2.97	18.68	1.19	0.51	0.00	0.46	0.00	0.00	0.00	0.00	0.00	0.00	0.00	0.00	0.00	0.00	0.00	0.00	1.21	1.19
Ⅲ.伤害	64.82	73.96	34.32	24.29	58.93	109.95	95.76	70.55	62.76	79.19	68.93	92.65	64.16	82.86	104.99	142.60	123.62	135.17	72.67	77.26

第5章·1975年地区别、性别、年龄别、死因别死亡率

表 5-45 1975 年青海省死因回顾性调查分死因年龄别死亡率（农村、女性）(1/10 万)

疾病名称	合计	0岁~	5岁~	10岁~	15岁~	20岁~	25岁~	30岁~	35岁~	40岁~	45岁~	50岁~	55岁~	60岁~	65岁~	70岁~	75岁~	80岁~	标化率(2000年)	标化率(2010年)
全死因	1 018.77	3 031.97	480.63	163.02	174.56	266.81	258.00	342.15	409.08	607.73	721.23	1 073.71	1 434.65	2 744.84	3 773.67	6 631.42	9 734.43	15 248.40	1 152.80	1 405.08
Ⅰ.传染病、母婴疾病和营养缺乏性疾病	561.79	2 534.71	407.08	114.61	94.80	137.85	132.36	163.47	177.29	211.07	184.73	203.47	235.72	442.72	591.33	1 080.34	1 595.21	2 680.77	390.49	425.31
一、传染病和寄生虫病	305.41	1 123.13	339.69	102.02	73.38	72.43	83.76	83.64	97.96	112.31	137.88	163.02	177.47	321.19	385.94	712.56	1 096.71	1 697.00	232.34	252.71
1. 结核病	48.76	23.95	10.58	12.58	34.64	43.46	55.32	63.36	70.36	85.23	92.81	88.25	96.19	159.73	151.22	226.03	290.04	295.13	68.29	77.92
2. 其他传染病	255.99	1 098.11	329.11	88.89	38.74	28.97	28.44	19.64	26.90	26.28	44.19	72.32	81.28	159.73	230.21	482.70	806.67	1 377.27	163.07	173.60
3. 寄生虫病	0.65	1.08	0.00	0.55	0.00	0.00	0.00	0.63	0.69	0.80	0.88	2.45	0.00	1.74	4.51	3.83	0.00	24.59	0.98	1.18
二、呼吸道感染	159.69	894.95	64.69	12.58	6.84	10.75	10.86	12.04	19.32	17.52	18.56	30.64	51.48	114.59	191.84	329.46	453.19	860.80	96.95	108.53
肺炎	159.69	894.95	64.69	12.58	6.84	10.75	10.86	12.04	19.32	17.52	18.56	30.64	51.48	114.59	191.84	329.46	453.19	860.80	96.95	108.53
三、妊娠、分娩和产褥期并发症	20.38	0.00	0.00	0.00	0.00	53.74	35.67	64.63	57.95	75.67	26.52	8.58	1.35	0.00	0.00	0.00	0.00	0.00	27.53	28.45
1. 妊娠病	2.87	0.00	0.00	0.00	0.00	9.81	5.69	8.24	10.35	7.17	1.77	2.45	1.35	0.00	0.00	0.00	0.00	0.00	3.84	3.96
2. 分娩及产后病	17.51	0.00	0.00	0.00	0.00	43.92	29.99	56.39	47.60	68.50	24.75	6.13	0.00	0.00	0.00	0.00	0.00	0.00	23.69	24.49
四、围生期疾病	71.09	499.41	0.00	0.00	0.00	0.00	0.00	0.00	0.00	0.00	0.00	0.00	0.00	0.00	0.00	0.00	0.00	0.00	27.72	28.27
1. 新生儿破伤风	19.42	136.42	0.00	0.00	0.00	0.00	0.00	0.00	0.00	0.00	0.00	0.00	0.00	0.00	0.00	0.00	0.00	0.00	7.57	7.72
2. 早产	8.01	56.24	0.00	0.00	0.00	0.00	0.00	0.00	0.00	0.00	0.00	0.00	0.00	0.00	0.00	0.00	0.00	0.00	3.12	3.18
3. 其他新生儿病	43.67	306.75	0.00	0.00	0.00	1.37	0.93	3.17	2.07	5.58	0.00	0.00	0.00	0.00	0.00	0.00	0.00	0.00	17.02	17.36
五、营养缺乏	5.21	17.22	2.71	0.00	0.00	0.00	0.00	0.00	10.35	0.00	5.58	1.77	1.23	5.42	6.94	13.54	38.31	45.32	122.97	5.95	7.36
Ⅱ.慢性非传染性疾病	369.11	284.95	42.55	23.80	38.29	61.68	76.52	126.09	183.50	335.32	471.98	789.35	1 095.97	2 109.41	2 913.76	5 102.86	7 386.93	10 501.72	653.86	847.72
一、恶性肿瘤	58.03	4.04	2.21	2.19	1.82	3.74	11.37	25.34	42.77	101.15	159.09	204.69	270.94	453.13	469.45	440.56	616.33	516.48	96.85	122.58
1. 胃癌	30.45	0.00	0.00	0.00	0.91	1.87	2.59	6.97	19.32	53.37	80.43	99.28	154.44	293.41	261.81	245.18	280.98	295.13	51.38	66.01
2. 肝癌	4.79	0.00	0.00	0.27	0.00	0.47	2.07	2.53	6.90	7.96	16.79	18.39	20.32	15.63	54.17	19.15	63.45	24.59	7.98	9.77
3. 肺癌	1.38	0.00	0.00	0.00	0.00	0.00	1.87	1.27	0.00	2.39	4.42	2.45	6.77	8.68	15.80	11.49	18.13	0.00	2.27	2.78
4. 食管癌	4.67	0.00	0.00	0.00	0.00	0.00	0.52	1.90	6.37	14.14	17.61	17.16	32.99	36.11	68.96	90.64	98.38	8.81	11.42
5. 结直肠癌	2.49	0.00	0.00	0.00	0.00	0.00	1.03	1.27	1.59	2.07	5.30	6.13	6.77	19.10	33.85	22.99	63.45	24.59	4.55	5.67

续表

疾病名称	合计	0岁~	5岁~	10岁~	15岁~	20岁~	25岁~	30岁~	35岁~	40岁~	45岁~	50岁~	55岁~	60岁~	65岁~	70岁~	75岁~	80岁~	标化率(2000年)	标化率(2010年)
6. 乳腺癌	1.42	0.00	0.00	0.00	0.00	0.00	0.00	1.27	2.07	2.39	4.42	6.13	10.84	12.15	4.51	3.83	0.00	24.59	2.34	3.03
7. 宫颈癌	7.85	0.00	0.00	0.00	0.00	0.47	1.55	5.70	6.90	18.32	24.75	41.67	40.64	50.35	42.88	42.14	63.45	24.59	12.72	15.90
8. 脑瘤	0.46	0.54	0.25	0.00	0.00	0.47	0.52	0.63	0.00	0.80	2.65	1.23	1.35	0.00	0.00	0.00	0.00	0.00	0.54	0.61
9. 白血病	0.77	1.35	1.23	0.55	0.00	0.47	0.00	0.63	0.69	0.80	0.00	2.45	1.35	1.74	0.00	0.00	0.00	0.00	0.67	0.70
10. 膀胱癌	0.23	0.00	0.00	0.00	0.00	0.00	0.00	0.00	0.00	0.00	1.77	0.00	1.35	0.00	2.26	3.83	0.00	24.59	0.55	0.77
11. 鼻咽癌	0.38	0.27	0.00	0.00	0.00	0.00	0.52	0.00	0.69	0.80	0.00	3.68	0.00	1.74	6.77	3.83	0.00	0.00	0.55	0.62
12. 淋巴癌	0.65	0.00	0.25	0.82	0.00	0.00	0.52	0.00	2.07	1.59	0.88	1.23	1.35	1.74	0.00	0.00	3.83	0.00	0.82	0.90
13. 阴茎癌	0.00	0.00	0.00	0.00	0.00	0.00	0.00	0.00	0.00	0.00	0.00	0.00	0.00	0.00	0.00	0.00	0.00	0.00	0.00	0.00
14. 绒癌	0.23	0.00	0.00	0.00	0.00	0.00	0.00	1.90	0.69	0.80	0.00	0.00	0.00	1.74	0.00	0.00	0.00	0.00	0.37	0.35
15. 其他	2.26	1.88	0.49	0.55	0.00	0.00	1.03	1.27	1.38	3.98	3.54	4.90	8.13	15.63	11.28	19.15	36.25	0.00	3.30	4.05
二、糖尿病	0.88	0.00	0.00	0.00	0.00	0.00	0.00	0.63	0.00	3.19	0.88	1.23	2.71	5.21	9.03	15.32	18.13	0.00	1.51	1.91
三、神经系统和精神障碍疾病	5.94	6.46	1.72	0.55	6.38	6.54	3.10	3.17	6.21	7.96	11.49	8.58	8.13	12.15	24.83	38.31	63.45	73.78	8.19	9.81
1. 神经系统疾病	2.87	6.19	1.48	0.00	3.19	2.34	1.03	1.27	2.07	3.98	3.54	2.45	0.00	5.21	15.80	15.32	18.13	0.00	3.10	3.46
2. 精神障碍疾病	3.06	0.27	0.25	0.55	3.19	4.21	2.07	1.90	4.14	3.98	7.95	6.13	8.13	6.94	9.03	22.99	45.32	73.78	5.10	6.34
四、心脑血管疾病	156.86	14.80	7.87	7.39	14.13	28.04	32.57	49.42	65.54	129.03	169.70	324.81	463.31	930.57	1417.38	2972.84	4250.88	6984.75	326.93	434.05
1. 冠心病	5.63	0.00	0.00	0.00	0.00	0.00	1.03	0.63	0.00	2.39	6.19	12.26	14.90	32.99	42.88	141.75	208.47	368.91	13.36	18.27
2. 高血压及其并发症	7.89	0.00	0.98	0.00	0.00	0.00	1.03	1.27	2.07	5.58	6.19	6.13	20.32	38.20	74.48	180.06	199.40	1008.36	21.58	30.79
3. 肺源性心脏病	86.65	0.54	0.98	0.82	1.37	7.94	6.20	19.64	27.59	58.14	98.11	182.63	287.20	585.08	898.28	1812.05	2465.33	3074.27	179.69	237.43
4. 风湿性心脏病	24.21	0.81	1.48	4.10	10.94	14.02	16.54	22.18	26.21	35.84	36.24	63.74	81.28	109.38	169.27	222.20	326.29	467.29	41.45	51.35
5. 脑血管病	26.43	4.31	2.95	1.64	0.46	3.27	4.14	3.17	8.28	21.51	18.56	55.16	52.83	149.31	203.13	540.17	924.50	1770.78	60.47	82.60
6. 其他	6.05	9.15	2.46	0.82	1.37	2.80	3.62	2.53	1.38	5.58	4.42	4.90	6.77	15.63	29.34	76.62	126.89	295.13	10.37	13.61
五、主要呼吸系统疾病	37.46	16.14	4.43	1.91	0.00	1.87	4.14	6.34	9.66	15.13	27.40	49.03	90.77	227.43	370.14	785.35	1160.16	1770.78	78.23	104.46
1. 慢性阻塞性肺疾病	27.92	0.00	0.74	0.00	0.00	0.47	2.07	4.44	6.21	11.15	19.44	40.45	79.93	197.92	306.95	670.42	924.50	1229.71	61.09	81.54

续表

疾病名称	合计	0岁~	5岁~	10岁~	15岁~	20岁~	25岁~	30岁~	35岁~	40岁~	45岁~	50岁~	55岁~	60岁~	65岁~	70岁~	75岁~	80岁~	标化率（2000年）	标化率（2010年）
2.尘肺病	0.00	0.00	0.00	0.00	0.00	0.00	0.00	0.00	0.00	0.00	0.00	0.00	0.00	0.00	0.00	0.00	0.00	0.00	0.00	0.00
3.其他	9.54	16.14	3.69	1.91	0.00	1.40	2.07	1.90	3.45	3.98	7.95	8.58	10.84	29.51	63.20	114.93	235.66	541.07	17.15	22.92
六、主要消化系统疾病	89.14	206.11	18.69	6.56	8.20	14.95	17.06	34.85	46.22	62.92	93.69	180.18	209.98	397.58	516.85	670.42	960.75	737.83	113.11	138.52
1.消化性溃疡	19.15	0.54	0.00	0.27	0.46	2.34	2.07	3.80	12.42	13.54	28.28	79.67	77.22	154.52	205.39	233.69	344.42	319.72	34.95	44.85
2.肝硬化	11.91	0.27	0.25	0.82	0.46	1.87	5.17	7.60	11.73	25.49	21.21	38.00	65.03	79.86	90.28	88.11	135.96	73.78	19.55	24.61
3.肠梗阻	7.01	9.42	2.95	1.91	1.82	4.67	4.14	6.97	6.90	5.58	10.61	9.81	14.90	26.04	31.60	42.14	54.38	49.19	9.09	10.57
4.其他	51.06	195.89	15.50	3.56	5.47	6.07	5.69	16.47	15.18	18.32	33.59	52.71	52.83	137.16	189.59	306.48	425.99	295.13	49.51	58.49
七、主要泌尿生殖系统疾病	16.05	11.03	4.92	4.65	6.38	4.21	6.72	6.34	13.11	14.34	9.72	20.84	50.12	81.60	106.08	180.06	317.23	418.10	26.76	34.11
1.肾炎	14.52	9.42	4.67	4.65	5.93	3.74	6.20	6.34	13.11	11.95	9.72	17.16	43.35	76.39	92.54	160.90	280.98	393.51	24.28	30.88
2.其他	1.53	1.61	0.25	0.00	0.46	0.47	0.52	0.00	0.00	2.39	0.00	3.68	6.77	5.21	13.54	19.15	36.25	24.59	2.47	3.23
八、先天异常	4.75	26.37	2.71	0.55	1.37	1.87	1.55	0.00	0.00	1.59	0.00	0.00	0.00	1.74	0.00	0.00	0.00	0.00	2.28	2.29
1.先天性心脏病	2.11	9.42	1.97	0.55	0.91	1.40	1.03	0.00	0.00	1.59	0.00	0.00	0.00	1.74	0.00	0.00	0.00	0.00	1.16	1.17
2.先天畸形	2.64	16.95	0.74	0.00	0.46	0.47	0.52	0.00	0.00	0.00	0.00	0.00	0.00	0.00	0.00	0.00	0.00	0.00	1.12	1.12
Ⅲ.伤害	32.75	59.47	17.96	13.13	29.63	54.67	37.23	31.68	27.59	25.49	23.86	22.06	20.32	43.40	47.40	61.30	63.45	196.75	33.68	36.01

表 5-46 1975 年青海省死因回顾性调查分死因年龄别死亡率（牧区，男女合计）(1/10 万)

疾病名称	合计	0岁~	5岁~	10岁~	15岁~	20岁~	25岁~	30岁~	35岁~	40岁~	45岁~	50岁~	55岁~	60岁~	65岁~	70岁~	75岁~	80岁~	标化率(2000年)	标化率(2010年)
全死因	670.90	1 515.88	172.12	98.88	164.65	219.31	198.43	237.99	316.24	409.11	659.18	868.50	1 215.84	1 872.06	2 849.19	4 313.25	5 196.14	8 939.34	753.40	920.24
I. 传染病、母婴疾病和营养缺乏性疾病	268.05	1 156.44	91.19	36.20	54.40	82.24	80.71	85.00	106.76	96.46	112.39	156.06	177.45	241.39	475.21	658.83	744.51	1 153.70	195.14	217.00
一、传染病和寄生虫病	90.24	230.01	54.32	25.18	27.68	34.63	42.81	35.89	54.51	54.88	68.95	105.17	118.95	137.75	288.90	389.46	426.17	699.67	87.73	100.66
1. 结核病	28.36	9.24	5.89	10.23	13.60	18.28	22.74	27.86	30.63	35.48	40.68	66.15	75.08	91.83	173.76	149.29	133.50	178.64	37.92	43.95
2. 其他传染病	57.75	220.55	47.99	14.16	13.11	13.95	15.61	4.72	18.47	13.86	21.38	26.29	30.23	38.04	92.11	204.47	261.86	498.70	43.94	49.78
3. 寄生虫病	4.13	0.22	0.44	0.79	0.97	2.40	4.46	3.31	5.41	5.54	6.90	12.72	13.65	7.87	23.03	35.70	30.81	22.33	5.87	6.93
二、呼吸道感染	111.44	586.59	35.34	10.49	7.77	11.54	4.01	6.61	10.81	8.87	22.75	43.26	50.70	97.08	157.01	253.15	308.07	454.04	67.12	75.38
肺炎	111.44	586.59	35.34	10.49	7.77	11.54	4.01	6.61	10.81	8.87	22.75	43.26	50.70	97.08	157.01	253.15	308.07	454.04	67.12	75.38
三、妊娠、分娩和产褥期并发症	13.29	0.00	0.00	0.00	17.00	32.70	31.21	41.08	36.94	27.72	12.41	1.70	0.00	0.00	0.00	0.00	0.00	0.00	17.06	16.71
1. 妊娠病	1.87	0.00	0.00	0.00	7.77	6.25	2.68	5.19	3.15	2.77	0.00	0.00	0.00	0.00	0.00	0.00	0.00	0.00	2.36	2.30
2. 分娩及产后病	11.42	0.00	0.00	0.00	9.23	26.45	28.54	35.89	33.79	24.95	12.41	1.70	0.00	0.00	0.00	0.00	0.00	0.00	14.69	14.41
四、围生期疾病	48.36	329.94	0.00	0.00	0.00	0.00	0.00	0.00	0.00	0.00	0.00	0.00	0.00	0.00	0.00	0.00	0.00	0.00	18.31	18.67
1. 新生儿破伤风	7.45	50.84	0.00	0.00	0.00	0.00	0.00	0.00	0.00	0.00	0.00	0.00	0.00	0.00	0.00	0.00	0.00	0.00	2.82	2.88
2. 早产	14.55	99.27	0.00	0.00	0.00	0.00	0.00	0.00	0.00	0.00	0.00	0.00	0.00	0.00	0.00	0.00	0.00	0.00	5.51	5.62
3. 其他新生儿病	26.36	179.83	0.00	0.00	0.00	0.00	0.00	0.00	0.00	0.00	0.00	0.00	0.00	0.00	0.00	0.00	0.00	0.00	9.98	10.18
五、营养缺乏	4.71	9.90	1.53	0.52	1.94	3.37	2.68	4.50	4.99	8.27	5.94	7.80	6.56	16.23	10.27	4.92	5.57
II. 慢性非传染性疾病	298.89	187.97	35.34	30.95	50.03	55.79	57.52	89.72	142.35	216.75	430.95	599.64	918.46	1 461.44	2 093.45	3 239.00	3 835.49	5 597.32	437.53	558.05
一、恶性肿瘤	59.69	2.86	1.75	3.15	6.80	10.58	12.93	16.06	42.80	72.07	144.11	184.89	255.45	362.08	372.63	564.72	544.26	521.03	88.37	111.84
1. 胃癌	25.84	0.00	0.00	0.26	0.00	0.48	4.01	5.67	13.51	28.27	59.30	76.33	102.38	169.23	209.35	331.04	282.40	223.30	39.97	50.71
2. 肝癌	8.55	0.00	0.00	0.00	0.00	1.92	2.23	2.83	9.46	17.74	24.82	36.47	44.85	39.36	37.68	25.96	61.61	22.33	11.83	14.94
3. 肺癌	2.10	0.00	0.00	0.00	0.49	0.48	0.89	1.80	3.88	6.21	10.18	8.78	7.87	3.25	15.40	37.22	3.02	3.88
4. 食管癌	9.78	0.00	0.00	0.00	0.00	0.00	0.00	1.35	3.33	15.86	31.38	48.75	78.71	66.99	129.82	133.50	186.08	15.58	20.59
5. 结直肠癌	2.68	0.22	0.00	0.00	0.00	0.48	1.78	2.25	5.54	8.96	7.63	7.80	15.74	10.47	29.21	20.54	14.89	3.90	4.89

续表

疾病名称	合计	0岁~	5岁~	10岁~	15岁~	20岁~	25岁~	30岁~	35岁~	40岁~	45岁~	50岁~	55岁~	60岁~	65岁~	70岁~	75岁~	80岁~	标化率（2000年）	标化率（2010年）
6.乳腺癌	0.35	0.00	0.00	0.00	0.00	0.00	0.00	0.00	0.00	1.66	0.69	0.85	1.95	2.62	4.19	0.00	0.00	0.00	0.48	0.62
7.宫颈癌	2.32	0.00	0.00	0.00	0.00	0.00	0.00	0.47	4.05	6.10	5.52	9.33	13.65	10.50	8.37	9.74	10.27	7.44	3.16	4.05
8.脑瘤	1.36	0.66	0.87	0.52	1.94	0.00	0.45	0.47	2.70	0.55	4.14	3.39	5.85	2.62	4.19	0.00	0.00	0.00	1.56	1.75
9.白血病	1.48	1.32	0.44	2.10	1.46	3.85	0.45	0.94	1.35	0.55	4.14	0.85	3.90	1.31	0.00	0.00	0.00	0.00	1.54	1.64
10.膀胱癌	0.32	0.00	0.00	0.00	0.00	0.00	0.00	0.00	0.00	0.00	0.00	0.00	0.00	3.94	6.28	0.00	5.13	14.89	0.56	0.73
11.鼻咽癌	0.68	0.00	0.00	0.00	0.00	2.43	0.45	0.47	1.80	0.55	2.07	1.70	1.95	3.94	2.09	3.25	5.13	7.44	0.98	1.19
12.淋巴癌	0.87	0.00	0.22	0.26	0.00	0.00	0.45	2.36	0.90	1.11	2.07	0.00	1.95	2.62	2.09	6.49	0.00	0.00	1.17	1.22
13.阴茎癌	0.03	0.00	0.00	0.00	0.00	0.00	0.00	0.00	0.00	0.00	0.00	0.85	0.00	0.00	0.00	0.00	0.00	0.00	0.04	0.05
14.绒癌	0.10	0.00	0.00	0.00	0.00	0.96	0.00	0.00	0.45	0.00	0.00	0.00	0.00	0.00	0.00	0.00	0.00	0.00	0.11	0.13
15.其他	3.23	0.66	0.22	0.00	0.49	2.40	1.78	1.42	3.15	2.77	10.34	5.94	13.65	23.61	12.56	25.96	10.27	7.44	4.45	5.46
二、糖尿病	0.52	0.00	0.00	0.00	0.49	0.00	0.45	0.00	0.45	0.55	1.38	0.00	2.93	3.94	2.09	9.74	0.00	0.00	0.75	0.93
三、神经系统和精神障碍疾病	7.36	2.86	2.62	3.93	5.34	8.18	6.69	6.61	8.56	7.76	13.10	11.87	14.63	17.05	20.93	32.45	66.75	29.77	9.40	10.67
1.神经系统疾病	3.77	2.86	1.75	2.89	3.89	4.81	1.78	1.89	3.60	2.77	7.58	8.48	3.90	7.87	16.75	6.49	15.40	14.89	4.43	4.89
2.精神障碍疾病	3.58	0.00	0.87	1.05	1.46	3.37	4.91	4.72	4.96	4.99	5.52	3.39	10.73	9.18	4.19	25.96	51.35	14.89	4.97	5.78
四、心脑血管疾病	122.67	18.71	4.80	4.46	12.63	13.47	12.93	26.44	38.29	65.97	158.59	251.90	378.30	636.27	1 092.78	1 801.25	2 033.27	3 438.78	201.48	263.33
1.冠心病	11.62	0.00	0.00	0.00	0.00	0.96	0.45	1.89	3.60	6.10	19.31	30.53	38.03	49.85	87.92	184.99	195.11	416.82	19.77	26.31
2.高血压及其并发症	11.03	5.72	0.44	0.00	0.97	2.40	0.89	1.89	0.90	5.54	11.03	15.27	28.28	34.11	102.58	220.69	236.19	275.40	18.15	23.62
3.肺源性心脏病	45.75	0.66	0.00	0.26	0.97	0.96	0.00	2.83	13.51	18.85	71.02	88.21	134.55	271.56	466.84	775.67	826.66	1 228.14	77.87	102.00
4.风湿性心脏病	16.10	1.76	1.75	2.36	7.77	6.25	8.03	11.81	9.46	17.18	30.34	37.32	42.90	70.84	73.27	155.78	210.52	297.73	24.29	30.31
5.脑血管病	30.55	1.98	1.53	0.79	0.49	2.40	2.68	5.19	8.11	11.64	21.38	67.85	121.88	186.29	305.64	382.97	462.11	997.39	50.45	67.03
6.其他	7.61	8.58	1.09	1.05	2.43	0.48	0.89	2.83	2.70	6.65	5.52	12.72	12.68	23.61	56.52	81.14	102.69	223.30	10.95	14.06
五、主要呼吸系统疾病	18.84	27.73	7.42	0.26	8.26	0.96	2.68	2.36	2.25	4.43	4.83	14.42	33.15	77.40	98.39	223.94	364.55	565.69	26.21	34.31

续表

疾病名称	合计	0岁~	5岁~	10岁~	15岁~	20岁~	25岁~	30岁~	35岁~	40岁~	45岁~	50岁~	55岁~	60岁~	65岁~	70岁~	75岁~	80岁~	标化率（2000年）	标化率（2010年）
1. 慢性阻塞性肺疾病	6.07	0.00	0.22	0.00	0.00	0.00	0.00	0.00	0.00	0.00	0.00	5.94	11.70	47.23	50.24	149.29	159.17	230.74	11.08	14.86
2. 尘肺病	0.13	0.00	0.00	0.00	0.00	0.00	0.00	0.00	0.45	0.00	1.38	0.85	0.00	0.00	0.00	0.00	0.00	0.00	0.18	0.20
3. 其他	12.65	27.73	7.20	0.26	8.26	0.96	2.68	2.36	1.80	4.43	3.45	7.63	21.45	30.17	48.15	74.65	205.38	334.95	14.96	19.25
六、主要消化系统疾病	66.63	82.98	13.31	13.38	6.31	15.87	15.61	31.17	33.79	49.34	95.84	111.95	194.03	282.06	414.50	480.33	657.22	788.98	86.01	106.45
1. 消化性溃疡	16.26	0.44	0.00	0.26	0.97	1.44	1.78	12.75	8.11	14.97	24.82	34.77	74.10	98.39	144.45	165.52	184.84	267.96	25.35	32.36
2. 肝硬化	11.45	0.22	0.00	0.26	0.49	2.40	6.24	3.78	8.56	12.75	24.82	34.77	44.85	66.91	85.83	97.36	159.17	52.10	17.17	21.41
3. 肠梗阻	6.74	6.38	2.18	2.62	1.94	3.37	4.01	3.78	3.60	5.54	12.41	9.33	29.25	28.86	29.31	6.49	41.08	66.99	8.15	9.95
4. 其他	32.17	75.94	11.13	10.23	2.91	8.66	3.57	10.86	13.51	16.08	33.79	33.08	45.83	87.90	154.92	210.96	272.13	401.94	35.34	42.73
七、主要泌尿生殖系统疾病	14.29	3.08	1.96	3.15	5.34	6.73	6.24	6.14	16.22	16.63	11.72	24.60	37.05	81.34	92.11	113.59	164.30	245.63	20.87	26.07
1. 肾炎	8.10	3.08	1.31	2.62	3.40	4.33	5.35	4.72	6.31	6.65	6.90	11.87	16.58	52.48	56.52	64.91	87.29	89.32	11.48	13.87
2. 其他	6.19	0.00	0.65	0.52	1.94	2.40	0.89	1.42	9.91	9.98	4.83	12.72	20.48	28.86	35.59	48.68	77.02	156.31	9.40	12.21
八、先天异常	8.90	49.74	3.49	2.62	4.86	0.00	0.00	0.94	0.00	0.00	1.38	0.00	2.93	1.31	0.00	12.98	5.13	7.44	4.43	4.46
1. 先天性心脏病	5.74	31.26	1.75	1.31	4.37	0.00	0.00	0.94	0.00	0.00	1.38	0.00	2.93	1.31	0.00	12.98	5.13	7.44	3.11	3.21
2. 先天畸形	3.16	18.49	1.75	1.31	0.49	0.00	0.00	0.00	0.00	0.00	0.00	0.00	0.00	0.00	0.00	0.00	0.00	0.00	1.33	1.25
III. 伤害	51.20	60.97	26.40	23.61	43.23	63.00	47.27	51.94	47.30	72.62	80.67	78.03	74.10	69.53	83.74	84.38	66.75	74.43	55.03	59.41

第5章·1975年地区别、性别、年龄别、死因别死亡率

表5-47 1975年青海省死因回顾性调查分死因年龄别死亡率（牧区、男性）（1/10万）

死因 疾病名称	合计	0岁~	5岁~	10岁~	15岁~	20岁~	25岁~	30岁~	35岁~	40岁~	45岁~	50岁~	55岁~	60岁~	65岁~	70岁~	75岁~	80岁~	标化率（2000年）	标化率（2010年）
全死因	706.53	1654.59	175.60	113.81	178.61	236.61	186.24	226.60	297.24	421.29	680.04	974.67	1312.81	2171.17	3445.95	5218.89	6200.56	9072.29	832.14	1017.33
I.传染病、母婴疾病和营养缺乏性疾病	257.87	1242.58	81.01	38.79	35.91	56.21	37.59	43.43	66.86	73.14	85.00	153.00	180.53	237.74	518.16	720.88	1033.43	1310.67	188.20	213.76
一、传染病和寄生虫病	87.22	231.03	47.08	23.99	27.62	39.89	34.17	33.99	53.16	62.41	54.31	102.00	115.60	128.57	324.37	458.06	497.58	819.17	89.76	104.54
1.结核病	30.62	9.14	4.67	13.27	15.65	20.85	21.36	25.49	30.61	43.88	34.24	69.42	83.93	92.18	214.85	187.73	178.62	204.79	41.51	48.63
2.其他传染病	53.79	221.89	41.57	9.70	11.97	17.22	7.69	5.66	16.92	16.58	16.53	21.25	26.92	36.39	101.10	232.79	306.20	614.38	44.38	51.70
3.寄生虫病	2.81	0.00	0.85	1.02	0.00	1.81	5.13	2.83	5.64	1.95	3.54	11.33	4.75	0.00	8.43	37.55	12.76	0.00	3.87	4.21
二、呼吸道感染	115.46	636.52	32.23	14.29	6.44	11.79	0.85	6.61	10.47	6.83	27.15	45.33	55.43	109.17	189.57	255.31	510.33	491.50	74.39	84.28
肺炎	115.46	636.52	32.23	14.29	6.44	11.79	0.85	6.61	10.47	6.83	27.15	45.33	55.43	109.17	189.57	255.31	510.33	491.50	74.39	84.28
三、妊娠、分娩和产褥期并发症	0.00	0.00	0.00	0.00	0.00	0.00	0.00	0.00	0.00	0.00	0.00	0.00	0.00	0.00	0.00	0.00	0.00	0.00	0.00	0.00
1.妊娠病	0.00	0.00	0.00	0.00	0.00	0.00	0.00	0.00	0.00	0.00	0.00	0.00	0.00	0.00	0.00	0.00	0.00	0.00	0.00	0.00
2.分娩及产后病	0.00	0.00	0.00	0.00	0.00	0.00	0.00	0.00	0.00	0.00	0.00	0.00	0.00	0.00	0.00	0.00	0.00	0.00	0.00	0.00
四、围生期疾病	50.87	362.85	0.00	0.00	0.00	0.00	0.00	0.00	0.00	3.90	0.00	0.00	0.00	0.00	0.00	0.00	0.00	0.00	20.14	20.54
1.新生儿破伤风	7.44	53.08	0.00	0.00	0.00	0.00	0.00	0.00	0.00	0.00	0.00	0.00	0.00	0.00	0.00	0.00	0.00	0.00	2.95	3.00
2.早产	14.82	105.72	0.00	0.00	0.00	0.00	0.00	0.00	0.00	0.00	0.00	0.00	0.00	0.00	0.00	0.00	0.00	0.00	5.87	5.98
3.其他新生儿病	28.61	204.05	0.00	0.00	0.00	0.00	0.00	0.00	0.00	3.90	0.00	0.00	0.00	0.00	0.00	0.00	0.00	0.00	11.32	11.55
五、营养缺乏	4.33	12.18	1.70	0.51	1.84	4.53	2.56	3.22	0.00	0.81	3.54	5.67	9.50	0.00	4.21	7.51	25.52	0.00	3.90	4.40
II.慢性非传染性疾病	326.12	204.05	41.14	31.64	65.37	61.65	55.53	92.53	143.38	220.40	448.64	671.50	996.09	1736.94	2561.29	4039.95	4644.04	6225.68	504.06	642.54
一、恶性肿瘤	70.99	3.48	2.12	2.55	9.21	10.88	16.23	22.66	43.50	83.87	165.29	221.00	256.54	443.94	480.24	833.52	688.95	430.06	106.03	132.57
1.胃癌	31.59	0.00	0.00	0.00	0.00	0.00	5.13	6.61	16.11	34.13	70.84	97.75	114.02	206.20	248.55	503.12	331.72	245.75	49.77	62.79
2.肝癌	11.83	0.00	0.00	0.00	0.00	2.72	3.78	12.89	23.40	24.79	43.92	61.76	58.22	54.76	45.06	102.07	20.48	15.75	19.96
3.肺癌	2.56	0.00	0.00	0.00	0.00	0.00	0.00	1.89	3.22	5.85	7.08	8.50	11.09	9.70	12.64	7.51	25.52	0.00	3.43	4.23
4.食管癌	11.71	0.00	0.00	0.00	0.00	0.00	0.00	0.00	0.81	4.88	22.43	43.92	41.17	101.89	109.53	180.22	165.86	102.40	19.01	24.30
5.结直肠癌	3.42	0.44	0.00	0.00	0.00	0.00	0.00	1.71	0.81	7.80	12.99	9.92	7.92	19.41	12.64	37.55	51.03	20.48	5.09	6.46

续表

疾病名称	合计	0岁~	5岁~	10岁~	15岁~	20岁~	25岁~	30岁~	35岁~	40岁~	45岁~	50岁~	55岁~	60岁~	65岁~	70岁~	75岁~	80岁~	标化率（2000年）	标化率（2010年）
6. 乳腺癌	0.06	0.00	0.00	0.00	0.00	0.00	0.00	0.00	0.00	0.00	0.00	1.42	0.00	0.00	0.00	0.00	0.00	0.00	0.07	0.08
7. 宫颈癌	0.00	0.00	0.00	0.00	0.00	0.00	0.00	0.00	0.00	0.00	0.00	0.00	0.00	0.00	0.00	0.00	0.00	0.00	0.00	0.00
8. 脑瘤	1.59	0.87	1.27	0.51	2.76	0.00	0.85	0.00	1.61	0.98	5.90	4.25	1.58	4.85	8.43	0.00	0.00	0.00	1.79	1.94
9. 白血病	1.89	1.31	0.42	1.53	2.76	5.44	0.85	1.89	2.42	0.00	4.72	0.00	6.33	2.43	0.00	0.00	0.00	0.00	2.03	2.19
10. 膀胱癌	0.43	0.00	0.00	0.00	0.00	0.00	0.00	0.00	0.00	0.00	0.00	0.00	0.00	2.43	8.43	7.51	12.76	40.96	0.95	1.30
11. 鼻咽癌	0.98	0.00	0.42	0.00	0.00	0.00	0.00	0.94	2.42	0.98	3.54	2.83	1.58	4.85	4.21	15.02	0.00	0.00	1.34	1.51
12. 淋巴癌	1.16	0.00	0.42	0.51	2.76	0.00	0.00	4.72	0.00	0.98	2.36	0.00	1.58	4.85	4.21	15.02	0.00	0.00	1.67	1.69
13. 阴茎癌	0.06	0.00	0.00	0.00	0.00	0.00	0.00	0.00	0.00	0.00	0.00	1.42	0.00	0.00	0.00	0.00	0.00	0.00	0.07	0.08
14. 绒癌	0.00	0.00	0.00	0.00	0.00	0.00	0.00	0.00	0.00	0.00	0.00	0.00	0.00	0.00	0.00	0.00	0.00	0.00	0.00	0.00
15. 其他	3.72	0.87	0.00	0.00	0.92	2.72	1.71	2.83	3.22	4.88	10.63	7.08	9.50	29.11	16.85	37.55	0.00	0.00	5.05	6.02
二、糖尿病	0.85	0.00	0.00	0.00	0.92	0.00	0.85	0.00	0.81	0.00	1.18	0.00	4.75	7.28	4.21	22.53	0.00	0.00	1.31	1.59
三、神经系统和精神障碍疾病	8.17	3.92	2.97	4.08	5.52	9.97	5.13	3.78	8.06	11.70	14.17	11.33	15.84	16.98	33.70	52.56	102.07	20.48	10.65	12.44
1. 神经系统疾病	4.45	3.92	1.70	2.04	3.68	8.16	2.56	0.94	4.03	3.90	9.44	8.50	4.75	4.85	29.49	7.51	25.52	20.48	5.35	6.09
2. 精神障碍疾病	3.72	0.00	1.27	2.04	1.84	1.81	2.56	2.83	4.03	7.80	4.72	2.83	11.09	12.13	4.21	45.06	76.55	0.00	5.30	6.35
四、心脑血管疾病	133.51	16.97	5.51	4.08	12.89	11.79	11.11	20.77	41.08	63.39	144.04	281.92	457.66	771.43	1377.54	2275.29	2462.36	4095.84	238.18	312.44
1. 冠心病	12.56	0.00	0.00	0.00	0.00	0.00	0.85	2.83	3.22	5.85	11.81	32.58	49.09	75.20	109.53	240.29	191.38	491.50	23.05	30.72
2. 高血压及其并发症	11.47	3.92	0.85	0.00	0.00	1.81	1.71	0.94	0.81	6.83	10.63	9.92	34.84	31.54	134.80	285.35	344.48	327.67	22.00	28.80
3. 肺源性心脏病	50.75	0.00	0.00	0.51	1.84	0.00	0.00	2.83	16.92	24.38	73.20	103.42	161.53	315.37	560.28	961.18	982.39	1535.94	93.30	122.49
4. 风湿性心脏病	14.03	0.87	2.12	2.55	7.37	5.44	5.13	9.44	6.44	9.75	25.97	35.42	36.42	67.92	71.62	150.18	267.93	286.71	22.65	28.51
5. 脑血管病	37.94	3.92	2.12	1.02	0.92	3.63	3.42	3.78	11.28	10.73	18.89	87.83	159.94	254.72	442.33	555.68	586.88	1208.27	66.47	87.82
6. 其他	6.77	8.27	0.42	0.00	2.76	0.91	0.00	0.94	2.42	5.85	3.54	12.75	15.84	26.68	58.98	82.60	89.31	245.75	10.71	14.10
五、主要呼吸系统疾病	17.63	28.28	8.06	0.00	15.65	1.81	1.71	0.00	3.22	4.88	2.36	18.42	39.59	72.78	75.83	217.77	433.78	491.50	26.26	34.33

续表

疾病名称	合计	0岁~	5岁~	10岁~	15岁~	20岁~	25岁~	30岁~	35岁~	40岁~	45岁~	50岁~	55岁~	60岁~	65岁~	70岁~	75岁~	80岁~	标化率（2000年）	标化率（2010年）
1.慢性阻塞性肺疾病	5.55	0.00	0.00	0.00	0.00	0.00	0.00	0.00	0.00	0.00	0.00	0.00	14.25	53.37	50.55	150.18	140.34	245.75	11.35	15.27
2.尘肺病	0.24	0.00	0.00	0.00	0.00	0.00	0.00	0.00	0.81	0.00	0.00	2.36	1.42	0.00	0.00	0.00	0.00	0.00	0.31	0.34
3.其他	11.83	28.28	8.06	0.00	0.00	0.00	1.71	0.00	2.42	4.88	0.00	0.00	25.34	19.41	25.28	67.58	293.44	245.75	14.60	18.72
六、主要消化系统疾病	69.10	86.15	16.12	13.78	15.65	17.22	11.11	35.88	36.25	44.86	109.80	123.25	194.78	325.07	480.24	465.57	676.19	778.21	91.06	112.14
1.消化性溃疡	18.72	0.00	0.00	0.00	4.60	2.72	0.85	16.05	10.47	10.73	36.60	42.50	80.76	128.57	181.14	165.20	191.38	307.19	29.59	37.47
2.肝硬化	13.30	0.00	1.70	0.51	1.84	1.81	3.42	5.66	12.89	16.58	25.97	38.25	50.68	82.48	117.95	90.11	216.89	0.00	19.64	24.35
3.肠梗阻	7.01	6.53	14.42	2.04	0.00	3.63	2.56	2.83	3.22	5.85	18.89	8.50	28.50	36.39	50.55	7.51	25.52	40.96	8.47	10.34
4.其他	30.07	79.62	14.42	11.23	2.76	9.07	4.27	11.33	9.67	11.70	28.33	34.00	34.84	77.63	130.59	202.75	242.41	430.06	33.35	40.00
七、主要泌尿生殖系统疾病	14.94	3.92	2.12	4.08	8.29	9.97	9.40	7.55	10.47	11.70	9.44	15.58	22.17	97.04	109.53	142.67	280.68	389.11	24.44	30.75
1.肾炎	9.21	3.92	2.12	4.08	5.52	7.25	8.54	6.61	2.42	7.80	5.90	11.33	11.09	55.80	75.83	67.58	140.34	122.88	13.76	16.46
2.其他	5.73	0.00	0.00	0.00	2.76	2.72	0.85	0.94	8.06	3.90	3.54	4.25	11.09	41.24	33.70	75.09	140.34	266.23	10.68	14.29
八、先天异常	10.92	61.35	4.24	3.06	8.29	0.00	0.00	1.89	0.00	0.00	2.36	4.75	4.75	2.43	0.00	30.04	0.00	20.48	6.14	6.28
1.先天性心脏病	7.50	40.03	2.54	2.04	7.37	0.00	0.00	1.89	0.00	0.00	2.36	4.75	4.75	2.43	0.00	30.04	0.00	20.48	4.65	4.85
2.先天畸形	3.42	21.32	1.70	1.02	0.92	0.00	0.00	0.00	0.00	0.00	0.00	0.00	0.00	0.00	0.00	0.00	0.00	0.00	1.49	1.42
Ⅲ.伤害	72.40	70.92	34.36	38.28	58.92	88.84	75.18	80.25	66.05	107.27	113.34	117.58	106.10	99.46	134.80	90.11	89.31	61.44	78.54	84.06

表 5-48 1975 年青海省死因回顾性调查分死因年龄别死亡率（牧区、女性）（1/10 万）

疾病名称	合计	0 岁~	5 岁~	10 岁~	15 岁~	20 岁~	25 岁~	30 岁~	35 岁~	40 岁~	45 岁~	50 岁~	55 岁~	60 岁~	65 岁~	70 岁~	75 岁~	80 岁~	标化率（2000年）	标化率（2010年）
全死因	630.88	1 373.85	168.44	83.10	149.06	199.76	211.75	249.39	340.34	393.07	629.90	710.10	1 060.48	1 519.83	2 259.68	3 623.89	4 519.68	8 863.42	676.57	825.41
Ⅰ. 传染病、母婴疾病和营养缺乏性疾病	279.48	1 068.25	101.96	33.46	75.04	111.66	127.79	126.58	157.40	127.17	150.84	160.62	172.52	245.69	432.79	611.60	549.92	1 064.08	207.20	226.59
一、传染病和寄生虫病	93.64	228.97	61.98	26.44	27.76	28.68	52.24	37.79	56.21	44.96	89.51	109.90	124.32	148.55	253.85	337.24	378.07	631.43	87.39	99.00
1. 结核病	25.82	9.36	7.19	11.31	15.37	24.25	24.25	30.23	30.66	24.41	49.73	61.29	60.89	91.42	133.17	120.03	103.11	163.70	34.51	39.44
2. 其他传染病	62.20	219.17	54.80	18.89	14.39	10.24	24.25	3.78	20.44	10.28	28.18	33.81	35.52	40.00	83.23	182.91	232.00	432.65	44.72	49.51
3. 寄生虫病	5.62	0.45	0.00	0.54	2.06	3.07	3.73	3.78	5.11	10.28	11.60	14.79	27.91	17.14	37.45	34.30	42.96	35.08	8.15	10.05
二、呼吸道感染	106.93	535.46	38.63	6.48	9.25	11.27	7.46	6.61	11.24	11.56	16.58	40.15	43.13	82.85	124.84	251.50	171.85	432.65	60.53	67.51
肺炎	106.93	535.46	38.63	6.48	9.25	11.27	7.46	6.61	11.24	11.56	16.58	40.15	43.13	82.85	124.84	251.50	171.85	432.65	60.53	67.51
三、妊娠、分娩和产褥期并发症	28.22	0.00	0.00	0.00	35.98	69.66	65.30	82.19	83.81	64.23	29.84	4.23	0.00	0.00	0.00	0.00	0.00	0.00	36.71	36.35
1. 妊娠病	3.97	0.00	0.00	0.00	16.45	13.32	5.60	10.39	7.15	6.42	0.00	4.23	0.00	0.00	0.00	0.00	0.00	0.00	5.02	4.92
2. 分娩及产后病	24.25	0.00	0.00	0.00	19.53	56.34	59.70	71.79	76.65	57.80	29.84	0.00	0.00	0.00	0.00	0.00	0.00	0.00	31.69	31.42
四、围生期疾病	45.55	296.24	0.00	0.00	0.00	0.00	0.00	0.00	0.00	0.00	0.00	0.00	0.00	0.00	0.00	0.00	0.00	0.00	16.44	16.77
1. 新生儿破伤风	7.47	48.56	0.00	0.00	0.00	0.00	0.00	0.00	0.00	0.00	0.00	0.00	0.00	0.00	0.00	0.00	0.00	0.00	2.69	2.75
2. 早产	14.25	92.66	0.00	0.00	0.00	0.00	0.00	0.00	0.00	0.00	0.00	0.00	0.00	0.00	0.00	0.00	0.00	0.00	5.14	5.24
3. 其他新生儿病	23.84	155.03	0.00	0.00	0.00	0.00	0.00	0.00	0.00	0.00	0.00	0.00	0.00	0.00	0.00	0.00	0.00	0.00	8.60	8.77
五、营养缺乏	5.14	7.57	1.35	0.54	1.35	2.05	2.80	0.00	6.13	6.42	14.92	5.07	6.34	14.28	54.10	22.86	0.00	0.00	6.13	6.96
Ⅱ. 慢性非传染性疾病	268.31	171.51	29.20	30.22	32.90	49.17	59.70	86.91	141.04	211.95	406.12	492.42	794.09	1 137.01	1 631.29	2 629.32	3 290.94	5 238.54	375.04	479.40
一、恶性肿瘤	46.99	2.23	1.35	3.78	4.11	10.24	9.33	9.45	41.90	56.52	114.38	131.03	253.70	265.68	266.33	360.10	446.81	572.97	69.97	90.16
1. 胃癌	19.39	0.00	0.00	0.54	0.00	2.80	4.72	2.80	10.22	20.55	43.10	44.38	83.72	125.70	170.62	200.06	249.18	210.48	29.80	38.15
2. 肝癌	4.86	0.00	0.00	0.00	1.03	1.02	0.93	1.89	5.11	10.28	24.86	25.36	17.76	17.14	20.81	11.43	34.37	23.39	7.29	9.01
3. 肺癌	1.58	0.00	0.00	0.00	0.00	1.02	0.93	0.00	0.00	1.28	4.97	12.68	5.07	5.71	4.16	0.00	8.59	58.47	2.41	3.19
4. 食管癌	7.60	0.00	0.00	0.00	0.00	1.02	0.00	0.94	2.04	1.28	6.63	12.68	60.89	51.42	24.97	91.45	111.70	233.86	11.72	16.32
5. 结直肠癌	1.85	0.00	0.00	0.00	0.00	1.87	0.00	0.00	4.09	2.57	3.32	4.23	7.61	11.43	8.32	22.86	0.00	11.69	2.71	3.33

续表

疾病名称	合计	0岁~	5岁~	10岁~	15岁~	20岁~	25岁~	30岁~	35岁~	40岁~	45岁~	50岁~	55岁~	60岁~	65岁~	70岁~	75岁~	80岁~	标化率(2000年)	标化率(2010年)
6. 乳腺癌	0.69	0.00	0.00	0.00	0.00	0.00	0.00	0.00	0.00	0.00	3.85	1.66	0.00	5.07	5.71	8.32	0.00	0.00	0.98	1.31
7. 宫颈癌	4.93	0.00	0.45	0.00	0.00	0.00	0.00	0.94	9.20	14.13	13.26	23.25	35.52	22.85	16.65	17.15	17.19	11.69	7.17	9.23
8. 脑瘤	1.10	0.45	0.45	0.54	1.03	0.00	0.00	0.94	4.09	0.00	0.00	1.66	12.69	0.00	0.00	0.00	0.00	0.00	1.35	1.62
9. 白血病	1.03	1.34	0.45	2.70	0.00	2.05	0.00	0.00	0.00	1.28	3.32	2.11	0.00	0.00	0.00	4.16	0.00	0.00	0.95	0.95
10. 膀胱癌	0.21	0.00	0.00	0.00	0.00	0.00	0.00	0.00	0.00	0.00	0.00	0.00	0.00	0.00	5.71	4.16	0.00	0.00	0.31	0.38
11. 鼻咽癌	0.34	0.00	0.00	0.00	0.00	0.00	0.93	0.00	1.02	1.28	1.66	0.00	2.54	2.54	2.86	0.00	8.59	11.69	0.50	0.71
12. 淋巴癌	0.55	0.00	0.00	0.00	2.06	0.00	0.00	0.00	2.04	1.28	0.00	1.66	0.00	2.54	0.00	0.00	0.00	0.00	0.73	0.81
13. 阴茎癌	0.00	0.00	0.00	0.00	0.00	0.00	0.00	0.00	0.00	0.00	0.00	0.00	0.00	0.00	0.00	0.00	0.00	0.00	0.00	0.00
14. 绒癌	0.21	0.00	0.00	0.00	0.00	2.05	0.00	0.00	1.02	0.00	0.00	0.00	0.00	0.00	0.00	0.00	0.00	0.00	0.25	0.29
15. 其他	2.67	0.45	0.45	0.00	0.00	2.05	1.87	0.00	3.07	0.00	0.00	9.95	4.23	20.30	17.14	8.32	17.15	17.19	11.69	3.81	4.86
二、糖尿病	0.14	0.00	0.00	0.00	0.00	0.00	0.00	0.00	0.00	1.28	1.66	0.00	0.00	0.00	0.00	0.00	0.00	0.00	0.20	0.25
三、神经系统和精神障碍疾病	6.44	1.78	2.25	3.78	5.14	6.15	8.40	9.45	9.20	2.57	11.60	12.68	12.69	17.14	8.32	17.15	42.96	35.08	8.24	8.98
1. 神经系统疾病	3.01	1.78	1.80	3.78	4.11	1.02	0.93	2.83	3.07	1.28	4.97	8.45	2.54	11.43	4.16	5.72	8.59	11.69	3.47	3.64
2. 精神障碍疾病	3.43	0.00	0.45	0.00	1.03	5.12	7.46	6.61	6.13	1.28	6.63	4.23	10.15	5.71	4.16	11.43	34.37	23.39	4.77	5.34
四、心脑血管疾病	110.49	20.49	4.04	4.86	12.34	15.37	14.92	32.12	34.75	69.37	179.02	207.11	251.17	477.09	811.49	1440.41	1744.29	3063.61	168.79	219.71
1. 冠心病	10.55	0.00	0.00	0.00	0.00	2.05	0.00	0.94	4.09	6.42	29.84	27.47	20.30	20.00	66.58	142.90	197.63	374.18	16.84	22.33
2. 高血压及其并发症	10.55	7.57	0.00	0.00	2.06	3.07	2.83	2.83	1.02	3.85	11.60	23.25	17.76	37.14	70.74	171.48	163.26	245.56	15.31	19.74
3. 肺源性心脏病	40.14	1.34	1.34	0.00	0.00	0.00	2.83	2.83	9.20	11.56	67.96	65.52	91.33	219.97	374.53	634.47	721.77	1052.39	63.79	83.53
4. 风湿性心脏病	18.43	2.67	1.35	2.16	8.22	7.17	14.17	11.19	13.29	26.98	36.47	40.15	53.28	74.28	74.91	160.05	171.85	304.02	26.68	33.12
5. 脑血管病	22.26	0.00	0.90	0.54	0.00	1.02	1.87	2.05	4.09	12.85	24.86	38.04	60.89	105.70	170.62	251.50	378.07	876.99	34.94	46.95
6. 其他	8.56	8.91	1.80	2.16	2.06	1.87	1.87	4.72	3.07	7.71	8.29	12.68	7.61	20.00	54.10	80.02	111.70	210.48	11.23	14.05
五、主要呼吸系统疾病	20.21	27.17	6.74	0.54	0.00	0.00	3.73	4.72	1.02	3.85	8.29	8.45	22.83	82.85	120.68	228.64	317.92	608.04	25.86	33.80

续表

疾病名称	合计	0岁~	5岁~	10岁~	15岁~	20岁~	25岁~	30岁~	35岁~	40岁~	45岁~	50岁~	55岁~	60岁~	65岁~	70岁~	75岁~	80岁~	标化率(2000年)	标化率(2010年)
1.慢性阻塞性肺疾病	6.64	0.00	0.45	0.00	0.00	0.00	0.00	0.00	0.00	0.00	0.00	4.23	7.61	40.00	49.94	148.61	171.85	222.17	10.67	14.27
2.尘肺病	0.00	0.00	0.00	0.00	0.00	0.00	0.00	0.00	0.00	0.00	0.00	0.00	0.00	0.00	0.00	0.00	0.00	0.00	0.00	0.00
3.其他	13.56	27.17	6.29	0.54	0.00	0.00	3.73	4.72	1.02	3.85	8.29	4.23	15.22	42.85	70.74	80.02	146.07	385.87	15.19	19.53
六、主要消化系统疾病	63.84	79.74	10.33	12.95	8.22	14.34	20.52	26.45	30.66	55.24	76.25	95.10	192.82	231.40	349.56	491.57	644.44	795.14	80.06	99.68
1.消化性溃疡	13.49	0.89	0.00	0.54	0.00	0.00	2.80	9.45	5.11	20.55	8.29	23.25	63.43	62.85	108.20	165.76	180.44	245.56	20.47	26.53
2.肝硬化	9.38	0.45	2.69	0.00	1.03	3.07	9.33	1.89	3.07	7.71	23.21	29.59	35.52	48.57	54.10	102.89	120.30	81.85	14.21	17.77
3.肠梗阻	6.44	6.24	2.69	3.24	4.11	3.07	5.60	4.72	4.09	5.14	3.32	10.57	30.44	20.00	8.32	5.72	51.56	81.85	7.52	9.12
4.其他	34.52	72.17	7.64	9.17	3.08	8.20	2.80	10.39	18.40	21.84	41.44	31.70	63.43	99.99	178.94	217.20	292.15	385.87	37.86	46.25
七、主要泌尿生殖系统疾病	13.56	2.23	1.80	2.16	2.06	3.07	2.80	4.72	23.51	23.12	14.92	38.04	60.89	62.85	74.91	91.45	85.93	163.70	19.20	24.18
1.肾炎	6.85	2.23	0.45	1.08	1.03	1.02	1.87	2.83	11.24	5.14	8.29	12.68	25.37	48.57	37.45	62.88	51.56	70.16	9.69	12.03
2.其他	6.71	0.00	1.35	1.08	1.03	2.05	0.93	1.89	12.26	17.98	6.63	25.36	35.52	14.28	37.45	28.58	34.37	93.55	9.51	12.15
八、先天异常	6.64	37.87	2.69	2.16	1.03	0.00	0.00	0.00	0.00	0.00	0.00	0.00	0.00	0.00	0.00	0.00	8.59	0.00	2.71	2.64
1.先天性心脏病	3.77	22.27	0.90	0.54	1.03	0.00	0.00	0.00	0.00	0.00	0.00	0.00	0.00	0.00	0.00	0.00	8.59	0.00	1.55	1.57
2.先天畸形	2.88	15.59	1.80	1.62	0.00	0.00	0.00	0.00	0.00	0.00	0.00	0.00	0.00	0.00	0.00	0.00	0.00	0.00	1.16	1.07
Ⅲ、伤害	27.40	50.78	17.97	8.09	25.70	33.81	16.79	23.62	23.51	26.98	34.81	19.02	22.83	34.28	33.29	80.02	51.56	81.85	26.87	29.04